Das Neueste aus der MEDIZIN 2022|2023

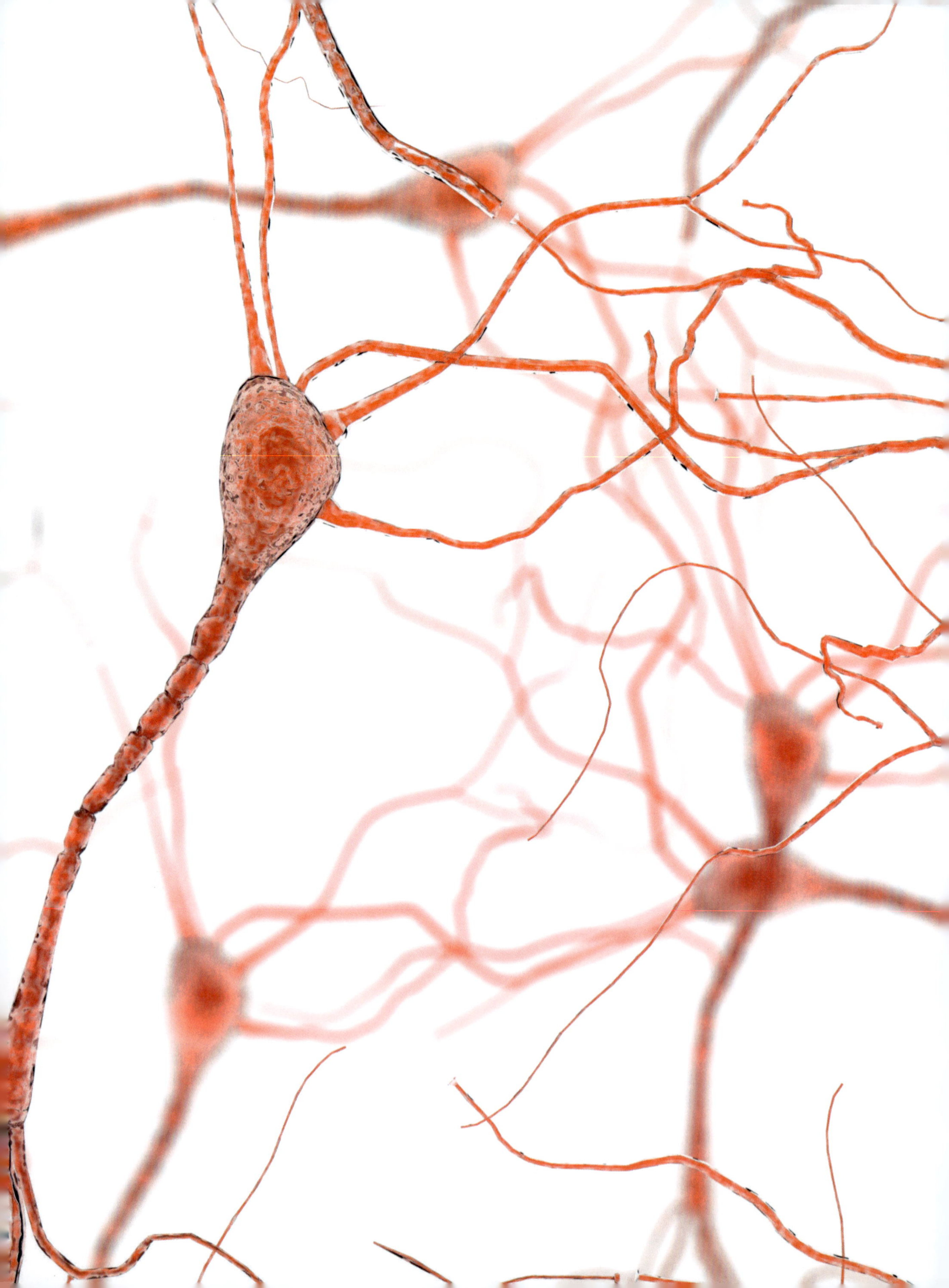

Das Neueste aus der MEDIZIN 2022 | 2023

Wegweisende Fortschritte, die Ihr Leben verändern

Reader's Digest

Inhalt

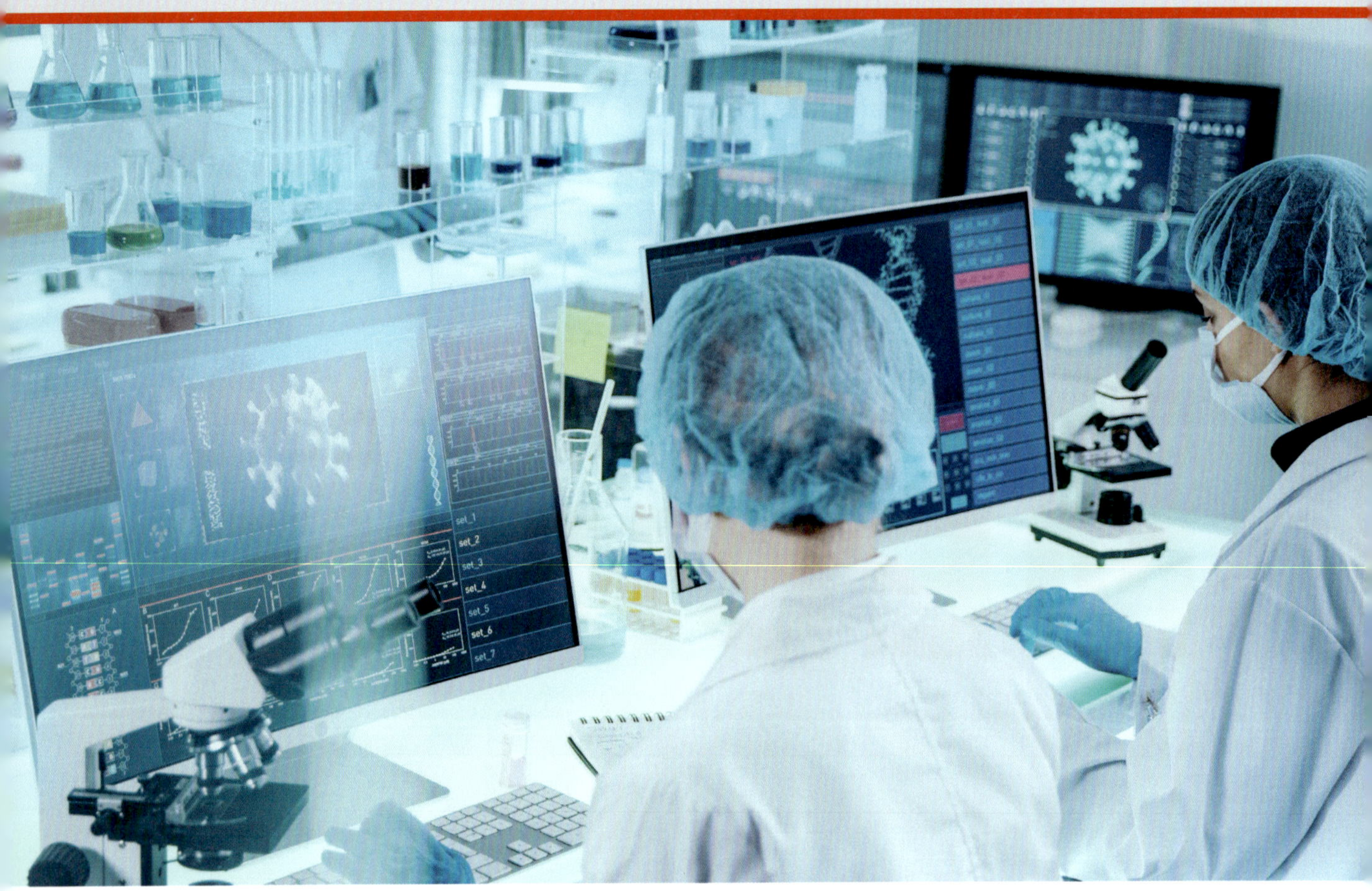

Teil 2 Gesund bleiben

Teil 3 Von Kopf bis Fuß

Gehirn und Nervensystem 102–115

Krebs 116–129

Verdauung und Stoffwechsel 130–143

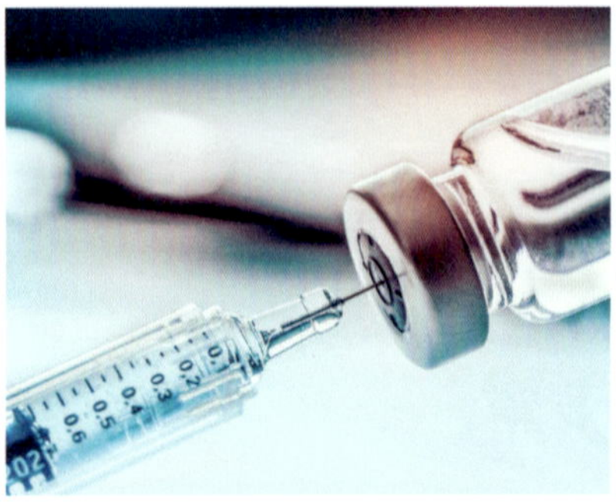

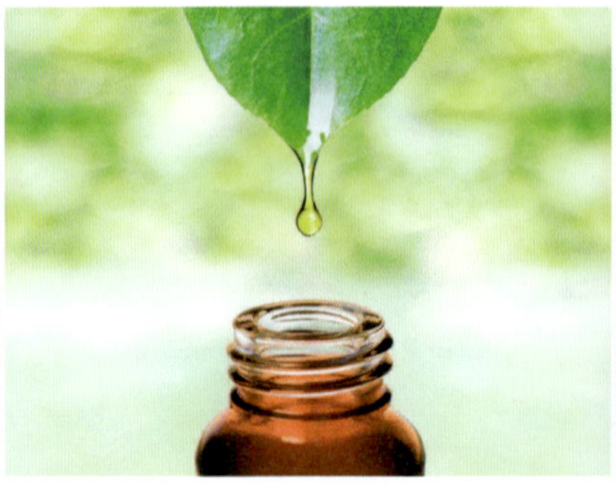

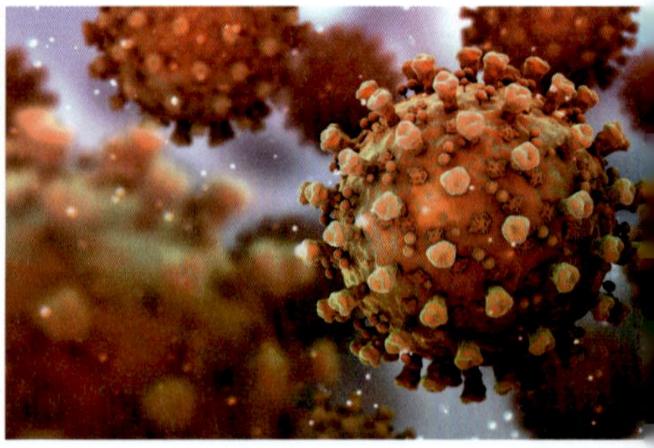

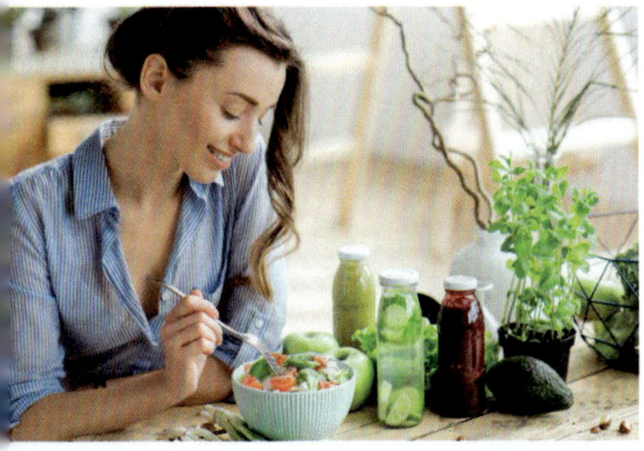

Teil 3 Von Kopf bis Fuß (Fortsetzung)

Zu diesem Buch

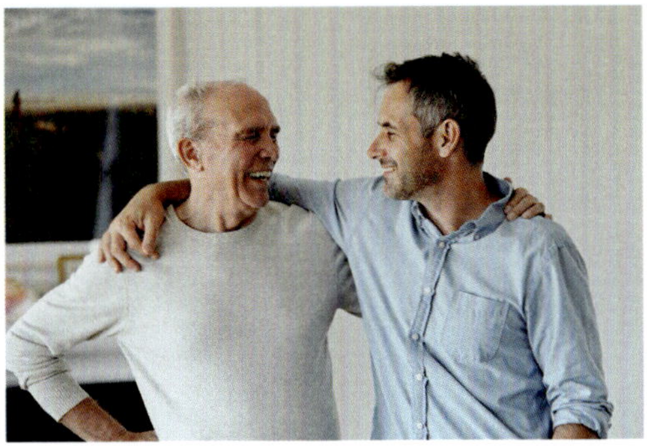

Erst langsam wird klar, welche Schäden das Coronavirus bei vielen Betroffenen anrichtet. Die Forschung zu diesem Thema bringt täglich neue Erkenntnisse, und der Weg zurück zur Normalität ist steinig und holperig. Dass uns die Impfungen Sicherheit und Schutz gebracht haben, verdanken wir auch einer umfangreichen Arzneimittelkontrolle sowohl durch eine US-amerikanische als auch eine europäische Behörde.

Für die medizinische Forschung gibt es in den kommenden Jahren mindestens ebenso viel zu tun wie für die Politik. Denn der Klimawandel wirkt sich auch auf die Gesundheit der Menschen hierzulande aus und eine Erkrankung wie Diabetes Typ 2 ist rasant auf dem Vormarsch.

Das vorliegende Jahrbuch erscheint dieses Jahr bereits in der 21. Ausgabe, stets mit aktuellem Gesundheitswissen, das verständlich aufbereitet ist, wie die Stiftung Gesundheit attestiert. Es bietet eine Fülle nützlicher und interessanter Informationen über häufig vorkommende Erkrankungen genauso wie über neue Krankheitsbilder.

Das Neueste aus der Medizin 2022/2023 macht Ihnen den Einstieg und das Lesen leicht. Die Topthemen des Jahres im ersten Teil des Buches beleuchten wichtige und aktuelle medizinische Themen. Im zweiten Teil können Sie sich über neuere Entwicklungen in den Bereichen Älterwerden und Kinder sowie über Infektionskrankheiten informieren. Und der dritte Teil des Buches bietet Ihnen von Kopf bis Fuß einen Überblick über die Fortschritte der Medizin bei bestimmten Erkrankungen einzelner Organe.

Das Neueste aus der Medizin 2022/2023 wird Ihnen bei der Wahl möglicher Therapien hilfreich zur Seite stehen. Aber die hier vorgestellten medizinischen Behandlungsmethoden, Hilfsmittel oder Impfstoffe befinden sich häufig noch im Versuchsstadium. Daher gilt: Die vielfach bewährte und mit Erfolg angewandte Standardtherapie stellt die beste Hilfe im Fall einer Erkrankung dar. Wenden Sie sich daher immer zuerst an Ihren Arzt oder Apotheker. Mit diesem Jahrbuch haben Sie aktuelle Informationen zur Hand, Jahr für Jahr.

Teil 1

Die Topthemen des Jahres

Der Klimawandel hat nicht nur politische Prioriät. Er bringt Veränderungen mit sich, die sich auch auf die Gesundheit der Menschen auswirken, seien es zunehmende Hitzeperioden oder Tropenkrankheiten, die hier heimisch werden. Langfristige Folgen von Pandemien zeigen sich nicht nur bei an SARS-CoV-2-Infizierten, sondern ebenso bei Diabetikern. Weltweit erkranken immer mehr und vor allem immer jüngere Menschen an der Insulinschwäche, aber in der Behandlung gibt es neue und wirksame Medikamente. Dabei gilt: Je älter die Patienten werden, umso mehr muss auf die richtige Anwendung und Dosierung der eingesetzten Arzneimittel geachtet werden.

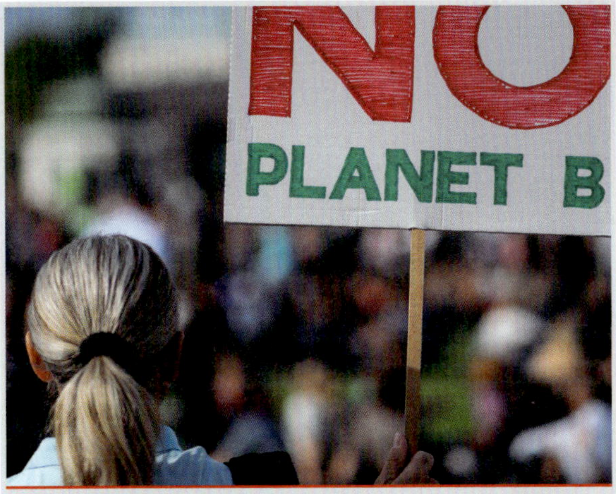
NO
PLANET B

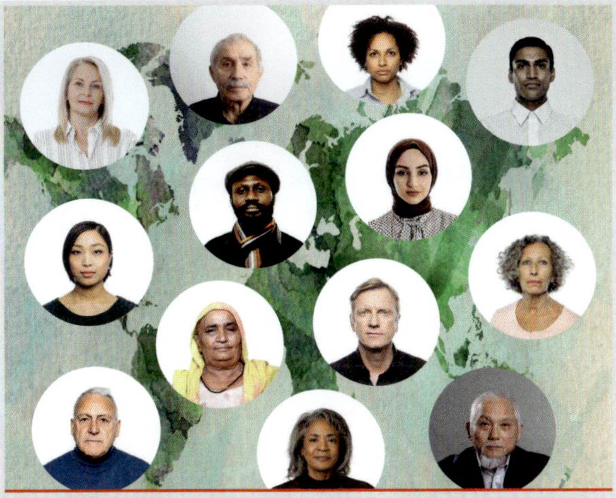

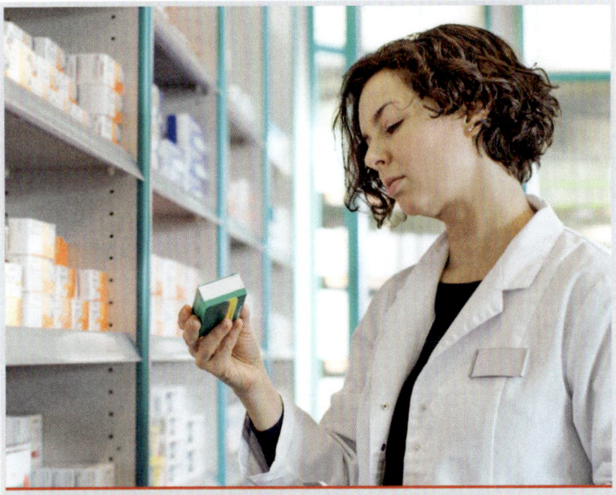

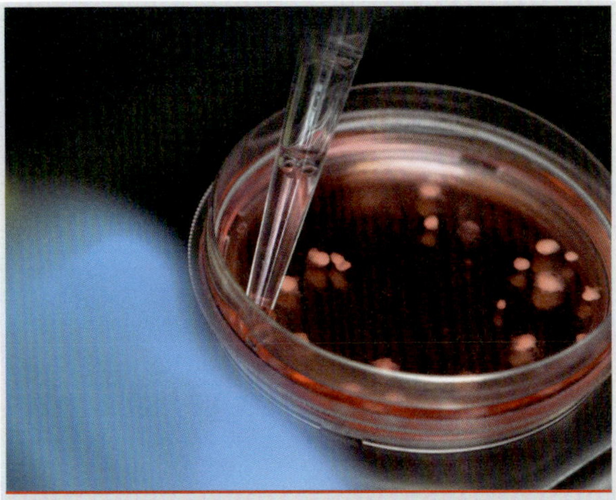

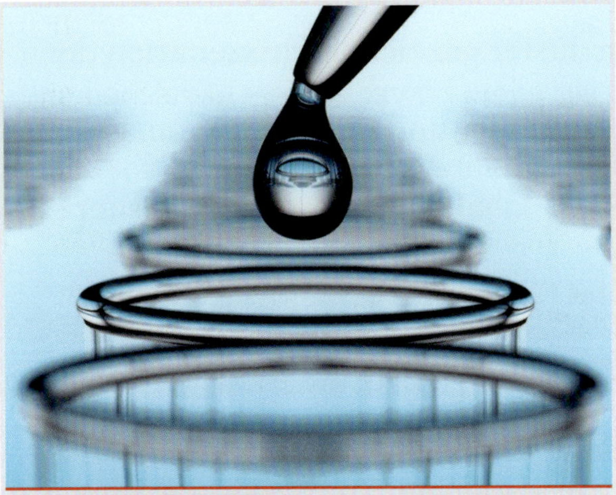

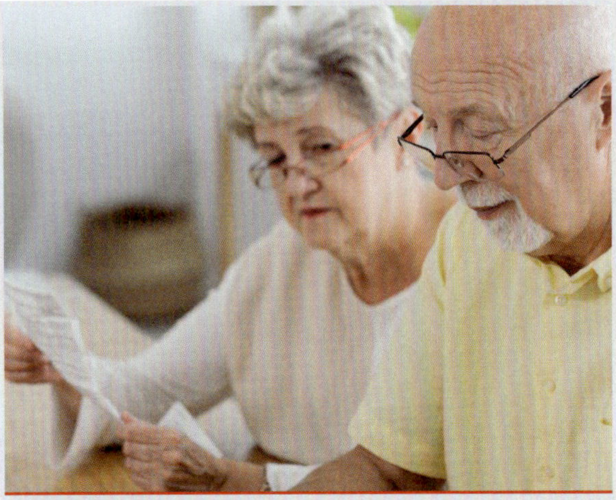

Klimawandel und Gesundheit

Klima-notstand!

Heuschnupfen in der Adventszeit, Hitzetode durch tropische Temperaturen, Flutkatastrophen nach Starkregen, Tropenfieber vor der Haustür ... Die bereits vor zwanzig Jahren von Forschern düster gezeichneten Szenarien der Klimaveränderungen sind hier und heute angekommen. Die Erde hat Fieber! Die globale Erwärmung um bisher ein Grad ist nur der Anfang einer dominoartigen Reaktionskette in fast allen Lebensbereichen, so prognostizieren es nahezu einhellig Wissenschaftler – mit Auswirkungen auf unsere Gesundheit, warnen die Ärzte.

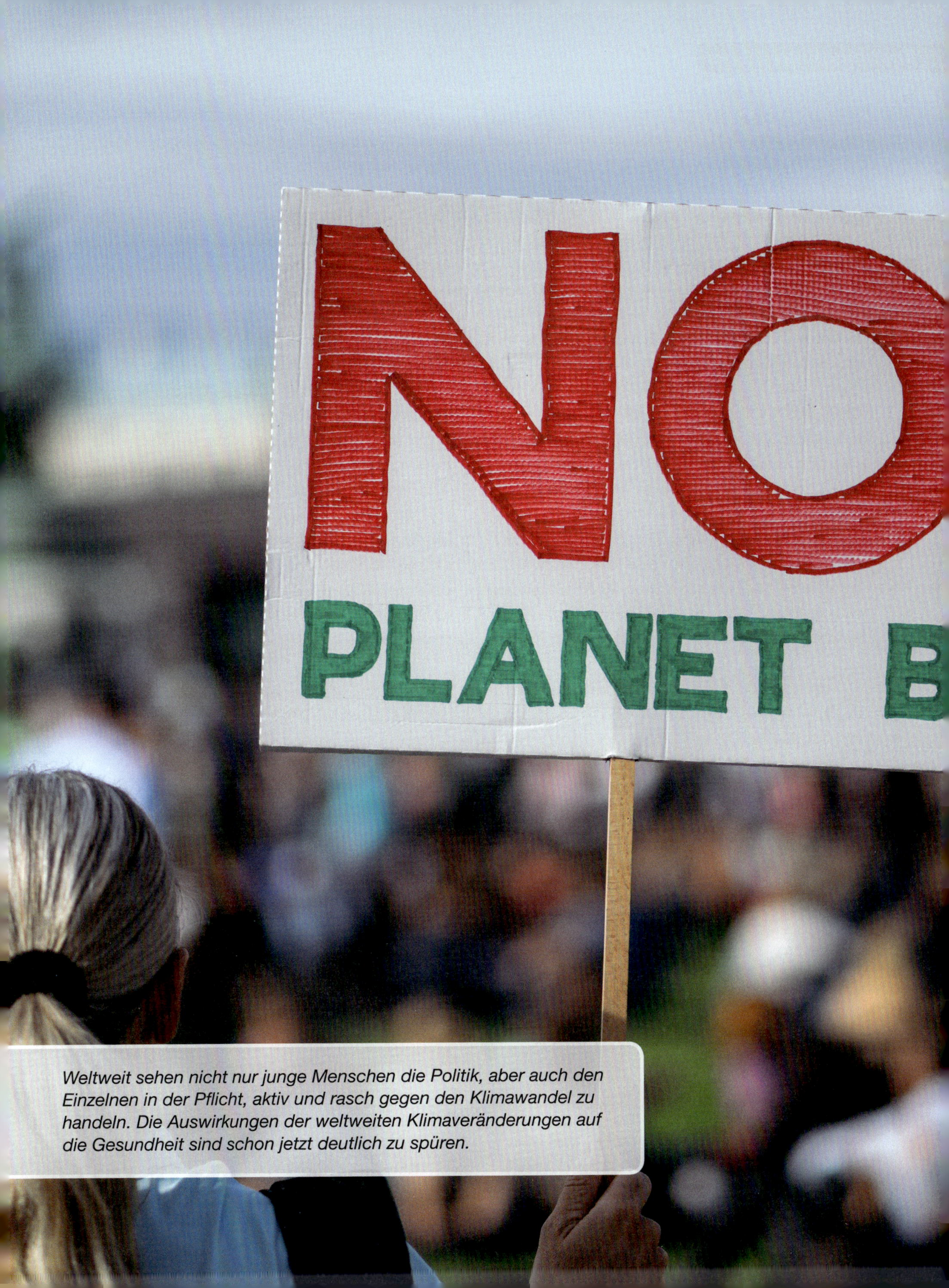

Weltweit sehen nicht nur junge Menschen die Politik, aber auch den Einzelnen in der Pflicht, aktiv und rasch gegen den Klimawandel zu handeln. Die Auswirkungen der weltweiten Klimaveränderungen auf die Gesundheit sind schon jetzt deutlich zu spüren.

Rund 1,5 °C ist es seit 1881 in Deutschland wärmer geworden. Die Zahl der Tage, an denen die Temperatur über 30 °C steigt, hat sich im gleichen Zeitraum fast verdreifacht. Lebt die Weltbevölkerung unverdrossen weiter wie bisher – so der Report der Vereinten Nationen von 2021 – drohe ein globaler Anstieg der Temperaturen auf der Erde bis zum Ende des Jahrhunderts um 3,4 bis 3,9 °C. Das hat nicht nur Auswirkungen auf Gletscher, Meere und Pflanzenwelt, sondern auch auf unsere Gesundheit.

Schattenseiten des schönen Wetters

Während es vor 2019 mehr oder weniger hypothetische Berechnungen zu den gesundheitlichen Auswirkungen gab, liegen nun die ersten epidemiologischen Studien vor und bestätigen die Befürchtungen. Die außergewöhnliche Hitze im August 2020 beispielsweise forderte bundesweit rund 4000 Tote zusätzlich, heißt es in einer Analyse der Deutschen Gesellschaft für Innere Medizin (DGIM). Die Anzahl der heißen Tage mit 30 °C und mehr hat laut Monitoringbericht der Bundesregierung seit 1951 im Flächenmittel von etwa drei Tagen pro Jahr auf derzeit zehn Tage zugenommen.

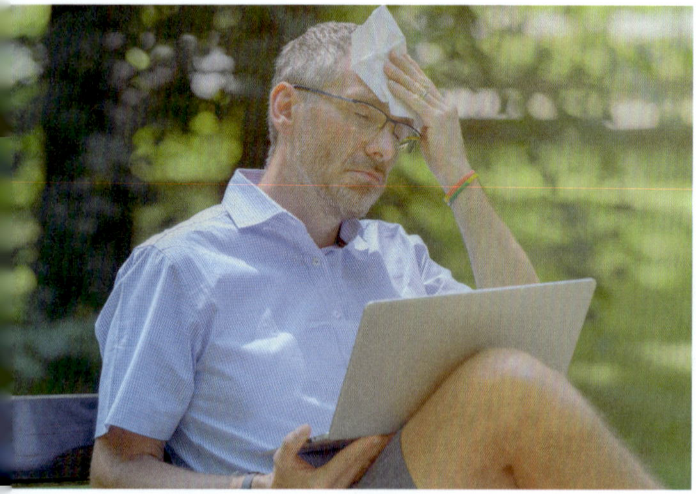

Zunehmende Hitzeperioden stellen vor allem vorbelastete Menschen vor eine Herausforderung.

Dieser thermische Stress setzt vor allem Älteren, Kranken und Kindern zu, da deren Wärmeregulation mangels geringerem Wasserreservoir im Körper beeinträchtigt ist und auch durch große Trinkmengen nicht ausreichend kompensiert werden kann: Herrscht Hitze, bemüht sich der Organismus, überschüssige Wärme abzugeben, um nicht zu überhitzen. Dies geschieht auf zwei Wegen: Einerseits pumpt das Herz Blut Richtung Hautkapillaren, um Körperwärme nach außen abzugeben. Je kühler, trockener und bewegter die Außenluft und die Fläche der unbedeckten Hautoberfläche ist, desto besser gelingt das. Zusätzlich sorgt die Schweißbildung für Kühlung von außen.

Daher haben vor allem ältere Menschen mit vorgeschädigten Herzen größere Probleme. Müdigkeit, Kopfschmerzen, Schwindel und Blutdruckabfall bis hin zum Kreislaufkollaps, Herzrhythmusstörungen und Muskelkrämpfen können die Folge sein. Begünstigt werden die Beschwerden durch „typische“ Altersmedikamente – insbesondere gegen Bluthochdruck –, die eine physiologische Anpassung erschweren und deshalb bei Hitzewellen angepasst werden müssen.

Zudem verliert der Körper durch das vermehrte Schwitzen wichtige Elektrolyte wie Natrium, Kalium und Magnesium. „Ein plötzlicher Temperaturanstieg um zehn Grad erhöht die Zahl der Krankenhauseinweisungen von chronisch kranken Menschen um 5 %“, fasste es jedenfalls der Klimaforscher Prof. Christian Witt von der Berliner Charité zusammen.

Aber auch „gesunde“ Erwachsene werden durch länger andauernde Hitze beeinträchtigt. Nachweislich sinken Leistungsfähigkeit und Produktivität, die Konzentration lässt nach und die Unfallhäufigkeit steigt. Vor allem bei jungen Männern nimmt das Gewaltpotenzial zu. Nach einer aktuellen US-Studie steigern sich Gewaltverbrechen an heißen Tagen um bis zu 14 %. Des Weiteren klettern die Wundinfektionsraten deutlich über die Norm.

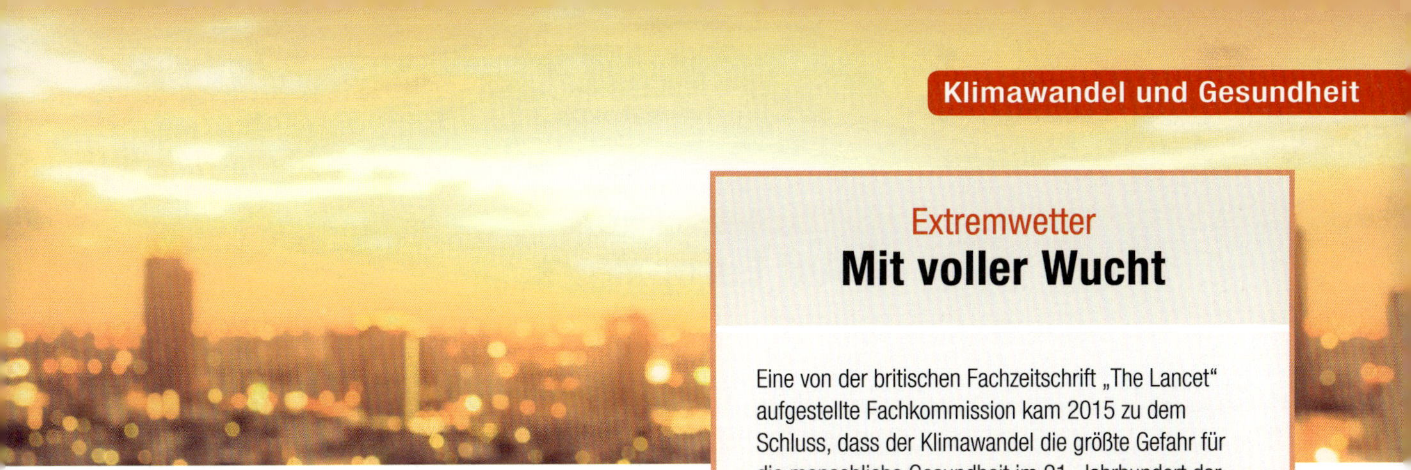

Hochdruckgebiete über Städten führen zu zunehmender Feinstaubbelastung. Atemwegserkrankungen sind die Folge.

Es liegt in der Luft

Die Liste der neuen temperaturbedingten Gesundheitsphänomene wird weltweit erstellt und erweitert. Unbestritten ist, dass sich durch den Klimawandel in Verbindung mit der Luftverschmutzung auch die Atemwegserkrankungen verschlimmern. Lungenreizende Abgase und Stoffe wie Stickoxide, Feinstaub oder Ozon reichern sich in Hochdruckgebieten an, da sie seltener vom Regen ausgewaschen werden. Grund dafür könnte der schwächelnde Jetstream sein: Durch die sich angleichenden Temperaturgefälle zwischen Äquator und Polarkreisen nehmen die Winde und damit die Ausgleichsbewegungen zwischen den Temperaturregionen ab. Die regionale Wetterlage wird stabiler.

Dies ist wohl mit einer der Gründe, dass die Weltgesundheitsorganisation (WHO) Ende September 2021 die Grenzwerte für die Luftschadstoffe massiv gesenkt hat. Munition lieferte auch eine US-Studie der Universität von Washington in Seattle, die den Zusammenhang zwischen der Zunahme von Lungenemphysemen und Abgasen, insbesondere von Ozon, in Großstädten darlegte. Die Überblähung der Lunge und deren zunehmender Funktionsverlust ist das Endstadium der sogenannten chronisch obstruktiven Lungenerkrankung (COPD).

Bereits ein Unterschied am Wohnort von 3 ppb – die Einheit parts per billion (ppb) gibt die Gehaltsangaben in einem Stoffgemisch wieder – hatte innerhalb von zehn Jahren genauso viele Emphysemerkrankungen zusätzlich zur Folge wie das tägliche Rauchen einer Schachtel Zigaretten über 29 Jahre. Dabei sind 3 ppb Ozon

Extremwetter

Mit voller Wucht

Eine von der britischen Fachzeitschrift „The Lancet" aufgestellte Fachkommission kam 2015 zu dem Schluss, dass der Klimawandel die größte Gefahr für die menschliche Gesundheit im 21. Jahrhundert darstellt. Gründe dafür sind neben Hitzewellen, Infektionskrankheiten oder Allergie die nicht zu unterschätzende Anzahl von Verletzten, Traumatisierten und Todesopfern durch Extremwetterereignisse:

Starkregen und Überflutungen: Da die Luft mehr Wasser aufnehmen kann, je wärmer sie ist – man rechnet 7 % pro Grad – summieren sich die Wassermassen bei einer stabilen Hochwetterlage. Ist ein Limit erreicht, brechen mit einem Schlag sämtliche Schleusen. Trifft dieser Starkregen auf kleine Flussläufe ohne Ausbreitungsmöglichkeiten, dafür aber auf versiegelte Flächen, entwickeln sich in Minutenschnelle reißende Ströme.

Tornados und Hurrikans: Tropische Wirbelstürme schwächen sich aufgrund der Erderwärmung beim Übergang vom offenen Meer an Land deutlich weniger ab. Ursache ist die erhöhte Oberflächentemperatur des angrenzenden Meeres. Ist das Wasser wärmer, verdunstet mehr Wasser. Dadurch erhöhen sich die Energie und Intensität des Wirbelsturms. Er kann weite Strecken zurücklegen und damit weiter ins Landesinnere vordringen.

Dürre und Ernterückgang: Infolge der steigenden Temperaturen versiegen die letzten Reserven in wasserarmen Regionen. Durch das Fortschreiten nicht kultivierbarer Gebiete wird zu wenig Nahrung produziert. Mangelernährung, geschwächte Immunität und schließlich Unterernährung und Hunger führen zu einem menschenunwürdigen Szenarium und zwingen Menschen zur Migration.

Tropenkrankheiten

Auf Europakurs

Chikungunya: Fieberschübe, Schüttelfrost und sehr starke Gliederschmerzen, die zur namengebenden gekrümmten Körperhaltung führen, sind die Kardinalsymptome der Infektionskrankheit, die meist aber symptomlos verläuft. Das Togavirus wird von der Asiatischen Tigermücke und der Gelbfiebermücke übertragen, ist aber auch mit der heimischen Culex-Mücke möglich. 2007 kam es zu einem großen Ausbruch in Italien, 2019 infizierten sich erstmals Touristen in Spanien. Ein vom US-Militär entwickelter Impfstoff befindet sich derzeit in der Erprobung.

Denguefieber: Die Symptomatik reicht von Muskel- und Gelenkschmerzen über Kopfschmerzen und Fieber mit tödlichen Komplikationen. Das Virus liegt in vier Serotypen vor und wird von der Asiatischen Tigermücke übertragen. In Europa gab es vereinzelte Ausbrüche bereits auf Madeira, in Kroatien, Frankreich und Spanien. Nach überstandener Infektion besteht Immunität gegen den Serotyp. Eine erneute Infektion mit einem anderen Subtyp verläuft meist schlimmer. Es gibt einen eingeschränkt einsetzbaren Impfstoff.

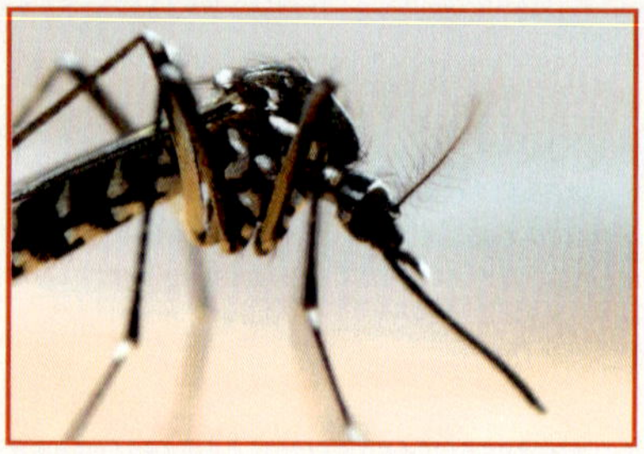

Die Asiatische Tigermücke ist mittlerweile auch in Europa heimisch.

Fleckfieber: Die bakterielle Infektionskrankheit wird durch Kleiderläuse, Flöhe sowie die tropische Hyalomma-Zecke übertragen. Aufgrund der hygienischen Verhältnisse in Europa geht die größere Gefahr von der Riesenzecke aus, die sich hier verbreitet. 2019 steckte sich ein Pferdehalter in Deutschland an. Typische Symptome sind anhaltendes Fieber, rötliche Flecken auf Gesicht und Extremitäten sowie Bewusstseinsstörungen. Eine Schutzimpfung gibt es nicht, die Krankheit ist jedoch gut mit Antibiotika behandelbar.

Leishmaniose: In Spanien, Italien oder der Türkei ist der Sandfloh als Überträger der Leishmaniose bereits weit verbreitet. Je nachdem, ob es durch die Infektion mit dem parasitären Einzeller zu einer generellen Erkrankung kommt oder nur ein umschriebener Hautbereich betroffen ist, spricht man von Kala Azar oder der Aleppo-Beule. Eine generalisierte Erkrankung äußert sich meist als Müdigkeit, Gewichtsabnahme, Milzschwellung und Blutarmut. Auch Tiere, vor allem Straßenhunde, können befallen sein. Impfung gibt es keine, jedoch Medikamente.

Malaria: Derzeit besteht für Europa noch Entwarnung, wenngleich hier sechs Arten der Anophelesmücke als Überträgerin verbreitet sind. Allerdings findet sie hier noch keinen Pool infizierter Menschen, aus deren Blut sie den Parasiten ansaugen und beim nächsten Stich in einen gesunden Menschen einbringen könnte. Die Krankheit ist durch Fieberwellen gekennzeichnet. An Impfungen wird gearbeitet, behandelt wird medikamentös.

West-Nil-Virus (WNV): Seit 2019 gibt es laut RKI in Deutschland autochthone Infektionen. Ursprünglich von Zugvögeln aus dem Süden importiert, wird das Virus von der heimischen Stechmücke Culex auf Menschen und Pferde übertragen. Mücke und Virus können hier aufgrund der milden Temperaturen zunehmend überwintern. In Südeuropa hat sich die Krankheit bereits etabliert. 2018 wurden dort 1503 Infizierte erfasst, 180 starben daran. Obgleich nur 20 Prozent der Infizierten Symptome wie Fieber, Müdigkeit oder Muskelschmerzen zeigen, leidet etwa ein Prozent unter neurologischen Ausfällen mit manchmal tödlichem Ausgang. Impfung gibt es keine, behandelt wird symptomatisch.

Zika: 2019 haben sich erstmalig zwei Franzosen in ihrer Heimat mit dem Zikavirus angesteckt. Sie sind damit die ersten dokumentierten Europäer, die durch eine der heimisch gewordenen Tigermücken infiziert wurden. Für die meisten Erwachsenen meist symptomlos, kann die Infektion im ersten Schwangerschaftsdrittel jedoch beim Fötus zu Missbildungen führen. Fieber, Gelenkschmerzen, Bindehautentzündungen und Hautausschläge der Symptomträger werden symptomatisch behandelt. Impfung gibt es keine.

kein Extremwert! Die durchschnittliche Jahresbelastung der untersuchten Städte lag zwischen 10 und 25 ppb. Unabhängig von der Lungenbelastung ist schon längst bekannt, dass bereits gering erhöhte Luftschadstoffe auch die Infarkt- und Schlaganfallrate deutlich erhöhen.

Wenig hilfreich ist, dass durch die heißeren und trockeneren Wetterepisoden auch Bäume und Pflanzen gestresst sind und – laut einer dänischen Studie – ihre ozonreinigende und luftfilternde Kraft verlieren. Dafür beginnen sie früher im Jahr zu blühen und infolge des verstärkten Kohlendioxidreizes (CO_2) aus der Atmosphäre sowohl mehr als auch aggressivere Pollen zu produzieren. Die Zeit des Pollenflugs verlängert sich und sensibilisierte Erwachsene leiden fast das ganze Jahr unter allergischem Asthma oder Heuschnupfen. Nach Schätzungen betrifft dies derzeit zwischen 15–30 % der Bevölkerung.

Neue Fauna und Flora

Ebenfalls erweitert sich die Palette der Allergene durch die Verbreitung exotischer Pflanzen. Das am häufigsten zitierte Beispiel dafür ist die aus Nordamerika eingeschleppte Beifuß-Ambrosia, die vor etwa zehn Jahren in Europa angekommen ist und sich ihren Weg kontinuierlich Richtung Norden bahnt. In Österreich sowie im Südwesten und Rhein-Main-Gebiet Deutschlands ist sie mittlerweile etabliert. Im Ranking zählt sie zu den 100 schlimmsten Allergiepflanzen der Welt und ist – von Augentränen bis Atemnot – schlechthin der Albtraum aller Pollenallergiker. Nach und nach werden auch Japanische Zeder, Zypresse oder Olivenbaum – inklusive ihres Allergiepotenzials – in unseren Gärten heimisch.

Ähnliches gilt für Stechmücken und Zecken. Über den Fernverkehr aus Südeuropa nach Deutschland gelangt, haben sie sich in unseren Breitengraden niedergelassen, da ihnen und ihrem Nachwuchs die hiesigen Wintertemperaturen nichts mehr anhaben. Nicht nur, dass sie laue Sommernächte durch ihr Stechen zunehmend ungemütlich machen, so führen diese Insekten in ihrem Gepäck auch ein gut aufgestelltes Sortiment tropischer Viruserkrankungen mit sich (siehe gegenüberliegende Seite). Allein die Asiatische Tigermücke, die es vor 2011 in Deutschland noch nicht gab, überträgt über 20 unterschiedliche Viren.

In Italien gab es bereits vor einigen Jahren einen schweren Chikungunya-Ausbruch mit Hunderten Erkrankten. Für Deutschland gibt das Bernhard-Nocht-Institut für Tropenerkrankungen Entwarnung. Noch! Die Populationsdichte der infizierten Bevölkerung, aus deren Blut sich die Mücke speist, sei zu gering und auch die Temperaturen über 27 °C über zwei Wochen in Folge, als Voraussetzung zur Vermehrung des Erregers in der Mücke, seien nicht gegeben. Ähnliches gilt für Malaria.

Anders verhält es sich jedoch mit dem West-Nil-Virus. Wie das Robert-Koch-Institut (RKI) in Berlin im September 2021 mitteilte, infizierten sich mehrere Menschen hier im dritten Jahr in Folge an dem in Europa neuen Erreger. Im Fachjargon handelt es sich somit um eine autoch-

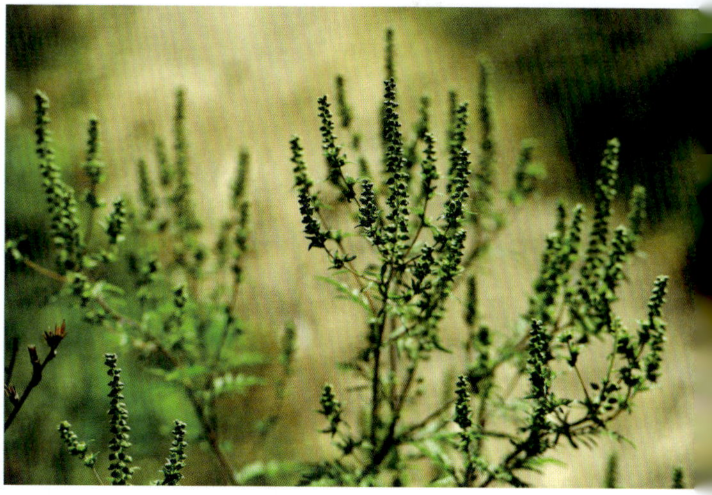

Die Beifuß-Ambrosie ist eine hochallergene Pflanze, die sich seit etwa zehn Jahren in Europa ausbreitet.

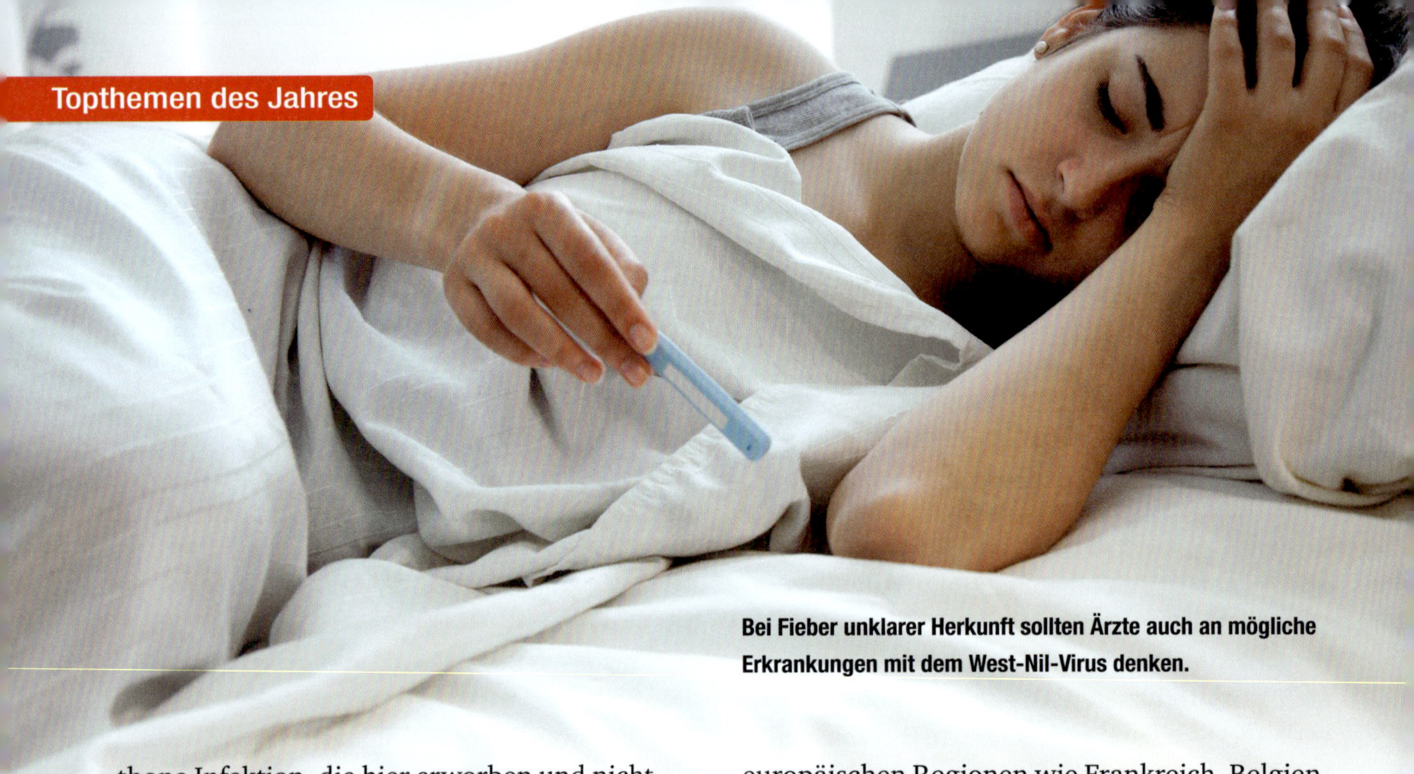

Bei Fieber unklarer Herkunft sollten Ärzte auch an mögliche Erkrankungen mit dem West-Nil-Virus denken.

thone Infektion, die hier erworben und nicht aus dem Ausland mitgebracht worden ist. Allein 2020 betraf es 22 Personen in Berlin.

Das Virus, das ursprünglich aus Afrika stammt und als Import von Zugvögeln gilt, wird über die heimische Stechmücke der Gattung Culex in der Regel zwischen Vögel übertragen. Aber auch Pferde und Menschen können durch die Mückenstiche infiziert werden. In der Regel treten die Infektionen zwischen Juli und September auf und „Ärzte sollten bei Fieber unklaren Ursprungs an das West-Nil-Virus denken", erging ein Appell des RKI im September 2021 an deutsche Mediziner.

Noch nicht ganz klar ist, ob sich die Populationen der tropischen Riesenzecke Hyalomma schon weitflächig bei uns vermehren haben. Rund 40 Exemplare der Überträgerin des Fleckfiebers oder des sehr viel gefährlicheren Krim-Kongo-Fiebers wurden im Hitzesommer 2018 jedenfalls bundesweit entdeckt. Seitdem bitten die Universität Hohenheim sowie das RKI die Bevölkerung bei Aufspüren dieser Exoten um Zusendung, um die weitere Entwicklung und das Krankheitspotenzial abschätzen zu können.

Die Vektoren – die lebenden Überträger – der Leishmaniose jedenfalls sind schon da. In mitteleuropäischen Regionen wie Frankreich, Belgien und Österreich und nun auch im Süden Deutschlands tummeln sich munter die Sandfliegen, nach deren Stichen es zu Hautgeschwüren kommen kann. Übertragen wird der Erreger vom Hund auf den Menschen.

Anpassungen erforderlich

Zweifelsfrei hat die Dynamik an vektorübertragenen Krankheiten aus den Tropen – da sind sich alle Experten einig – zugenommen. Da es sich jedoch nicht um generell neue, sondern nur

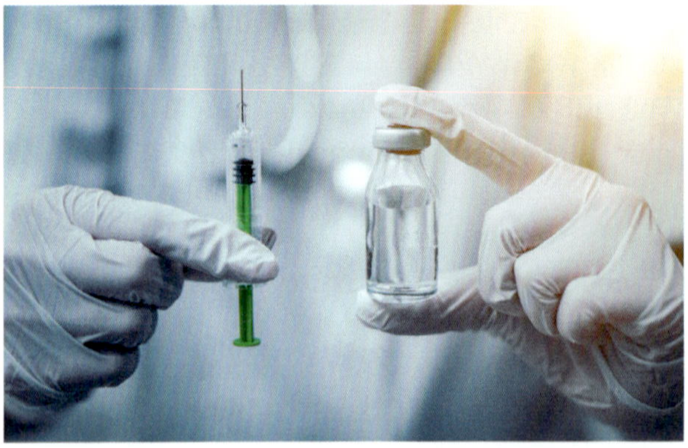

Neue Impfstoffe gegen die von lebenden Überträgern neu eingeschleppten Krankheiten müssen entwickelt werden.

in unseren Breitengraden neue Infektionskrankheiten handelt, stehen Wissenschaftler und Ärzte dieser Entwicklung nicht ganz hilflos gegenüber. Mit einer forcierteren Forschung an Impfstoffen, Vektorbekämpfungsmaßnahmen oder Wirkstoffen könnten geeignete Maßnahmen gefunden werden, um die Gefahr einzudämmen. Und da es unsere Komfortzone direkt betrifft, würden sich wohl auch die nötigen Finanzmittel dazu finden lassen.

Die Politik ist in der Pflicht, die Weichen zu stellen, insbesondere auch für die Umsetzung von Hitzeaktionsplänen, forderte die Bundesärztekammer (BÄK) bereits 2019. Länder und Kommunen sollten Maßnahmepläne für Kliniken, Not- und Rettungsdienste sowie Pflegeeinrichtungen entwickeln, konkretisiert der Verband die Forderungen. Neben der Einbindung von Fachkräften aus dem Gesundheitswesen sind auch Städteplaner und Architekten mit Weitblick gefragt: gut isolierte Häuser, Grünflächen als „kühlende Oasen", Windschneisen statt hermetischer Zubetonierung sowie eine großzügige innerstädtische Bepflanzung, wenn auch nur auf Dächern und Fassaden. All das sind inzwischen keine Luxusvisionen mehr, sondern zählen zu den gesundheitsfördernden Maßnahmen.

Der Punkt, den Klimawandel mit seinen gesundheitlichen Folgen zu stoppen, ist längst überschritten. Sich an die neuen Bedingungen anzupassen, sind die Herausforderungen der nächsten Jahrzehnte, und dies erfordert Einfallsreichtum und Fantasie. Dazu braucht es nicht nur Klimaanlagen in Altenheimen, das Einführen einer Siesta oder auch hitzekonforme neue Kleiderordnungen, sondern ein stimmiges und globales Gesamtkonzept. Mehr als 14 000 Wissenschaftler aus 153 Ländern haben unter US-Federführung 2021 in einer Deklaration den planetaren „Klima-Notstand" ausgerufen.

Das zeigt, dass es nicht ausreicht, panisch auf die Entwicklung in Deutschland zu schauen, sondern – wie uns Corona gelehrt hat – an den gesamten Planeten und die Weltgemeinschaft zu denken. Das Klima zu schützen, heißt in jedem Fall, unsere Gesundheit zu schützen oder wie es Eckart von Hirschhausen formuliert: „Wir müssen nicht das Klima retten, sondern uns!" ■

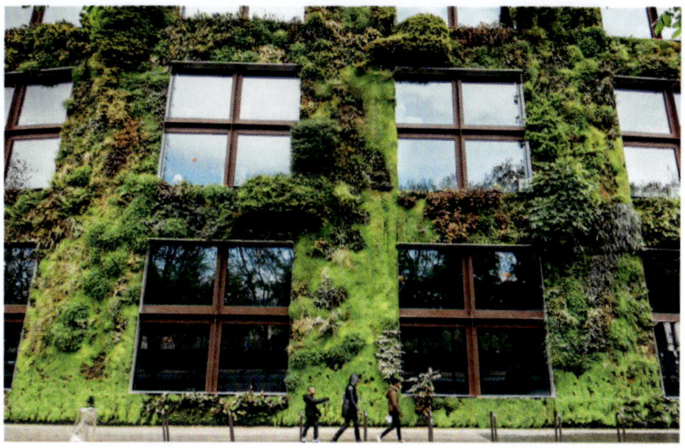

Begrünte Ausgleichsflächen in Städten zu schaffen ist eine Maßnahme, Hitzestaus zu begegnen.

Was bedeutet das für Sie ?

Maßnahmen bei Hitze:

- Körperliche Anstrengung vermeiden, Wohnung und Körper kühl halten; während der Mittagshitze eine Siesta halten. Über zwei Liter trinken, ggf. Getränkebilanzierung! Nach ärztlicher Absprache Mineralien ergänzen.
- Tabletten: Vorsicht bei blutdrucksenkenden und wassertreibenden Medikamenten. Auch viele Psychopharmaka beeinflussen die Thermoregulation. Bei Opiatschmerzpflastern droht eine Überdosierung.
- Kleiderordnung lockern, keine Anzüge und Kravatten. Arbeitszeiten möglichst auf den frühen Morgen oder den Abend verlegen.
- Tags verdunkeln, nachts lüften!
- Achten Sie auf die Keimbelastung von Seen und Ostsee. Vorsicht bei Immunschwäche, chronischen Krankheiten oder Hautverletzungen!

Diabetes

Eine Pandemie der anderen Art

Bereits vor über zehn Jahren stufte die Weltgesundheitsorganisation die Stoffwechselerkrankung Diabetes mellitus als erste nicht infektiöse Pandemie ein. An der Dramatik der globalen Entwicklung hat sich seitdem nichts verändert. Mehr als 90 % der Betroffenen leiden unter der Typ-2-Form des Diabetes, die neben genetischen Faktoren im Wesentlichen auf typische Zivilisationserscheinungen zurückgeht: Übergewicht, falsche Ernährung, zu wenig Bewegung. Wird ein Diabetes nicht erkannt oder wirksam behandelt, drohen Langzeitkomplikationen wie Erblindung, Amputation, Nierenschäden, Herzinfarkt und Schlaganfall.

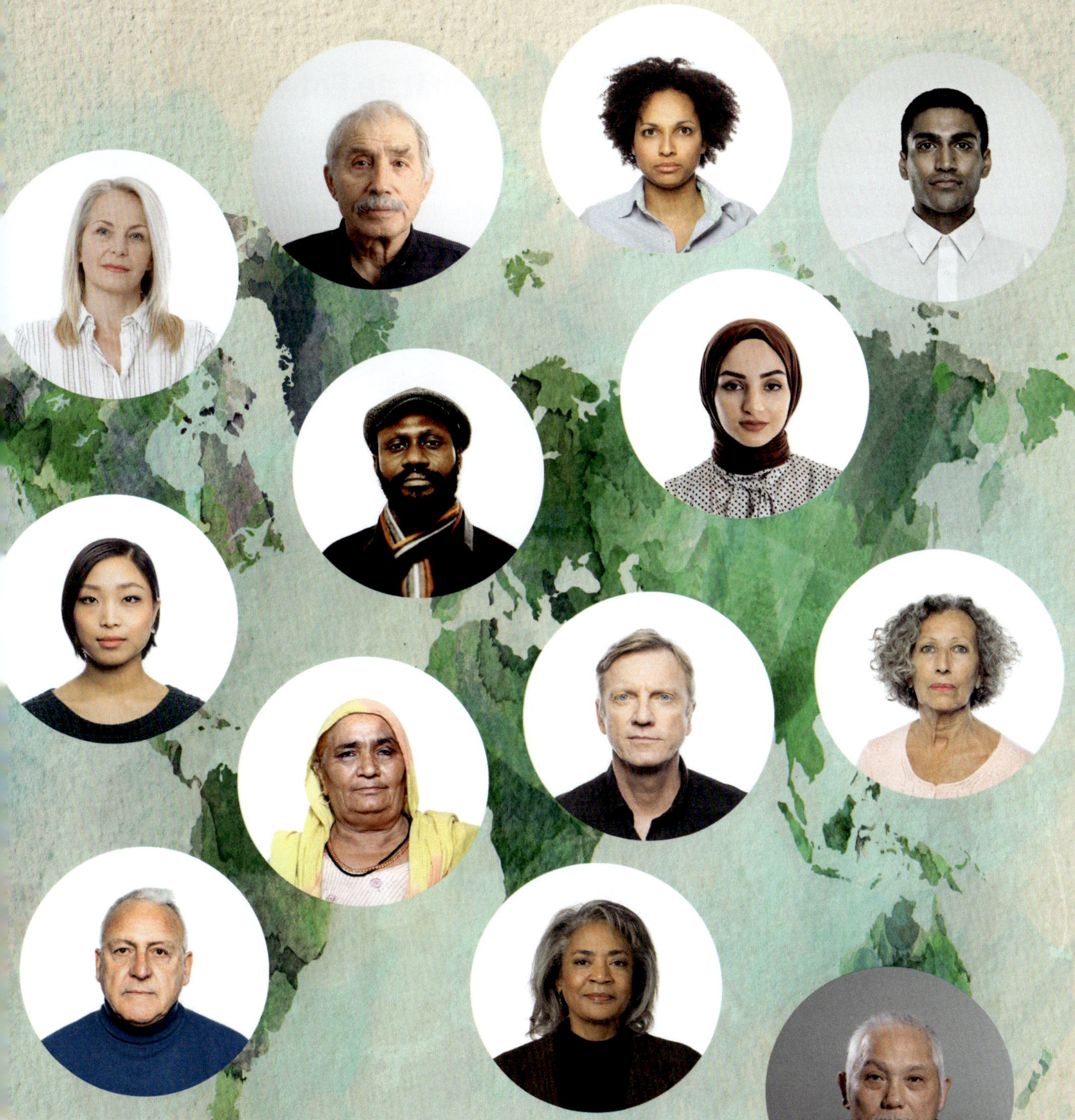

Über 460 Millionen Menschen weltweit leiden unter Diabetes, so aktuelle Zahlen. Die geschätzte Dunkelziffer liegt bei weiteren 232 Millionen, und auf der Liste der häufigsten Todesursachen hat Diabetes inzwischen einen unrühmlichen 9. Platz erreicht.

Geografische Verbreitung, geschätzte Entwicklung

Etwa 8,3 % der Bevölkerung weltweit sind Diabetiker. Ihre Gesamtzahl wird bis 2030 voraussichtlich auf 578 Millionen, bis 2045 auf 700 Millionen steigen. Wissenschaftler gehen davon aus, dass bald 80 % aller Zuckerkranken in Entwicklungs- und Schwellenländern leben. Hier besteht auch die größte Gefahr, an Diabetesfolgen zu versterben – durch fehlende Diagnosemöglichkeiten, eine Unkenntnis der Symptome und Unterversorgung mit Medikamenten und Insulin.

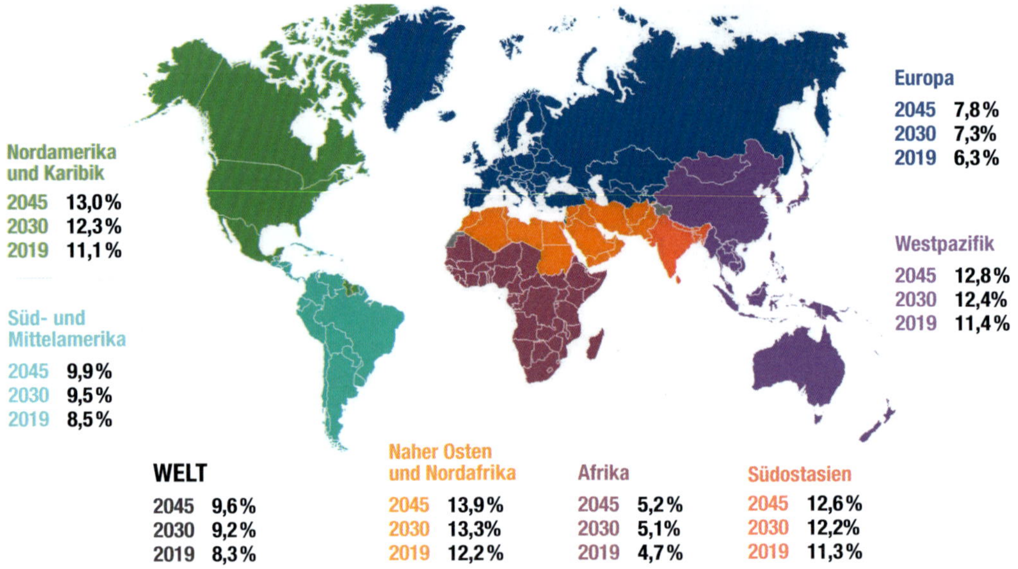

Quelle: Diabetes-Atlas 2019, 9. Ausgabe, International Diabetes Confederation

Nicht zuletzt schwächen dauerhaft hohe Blutzuckerwerte auch das Immunsystem und erhöhen so das Risiko, an Infektionen wie COVID-19 schwer zu erkranken.

Diabetes ist nicht gleich Diabetes

Mediziner unterscheiden die Zuckererkrankung in verschiedene Typen. Neben dem meist nur vorübergehenden Schwangerschaftsdiabetes (Typ 4) und dem sehr seltenen Typ 3, ausgelöst durch genetische Defekte, Medikamente oder hormonelle Störungen, sind vor allem die Typ-1- und Typ-2-Form von Bedeutung. Erstere tritt häufig bereits im Jugendalter auf und geht auf eine autoimmunbedingte Zerstörung der insulinproduzierenden Zellen zurück. Einen Ansatz zur Vorbeugung gibt es bislang nicht.

Dies gilt nicht für den mit über 90 % weitaus häufigeren Typ-2-Diabetes. Die Bauchspeicheldrüse produziert hier zu Beginn noch normale Mengen an Insulin, die Zellen in Muskeln, Leber und anderen Organen reagieren jedoch zunehmend weniger darauf: Sie werden insulinunempfindlich bis insulinresistent und können dadurch keine Glukose (Traubenzucker), den Blutzucker, mehr aufnehmen.

Neben einer genetischen Vorbelastung sind Fettleibigkeit, Bewegungsmangel und Fehl-

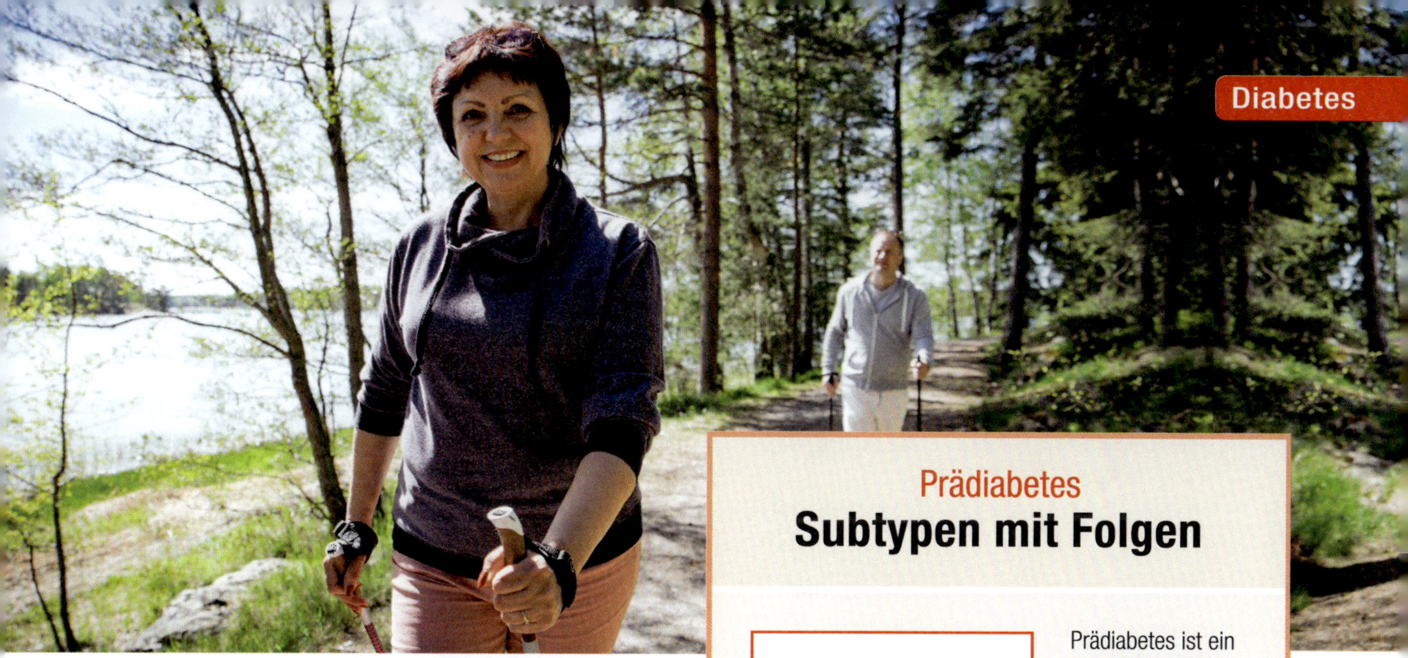

Regelmäßige Bewegung verbrennt nicht nur Kalorien, sondern verbessert auch die Insulinempfindlichkeit der Muskelzellen.

ernährung nachgewiesene Auslöser. Dennoch entwickelt längst nicht jeder Übergewichtige, Bewegungsmuffel oder nur alte Menschen einen Diabetes. Deutsche Wissenschaftler kommen nach Auswertung zweier Langzeitstudien nun zu einer differenzierteren Sicht. Danach lässt sich schon im Vorstadium, dem Prädiabetes, erkennen, welche Faktoren am wahrscheinlichsten zu einem Diabetes und zu Organkomplikationen führen (s. Kasten) und wo entsprechend frühzeitig gegengesteuert werden sollte.

Kleine Änderungen, große Wirkung

Britische Forscher konnten in der bisher größten Langzeitstudie zur Diabetesvorbeugung, der Norfolk Diabetes Prevention Study, aufzeigen, dass sich schon mit kleinen Lebensstiländerungen die Gefahr für Hochrisikopatienten, aus einem Prädiabetes einen Typ-2-Diabetes zu entwickeln, deutlich reduzieren ließ – ohne großen Zeitaufwand oder eine radikale Lebensumstellung. So ließ sich bei Übergewichtigen das Risiko durch zwei einfache Maßnahmen fast halbieren: ein Abbau des Körpergewichts um

Prädiabetes

Subtypen mit Folgen

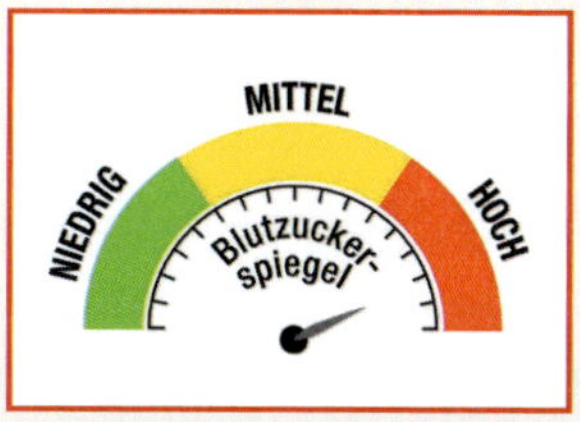

Leicht erhöhte Blutzuckerwerte können, müssen aber nicht zu Diabetes führen.

Prädiabetes ist ein Zustand, bei dem der Nüchternblutzuckerspiegel zwischen 100 mg/dl und 125 mg/dl liegt, d. h. zu hoch, um als normal, aber nicht hoch genug, um schon als Diabetes zu gelten. Einem Forscherteam der Universität Tübingen und des Deutschen Zentrums für Diabetesforschung gelang es nun, sechs verschiedene Subtypen des Prädiabetes zu identifizieren, die sich in ihrem Risiko auf einen dauerhaften Diabetes, aber auch damit verbundene Komplikationen unterscheiden.

Dabei zeigen drei der sechs Untertypen ein nur geringes Diabetesrisiko: Subtyp 1 und 2 sind nicht bzw. kaum übergewichtig, mit einer Insulinausschüttung im Normbereich. Auch Vertreter des Subtyps 4 zeigen normale Stoffwechselwerte und das trotz deutlichen Übergewichts, jedoch befinden sich bei ihnen die Fettablagerungen eher in der Unterhaut („gesunde Dicke").

Erhöht ist das Diabetesrisiko dagegen bei Subtyp 3 mit einer genetischen Vorbelastung, einer früh gestörten Insulinproduktion und Übergewicht in Form von vermehrtem Bauchfett. Subtyp 5 ist ebenfalls genetisch vorbelastet, zeigt eine ausgeprägte Fettleber sowie eine Insulinresistenz; damit verbunden sind erhöhte Risiken für Nieren- und Gefäßschäden. Besonders ausgeprägt ist das Krankheitsrisiko bei Subtyp 6: Die Kennzeichen sind eine frühe Insulinresistenz, Fettleibigkeit mit viel Fett im Bauchraum und an den Nieren sowie schon früh auftretende Nierenschäden.

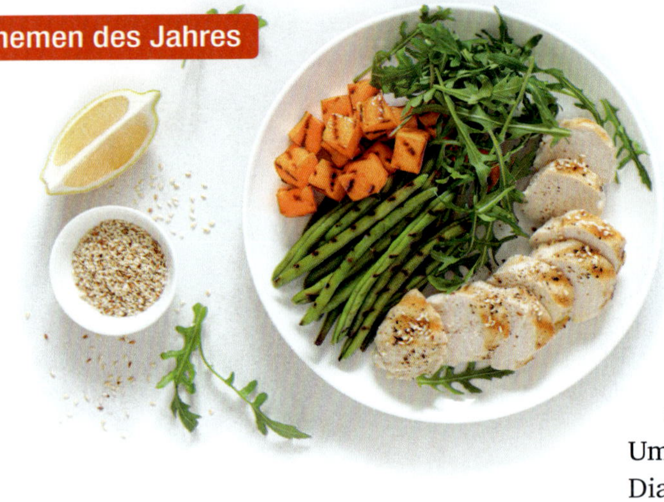

Kohlenhydratarmes Essen kann zu verbesserten Stoffwechselwerten führen, ist oft jedoch nicht alltagstauglich.

7 % sowie leichte, aber regelmäßige Aktivität, wie z. B. täglich 20 Minuten zu Fuß gehen. Entsprechende Therapiepläne werden von vielen Krankenkassen in Form von Ernährungsberatung und -begleitung sowie Sportprogrammen unterstützt. Nach drei bis sechs Monaten überprüft der behandelnde Arzt den Erfolg dieser Basistherapie anhand des Blutzuckerlangzeitwertes (HbA1c). Werden die vereinbarten Therapieziele erreicht, erübrigt sich damit eine Einnahme von Medikamenten.

Low Carb? Low Fat?

Ob eine diabetesgeeignete Ernährungsweise eher arm an Fett oder arm an Kohlenhydraten sein sollte, wird seit Langem fast ideologisch diskutiert. Ernährungsforscher kommen inzwischen zu einem differenzierten Fazit. Zwar weisen Vergleichsstudien der letzten Jahre darauf hin, dass eine kohlenhydratarme Diät („Low Carb“) mit einer größeren Gewichtsabnahme, einer Verbesserung der Blutzucker- und Blutdruckwerte und einem geringeren Medikamentenbedarf verbunden ist. Dies gilt jedoch nur für eine begrenzte Zeit. Hauptgrund, so die beteiligten Forscher, ist die Schwierigkeit, eine strenge Low-Carb-Ernährung dauerhaft einzuhalten.

Letztendlich gebe es, so der Jenaer Ernährungswissenschaftler Stefan Lorkowski, sowohl von Low Fat als auch von Low Carb jeweils eine gesunde und eine ungesunde Variante. Gesund bedeutet dabei: weniger tierisches Fett, komplexe statt einfacher Kohlenhydrate, mehr Ballaststoffe, mehr pflanzliches Protein, ein Verzicht auf Nikotin und ein maßvoller Umgang mit Alkohol. Wichtig, so die Deutsche Diabetes Gesellschaft, sei eine individuelle und qualifizierte Ernährungsberatung.

Blutzuckerkontrolle: besser kontinuierlich

Essenziell für den wirksamen Umgang mit einer Diabeteserkrankung ist eine regelmäßige, zuverlässige Messung des Blutzuckers. In den letzten Jahren haben sich hierzu kontinuierliche Messsysteme (CGM, Continuous Glucose Monitoring) etabliert. Sie bestehen aus einem Sensor, der per Applikator unter die Haut des Oberarms platziert wird, und erfassen den Glukosewert im Unterhautgewebe unblutig und fortlaufend. Das Gerät kann die Messwerte in Echtzeit ausgeben, aber auch in Form von Tabellen, Kurven und Trendpfeilen zum Glukoseverlauf speichern, die ärztlich begutachtet werden können. Außerdem alarmiert es bei Extremwerten, sodass sich – auch nächtliche –

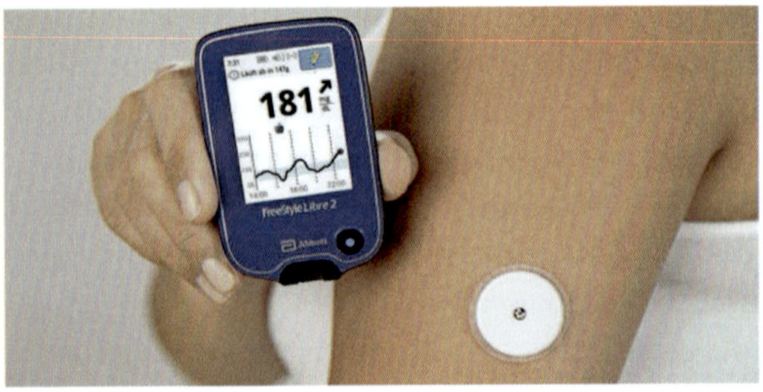

CGM-Systeme messen rund um die Uhr den Glukosegehalt in der Gewebsflüssigkeit des Unterhautfettgewebes, warnen bei Extremwerten und berechnen auch Verlaufstrends.

Blutzuckerentgleisungen schneller erkennen und begrenzen lassen. CGM-Systeme ersparen damit Diabetikern nicht nur den erforderlichen mehrtäglichen Fingerstich, sondern sind der manuellen Einzelmessung auch hinsichtlich der Stoffwechselkontrolle deutlich überlegen, wie drei aktuelle Studien aus Frankreich, Schweden und den USA zeigen.

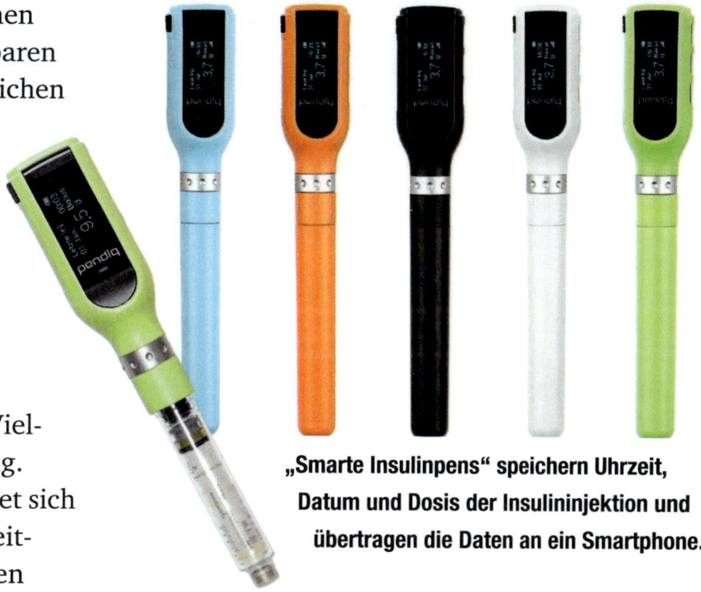

„Smarte Insulinpens" speichern Uhrzeit, Datum und Dosis der Insulininjektion und übertragen die Daten an ein Smartphone.

Medikamente: neu mit Extraschutz

Typ-2-Diabetikern steht inzwischen eine Vielzahl an oralen Antidiabetika zur Verfügung. Welche Mittel zum Einsatz kommen, richtet sich neben der Wirkweise vor allem nach Begleiterkrankungen und Nebenwirkungen. In den letzten Jahren hat sich eine neue Antidiabetika-Klasse mit besonderen Vorzügen etabliert. Das Wirkprinzip der so genannten SGLT-2-Inhibitoren (Gliflozine): Sie senken den Blutzucker unabhängig von der Bauchspeicheldrüse, nämlich durch seine vermehrte Ausscheidung über die Nieren. Im Vergleich zu anderen Diabetesmitteln zeigen sie zum einen eine sehr gute antidiabetische Wirksamkeit, des Weiteren konnten Wirkstoffe wie Dapagliflozin oder Empagliflozin in Studien ihre Schutzwirkung auf Nieren und Herz belegen. Inzwischen wurden Gliflozine auch zur Behandlung von Herz- und Niereninsuffizienz bei Nichtdiabetikern zugelassen.

Insuline: von ultraschnell bis langwirksam

Seit in den 1920er-Jahren die ersten Insulinpräparate aus Bauchspeicheldrüsen von Rindern und Schweinen hergestellt wurden, kamen viele Human- und chemisch leicht modifizierte Analoginsuline auf den Markt, die eine deutlich kontrolliertere Blutzuckereinstellung ermöglichen. Dabei kommt häufig eine kombinierte Insulintherapie zum Einsatz, mit einem Basalinsulin zur Deckung des Grundbedarfs und Insulingaben zu den Mahlzeiten (Bolusinsulin). Als Basalinsuline dienen Produkte mit einer lang anhaltenden und gleichmäßigen Wirksamkeit, die nur einmal am Tag gespritzt werden müssen. Eine neue Entwicklung ist das Basalinsulin Icodec, das nur einmal die Woche gespritzt werden muss und dabei zu einer ähnlich guten Absenkung des HbA1c-Wertes führte wie einmal täglich gespritzte Insuline. Dem gegenüber stehen Bolusinsuline, die so rasch wie möglich wirken sollten. Dazu gehört seit Kurzem auch das „ultraschnelle" Mahlzeiten-Insulin URLi (Handelsname: Lyumjev), das durch zwei Zusatzstoffe die Insulinaufnahme stark beschleunigt und bereits 13 Minuten nach der Injektion die halbmaximale Konzentration erreicht.

Pens, Pumpen, AID?

Musste früher jede Insulindosis per Hand aus einer Flasche in eine Spritze aufgezogen werden, erleichtert inzwischen eine Vielzahl an digital unterstützten Innovationen die Verabreichung des lebenswichtigen Hormons. Diese reichen von datenspeichernden „smarten" („klugen") Insulinpens für Einzeldosen über vorprogrammierte Insulinpumpen bis hin zu technisch ausgefeilten AID(Automatisierte Insulindosierung)-Systemen. Dabei handelt es sich um Medizin-

Covid-19

Diabetes und Corona: Gefahren und Folgen

Diabetespatienten gelten als Risikogruppe für einen schweren Verlauf der Covid-19-Erkrankung. Eine britische Studie ergab für Menschen mit Typ-2-Diabetes ein zweifach und mit Typ-1-Diabetes ein dreifach erhöhtes Sterberisiko.

Risiko nicht grundsätzlich erhöht

Dies betrifft jedoch in erster Linie Patienten mit einer schlechten Stoffwechselkontrolle: Daten zu den chinesischen Covid-19-Ausbrüchen zeigen für Diabetiker mit guter Blutzuckereinstellung vielmehr eine eher niedrige Akutsterblichkeit von unter 1 %, wohingegen bei schlechter Stoffwechsellage mehr als 5 % der Patienten binnen 28 Tagen verstarben. Je höher der Blutzuckerspiegel bei stationärer Aufnahme ist, desto höher auch das Sterberisiko. Der typische Risikopatient für einen schweren Verlauf, so das Fazit von Diabetologen, ist auch bei Diabetikern männlich, adipös, über 50 Jahre alt und hat Herz-Kreislauf- oder Nieren-Vorerkrankungen.

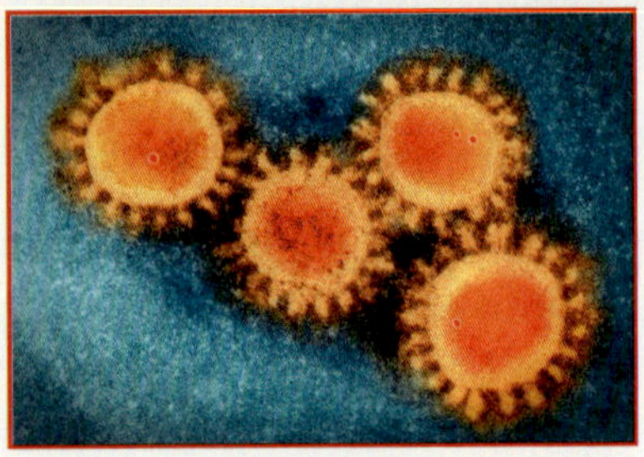

SARS-CoV-2-Viren können die Bauchspeicheldrüse befallen und schädigen

Ein anderer Krankheitsverlauf

Vergleichsstudien zwischen Diabetikern und Nichtdiabetikern beschreiben einige Besonderheiten in Zusammenhang mit einer Coronainfektion. Zum einen, so eine chinesische Untersuchung der Huazhong Universität in Wuhan, nimmt die Infektion einen andersgearteten Verlauf: Typisch ist eine „stille Symptomatik" mit seltenerem Auftreten von Fieber, Husten, Atemnot und Schüttelfrost. Dies bedingt die Gefahr, dass die Diagnose Covid-19 deutlich später diagnostiziert wird und von daher eine schlechtere Prognose hat.

Coronafolge Diabetes?

Weitere Studien kommen zu dem Fazit, dass SARS-CoV-2-Viren die insulinproduzierenden Inselzellen der Bauchspeicheldrüse schädigen können, ähnlich wie das schon seit langem bekannte SARS-CoV-1-Virus. Autopsien belegen den Befall der Bauchspeicheldrüse, verbunden mit typischen zellulären Veränderungen: Jene Zellkörperchen (Granula), die das Insulin speichern, wurden weniger. Dies würde erklären, warum unter Covid-19 bei Nichtdiabetikern Diabetessymptome beobachtbar waren, und warum sich bei Diabetikern die Stoffwechsellage verschlechterte. Erklären lässt sich ein Befall der Bauchspeicheldrüse damit, dass auch die Betazellen ACE2-Rezeptoren auf ihrer Oberfläche tragen und damit jene Proteine, die Coronaviren das Andocken und Eindringen ermöglichen. Noch können Mediziner jedoch nicht einschätzen, ob die coronabedingten Veränderungen der Bauchspeicheldrüse zu einem dauerhaften Diabetes führen. Hier sind noch weitere Untersuchungen notwendig.

produkte bestehend aus einem CGM-Anteil zur Zuckermessung, kombiniert mit einer Insulinpumpe. Eine Recheneinheit (Algorithmus), die sich bei manchen Systemen auch auf einem Smartphone befinden kann, bewerkstelligt, dass die Insulinpumpe so viel Insulin abgibt, dass die Blutzuckerwerte im gewünschten Zielbereich bleiben. Die bisher zur Verfügung stehenden Systeme, wie z. B. das MiniMed 670G, decken ausschließlich den nahrungsunabhängigen Insulingrundbedarf ab, weshalb sie auch als hybrid closed-loop-Systeme bezeichnet werden; das durch Mahlzeiten erforderliche Mehr an Insulin muss durch den Patienten nachjustiert werden. Studien zeigen auf, dass mit dem Einsatz von AID-Systemen im Vergleich zu reinen CGM-Systemen der HbA1c-Wert stärker gesenkt werden konnte, die Blutzuckerwerte länger im

Zielbereich blieben und keine schweren Unterzuckerungen stattfanden. Profitieren können hier vor allem schwer einstellbare Diabetiker, wie z. B. auch Kinder mit Typ-1-Diabetes.

Zukunftsmedizin

Doch nicht nur technische Hilfsmittel für ein optimiertes Diabetesmanagement stehen im Fokus der medizinischen Forschung. Intensiv beforscht wird z. B. ein Insulin in Pillenform oder ein chemisch modifiziertes Insulin, das über eine Art eingebauten Zuckersensor erst bei hohem Glukosespiegel ausgeschüttet wird. Bihormonale Pumpensysteme sollen nicht nur Insulin, sondern auch Glukagon, das zweite wichtige Hormon der Blutzuckerregulierung, automatisiert ausschütten.

Für Typ-1-Diabetiker könnte sich in der Zukunft die regenerative Forschung positiv auswirken. Dazu gehört die Weiterentwicklung von bisher im Wesentlichen experimentellen Therapieformen wie Inselzellverpflanzungen, Betazellen aus Stammzelltransplantaten oder Inselzell-organoiden, die die Bauchspeicheldrüse wieder zur Insulinproduktion anregen bzw. diese ersetzen sollen. Im Idealfall gelänge es einer „Diabetesimpfung“, schon den Ausbruch des Diabetes und die autoimmunbedingte Zerstörung der Betazellen zu unterbinden.

Inzwischen sind bei effizienter Therapie Lebensqualität und Lebenserwartung von Diabetikern im Gegensatz zu früheren Zeiten kaum vermindert – zumindest in den reichen Ländern der Welt. Dies ist jedoch nicht ohne Preis: 10 % der globalen Gesundheitsausgaben, geschätzte 760 Milliarden US-Dollar, gingen 2019 allein in die Diabetestherapie. ■

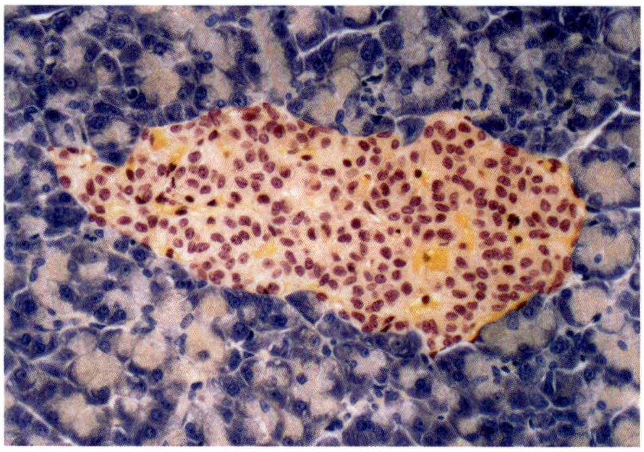

Inselzelltransplantate werden in die Leber injiziert und können dort über einige Jahre Insulin produzieren.

Was bedeutet das für Sie?

- Weniger die Diabetesdiagnose an sich ist entscheidend für Risikofaktoren und Langzeitkomplikationen, als vor allem der Umgang damit. Ziel ist in erster Linie eine langfristig angelegte Blutzuckereinstellung im gesunden Zielbereich.
- Eine Typ-2-Diabetes-Diagnose ist vor allem im Vor- und Anfangsstadium nicht in Stein gemeißelt. Mit einfachen, alltagstauglichen Lebensstiländerungen lässt Diabetes sich sogar rückgängig machen oder zumindest eine bessere Stoffwechselkontrolle erreichen.
- Nutzen Sie zur Verfügung gestellte Schulungen, regelmäßige Kontrolluntersuchungen, Hilfsmittel und Medikamente.
- Sprechen Sie Ihren behandelnden Arzt auf Unverträglichkeiten oder Nebenwirkungen von Medikamenten an. Die Vielzahl an Antidiabetika auf dem Markt erlaubt Alternativen.
- Greifen orale Mittel nicht mehr, sollte eine Insulintherapie nicht zu lange aufgeschoben werden.
- Viele Medizinprodukte wie Smartpens, Insulinpumpen und AID-Systeme werden auf ärztliche Verschreibung und Antrag des Patienten von den Krankenkassen kostenerstattet.
- Die Internetseite www.diadigital.de listet von Diabetesverbänden empfohlene Apps zum Diabetesmanagement auf.
- Suchen Sie bei Problemen frühzeitig einen Diabetes-Facharzt oder ein spezialisiertes Diabeteszentrum auf.

Protonenpumpenhemmer

Riskanter „Magenschutz“

Magensäureblocker gehören zu den meistverkauften Arzneimitteln weltweit. Nachdem zahlreiche Studien gesundheitliche Risiken durch Protonenpumpenhemmer (PPI) wie Pantoprazol oder Omeprazol aufdeckten, gehen die Verordnungen nach Jahren der Zunahme nun erstmals leicht zurück. Dennoch liegen die Zahlen mit jährlichen 12,3 Millionen Verschreibungen in Deutschland weiterhin in einem Bereich, der für viele Experten medizinisch nicht begründbar ist. Denn PPI sind zwar hoch wirksame und gut verträgliche Medikamente – jedoch nur, wenn sie gemäß ihren vorgesehenen Anwendungsgebieten eingesetzt werden.

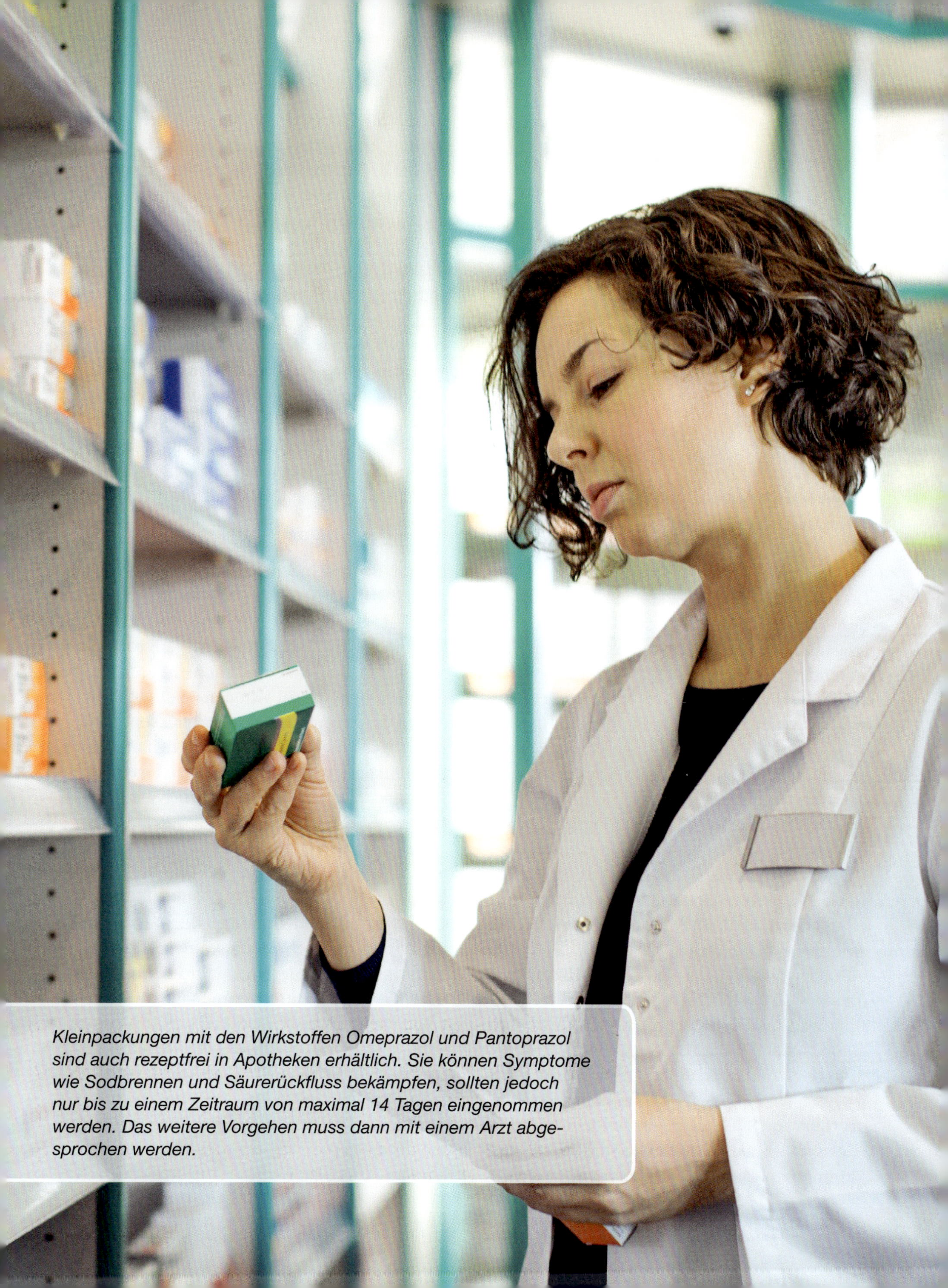

Kleinpackungen mit den Wirkstoffen Omeprazol und Pantoprazol sind auch rezeptfrei in Apotheken erhältlich. Sie können Symptome wie Sodbrennen und Säurerückfluss bekämpfen, sollten jedoch nur bis zu einem Zeitraum von maximal 14 Tagen eingenommen werden. Das weitere Vorgehen muss dann mit einem Arzt abgesprochen werden.

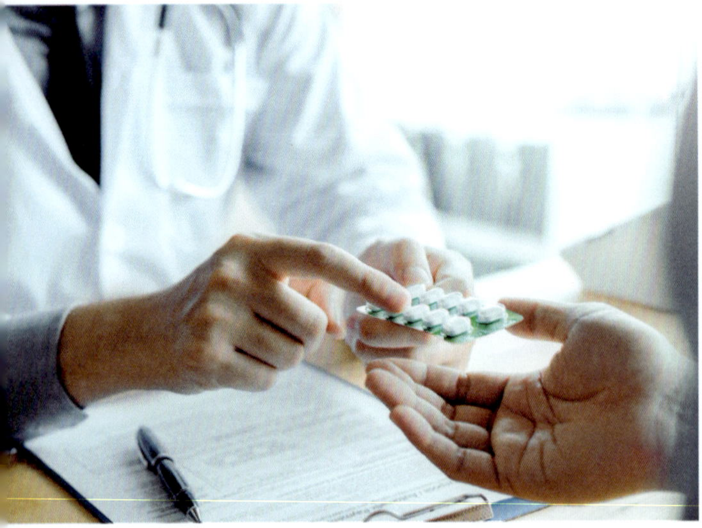

PPI sind kein Allheilmittel für jedes Magenproblem. Um zu wirken, müssen sie vorbeugend eingenommen werden.

Doch allzu oft werden PPI ohne klare Indikation, in zu hoher Dosierung und über einen zu langen Zeitraum von Ärzten verschrieben. Nach geltenden Leitlinien dienen PPI im Wesentlichen zur Behandlung einer säurebedingten Refluxkrankheit, der Therapie und Vorbeugung von Magen- und Zwölffingerdarmgeschwüren sowie zusammen mit Antibiotika der Bekämpfung des Magenkeims *Helicobacter pylori*. Auch die Therapie und Vorbeugung von Magen-Darm-Geschwüren durch eine Langzeiteinnahme von Schmerzmitteln wie Ibuprofen oder Diclofenac sowie von Blutverdünnern und Cortisonpräparaten gehört dazu, sofern die Patienten hier ein erhöhtes Risiko zeigen.

Doch inzwischen hat sich der PPI-Einsatz von diesen Indikationen fortbewegt und verselbstständigt. Für viele Ärzte sind sie gut verträgliche Medikamente, sodass die Schwelle, sie ohne weitere Abklärungen einzusetzen, sehr niedrig ist. Auch bei Krankenhausaufenthalten gehört die Gabe von PPI häufig zur routinemäßigen Risikoprophylaxe, ähnlich wie Spritzen gegen Thrombosen. Die Säureblocker landen damit auf der Medikationsliste des Patienten – und werden so zum Dauermedikament, da weder bei der Entlassung noch durch den Hausarzt überprüft wird, ob die Einnahme überhaupt noch erforderlich ist.

Rezeptfrei = harmlos?

Seit einigen Jahren sind mehrere PPI auch rezeptfrei erhältlich. Dabei ist ihre Einnahme in vielen Fällen gar nicht sinnvoll, z. B. bei akuten Symptomen oder wenn die Beschwerden gar nicht auf ein Übermaß an Magensäure zurückgehen, sondern auf Nahrungsmittelunverträglichkeiten, Fehlregulationen der Magenmuskulatur oder sogar ein Zuwenig an Magensäure. Dennoch gelten die Prazole zunehmend als harmloses Allheilmittel für alle Arten von „Reizmagen"-Beschwerden. Hierzu trägt nicht zuletzt ihre geschickte Vermarktung als „Magenschutz" bei.

Dabei verzeichnet ihr Beipackzettel eine nicht geringe Anzahl an Nebenwirkungen, von Kopfschmerzen, Hautausschlägen, Verdauungsproblemen bis hin zu seltenen, aber gefährlichen Wirkungen wie Sehstörungen sowie Leber- und Nierenschäden. Nach dem Absetzen der PPI kommt es zudem häufig zu einem Rebound, d. h. einem verstärkten Wiederauftreten des Reflux, wodurch eine Abhängigkeit von den Mitteln entsteht.

Eingriff in wichtige Magenfunktionen

Die meisten Nebenwirkungen der PPI sind logische Konsequenzen des künstlich herbeigeführten Magensäuremangels. PPI blockieren die für die Säuresekretion im Magen verantwortlichen Prozesse unumkehrbar und sorgen so für eine starke, mehrere Tage andauernde Herabsetzung des Säuregrades. Sie lassen sich jedoch nicht so genau dosieren, dass nur der (vermutete) Magensäureüberschuss abgebaut, die für die Verdauung erforderliche Säuremenge aber erhalten bleibt.

Das lebensnotwendige Säurebad

Säureattacke

Die Speiseröhre verfügt über eine geringe Pufferkapazität für Säure. Kleinere Mengen sauren Mageninhalts verursachen keine Schädigung, ein leichter Reflux ist vor allem nach dem Essen physiologisch, d. h. nicht krankhaft. Gelangt jedoch ständig saurer Magensaft in die Speiseröhre, weil z. B. der Mageneingangsmuskel schwach ist, kommt es zu entzündlichen Gewebeveränderungen bis hin zu Krebs.

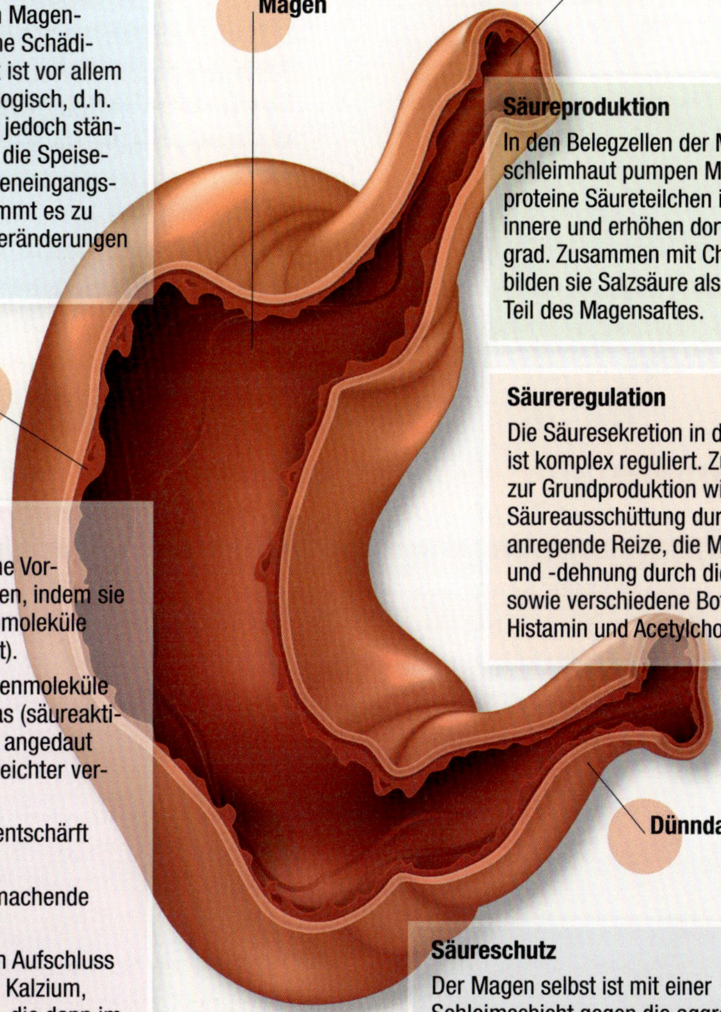

Säureproduktion

In den Belegzellen der Magenschleimhaut pumpen Membranproteine Säureteilchen in das Mageninnere und erhöhen dort den Säuregrad. Zusammen mit Chloridionen bilden sie Salzsäure als wichtigen Teil des Magensaftes.

Säureregulation

Die Säuresekretion in den Magen ist komplex reguliert. Zusätzlich zur Grundproduktion wird die Säureausschüttung durch appetitanregende Reize, die Magenfüllung und -dehnung durch die Nahrung sowie verschiedene Botenstoffe wie Histamin und Acetylcholin gesteuert.

Säurefunktion

- Die Säure sorgt für eine Vorverdauung von Eiweißen, indem sie die komplexen Proteinmoleküle entknäuelt (denaturiert).
- Die entstehenden Kettenmoleküle werden dann durch das (säureaktivierte) Hormon Pepsin angedaut und so im Dünndarm leichter verwertbar.
- Die Proteinandauung entschärft auch viele Allergene.
- Die Säure tötet krankmachende Bakterien ab.
- Sie bewirkt zudem den Aufschluss von Mineralsalzen wie Kalzium, Magnesium und Eisen, die dann im Dünndarm besser resorbiert werden können.
- Das Säuremilieu fördert auch die Freisetzung von Vitamin B_{12} aus der Nahrung. Es bindet dann an das Transportprotein Intrinsic Factor und kann so im Dünndarm aufgenommen werden.

Säureschutz

Der Magen selbst ist mit einer Schleimschicht gegen die aggressive Säure vor Selbstandauung und Geschwürbildung geschützt. Wird sie jedoch verletzt, entstehen Schleimhautdefekte, Entzündungen und Magengeschwüre bis hin zu Krebs in Magen und angrenzendem Zwölffingerdarm.

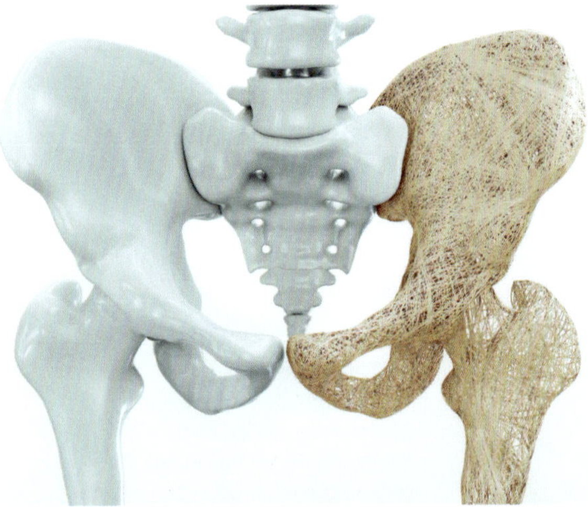

PPI stehen unter Verdacht, langfristig einen Knochenschwund (Osteoporose) und damit ein erhöhtes Risiko für Knochenbrüche zu begünstigen.

Gefährliche Infektionen

Eine frühe Folge der fehlenden Magensäure ist die herabgesetzte Infektionsbarriere. Je weniger Säure im Magen, desto weniger Keime aus dem Essen genügen, um sich in Magen und Darm stark zu vermehren. Die Folgen können dramatisch sein, vor allem für immungeschwächte Menschen, Senioren und auch Kleinkinder: Bei Einnahme von PPI erhöht sich das Risiko für eine Infektion mit dem gefährlichen Durchfallkeim *Clostridium difficile* auf fast das Doppelte; einen ähnlich klaren Zusammenhang beschreiben Studien für Campylobacter-, Streptokokken- und Salmonellenkeime.

Selbst für das Auftreten viraler Infekte wie Covid-19 scheint, so mehrere aktuelle US-Studien, das Risiko unter einer regelmäßigen PPI-Einnahme erhöht zu sein, zumal SARS-CoV-2-Viren den Körper nicht nur über die Atemwegsorgane, sondern auch über Magen und Darm infizieren können. Doch nicht nur Infektionen des Magen-Darm-Traktes scheinen unter einer PPI-Therapie häufiger aufzutreten, auch eine erhöhte Rate an Atemwegsinfektionen, Bauchfell- und Nierenentzündungen wird mit einer PPI-Einnahme in Verbindung gebracht.

Mangelzustände mit Folgen

Neben ihrer Funktion als Desinfektionsschleuse hat die Magensäure die weitere Aufgabe, Nahrungsbestandteile aufzuschließen, d. h. chemisch in eine leichter resorbierbare Form umzuwandeln. Von Bedeutung ist dies vor allem für das Vitamin B_{12}, und für die Mineralsalze von Magnesium, Eisen und Kalzium.

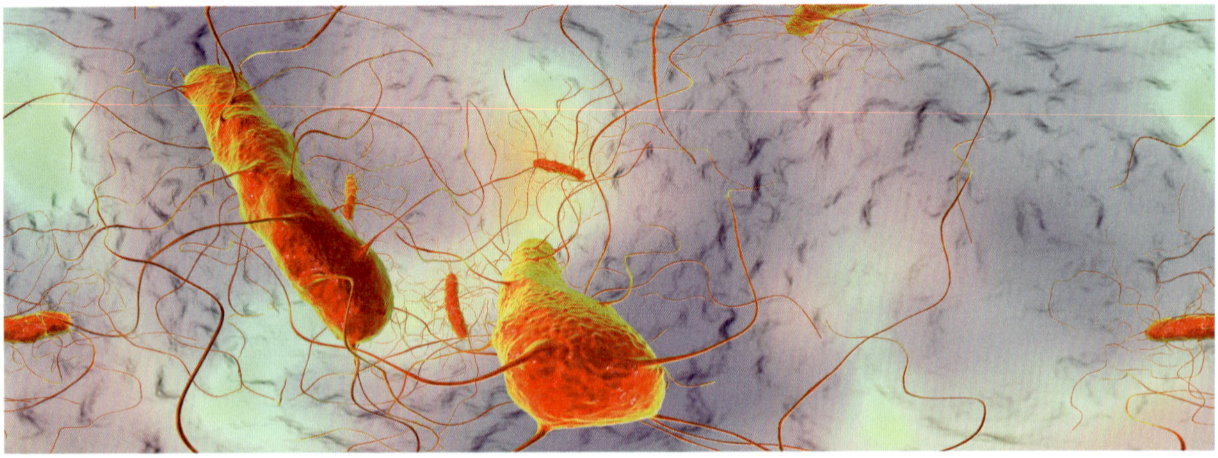

Die Säureblockade im Magen erleichtert die Überlebensbedingungen für Keime wie Clostridium difficile.

Schmerzmitteleinnahme

Säureblocker zur Vorbeugung

Schmerzmedikamente, vor allem nichtsteroidale Antirheumatika (NSAR) wie Ibuprofen, Naproxen, Diclofenac oder Acetylsalicylsäure, können die Magen-Darm-Schleimhaut schädigen. Der Grund: Sie hemmen das Enzym Cyclooxygenase (COX), das für Herstellung von Prostaglandinen verantwortlich ist. Diese sind an der Weiterleitung von Schmerzen beteiligt, schützen aber auch die Schleimhäute. Fehlen sie, kann es zu unbemerkten und gefährlichen Dauerblutungen und Magengeschwüren kommen. Deshalb ist es inzwischen gängige Praxis, bei jeder Schmerzmittelgabe gleichzeitig prophylaktisch PPI als „Magenschutz“ mitzuverschreiben. Dies ist jedoch längst nicht immer sinnvoll und entspricht auch nicht den geltenden Leitlinien. Studien auf der Basis endoskopischer Untersuchungen zeigen beispielsweise, dass sogar unter einer NSAR-Dauertherapie das Auftreten von Schleimhautschäden bei nur 10–20 % der Patienten lag, das Risiko für schwere Magen-Darm-Blutungen bei 1–4 % pro Jahr. Dabei zeigte sich auch, dass PPI die bakterielle Darmflora beeinträchtigen und es dadurch im Dünndarm eher zu mehr und schwereren Entzündungen kam.

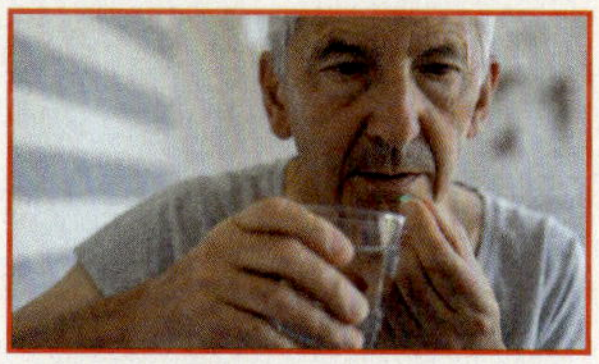

PPI werden häufig bei einer Schmerzmitteleinnahme mitverschrieben.

Mediziner fordern deshalb eine präzisere Nutzen-Risiko-Bewertung und strengere Regelungen bei der PPI-Verschreibung, vor allem bei Langzeiteinnahme und Patienten, wie z. B. Frauen nach den Wechseljahren, die ein erhöhtes Osteoporoserisiko haben. Nur bei bestimmten Risikofaktoren sollten PPI bei einer NSAR-Medikation mitverschrieben werden. Dazu gehören ein hohes Alter, die gleichzeitige Einnahme von Antikoagulantien (Plättchenhemmern) und Kortikoiden sowie Magen-Darm-Blutungen und -Geschwüre in der Krankheitsvorgeschichte.

„Magensäurehemmer können tatsächlich zu Änderungen im Vitaminstoffwechsel führen“, erklärt der Pharmakologe Prof. Lutz Hein von der Universität Freiburg. Eine unbemerkte und länger andauernde Unterversorgung mit Vitamin B_{12} kann dann eine Blutarmut begünstigen, und auch den Nervenstoffwechsel stören. Der Mangel an Kalzium, so beschreiben mehrere Übersichtsarbeiten der letzten Jahre, kann als Langzeitfolge Osteoporose und ein 1,2- bis 1,5-fach erhöhtes Knochenbruchrisiko nach sich ziehen, vor allem an Wirbeln, Hüfte und Oberschenkelhals. Auch die Aufnahme von Magnesium scheint bei einer längeren PPI-Therapie beeinträchtigt zu sein. Patienten, die auf eine Dauereinnahme von PPI angewiesen sind, empfiehlt Hein deshalb, die ausreichende Versorgung mit Vitaminen und Mineralien vom Hausarzt regelmäßig kontrollieren zu lassen.

Verstärkte Wechselwirkungen

PPI beeinflussen nicht nur die Aufnahme von wichtigen Nahrungsbestandteilen, sondern auch von anderen Medikamenten. Zum einen verändert der geringere Säuregrad des Magens chemisch die Absorption und Bioverfügbarkeit von Arzneistoffen, wie z. B. dem Herzmittel Digoxin, verschiedenen Antibiotika und auch mehreren oralen Chemotherapeutika bei einer Krebserkrankung. Hinzu kommt, dass die Prazol-Wirkstoffe der PPI in der Leber verstoffwechselt werden, bevor sie in den Magen gelangen. Dies geschieht über zwei Enzymkomplexe, die die Aufgabe haben, Fremdstoffe im Blut um- und abzubauen. Dadurch aktivieren sie aber auch spezielle Medikamente, die sogenannten Prodrugs, die als inaktives „Vor-Medikament“ geschluckt werden und erst in der Leber zur wirkaktiven Form umgewandelt werden. Dazu gehört z. B. der Blutplättchenhemmer Clopidogrel, dessen Wirkung deshalb durch die gleichzeitige Einnahme von PPI abgeschwächt wird. Andere Medikamente wiederum, wie das Antiepileptikum Phenytoin, manche Beruhigungsmittel oder der Blutgerinnungshemmer Warfarin, werden durch die Leberenzyme abgebaut und liegen bei deren Hemmung in zu hohen Konzentrationen vor. Deshalb kann eine PPI-Einnahme Dosisanpassungen anderer Medikamente erforderlich machen.

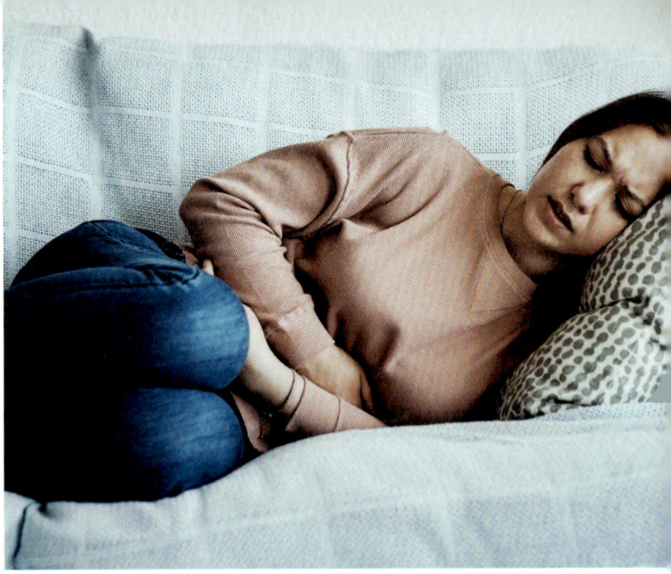

PPI stehen im Verdacht, Nahrungsmittelunverträglichkeiten und Allergien zu fördern.

Nährboden für Unverträglichkeiten und Allergien?

In den letzten Jahren werden PPI auch verstärkt mit dem Auftreten von Nahrungsmittelunverträglichkeiten und Allergien in Verbindung gebracht. Studien, die eine Ursächlichkeit eindeutig belegen, fehlen zwar noch, biologisch erklärbar wäre der Zusammenhang jedoch mit der herabgesetzten Eiweißverdauung im Magen. Denn die meisten Lebensmittelallergene sind Proteine, die normalerweise durch das Magensäurebad zerstört werden. Der reduzierte Säure-

Magensäurebekämpfung

Blocken, Binden, Bewegen

Um Sodbrennen und Co. zu bekämpfen, gibt es verschiedene Mittel. **Protonenpumpenhemmer** sind nur bei längeren, stärkeren Beschwerden sinnvoll. Sie blockieren die Ausschüttung neuer Magensäure erst einige Stunden nach der Einnahme, wirken aber nicht gegen die schon vorhandene Säure. Ihre Wirkdauer liegt zwischen ein und drei Tagen. Sie werden am besten unzerkleinert morgens nüchtern oder vor einer Mahlzeit eingenommen.

H2-Rezeptorblocker wie die Wirkstoffe Famotidin oder Cimetidin blockieren die Bindung des Botenstoffs Histamin, das die Magensäureausschüttung bei einer Mahlzeit anregt. Sie sind inzwischen nur noch auf Rezept erhältlich und haben aufgrund ihrer schwächeren Wirkung im Vergleich zu den PPI an Bedeutung verloren.

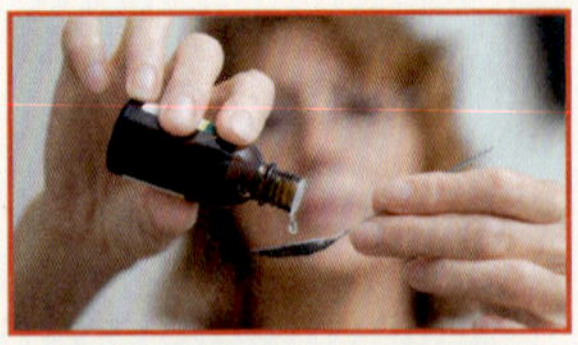

Kräuter mit Bitterstoffen entspannen den Magen.

Antazida sind dagegen Bedarfsmedikamente. Zu ihnen gehören säurebindende Silizium-, Aluminium- und Magnesiumverbindungen oder Carbonate, die die Säure chemisch neutralisieren. Sie puffern die vorhandene Magensäure innerhalb von Minuten ab, wirken jedoch nur zwei bis vier Stunden lang und müssen deshalb häufiger geschluckt werden. Zur Einnahme von Medikamenten und Eisenpräparaten ist ein zweistündiger Einnahmeabstand einzuhalten.

Fertig erhältliche **Kräutertropfen**, wie z. B. Extrakte aus Fenchel, Kümmel, Bitterer Schleifenblume oder Kamille, wirken entspannend auf die Magenmuskeln und beschleunigen den Weitertransport des Nahrungsbreis. Dies reduziert auch die Säureproduktion und lindert Völlegefühl und Magenschmerzen.

grad, bei dem auch das eiweißabbauende Enzym Pepsin nicht mehr aktiviert wird, kann dazu führen, dass mehr unverdaute Eiweißpartikel und damit mögliche Allergene in den Darm und schließlich den Blutkreislauf gelangen.

Fazit

Angesichts der bisher bekannt gewordenen Nebenwirkungen beurteilen immer mehr Mediziner das Nutzen-Risiko-Verhältnis der Säureblocker kritisch.

Bei Einhaltung der Leitlinienempfehlungen und zeitlich klar begrenztem Einsatz sei der Nutzen der PPI aber höher als die Risiken, so der Internist Joachim Labenz, Leiter des Reflux-Zentrums am Siegener Diakonie Klinikum. „Das sind grundsätzlich sehr gute und sehr verträgliche Medikamente. Aber bei einem Menschen, der das Mittel eigentlich nicht braucht, ist nun mal selbst die kleinste Nebenwirkung eine zu viel.“ Und dies sei bei mindestens der Hälfte der PPI-Nutzer der Fall.

Bei einer PPI-Einnahme bis maximal zwei Wochen sind mittel- und langfristige Nebenwirkungen dagegen eher selten und zumeist vorübergehend. Auch sollten Refluxprobleme nicht sofort überbewertet werden: „Wer nur gelegentlich, also nicht mehr als ein- bis zweimal pro Woche Reflux-Beschwerden hat, muss sich keine Sorgen machen“, erläutert der Züricher Magen-Darm-Spezialist Andreas Müller, „das gilt durchaus noch als normal.“ Nur ein chronischer Reflux, dem mit anderen Hilfsmitteln nicht beizukommen ist, gilt als behandlungsbedürftig. Den größten Nutzen hierbei sehen Mediziner jedoch nicht in Medikamenten, sondern in Lebensstiländerungen, wie einem Verzicht auf Tabak und Alkohol sowie einer Umstellung der Ernährung. Und: „Übergewicht kann zu Reflux führen“, erklärt Müller, „das ist sicher auch der Hauptgrund dafür, dass es immer mehr Menschen gibt, die an chronischem Reflux leiden.“ ■

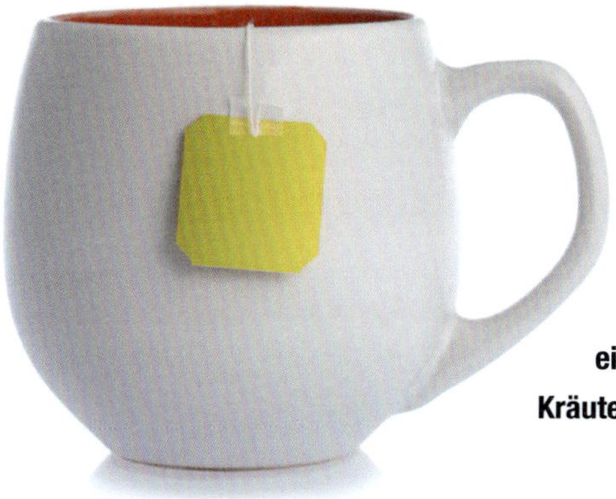

Bei leichten Magenbeschwerden kann auch eine Tasse Kräutertee helfen.

Was bedeutet das für Sie?

- Bei dauerhaften Refluxproblemen ist eine ärztliche Abklärung unbedingt erforderlich, insbesondere wenn Schluckbeschwerden, blutiges Erbrechen, Blut im Stuhl oder Gewichtsverlust hinzukommen.
- Bei Sodbrennen und saurem Reflux können auch säureunabhängige Ursachen wie Störungen der Magen-Darm-Beweglichkeit, Nahrungsmittelunverträglichkeiten und sogar ein Mangel an Magensäure vorliegen.
- Medikamente wie Kortikoide, Schmerzmittel oder Nitropräparate können ebenfalls einen sauren Reflux verursachen.
- Müssen regelmäßig Schmerzmedikamente eingenommen werden, kann der Arzt ggf. ein magenfreundlicheres Mittel verschreiben.
- Bei langer Einnahme von PPI sollte der Arzt die Blutwerte für Magnesium, Kalzium, Vitamin B_{12} und Eisen überprüfen und bei einem Mangel Ergänzungspräparate empfehlen.
- Änderungen der Lebensgewohnheiten können die Beschwerden deutlich lindern:
  - sich Zeit nehmen für die Mahlzeiten
  - nicht zu viel auf einmal, zu süß, zu scharf, zu fett essen
  - Vorsicht bei Fruchtsäften, Kaffee, Kohlensäure, Zitrusfrüchten
  - Alkohol und Zigaretten reduzieren
  - nachts evtl. mit leicht erhöhtem Oberkörper schlafen
  - das Körpergewicht reduzieren

Stammzellforschung

Stammzellen können viel, aber nicht alles

Noch vor wenigen Jahren in aller Munde ist es um die Stammzellen in letzter Zeit sehr ruhig geworden. Sie galten als ein Wundermittel gegen eine Vielzahl von Krankheiten. Diese Einschätzung kam vor allem aus Laborversuchen mit Zellen und Tieren. In der klinischen Wirklichkeit erwiesen sie sich als widersprüchliche Heilmittel. Obwohl sie im Labor hochwirksam sind, konnte bislang noch keine erfolgreiche Therapie etabliert werden. Neue Entwicklungen gibt es allerdings in der Grundlagenforschung.

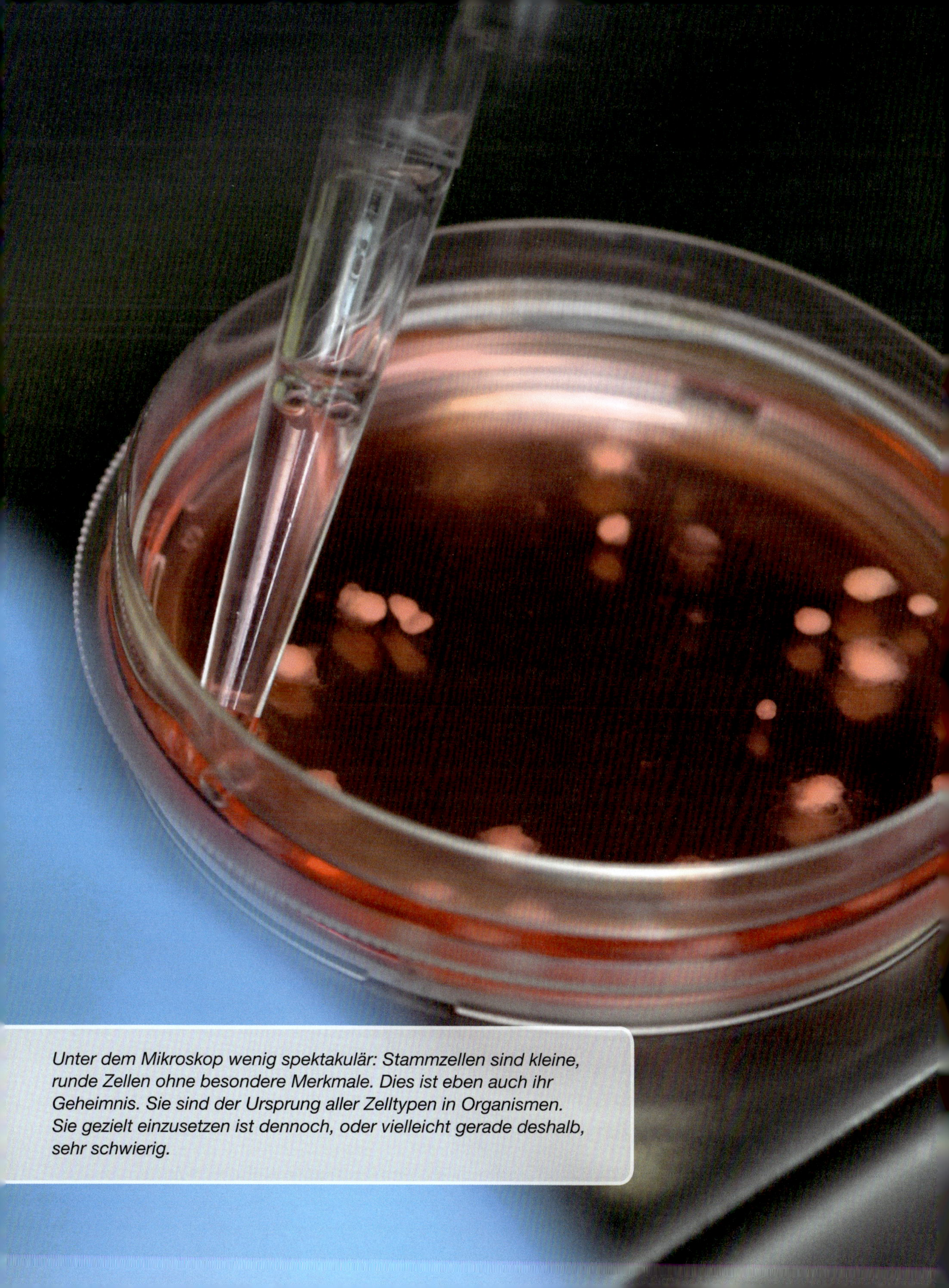

Unter dem Mikroskop wenig spektakulär: Stammzellen sind kleine, runde Zellen ohne besondere Merkmale. Dies ist eben auch ihr Geheimnis. Sie sind der Ursprung aller Zelltypen in Organismen. Sie gezielt einzusetzen ist dennoch, oder vielleicht gerade deshalb, sehr schwierig.

Nach der um die Jahrtausendwende hochgelobten Gentherapie gerieten Stammzellen in den Fokus der Forschung und der Öffentlichkeit. Die unscheinbaren Zellen wurden zu neuen Hoffnungsträgern für alle Arten von Krankheitstherapien. Doch ließen nach den ersten spektakulären Ergebnissen weitere Erfolge auf sich warten. Besondere Aufreger waren die Diskussion um embryonale Stammzellen und geklonte Tiere, wie z. B. das Klonschaf „Dolly". Meldungen von weiteren geklonten Säugetieren oder gar Primaten regten die Fantasie vieler Menschen an, die daraufhin vor der Klonierung von Menschen warnten. Dabei liegen die therapeutischen Möglichkeiten von Stammzellen in ganz anderen Bereichen.

Spezielle Eigenschaften

Die Besonderheiten der Stammzellen

Zwei ungewöhnliche Eigenschaften machen die Besonderheiten der Stammzellen aus:

1. Sie können sich im Gegensatz zu allen anderen Körperzellen unbegrenzt teilen und sind damit quasi unsterblich. Die anderen Zellen unseres Körpers hören nach einer bestimmten Zahl an Teilungen auf, sich weiter zu reproduzieren. Die Zellen unseres Nervensystems sind gar nicht teilungsfähig, sondern werden immer wieder aufs Neue aus Stammzellen hergestellt.
2. Sie besitzen die Fähigkeit, alle Zelltypen eines Organismus auszubilden. Aus den ganz frühen Stammzellen wie der befruchteten Eizelle und nach den ersten Teilungen kann aus einer einzigen Zelle sogar ein kompletter Organismus entstehen.

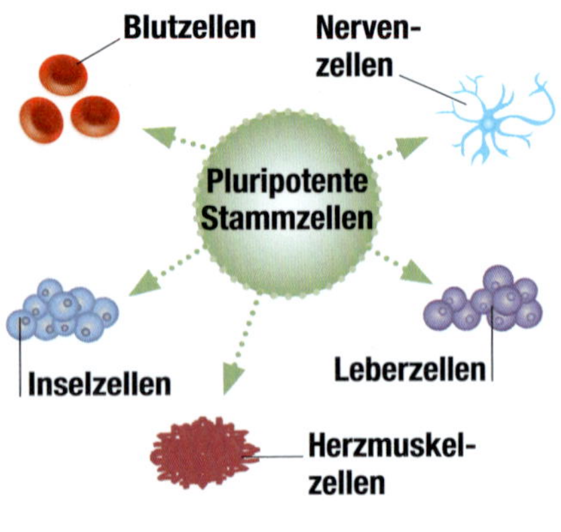

Zellen mit ganz besonderen Eigenschaften

Stammzellen sind nicht spezialisierte Zellen und im Gegensatz zu allen anderen Körperzellen unbegrenzt vermehrbar. Alle anderen Zellen (bis auf Krebszellen!) stellen nach einer bestimmten Anzahl von Zellteilungen ihr Wachstum ein. Daher geht mit Stammzellen auch ein gewisses Krebsrisiko einher. Darüber hinaus haben Stammzellen das Potenzial, alle der mehr als 200 Zelltypen eines erwachsenen Menschen auszubilden. Auch diese außergewöhnliche Eigenschaft birgt ein Problem. Denn es muss natürlich sichergestellt werden, dass ausschließlich der gewünschte Zelltyp entsteht und das am richtigen Ort. Ein falscher Zelltyp oder gar eine Mischung verschiedener Zellarten wäre fatal für den Organismus.

Ethische Debatte um embryonale Stammzellen

Die Verwendung embryonaler Stammzellen (ES) hat vor einigen Jahren für große und heftige Debatten gesorgt, die schließlich im Embryonenschutzgesetz mündeten. Dieses besagt, dass embryonale Stammzellen nicht in Deutschland hergestellt werden dürfen. Mit ES aus dem Ausland darf nur unter strengen Auflagen geforscht werden, was viele Forscher in Deutschland als nachteilig empfinden. ES werden aus wenige Tage alten, künstlich erzeugten Embryonen gewonnen, die nicht mehr für Fortpflanzungszwecke benötigt werden. Bei der Isolierung der Stammzellen wird der Embryo zerstört, was gewaltige ethische Probleme aufwirft.

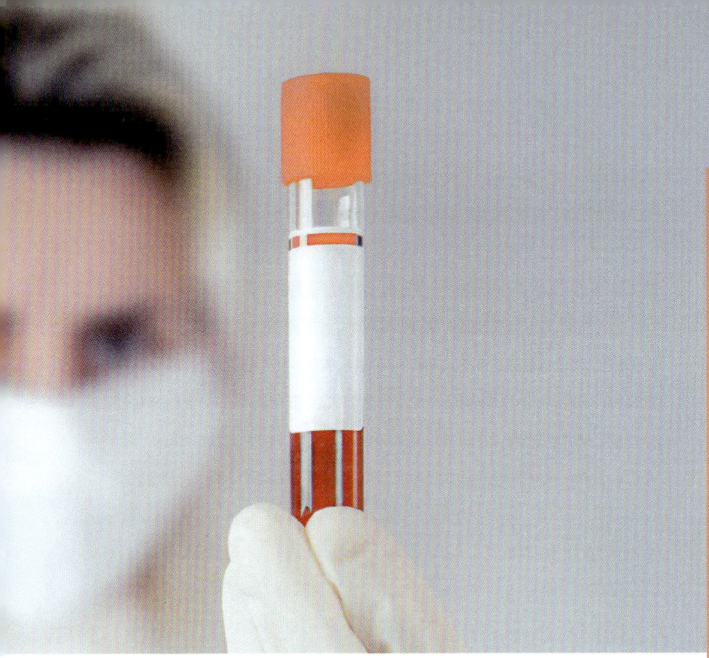

Viel zu schade zum Wegwerfen. Stammzellen aus Nabelschnurblut können gespendet werden und sind oft lebensrettend.

Stammzellforschung

Fachbegriffe

Stammzellen: Nicht spezialisierte, unbegrenzt teilungsfähige Körperzellen, aus denen alle anderen Zelltypen gebildet werden können.

Embryonale Stammzellen (ES): Zellen aus etwa fünf Tage alten Embryonen

Totipotent: Aus den Zellen kann ein kompletter Organismus entstehen.

Pluripotent: Aus den Zellen können alle anderen Zelltypen entstehen, aber kein kompletter Organismus.

Multipotent: Aus den Zellen können viele andere Zelltypen entstehen, aber nicht mehr alle.

Differenzierung: Reifung, Spezialisierung

Adult: Erwachsen

IPS: Induzierte pluripotente Stammzellen, d.h., durch Zugabe mehrerer Wachstumsfaktoren wird die Zelle in einen unspezialisierten Zustand versetzt, aus dem wiederum alle anderen Zelltypen herangezogen werden können.

Klon: Genetisch identische Kopie eines Lebewesens

Organoid: Wenige Millimeter große organähnliche Struktur in einer Petrischale..

ES können in Kultur nahezu unbegrenzt vermehrt werden. Durch Zugabe von Wachstumsfaktoren werden sie zur Ausreifung gebracht. Je nach Faktor entstehen dabei z. B. Leber-, Nerven- oder Muskelzellen.

Adulte Stammzellen

Glücklicherweise gibt es auch im adulten (erwachsenen) Organismus Stammzellen, die ethisch völlig unbedenklich sind. Sie kommen vor allem in Blut und Knochenmark vor, wo sie auch gut zugänglich sind. In allen anderen Organen und Geweben sind Stammzellen sehr selten und schwer zu isolieren. Diese Zellen sind nicht mehr in der Lage, sich in sämtliche Zellarten des Körpers zu verwandeln, können aber noch eine einzelne Zellart, z. B. Leber- oder Nervenzellen, herstellen.

Knochenmarktransplantation – eine Erfolgsgeschichte

Knochenmark und Blut sind die wichtigsten Quellen für adulte Stammzellen. Sie sind dort deshalb so zahlreich vorhanden, weil Blutzellen nicht lange leben und daher ständig erneuert werden müssen. Früher wurden die Stammzellen aus dem Knochenmark des Beckenkammes gewonnen und transplantiert. Mittlerweile wird die Entnahme aus dem Blut bevorzugt, dadurch wird der chirurgische Eingriff vermieden. Therapeutisch sind beide Methoden gleichwertig. Sie haben einen hohen medizinischen Standard erreicht und es konnten schon viele Leukämiepatienten geheilt werden. Um Abstoßungsreaktionen zu vermeiden, muss dabei streng auf die Gewebeverträglichkeit geachtet werden. Als Spender kommen fast alle Menschen ohne größere Gesundheitsprobleme infrage. Die

DKMS (ursprünglich Deutsche Knochenmarkspenderdatei) ist eine der größten Stammzellspenderdateien weltweit. Hier werden die Spenden erfasst, typisiert und an die Patienten vermittelt. (www.dkms.de)

Stammzellen können auch aus Nabelschnurblut gewonnen werden

Es ist wenig bekannt, dass Nabelschnurblut relativ viele Stammzellen enthält. Nach einer unkomplizierten Schwangerschaft und Geburt können diese in vielen Kliniken gespendet werden. Sie werden in der Klinik gelagert und eventuell kann mit ihnen einem anderen kleinen Patienten geholfen werden. Für Erwachsene ist meistens nicht genügend Material vorhanden. Stammzellen aus Nabelschnurblut haben den Vorteil, dass sie auch bei einer geringeren Übereinstimmung der Gewebemerkmale zwischen Spender und Empfänger übertragen werden können, weil die Zellen noch nicht vollständig ausgereift sind. Dadurch ist auch die Gefahr von Abstoßungsreaktionen geringer.

Wie Körperzellen von Erwachsenen wieder zu Stammzellen werden können

Um Abstoßungsreaktionen komplett zu verhindern, müssen die übertragenen Zellen genetisch identisch mit den Körperzellen des Patienten sein. Die Gewinnung von Stammzellen aus Erwachsenen ist zwar theoretisch möglich, aber schwierig. Es ist ein Eingriff nötig, um die Zellen zu gewinnen, die dann meistens nicht in ausreichender Zahl zur Verfügung stehen. Um diese Schwierigkeit zu umgehen, wurde die Methode des Zellkerntransfers entwickelt. Dies bedeutet, dass der Zellkern einer gewöhnlichen, erwachsenen Zelle, der die gesamte genetische Information enthält, in eine entkernte Eizelle eingebracht und somit wieder in einen ursprünglichen, nicht spezialisierten Zustand versetzt wird. In einigen Tierversuchen entwickelte sich

So wird ein Medikament erforscht …

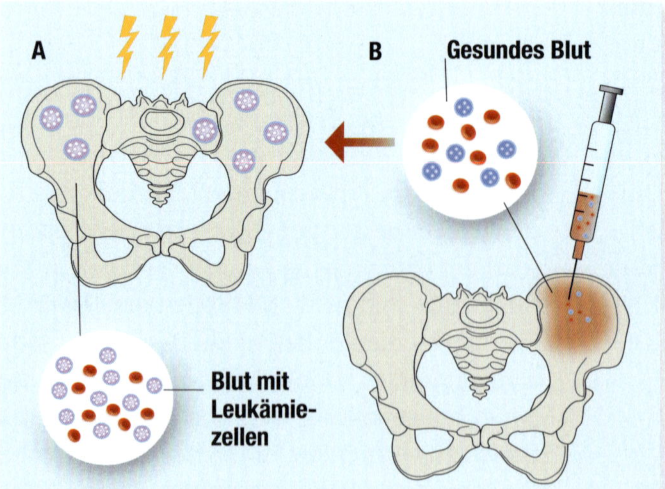

A Bei Patienten mit Leukämie wird das kranke Knochenmark durch eine Ganzkörperbestrahlung komplett zerstört.

B Gesundes Knochenmark wird einem Spender mit übereinstimmenden Gewebemerkmalen aus dem Beckenknochen oder dem Blut entnommen und auf den Patienten übertragen.

Manchmal kommt es dabei zu Abstoßungsreaktionen, die für den Patienten tödlich sind. Bei günstigem Verlauf siedelt sich das gesunde Knochenmark an, und die Blutbildung verläuft normal. Die Blutzellen behalten die Gewebemerkmale des Spenders bei, sodass sich bei manchen Empfängern die Blutgruppe ändert.

diese künstliche Zelle wieder zu einem kompletten Tier, wie es beim berühmten Klonschaf Dolly der Fall war. Dolly war genetisch identisch mit dem Spendertier, was bei einer herkömmlichen Züchtung nicht erreicht werden kann. Zu einer größeren Anwendung ist diese aufwendige Methode allerdings nicht gekommen, weil sich herausstellte, dass der Gesundheitszustand der geklonten Tiere meist nicht besonders gut war. Außerdem war die Effizienz äußerst gering, d.h., nur ein kleiner Teil der manipulierten Zellen entwickelte sich weiter. Beim Menschen verbietet sich das Vorgehen aufgrund ethischer Bedenken ohnehin.

Induzierte pluripotente Stammzellen (iPS)

Nach vielen Experimenten wurde erreicht, aus gewöhnlichen Körperzellen wieder Stammzellen herzustellen, die in etwa dem embryonalen Pendant entsprechen. So ging der Nobelpreis 2012 an den Japaner Shinya Yamanaka, dem es gelungen war, aus Hautzellen pluripotente Stammzellen zu generieren. Um die Zellen zu entdifferenzieren, musste er lediglich vier Gene einschleusen. In den Zellen sorgten diese Gene dann dafür, dass Regulatorproteine gebildet wurden, die die Zellen quasi verjüngten. Inzwischen ist es sogar geglückt, einen Zelltyp direkt in einen anderen umzuwandeln, z. B. Hautzellen zu Nervenzellen zu machen.

Organe in der Petrischale

Forscher an der Charité in Berlin arbeiten derzeit an Organmodellen in der Petrischale, die aus menschlichen Stammzellen gewonnen werden. Die Vorteile liegen auf der Hand: Es können viele Tierversuche vermieden werden und die Kultur mit menschlichen Zellen ist näher am Patienten. Zunächst wurden die Lungengewebsmodelle aus Operationsmaterial angefertigt. Schnell erwies sich diese Methode als zu ineffektiv, weil nicht viel Lungengewebe anfiel und

So geht's: Klonieren durch Zellkerntransfer

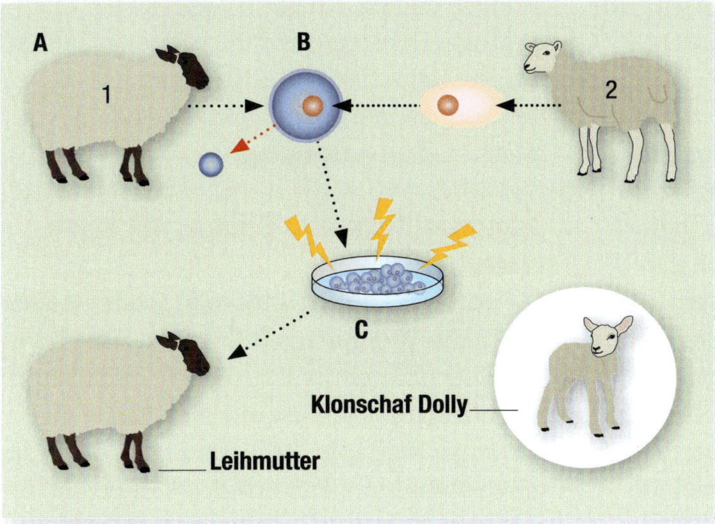

A Aus zwei Spendertieren werden Zellen gewonnen. Spendertier 1 liefert die Eizellen, Spendertier 2 steuert reife Gewebezellen bei.

B Aus den Eizellen wird der Zellkern entfernt und durch den Zellkern der Gewebezellen aus Spendertier 2 ersetzt.

C Nach der Fusion werden die Zellen mit Elektroimpulsen zur Teilung angeregt. Falls die Eizelle sich weiterentwickelt, wird der Embryo einer Leihmutter eingepflanzt.

Das Jungtier ist mit dem Spendertier des Zellkerns (Spendertier 2) genetisch völlig identisch. Nach dieser Methode wurde das erste klonierte Säugetier, das Klonschaf Dolly, hergestellt.

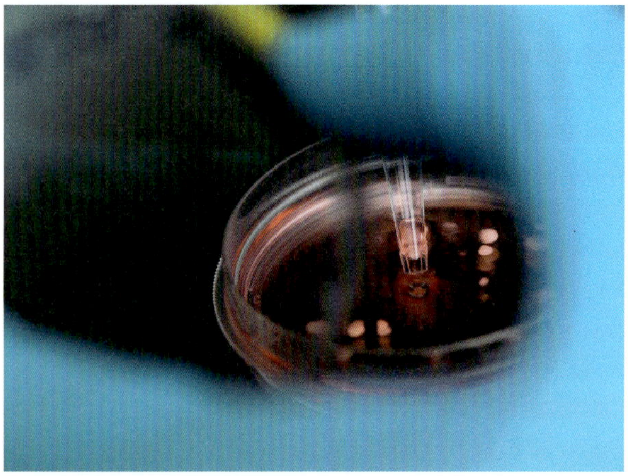

Aus sogenannten induzierten humanen Stammzellen konnten Forscher in der Petrischale Mini-Hirne generieren.

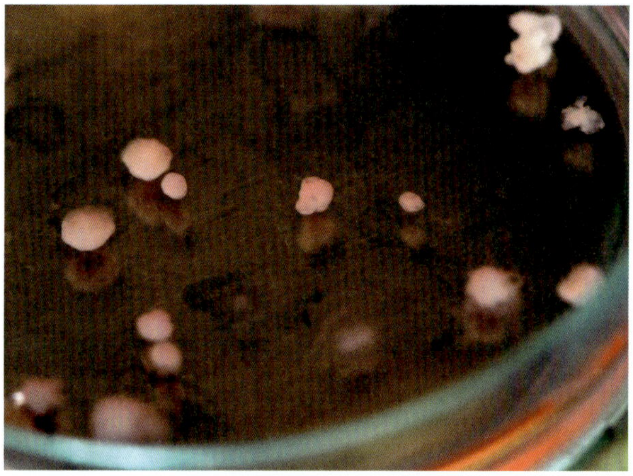

Nach 30–40 Tagen ist das Gehirnmodell groß genug gewachsen, um daran Arzneimittel zu testen.

dieses bereits nach einer Woche wieder abstarb. In einem nächsten Schritt wurden die Lungenzellen aus adulten menschlichen Stammzellen gewonnen, die bedeutend länger kultiviert werden können. Sie formten in der Petrischale Mini-Organe, die als Organoide bezeichnet werden. Sie lassen sich mit Grippeviren und Pneumokokken infizieren und können zum Testen von antiviralen und antibakteriellen Substanzen herangezogen werden. Auch die pathologischen Mechanismen von SARS-CoV-2 können hier besser als an Mäusen erforscht werden.

Mini-Hirne aus Stammzellen

Ebenso konnten Forscher der Charité und des Berlin Institute of Health (BIH) aus humanen pluripotenten Stammzellen Mini-Hirne in der Petrischale generieren. Dazu haben sich der Neurologe Philipp Mergenthaler und der Stammzellforscher Harald Stachelscheid zusammengetan. Für ihre Experimente verwendeten sie sogenannte induzierte pluripotente Stammzellen (iPS), die sich in den Petrischalen zu hirnähnlichen Geweben formten. In einer kleinen Petrischale finden Hunderte Zellhaufen Platz. An den menschlichen Zellen können nun neue Arzneimittel getestet werden, auf Tierversuche kann somit größtenteils verzichtet werden. Aktuell wird an einem Mittel geforscht, das den Zelltod nach Schlaganfall stoppen kann. Denn bei einem Schlaganfall wird nicht nur das Kerngebiet des Schlaganfalls zerstört, sondern auch ein größeres Gebiet um diesen Kern stirbt in den folgenden Stunden und Tagen ab, wenn es mangelhaft versorgt wird. Dieses Gebiet gilt es zu retten und dafür könnten die Organoide als Modelle dienen. Wirklich vergleichbar mit richtigen Gehirnen sind die winzigen Zellhaufen, die immerhin elektrische Impulse aussenden können, natürlich nicht. Ihnen fehlt vor allem die Blutversorgung.

Stammzelltherapie: Erfolge, die keine waren

Vor etwa 10 Jahren setzte man große Hoffnungen in die Therapien mit Stammzellen und es gab scheinbar große Fortschritte und Erfolge. Leider zeigte sich, dass in vielen Fällen die Stammzelltherapie die Hoffnungen, die in sie gesetzt wurden, nicht erfüllen konnte und in manchen Fällen sogar bewusst betrogen wurde. Auch berühmte Institute wie das renommierte

Karolinska-Institut in Stockholm waren vor Fehleinschätzungen nicht gefeit. Hier arbeitete der Arzt Paolo Macchiarini, einst als führender Experte der regenerativen Medizin gefeiert und schließlich als Betrüger entlarvt und verurteilt. Seine Publikationen über die erfolgreiche Verpflanzung künstlicher Luftröhren, die aus einem Gerüst aus Kunststofffasern und patienteneigenen Stammzellen bestanden, stellten sich als stark geschönt und manipuliert heraus. Gravierende Komplikationen wurden verschwiegen und die meisten der Patienten verstarben nach kurzer Zeit. Dies waren schwere Rückschläge und diskreditierten alle seriösen Forscher.

Fazit nach vielen Jahren der Forschung

Der Euphorie der 2010er-Jahre über den Nutzen von Stammzelltherapien ist die Ernüchterung gefolgt. Die Stammzellforschung konnte die in sie gesetzten großen Hoffnungen bei Weitem nicht erfüllen. Erste Erfolge wurden von großen Skandalen überschattet.

Die meisten Versuche mit Stammzellen sind Experimente, die reinen Pioniercharakter haben.

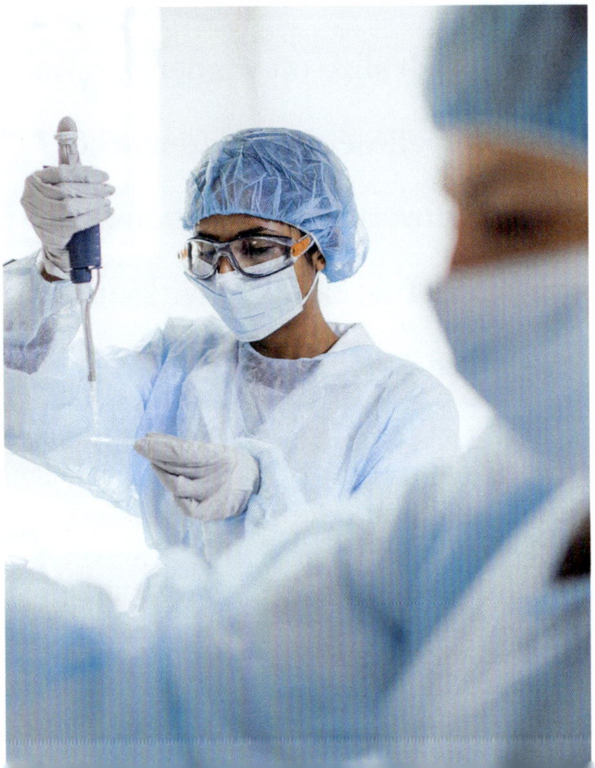

Eine große Erfolgsgeschichte ist nach wie vor die mittlerweile gut etablierte Therapie mit Stammzellen aus Knochenmark und Blut. Vielen todkranken Leukämiepatienten konnte durch eine Knochenmarktransplantation geholfen werden.

Auf dem Gebiet der regenerativen Medizin lassen derweil die Erfolge auf sich warten. Es gibt eine Menge Grundlagenforschung, der routinemäßige Einsatz von Stammzellen im klinischen Alltag liegt jedoch in weiter Ferne. ■

Was bedeutet das für Sie ?

- Durch Transplantation von Knochenmark oder angereicherten Blutstammzellen können Leukämieerkrankungen wirkungsvoll geheilt werden. Da jeder Mensch andere Gewerbemerkmale besitzt, ist es wichtig, dass sich viele Personen als Stammzellspender registrieren lassen. Weitere Informationen unter: www.dkms.de
- Eine ebenso wichtige und ethisch völlig unbedenkliche Stammzellquelle ist Nabelschnurblut. Eltern, die das Nabelschnurblut ihrer Kinder spenden wollen, können das in vielen Kliniken tun. Informationen unter: www.dkms-nabelschnurblutbank.de
- Die zunächst vielversprechenden Ansätze zur Verpflanzung künstlicher Herzklappen und Luftröhren, die mit patienteneigenen Stammzellen besiedelt worden waren, waren allesamt nicht erfolgreich.
- Weitergehende Therapien wurden bis jetzt nur im Tierversuch getestet, vielfach sind die Forschungen nicht über das Reagenzglasstadium hinausgekommen.
- Die meisten Versuche mit Stammzellen sind Einzelexperimente mit Pioniercharakter.
- Insgesamt haben sich die hohen Erwartungen nicht bestätigt.
- Es gibt teilweise unseriöse Behandlungsangebote mit großen Heilungsversprechen. Vorsicht ist dabei geboten!

Arzneimittelsicherheit

Wandern auf schmalem Grat

Ein Heilmittel gegen Krebs? Das ist – zumindest bei Google – leicht zu finden. Mehr als sechs Millionen Treffer dazu liefert eine entsprechende Suchanfrage. In manchen Fällen ist die Hoffnung berechtigt, doch allzu oft werden verzweifelte Patienten zu Opfern skrupelloser Geschäftemacher. Dagegen gibt es ein ganzes Bollwerk von Institutionen, die ausschließlich damit beschäftigt sind, die Wirksamkeit neuer Arzneien, Impfstoffe und Therapien zu prüfen. Zulassungsbehörden wie die EMA (European Medicines Agency) in der Europäischen Union oder die FDA (Food and Drug Administration) in den Vereinigten Staaten …

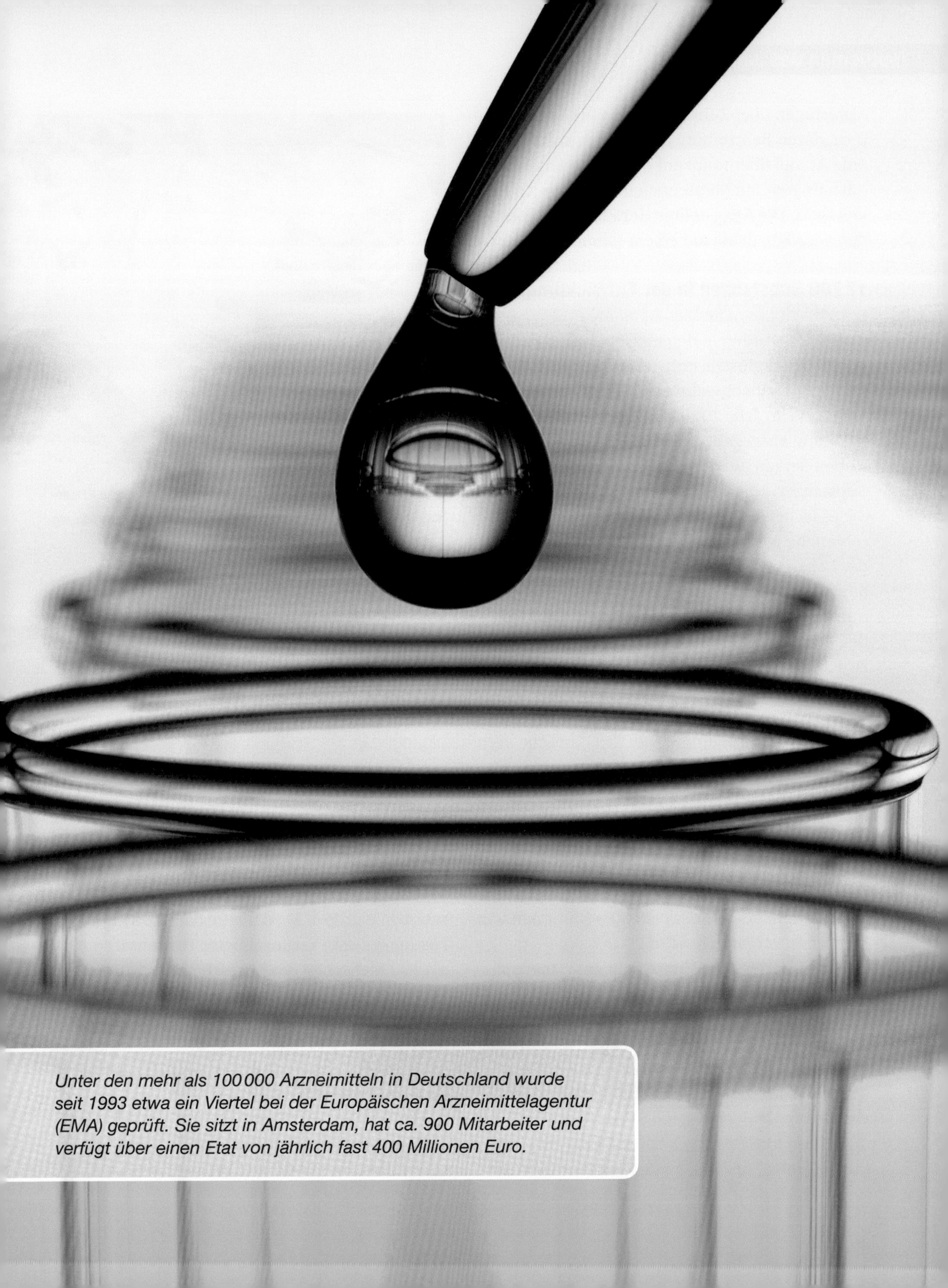

Unter den mehr als 100 000 Arzneimitteln in Deutschland wurde seit 1993 etwa ein Viertel bei der Europäischen Arzneimittelagentur (EMA) geprüft. Sie sitzt in Amsterdam, hat ca. 900 Mitarbeiter und verfügt über einen Etat von jährlich fast 400 Millionen Euro.

... verfügen über Zehntausende von Mitarbeitern, deren Beurteilung maßgeblich dafür ist, ob eine Arznei überhaupt auf den Markt kommen darf. Es geht um Menschenleben, aber auch um viel Geld. Die Angestellten der Zulassungsbehörden wandeln dabei auf einem schmalen Grat.

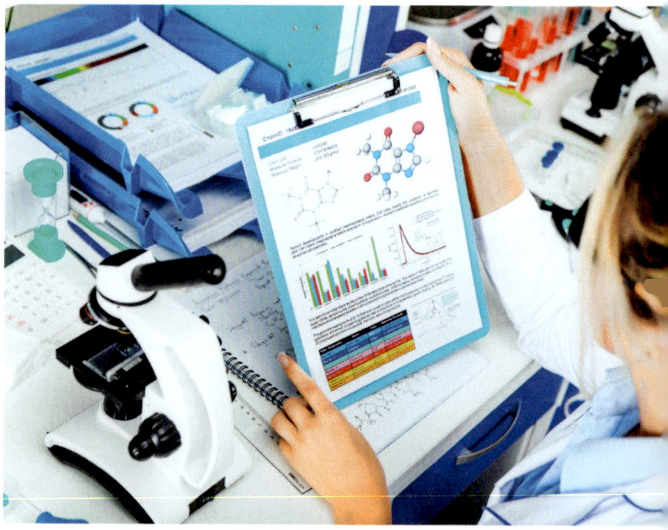

Ständig werden neue Wirkstoffe und Therapien gegen Krankheiten entwickelt. Nur wenige erreichen eine Marktzulassung.

17 700 Substanzen in der Entwicklung.

Ständig gibt es neue Medikamente und Wirkstoffe. Sie wurden in den meisten Fällen durch die Pharmaindustrie entwickelt. Etwa 4800 dieser Firmen gibt es weltweit; 170 Milliarden Euro haben sie im Jahr 2020 für Forschung und Entwicklung ausgegeben, und 17 700 Wirkstoffe stehen derzeit auf dem Prüfstand. Viele dieser Substanzen könnten Krankheiten lindern, für die es bisher keine wirksame Therapie gibt.

Manche würden wohl bei tödlichen Leiden das Leben von Patienten um Wochen, Monate, oder Jahre verlängern. Und falls diese Hoffnungsträger auf den Markt kommen, winken den Herstellern Profite in Milliardenhöhe. Der Druck auf die Behörden ist deshalb groß – und er kommt nicht nur von der Pharmaindustrie, sondern in jüngerer Zeit auch von Patientenverbänden. Darf man einem verzweifelten Patienten seine Chance verwehren und sei sie auch noch so klein? Oder ist es wichtiger, alle Risiken auszuschließen, die auftreten können, wenn ein neues Medikament oder ein Impfstoff an Millionen von Menschen verabreicht wird?

> Tödliche Verunreinigungen in einem Hustensaft und Fehlbildungen bei Neugeborenen durch das Beruhigungsmittel Contergan führten zu Sicherheitsprüfungen und Gesetzen.

Diese Überlegungen sind nicht neu. Aber spätestens seitdem Arzneimittel in industriellem Maßstab produziert und verteilt werden, haben Politiker die Notwendigkeit erkannt, Regeln aufzustellen, nach denen Chancen und Risiken neuer Substanzen gegeneinander abgewogen werden. In den Vereinigten Staaten schuf Präsident Theodore Roosevelt bereits 1902 den „Biologics Control Act“ mit landesweiten Regeln für Pharmazeutika. Er reagierte damit auf den Tod von 13 Kindern, denen man ein Tetanus-Antiserum gespritzt hatte. Es stammte von einem Pferd, welches unbemerkt selbst an Tetanus (Wundstarrkrampf) erkrankt war. Eine eigene Behörde wurde ebenfalls schon früh in den USA geschaffen: Die Food and Drug Administration (FDA), gegründet im Jahr 1927, sollte zunächst dafür sorgen, dass zwischen den Bundes staaten keine verfälschten Lebens- und Arzneimittel verschoben würden. Als dann im Jahr 1937 ein mit Lösungsmitteln verunreinigter Hustensaft mehr als 100 Menschen das Leben kostete, wurde die Prüfung von Arzneimitteln durch die FDA zwingend vorgeschrieben. Zahlreiche weitere Länder folgten diesem Beispiel, was einerseits die Sicherheit von Arzneimitteln insgesamt verbesserte, andererseits aber auch zu unterschiedlich strengen Auflagen führte.

Einer der weltweit bekanntesten Arzneimittelskandale ereignete sich in Deutschland um das Jahr 1960, als sich herausstellte, dass das millionenfach verkaufte rezeptfreie Beruhigungsmittel Contergan bei Schwangeren dazu führte, dass deren Neugeborene mit schweren Fehlbildungen oder ohne Arme und Beine geboren wurden. Tierversuche mit Ratten hatten darauf keine Hinweise ergeben. Tests mit schwangeren Affen, die das Risiko hätten aufdecken können, waren unterblieben und auch nicht vorgeschrieben. Erneut reagierte man mit strengeren Gesetzen, die von Pharmaunternehmen zahlreiche Nachweise für die Sicherheit ihrer Produkte einforderten.

Suche nach Nebenwirkungen

Die Menge der Unterlagen und die Zahl der Tests, die von den Behörden gefordert werden, ist über die Jahrzehnte ständig gestiegen. Einen 100-prozentigen Schutz gibt es aber nicht. So wurden beispielsweise mehrere Impfstoffe gegen das Coronavirus SARS-CoV-2 in Studien mit etwa 30 000 Teilnehmern getestet. Nach dem Losprinzip bekam die eine Hälfte den echten Impfstoff, die andere Hälfte eine Scheinimpfung. Über Wochen und Monate danach wurden die Teilnehmer nach Nebenwirkungen befragt. Zwar hatten die tatsächlich Geimpften unmittelbar danach häufiger über Ermüdung, Kopfschmerzen oder Fieber geklagt, doch waren diese vorübergehenden Beschwerden als normal für eine Impfung betrachtet worden, und es waren keine weiteren Unterschiede zwischen den beiden Gruppen aufgefallen.

Hinweise darauf, dass einer dieser Impfstoffe möglicherweise das Risiko für eine seltene Art von Blutgerinnseln der Hirnvenen erhöhen könnte, zeigten sich erst nach der Zulassung, als Millionen von Impfdosen verabreicht wurden. Zuletzt waren im Herbst 2021 annähernd 200 Fälle mit dem Impfstoff Vaxzevria von AstraZeneca berichtet worden. Da dieser 55 Millionen Mal gespritzt wurde, errechnet sich die Wahrscheinlichkeit einer Hirnvenenthrombose mit 1:275000. Ungeimpfte haben vermutlich kein erhöhtes Risiko für diese Nebenwirkung. Allerdings ist ihr Risiko, an einer Coronainfektion schwer zu erkranken oder gar zu versterben, ungleich höher als das von Geimpften.

So steht der Suche nach möglichen Risiken stets auch die Frage nach dem Nutzen gegenüber. Für Patienten mit lebensbedrohlichen Erkrankungen sieht diese Abwägung anders aus als für gesunde Menschen, die sich „nur“ vor einer Infektion schützen wollen, die in den meisten Fällen ohne bleibende Schäden überstanden wird. Alte, gebrechliche Menschen oder solche mit einer Immunschwäche benötigen dagegen eine besonderen Schutz – ein weiterer Punkt, den es zu bedenken gilt.

Die Sicherheit gewährleisten

Prinzipiell gilt: Die bis zum Antrag durchgeführten Studien müssen gezeigt haben, dass der Nutzen des Mittels bei einer bestimmten Anwendung höher ist als sein Risiko. Selbst stärkere Nebenwirkungen können vertretbar sein, wenn für eine spezielle Krankheitsform dieses

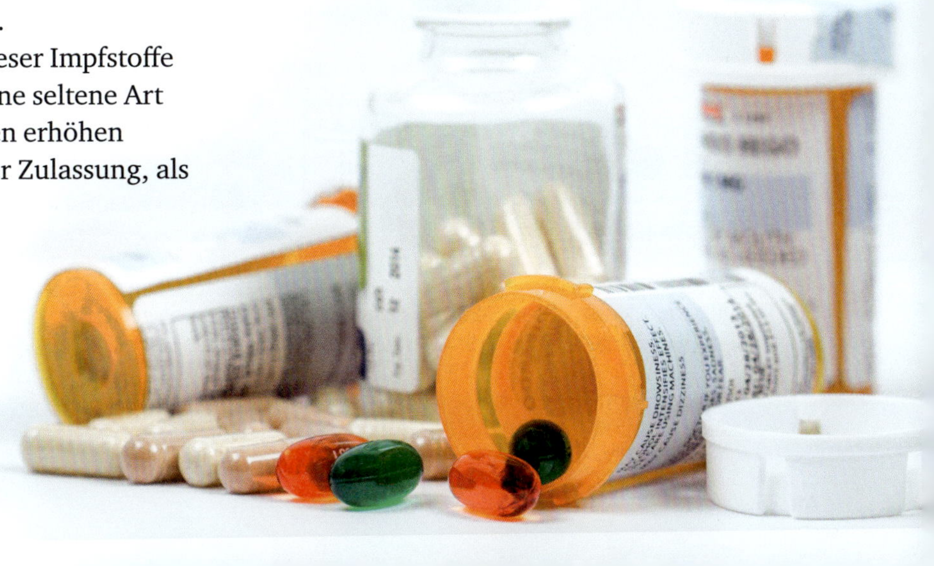

Der Umsatz auf dem deutschen Pharmamarkt betrug im Jahr 2020 fast 50 Milliarden Euro – doppelt so viel wie 2005.

Arzneimittel besonders gut oder besser als alle anderen wirkt. So wurde schon in den 1970er-Jahren das Hormonpräparat Diane® in einigen Ländern zur Empfängnisverhütung eingeführt. Dann wurden mögliche Nebenwirkungen wie ein erhöhtes Risiko für Leberkrebs und Blutgerinnsel bekannt. Deshalb ist es seit den 1990er-Jahren nur noch in schweren Fällen von Akne und Vermännlichungserscheinungen zugelassen.

Bedacht werden muss nicht nur das Risiko bei ordnungsgemäßer Einnahme eines Medikamentes, sondern auch die Möglichkeit des Missbrauchs. So gilt Paracetamol seit Jahrzehnten als sicheres Kopfschmerz- und Fiebermittel, das selbst Kindern bedenkenlos gegeben werden kann. Weil es frei verkäuflich war und in vielen Arzneischränken steht, haben Menschen, die sich das Leben nehmen wollten, jedoch auch häufig eine ganze Packung geschluckt, was zum Leberversagen führte oder tödlich endete. Eine Konsequenz war, dass Paracetamol, zumindest in höheren Dosen, heute von Ärzten verschreibungspflichtig ist.

Wachsam nach der Zulassung

Nach der Marktzulassung wird ein Arzneimittel erstmalig in großem Maßstab eingesetzt. Insbesondere seltene Nebenwirkungen und Wechselwirkungen zeigen sich oft erst im Alltagsgebrauch oder nach längerer Einnahme. Deshalb wird das Medikament weiter systematisch überwacht – was auch als Pharmakovigilanz bezeichnet wird. Sowohl in den USA als auch in der Europäischen Union haben die Behörden wie auch die Pharmakonzerne ihre Bemühungen auf diesem Gebiet massiv verstärkt. So werden nun

So wird ein Medikament erforscht …

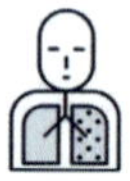

1. Was behandeln?
Zunächst wird überlegt, für welche Krankheit oder welche Symptome ein Medikament entwickelt werden soll.

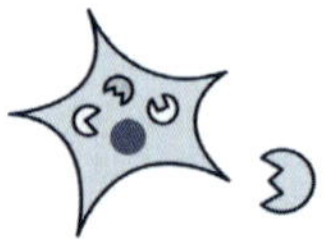

2. Wo behandeln?
Welcher Angriffspunkt im Krankheitsgeschehen (Target) bietet Erfolgsaussichten für den Wirkstoff? Oft ist dies ein körpereigenes Molekül.

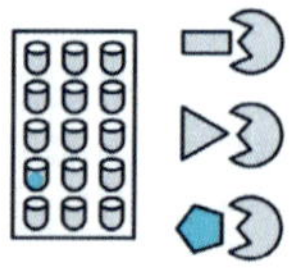

3. Womit beginnen?
Bis zu zwei Millionen Substanzen werden mit dem Target zusammengebracht, um eine vielversprechende Ausgangssubstanz („Hit“) zu finden.

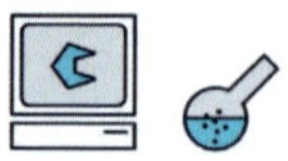

4. Wie optimieren?
Die Hits werden untersucht, um besonders gut an Targets bindende Strukturen zu erkennen. Diese werden dann künstlich hergestellt und

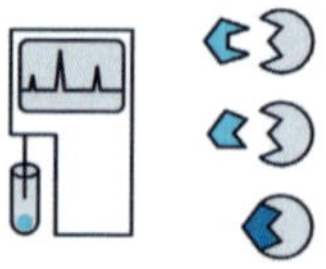

auf verschiedenste Eigenschaften getestet. Diese Substanzen werden in mehreren Testrunden immer wieder variiert und optimiert.

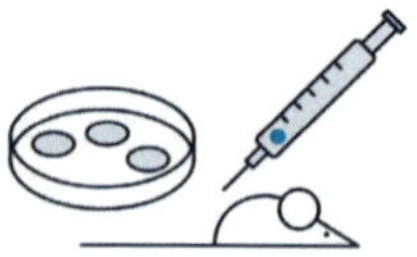

5. Wirksam und verträglich?
In Zellkulturen und Tieren werden die Wirkungen und Nebenwirkungen der gefundenen Substanzen getestet.

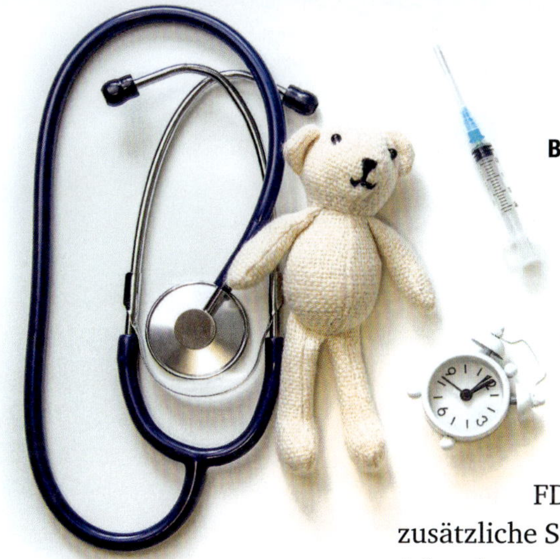

Bei Arzneimitteln für Kinder wird nicht nur die Dosis verringert, sondern es werden eigene Studien durchgeführt.

auch nach der Zulassung sehr viel mehr Daten gesammelt und eingefordert als früher. Seit 2012 gibt es in der EU überdies Gesetze, die es Patienten ermöglichen, Nebenwirkungen direkt zu melden. Dies hatte man bis dato den Ärzten allein überlassen. Berichte zu Nebenwirkungen müssen nun von der Industrie in kürzeren Abständen gemeldet und durch die Behörden schneller ausgewertet werden. In den USA hatte man die FDA schon im Jahr 2007 verpflichtet, die entsprechenden Datenbanken immer wieder zu durchforsten und ergänzende Sicherheitsinformationen sowie Hinweise auf mögliche schwere Risiken vierteljährlich zu veröffentlichen. Weiterhin wurde der FDA das Recht zugesprochen, zusätzliche Studien einzufordern, wenn angesichts der neuen Daten Zweifel auftauchen, ob die Risiken eines zugelassenen Medikamentes den Nutzen noch überwiegen.

Streben nach Einheit

Bei ihren Empfehlungen und Entscheidungen sind sich die Behörden nicht immer einig. Dies

… und so wird es erprobt

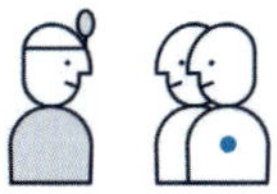

6. Klinische Studien – Phase I
Der gefundene Wirkstoff wird an gesunden Freiwilligen getestet: Wie und wie schnell verteilt er sich, wann gibt es Nebenwirkungen?

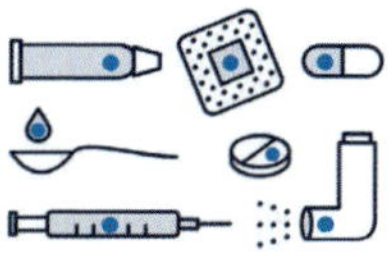

7. Wie geben?
Je nach Anwendungsgebiet und Wirkart wird die passende Darreichungsform entwickelt – etwa Tablette, Salbe, Spray oder Injektionslösung.

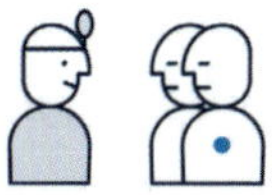

8. Klinische Studien – Phase II
Die Wirksamkeit, Verträglichkeit und Dosierung wird an wenigen kranken Freiwilligen im Vergleich zu einer anderen Therapie getestet.

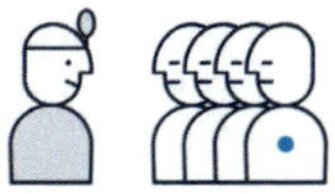

9. Klinische Studien – Phase III
Die Substanz wird an vielen Patienten erprobt, oft weltweit. Hierbei werden auch seltenere Nebenwirkungen augenfällig.

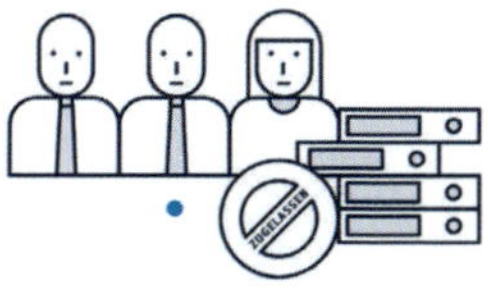

10. Zulassung?
Die Prüfergebnisse und technische Qualität der neuen Substanz werden von den Zulassungsbehörden umfassend geprüft.

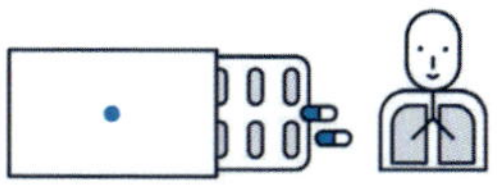

11. Klinische Studien – Phase IV
Das zugelassene Medikament wird eingesetzt und dabei genau überwacht. Die Beipackzettel werden ggf. angepasst.

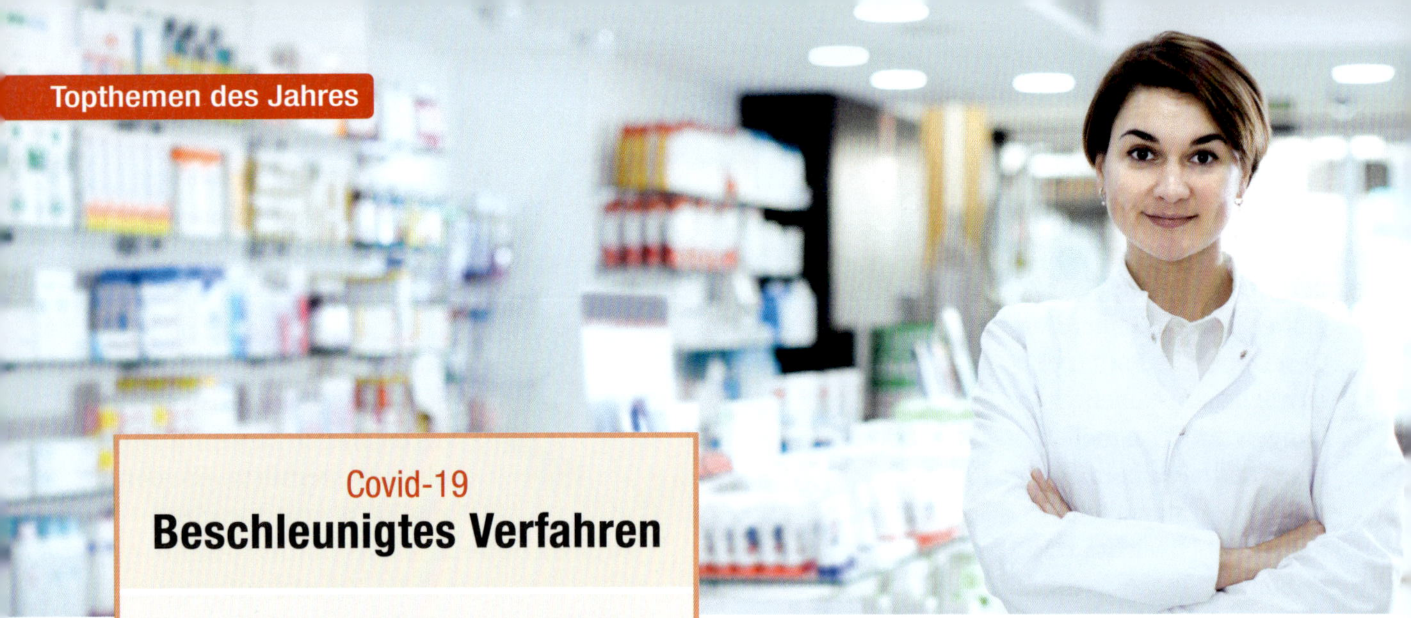

Apothekerinnen und Ärzte können die Nebenwirkungen und den Nutzen von Arzneien am besten beurteilen.

Covid-19

Beschleunigtes Verfahren

Wie schnell ist noch sicher? Diese Frage haben sich viele Menschen gestellt, als binnen eines Jahres nach dem Beginn der Coronapandemie gleich mehrere Impfstoffe gegen das Virus zugelassen wurden. So groß schien die Bedrohung US-amerikanischen Politikern, dass sie sogar auf eine Notfallzulassung drängten – also die behördliche Erlaubnis, den Impfstoff zu verabreichen, obwohl längere Studien zur Sicherheit und Wirkung noch fehlten. Annähernd 250000 Menschen waren in den USA zu diesem Zeitpunkt bereits im Zusammenhang mit SARS-CoV-2 gestorben, sodass Abwarten als das größere Risiko erschien.

In Europa wählte man das "beschleunigte Verfahren", bei dem die europäische Arzneimittelbehörde EMA die neuesten Daten direkt vom Impfstoffentwickler bekommt. Grundlage sind Bestimmungen des EU-Rechts für Notfallsituationen. Die Prüfung beginnt sofort und nicht erst, wenn der Antrag auf Zulassung vorliegt. Taucht ein Problem auf, fordert die Behörde gezielt weitere Daten an. Sollte die EMA dann die Risiken höher einschätzen als den Nutzen, wird die Zulassung widerrufen – was bislang nicht erforderlich war.

kann dazu führen, dass bestimmte Arzneimittel in einem Land verfügbar sind und in anderen nicht. Tendenziell ist man in den USA mutiger und prüft vor allem bei Krebsmedikamenten meist in einem beschleunigten Verfahren, während dies in der EU beispielsweise im Jahr 2017 nur bei 6 von 35 neuen Wirkstoffen geschah. Ein „Internationales Konzil zur Harmonisierung der technischen Voraussetzungen für Pharmazeutika für den Humangebrauch“ (ICH) strebt seit 1990 eine Vereinheitlichung der Prüfrichtlinien an. Immerhin hat man sich dabei auf ein einheitliches Format geeinigt, in dem alle Ergebnisse zur Herstellung, Forschung und Entwicklung für das betreffende Arzneimittel einzureichen sind, und das in Nordamerika, Europa und Japan gilt.

Ein Meilenstein in Richtung einheitlicher Regeln ist die Möglichkeit, bei der europäischen Arzneimittelagentur EMA eine zentrale Zulassung zu erhalten, die dann direkt EU-weit sowie in Island und Norwegen gilt. Die wissenschaftliche Beurteilung und die eigentliche Zulassung sind dabei getrennt. Erstere liegt beim monatlich tagenden Ausschuss für Humanarzneimittel, an dem Wissenschaftler aus allen nationalen europäischen Zulassungsbehörden beteiligt sind, und der nach spätestes 210 Tagen eine positive oder negative Empfehlung abgibt. Ist die Empfehlung positiv, so erteilt binnen 67 Tagen die Europäische Kommission – also die „Regierung“ der EU - die Zulassung. Im zentralen Verfahren müssen heute fast alle „modernen“ Arzneimittel zugelassen werden: das sind etwa solche, die mit gentechnischen Methoden hergestellt werden, monoklonale Antikörper, oder generell Arzneimittel, die einen neuen Wirkstoff gegen Krebs, Nervenleiden, Diabetes oder Immunschwäche enthalten.

Letzte Hürde – das Geld

Die Erstzulassung ist in der Regel auf fünf Jahre begrenzt. Vor Fristablauf muss das Pharmaunternehmen die Zulassung erneut beantragen, danach gilt sie unbegrenzt. Übrigens gilt die Zulassung jeweils nur für das angefragte, präzise definierte Krankheitsbild. Oft ist sie auch noch beschränkt auf Patienten, bei denen zuvor andere Therapien nicht gewirkt haben, oder deren Krankheit bereits weit fortgeschritten ist.
Selbst dann ist der Hürdenlauf noch nicht zu Ende. Viele Medikamente sind zwar zugelassen, was heißt, dass sie verkauft werden dürfen. Ob die Kosten allerdings von den Krankenkassen übernommen werden, steht auf einem anderen Blatt. Dies hängt wesentlich vom Gemeinsamen Bundesausschuss (G-BA) ab, dem höchsten Gremium der Selbstverwaltung im Gesundheitswesen. Es prüft, ob die Gabe der Arznei „ausreichend, zweckmäßig und wirtschaftlich“ ist.

Zu Risiken und Nebenwirkungen: Fragen Sie!

Unzählige Wirkungen und Nebenwirkungen, oft unverständliches Fachchinesisch – viele Patienten möchten ihr Medikament am liebsten in die Tonne befördern, nachdem sie versucht haben, das Kleingedruckte auf dem Beipackzettel zu verstehen. Dabei sind alle Angaben auf dem Beipackzettel nur Wahrscheinlichkeiten für das Eintreten eines bestimmten Ereignisses sind.

Oft lassen sowohl Lesbarkeit wie auch Verständlichkeit zu wünschen übrig und das, obwohl Pharmahersteller bei einem Zulassungsantrag nachweisen müssen, dass sie die geplante Packungsbeilage von der Zielgruppe haben prüfen lassen. Dabei können Sie Ihren Apotheker oder Arzt jederzeit fragen.■

Was bedeutet das für Sie ?

■ Kein Nutzen ohne Risiko: Jedes Arznei mittel kann Nebenwirkungen hervorrufen. Deshalb wird ein guter Arzt immer eine auf Sie zugeschnittene Nutzen-Risiko-Abwägung machen. Wichtig: Nennen Sie ihm alle Medikamente, die sie einnehmen – auch solche, die frei verkäuflich sind. Auch pflanzliche Heilmittel, Vitamine, Mineralien oder Nahrungsergänzungsmittel können Wechselwirkungen auslösen.

■ Kommunikation ist Teil der Behandlung: Nur durch Gespräche lässt sich eine vertrauensvolle Beziehung zwischen Arzt und Patient aufbauen. Es muss Zeit für Fragen und Erklärungen, Raum für Bedenken und für die gemeinsame Suche nach Optionen geben. Sorgen des Betroffenen müssen genauso Ernst genommen werden wie die „Arbeitsanweisungen“ des Arztes.

■ Keine Angst vorm Beipackzettel: Häufig beschleicht Patienten ein schlechtes Gefühl, wenn sie die Beipackzettel ihrer Medikamente entfalten. Dort finden sie nämlich immer eine lange Liste von Beschwerden, Komplikationen, Wechselwirkungen, Gegenanzeigen und möglichen Nebenwirkungen. Dies liegt daran, dass jede noch so kleine oder seltene Nebenwirkung aufgeführt werden muss, obwohl die meisten Patienten die meisten dieser Nebenwirkungen nicht spüren werden. Achten Sie deshalb auf die Häufigkeitsangaben und bedenken Sie, dass diese nur Wahrscheinlichkeiten abbilden. Falls Sie die Schrift zu klein finden: Lassen Sie sich den Zettel vorlesen oder vom Arzt erklären.

■ Keine Panikreaktionen: Die Presse neigt oft dazu, Dinge zu vereinfachen oder aufzubauschen. Wenn Sie reißerische Schlagzeilen über eines ihrer Medikamente lesen, sollten sie es nicht einfach im Alleingang absetzen, sondern mit dem Arzt sprechen, was zu tun ist.

■ Ärzte müssen auf dem Laufenden bleiben: Die regelmäßige Lektüre einschlägiger Publikationen gehören zum Pflichtprogramm. Viele der Publikationen sind frei zugänglich, aber nicht automatisch für Laien verständlich. Auch hier ist deshalb das vertrauensvolle Gespräch mit dem Arzt unabdingbar.

Medikamente im Alter

Oberste Priorität: Lebensqualität

In Europa leben über 140 Millionen Menschen, die 65 Jahre und älter sind. Ab diesem Alter steigt bei den meisten von ihnen die Zahl der Erkrankungen und damit auch die Menge der eingenommenen Medikamente. Auch wenn unbestritten ist, dass Arzneimittel das Leben verlängern und erträglicher machen können, bekommen alte Patienten längst nicht immer die für sie optimalen Arzneien. Zu häufig wird die im Alter veränderte Konstitution des Körpers nicht berücksichtigt, sodass Neben- und Wechselwirkungen zu vermehrten Krankenhauseinweisungen und sogar zu Todesfällen führen können.

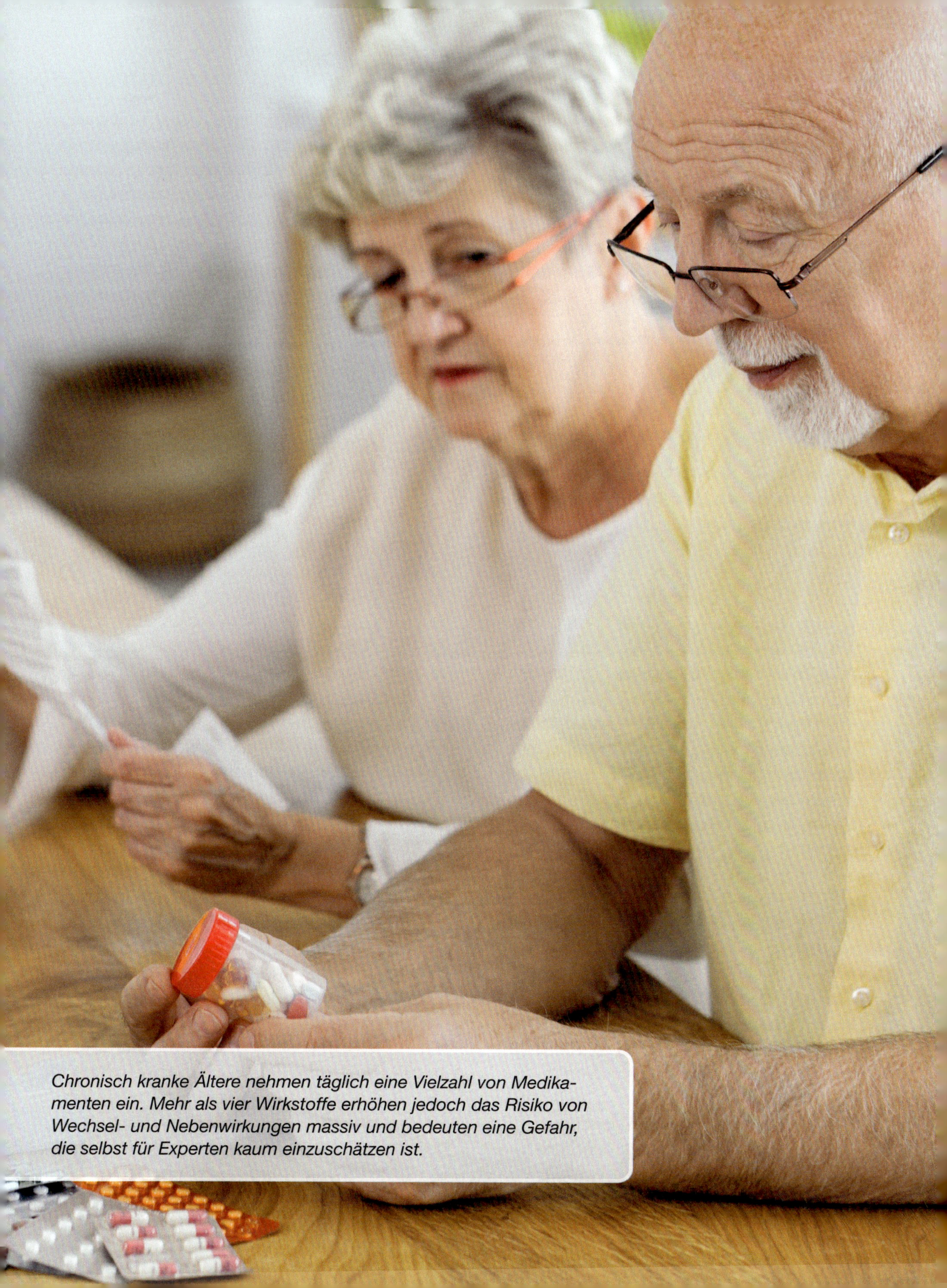

Chronisch kranke Ältere nehmen täglich eine Vielzahl von Medikamenten ein. Mehr als vier Wirkstoffe erhöhen jedoch das Risiko von Wechsel- und Nebenwirkungen massiv und bedeuten eine Gefahr, die selbst für Experten kaum einzuschätzen ist.

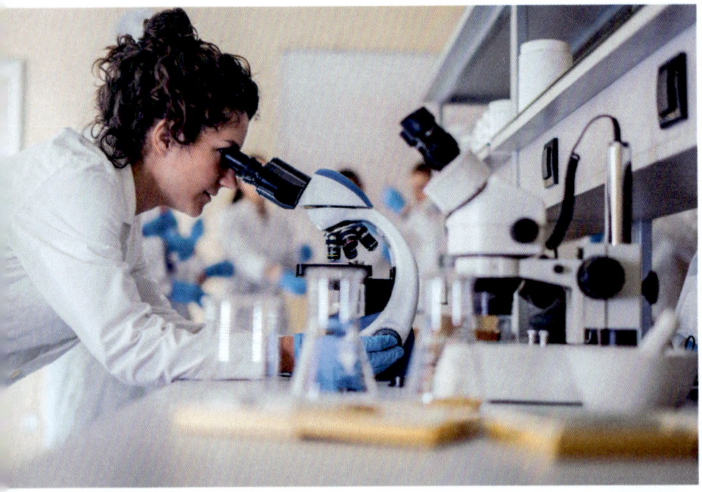

Alte Menschen sind trotz ihrer Krankheiten die Stiefkinder der klinischen Forschung. Deshalb fehlen gesicherte Daten zur Auswirkung von Arzneistoffen auf den alternden Körper.

„Im Bereich der Arzneimittelversorgung ist sicher die Fehlversorgung dieser Gruppe ein wesentlicher Beitrag zu 20 000 Arzneimitteltoten pro Jahr, die wir in Deutschland annehmen müssen. Vergleichen Sie das einmal mit 5000 Verkehrstoten pro Jahr", kritisiert Prof. Martin Wehling vom Institut für Klinische Pharmakologie Mannheim. Dass Arzneistoffe ausgerechnet im Alter so fatal wirken, hat eine Vielzahl von Gründen – schlichtes Unwissen von Medizinern, ein veränderter Stoffwechsel des alternden Körpers bis hin zu rein praktischen und damit oft lösbaren Problemen.

Arzneimittel werden fast ausschließlich an jüngeren Menschen erprobt.

Forschung: Fehlanzeige

Obwohl alte Menschen den höchsten Medikamentenverbrauch haben, spielen sie in klinischen Zulassungsstudien eine vernachlässigbare Rolle. Das bedeutet jedoch, dass ältere Patienten im Wesentlichen Arzneistoffe einnehmen, die allein an Jüngeren getestet wurden. „Das ist natürlich ein riesiger Missstand, weil wir wissen, dass der alternde Organismus sich deutlich ändert", erklärt Wehling. „Die Ausscheidungsfunktionen, aber auch die Zielorgane für die Arzneimittelwirkung verändern sich, und das muss man berücksichtigen." Auch Prof. Heyo Kroemer von der Charité Berlin bemängelt, dass über die sogenannte „Pharmakokinetik, d. h. die Aufnahme, Verteilung und Ausscheidung eines Arzneistoffs bei älteren Menschen, viel zu wenig bekannt ist". Und selbst die wenigen vorhandenen Kenntnisse sind nicht pauschal anwendbar: Auch im Alter muss eine Arzneitherapie immer individualisiert, angepasst an die Konstitution und die Begleiterkrankungen des einzelnen Patienten erfolgen.

Mehr Medikamente, mehr unerwünschte Nebenwirkungen

Im Durchschnitt nimmt jeder Dritte über 60-Jährige drei rezeptpflichtige Arzneien ein, bei den über 75-Jährigen sind es sogar an die acht. Der Großteil der Medikamente auf dem Markt ist jedoch nur als Einzelwirkstoff klinisch geprüft, nicht in Kombination mit anderen Medikamenten. Doch im Körper können verschiedene Substanzen z. B. um dieselben Bindungsstellen, um- und abbauende Leberenzyme oder auch Transporteiweiße konkurrieren. In der Folge kann es zu unvorhersehbaren Effekten kommen.

Der Bochumer Altersmediziner Ulrich Thiem warnt deshalb: „Die Patienten werden mit wilden Mischungen von Wirkstoffen behandelt, die sich teils in ihrer Wirkung gegenseitig aufheben und teils Wechselwirkungen hervorrufen können, über die man kaum Kenntnisse hat." So können sich Medikamente im Körper anreichern und deshalb zu stark und zu lang wirken. Andere Arzneistoffe können sich wiederum in ihrer erwünschten Wirkung aufheben. Sogar eine paradoxe Wirkweise ist nicht selten, wenn z. B. ein Beruhigungsmittel aufputscht oder ein

Alter Körper – veränderte Medikamentenwirkung

Mit dem Alter kommen nicht nur graue Haare und Falten, auch das Innenleben des Körpers wandelt sich. Diese Veränderungen an den Organen, am Gewebe und den Zellen beeinflussen die Wirksamkeit von Medikamenten. Zusammen mit der schwächeren Kompensationsfähigkeit des alternden Körpers erhöht sich die Gefahr unerwünschter Nebenwirkungen. So kann z. B. das Herz-Kreislauf-System Blutdruckschwankungen, die von verschiedenen Medikamenten ausgelöst werden, nicht mehr wie in jüngeren Jahren ausgleichen. Die Folgen sind Schwindel, Schwäche und Koordinationsprobleme bis hin zu Stürzen.

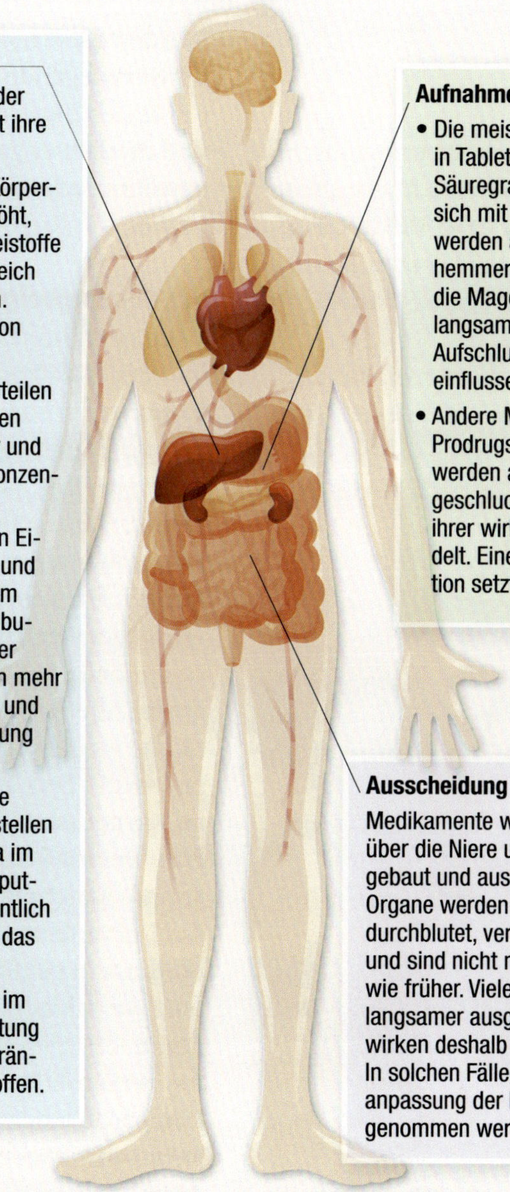

Verteilung

Arzneistoffe können wasser- oder fettlöslich sein. Dies beeinflusst ihre Verteilung im Körper.

- Da sich mit den Jahren der Körperfettanteil um bis zu 35 % erhöht, breiten sich fettlösliche Arzneistoffe in einem größeren Körperbereich aus und reichern sich dort an. Im Blut sinkt ihre Konzentration dagegen.
- Wasserlösliche Wirkstoffe verteilen sich infolge der altersbedingten Austrocknung relativ weniger und liegen dann in höheren Blutkonzentrationen vor.
- Viele Medikamente werden an Eiweißstoffe im Blut gebunden und von diesen wie mit Fähren zum Wirkort transportiert. Diese Albumine werden ebenfalls im Alter weniger. In der Folge wandern mehr freie Medikamente im Körper und zeigen eine unerwartete Wirkung oder wirken am falschen Ort.
- An den Wirkorten erwarten die Arzneistoffe weniger Andockstellen (Rezeptoren). So können etwa im Gehirn Beruhigungsmittel aufputschend wirken, oder das eigentlich anregende Koffein erleichtert das Einschlafen.
- Nicht zuletzt sorgen auch die im Alter oft verminderte Herzleistung und Durchblutung für eine veränderte Verteilung von Arzneistoffen.

Aufnahme

- Die meisten Medikamente werden in Tablettenform geschluckt. Der Säuregrad des Magens verändert sich mit dem Alter kaum; oft jedoch werden als Beimedikamente Säurehemmer eingenommen. Dies kann die Magen- und Darmpassage verlangsamen und den biochemischen Aufschluss von Arzneistoffen beeinflussen.
- Andere Medikamente, sogenannte Prodrugs („Vor-Medikamente"), werden als unwirksame Vorstufe geschluckt und erst in der Leber zu ihrer wirksamen Form umgewandelt. Eine verminderte Leberfunktion setzt die Arzneiwirkung herab.

Ausscheidung

Medikamente werden vor allem über die Niere und die Leber abgebaut und ausgeschieden. Beide Organe werden im Alter weniger durchblutet, verlieren an Gewicht und sind nicht mehr so leistungsfähig wie früher. Viele Arzneistoffe werden langsamer ausgeschieden und wirken deshalb länger und stärker. In solchen Fällen muss eine Dosisanpassung der Medikamente vorgenommen werden.

Blutdrucksenker eine anregende Wirkung zeigt. Nach Einschätzung von Experten steigt die Zahl der möglichen Wechselwirkungen im Verhältnis zur Anzahl der parallel angewandten Arzneimittel etwa exponentiell. „Als Faustregel gilt: Ab fünf Medikamenten lässt sich nicht mehr vorhersagen, wie die verschiedenen Substanzen interagieren", so Prof. Ferdinand Gerlach von der Universität Frankfurt/Main.

Ab 5 Arzneimitteln verdoppelt sich das Nebenwirkungsrisiko, ab 7 bis 8 verdreifacht es sich.

Zu viel ...

Zahlen aus den USA, die nach Experteneinschätzung auf europäische Verhältnisse übertragbar sind, besagen, dass pro Jahr etwa 100 000 Patienten über 65 wegen schwerwiegender Medikamentennebenwirkungen ins Krankenhaus eingeliefert werden.

Ein Hauptgrund dabei ist die versehentliche Überdosierung aufgrund der veränderten Arzneistoffwirkung im Körper. Dabei gehen zwei Drittel der Einweisungen auf nur zwei Medikamentengruppen zurück, die jedoch im Alter mit am häufigsten verschrieben werden: Gerinnungshemmer und Blutzuckersenker. Obwohl sie eigentlich keine Risikomedikamente darstellen, bedürfen sie bei ihrer Verordnung einer fortwährenden ärztlichen Kontrolle und Dosisanpassung. Werden diese nicht vorgenommen, kann dies schwerwiegende Folgen haben. „Manche Senioren leiden dauerhaft unter Nebenwirkungen und merken es gar nicht, weil sie sich daran gewöhnt haben", so Prof. Gerd Glaeske von der Universität Bremen.

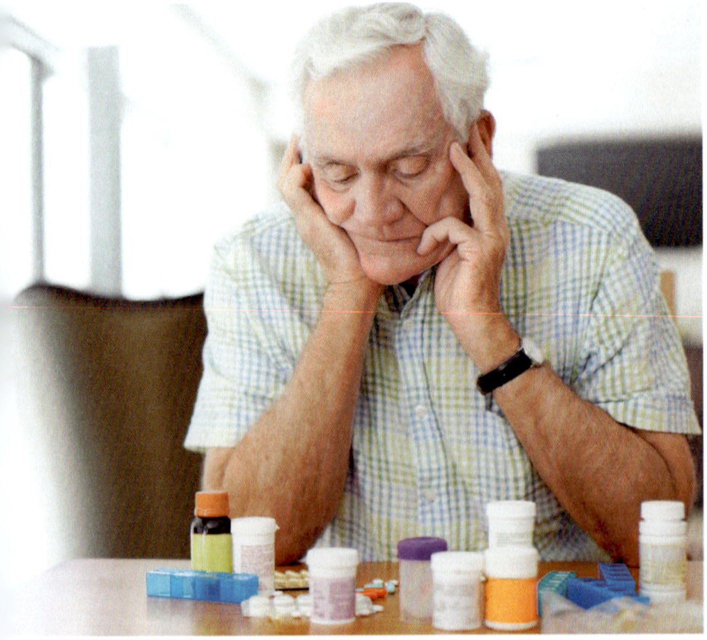

Ältere Menschen, die unter mehreren Krankheiten leiden, benötigen eine sorgfältige ärztliche Kontrolle ihrer Medikation.

... oder ungeeignet

Doch nicht nur Anzahl und Dosis der einzunehmenden Medikamente sind kritisch, viele ältere Menschen erhalten auch Wirkstoffe, die im Alter nicht geeignet sind. Pharmakologen bezeichnen diese als PIMs, potenziell inadäquate Medikamente. Diese sollten im Alter grundsätzlich bzw. insbesondere bei Vorliegen spezieller Erkrankungen wie Leber- oder Nierenschäden nicht verordnet werden. Altersmediziner zählen hierzu zum einen viele Schlaf- und Beruhigungsmittel, die im Alter zu häufig und über zu lange Zeiträume eingenommen werden, so der Gerontopsychiater Dirk Wolter. Sie sammeln sich dann im Körper an und vergiften ihn schleichend. Eine weitere kritische Arzneigruppe sind sogenannte anticholinerge Mittel, die die Wirkung des Nervenbotenstoffes Acetylcholin unterdrücken. Dazu gehören ebenfalls die Benzodiazepine, verschiedene Antidepressiva und Mittel gegen Allergien (H1-Antihistaminika), aber auch frei verkäufliche Mittel gegen Blasenschwäche, Darmprobleme oder Schlafschwierigkeiten. Die Nebenwirkungen, oft als „anticholinerges Syndrom" bezeichnet, umfassen starke Mundtrockenheit, verschwommenes Sehen, Harnverhalt

Therapietreue
Schwachstelle Patient

Je mehr Medikamente ein Patient einnimmt, desto schwerer fällt ihm die Einhaltung seiner Therapie. Komplizierte Dosierungen, aber auch Gründe wie Sehstörungen, Vergesslichkeit, fehlende Motivation, Uninformiertheit und Verunsicherung über mögliche Nebenwirkungen können zu Einnahmefehlern führen. Mediziner sprechen von mangelnder Therapietreue (Compliance), die die Gefahr von Nebenwirkungen, Folgeerkrankungen und Krankenhauseinweisungen erhöht.

Kritisch sind auch Arzneimittel wie z. B. viele Antidepressiva, deren Wirkung erst nach einiger Zeit eintritt. Zu Beginn verursachen sie häufig nur Nebenwirkungen, weshalb sie dann vom Patienten abgesetzt werden. In diesen Fällen sollten Arzt oder Apotheker den Patienten vorab informieren und ihn so zum Durchhalten motivieren.

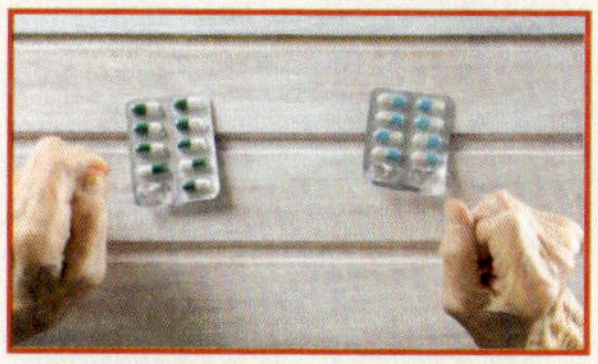

Viele ältere Patienten sind mit der Einhaltung der Therapie überfordert. Die Folgen sind oft erheblich.

Auch die willkürliche Erhöhung („Viel hilft viel") oder Reduktion von regelmäßig einzunehmenden Arzneien kann gefährlich sein, wenn nicht zuvor Rücksprache mit dem Arzt gehalten wurde. So müssen Medikamente wie Blutdrucksenker oder Schilddrüsenhormone täglich und am besten zur gleichen Uhrzeit eingenommen werden, nicht jedoch „nach Bedarf".

Weitere Fehlerquellen sind die Verwendung von abgelaufenen Medikamenten oder die Übernahme fremder Arzneien von Verwandten oder Bekannten. Andere Patienten sind verunsichert, wenn sie aufgrund der Rabattverträge ständig wechselnde Medikamente erhalten. Auch hier können Arzt oder Apotheker aufklären, dass diese trotz anderer Bezeichnung und Aussehen den gleichen Wirkstoff beinhalten.

und Verstopfung sowie zentralnervöse Störungen wie Unruhe, Ängste bis hin zu delir- und komaähnlichen Zuständen.

Vor allem die zentralnervösen Nebenwirkungen erhöhen die Sturzgefahr beträchtlich. Selbst die zum Alltag vieler Älterer gehörenden Schmerzmittel sind nicht alle gleichermaßen geeignet. Insbesondere manche nichtsteroidale Entzündungshemmer, wie Indometacin oder Ketoprofen, verstärken nicht nur die Gefahr von Magen-Darm-Blutungen, sondern können im höheren Alter die Nierenfunktion beeinträchtigen und in der Folge Wassereinlagerungen (Ödeme) und einen erhöhten Blutdruck verursachen.

Alter, Krankheit – oder Nebenwirkung?

Nicht selten werden die Folgen ungeeigneter oder fehldosierter Medikamente von Angehörigen, Pflegekräften und sogar Ärzten mit normalen Alterserscheinungen verwechselt.

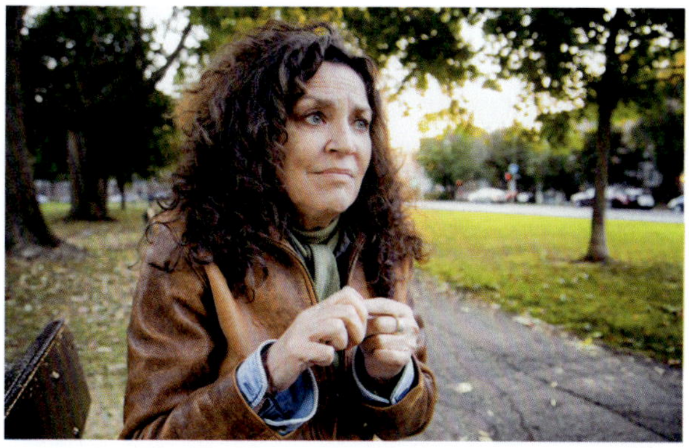

Demenzähnliche Verwirrtheit und Desorientierung können auch Nebenwirkungen von Medikamenten sein.

Doch Schwindel, Probleme beim Wasserlassen, Schlafstörungen oder häufige Stürze können auch Hinweise auf eine ungeeignete Medikation sein. Offensichtlich wird dies am ehesten, wenn ein neues und weiteres Medikament verordnet oder bei einem bereits länger eingenommenen

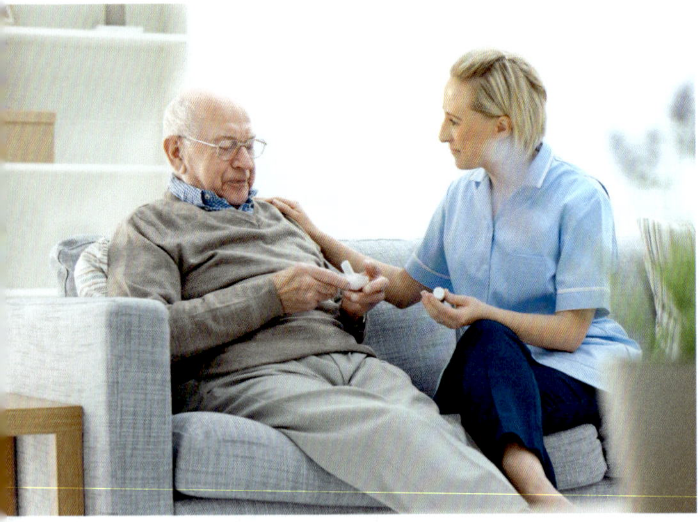

Im offenen Gespräch können Fragen, Unsicherheiten und Probleme in vielen Fällen frühzeitig geklärt werden.

Mittel eine Dosisveränderung vorgenommen wurde.

Besonders sensibel reagiert der alternde Organismus dabei auf zentralnervöse Nebenwirkungen von Arzneistoffen wie Benzodiazepinen oder Antidepressiva. Sie treten in Form von Aufmerksamkeitsschwäche, Gedächtnisproblemen oder Verwirrtheitszuständen auf – und sind damit Demenzsymptomen sehr ähnlich. Manche anticholinerg wirkende Herz- und Blutdruckmittel wiederum können typische „Alterssymptome" wie Harninkontinenz oder Sehschwäche auslösen.

Lösung per Listen

Ob ein Mittel für einen älteren Patienten geeignet ist oder nicht, lässt sich über spezielle Listen einfacher abklären (siehe Kasten). Für den deutschsprachigen Raum stehen die PRISCUS- sowie die FORTA-Liste sowohl Ärzten wie auch interessierten Patienten zur Verfügung. Studien belegen ihre Relevanz für den Versorgungsalltag: Etwa jeder fünfte ältere Patient nahm mindestens ein ungeeignetes Medikament der Liste ein, fast jeder siebte sogar zwei. Die Betroffenen klagten deutlich häufiger über Nebenwirkungen im Vergleich zu Gleichaltrigen, die kein entsprechendes Mittel einnahmen.

Mehr Kommunikation

Ein weiteres Manko der Altersmedikation besteht darin, dass viele Patienten kaum nachvollziehen können, warum und wie sie verordnete Medikamente nehmen sollen.

Altersmediziner setzen deshalb darauf, die Gesundheitskompetenz gerade im Alter zu erhöhen, damit ein besseres Verständnis z. B. für die Wirkweise eines Medikaments entwickelt wird. Um den Überblick zu behalten, haben Patienten,

Medikation im Alter

Positiv-/Negativlisten

BEERS-Liste
1991 erstellt von US-Medizinern um den Geriater Mark Beers; benennt Arzneimittel, die bei Patienten über 65 Jahren wegen fehlender Wirkung und ausgeprägter Nebenwirkungen nicht eingesetzt werden sollten. 2003 aktualisiert und ins Deutsche übertragen.

PRISCUS-Liste (www.priscus2-0.de)
Auf den deutschen Markt zugeschnittene Negativliste von zurzeit 83 Wirkstoffen, die als problematisch bis hin zu ungeeignet für Senioren eingestuft wurden. Mitaufgelistet sind Begründungen, Gegenanzeigen, Therapiealternativen sowie Maßnahmen, die durchgeführt werden sollten, wenn es keine Alternative gibt. In leichter, verständlicher Kurzform bei vielen Krankenkassen und auch im Internet erhältlich.

FORTA-Liste („fit for the aged")
Zuletzt 2018 aktualisiert; erhältlich z. B. über die Internetseiten der Universität Heidelberg und auch als App für Smartphones. Benennt nicht nur ungeeignete Arzneistoffe, sondern empfiehlt als Positivliste auch Mittel, die im Alter nachweislich nützlich und verträglich sind. Schnellere Orientierung vor allem für Hausärzte.

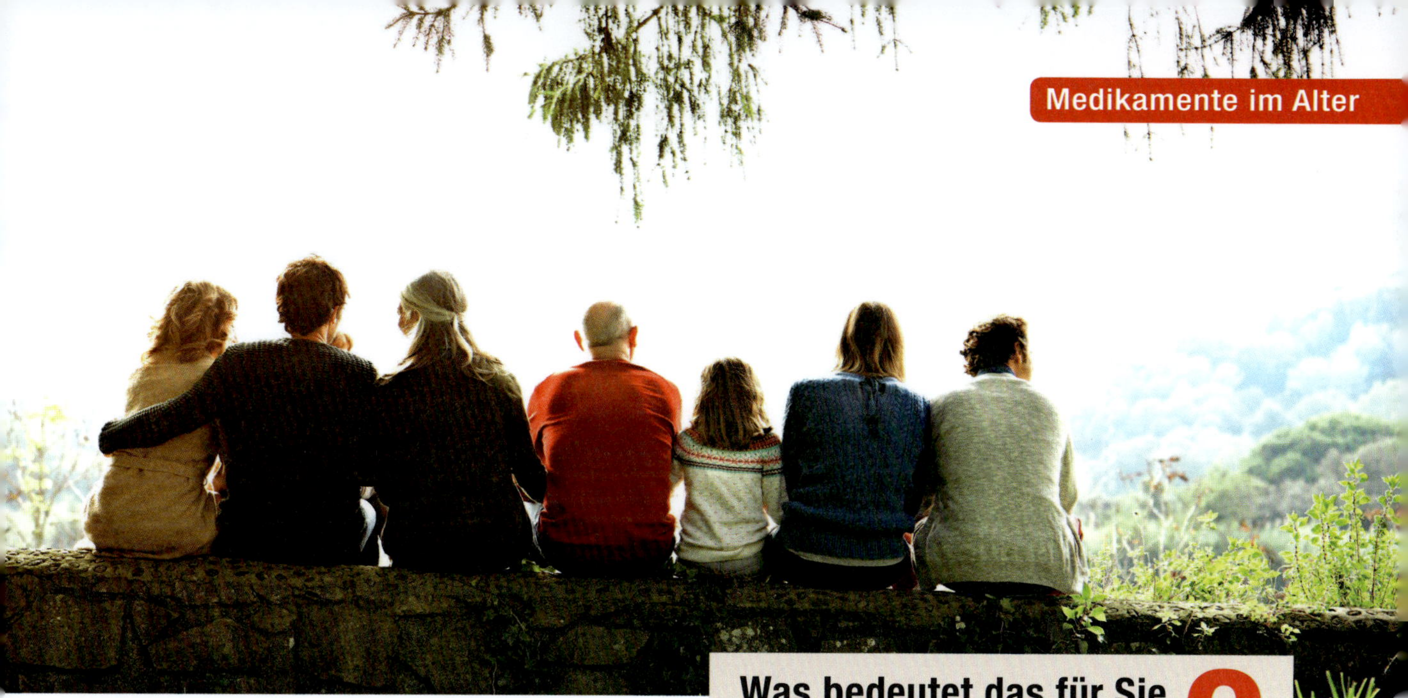

Die Lebensqualität des Einzelnen sollte bei der Wahl der Medikamente vor allem im Alter oberste Priorität haben.

die mindestens drei verschiedene Mittel regelmäßig verordnet bekommen, ein Anrecht auf einen standardisierten Medikationsplan, der u. a. alle Wirkstoffe, das Einnahmeschema wie auch den Grund der Verordnung enthält.

Lebensqualität statt Leitlinien

Angesichts der Probleme bei der Medikation im Alter fordern zunehmend mehr Ärzte ein grundsätzliches Umdenken. Danach sollten weniger eine leitliniengetreue Krankheitsbekämpfung oder überzogene Vorbeugung im Vordergrund stehen, sondern die Alltagsbedürfnisse des einzelnen Patienten. Entscheidend sei deshalb die Behandlung jener Symptome, die den Patienten am meisten einschränken und belasten, und dazu die Arzneimittel kritisch zu betrachten, bei denen die Nebenwirkungen den zu erwartenden Nutzen überwiegen. Stefan Wilm von der Universität Düsseldorf spricht in dem Zusammenhang von der „Kunst des Weglassens" und empfiehlt für die alltägliche Praxis eine Rangliste der Behandlungsziele – zum Wohl des Patienten. ■

Was bedeutet das für Sie ?

- Erstellen Sie eine Liste mit allen Medikamenten, die Sie einnehmen, inklusive frei verkäuflichen Präparaten sowie Nahrungsergänzungsmitteln (Vitaminpillen, pflanzliche Präparate wie Ginseng oder Johanniskraut, „Stärkungsmittel"). Gehen Sie diese einmal im Jahr mit Ihrem Arzt durch: Sind alle Mittel notwendig? Stimmt die Dosierung noch? Gibt es verträglichere Alternativpräparate?
- Verändern Sie die Dosierung Ihrer Medikamente nicht ohne Rücksprache mit dem Arzt und setzen Sie sie nicht eigenmächtig ab. Übernehmen Sie auch keine Medikamente von Bekannten.
- Horten Sie keine Pillenpackungen und beachten Sie das Ablaufdatum.
- Lassen Sie sich die Wirkweise Ihrer Medikamente erklären, ebenso die häufigsten Nebenwirkungen. Vertragen Sie ein neu verordnetes Mittel nicht, informieren Sie Ihren behandelnden Arzt umgehend darüber.
- Hilfsmittel wie Medikamentenspender oder Uhren mit Alarmfunktion unterstützen bei der Einhaltung auch komplizierter Einnahmeschema.
- Bewahren Sie die Beipackzettel von Medikamenten gut auf, und lesen Sie sie sorgfältig durch.
- Nehmen Sie mindestens 1 bis 2 l Flüssigkeit täglich zu sich, aber verzichten Sie auf Alkohol.

Teil 2

Gesund bleiben

Älter werden führt zu zahlreichen Veränderungen im Körper. Ob zunehmende Vergesslichkeit oder Wechseljahrsbeschwerden: Oft verstecken sich dahinter Erkrankungen wie ein Delir oder Herzbeschwerden, die durch die richtige Diagnose erkannt werden können.

Kinder und Jugendliche haben in der Coronazeit oft viel gelitten und auf vieles verzichtet, was für ihre körperliche und psychische Gesundheit wichtig ist.

Auch 2021 beschäftigten sich Forscher weltweit mit dem Coronavirus und seinen Folgen. Dabei konnten Viren im menschlichen Körper schon vor Tausenden von Jahren entdeckt werden.

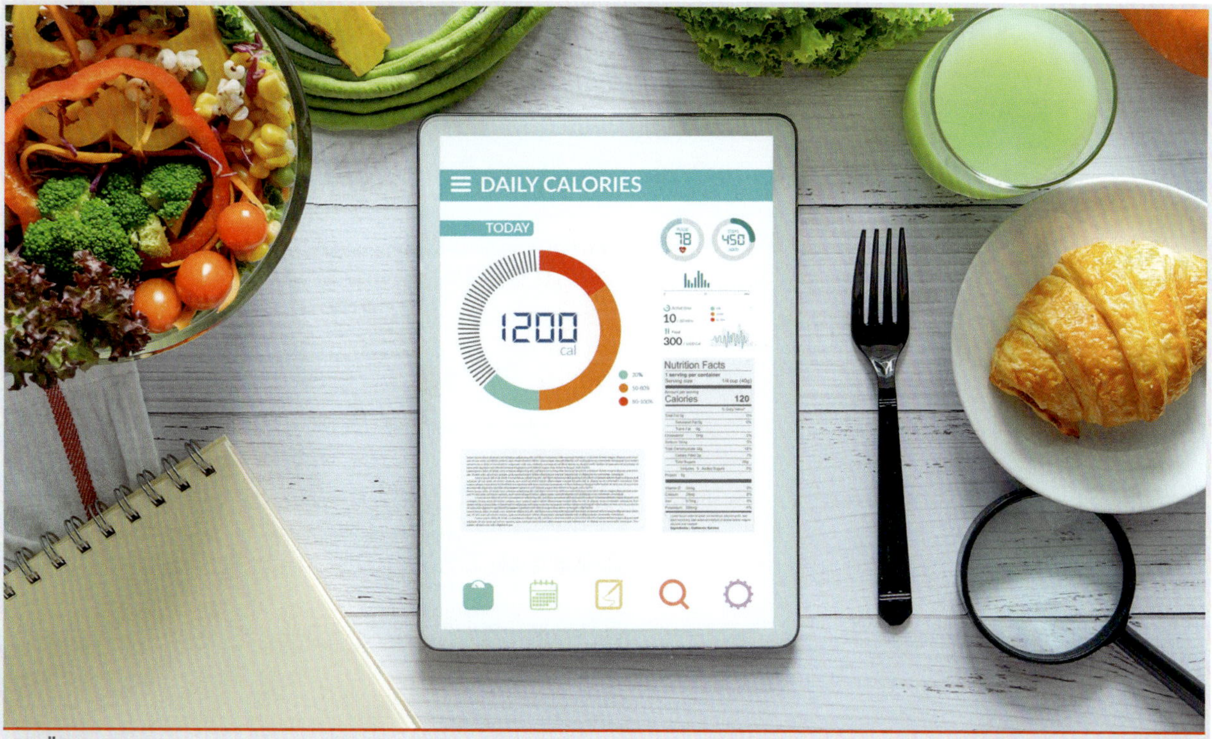
DAILY CALORIES
TODAY
1200
cal
Nutrition Facts
Calories 120

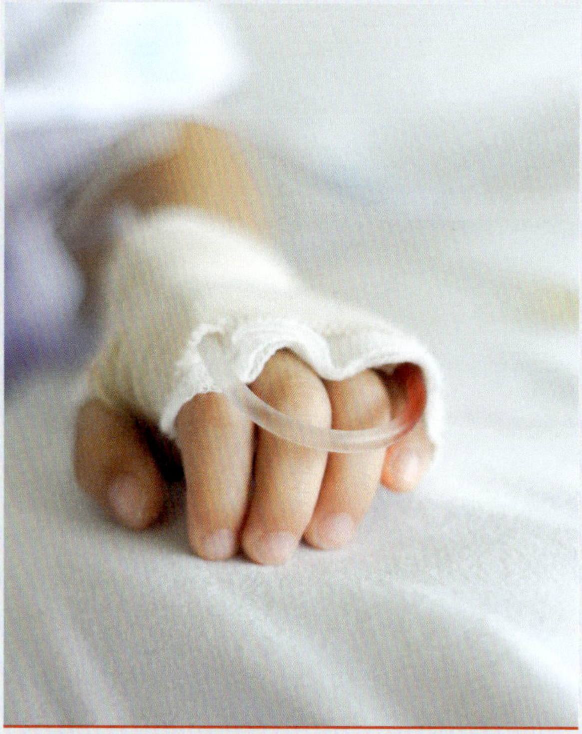

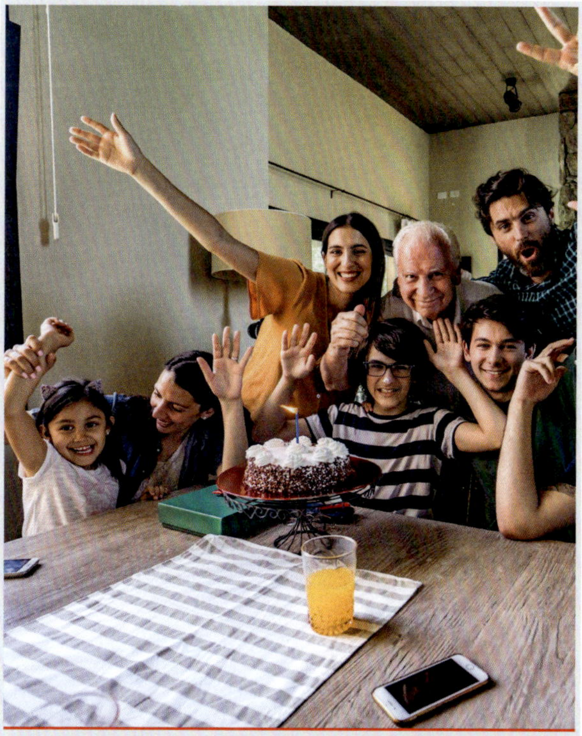

Älter werden

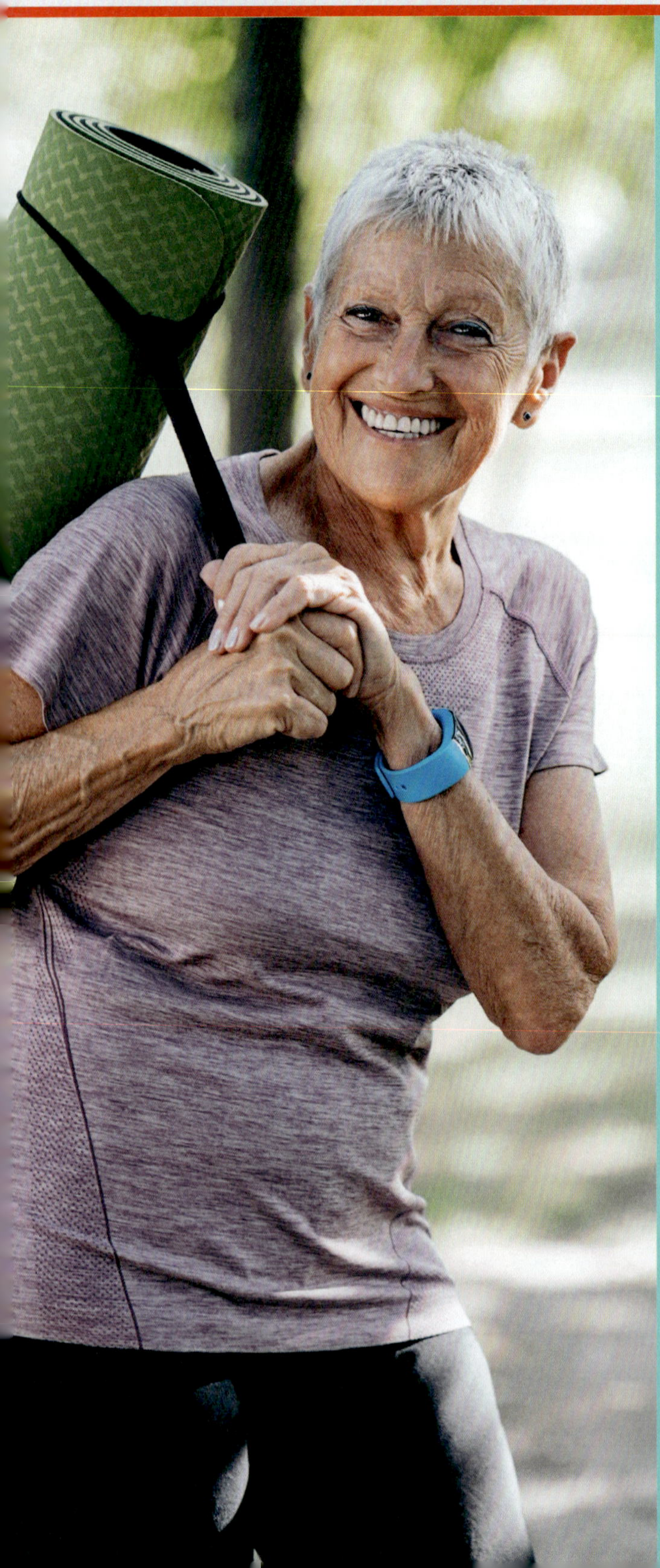

In diesem Kapitel

Ältere Menschen leiden oft unter Verwirrtheit – und werden gerne als dement diagnostiziert. Dabei könnten solche plötzlich auftretenden kognitiven Ausfälle auch auf ein Delir schließen lassen.

Die richtige Diagnose ist wichtig, um den Betroffenen weiteres Leid zu ersparen und eine hilfreiche Behandlung einzuleiten.

Das gilt auch für Beschwerden in den Wechseljahren, weil Frauen in dieser Zeit häufig zusätzlich unter zunächst versteckten Herzproblemen leiden. Wie diese rechtzeitig zu entdecken und zu therapieren sind, zeigt eine neue Studie auf.

Lohnt es sich noch, im Alter abzunehmen? Ja, sagen Studienautoren, eine Veränderung des Lebensstils ist immer möglich und kann sehr effizient sein. Abnehmen beugt einer Vielzahl von Erkrankungen vor und verringert eine frühe Sterblichkeit. Zudem ist eine Änderung des Ernährungsverhaltens bei betagten Senioren wichtiger, als einen möglichen Prädiabetes zu diagnostizieren, so eine Studie. Ältere Menschen profitieren von einer Umstellung ihres Lebensstils oft deutlich mehr, als von einer weiteren Pille. Ebenso kritisch sehen Wissenschaftler die Gabe von Schilddrüsenhormonen, auch wenn keine klinischen Symptome vorliegen und die Werte nur bei einer Blutuntersuchuung erhöht sind. Senioren haben dann von diesen Hormongaben kaum Vorteile, die Nebenwirkungen aber sind nicht zu unterschätzen.

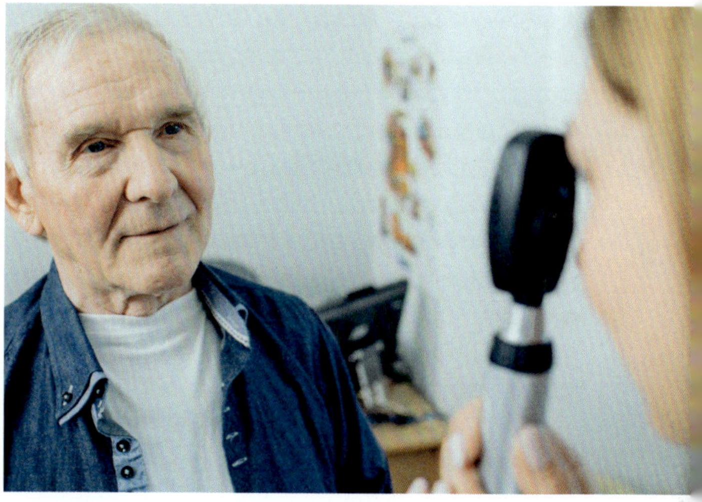

Die Sehkraft lässt im Alter nach. Regelmäßige Untersuchungen helfen, dem Sehverlust vorzubeugen.

TOP-Trend

Hochgrippeimpfstoff bereits ab 60

Im Alter verliert das Immunsystem zunehmend an Schlagkraft. Das Risiko, sich mit einer Grippe (Influenza) anzustecken und einen schweren Krankheitsverlauf zu erleiden, steigt. Gemäß aktueller Schutzimpfungs-Richtlinie des Bundesministeriums für Gesundheit sollen deshalb gesetzlich Versicherte bereits ab 60 Jahren den bisher erst ab 65 zugelassenen Hochdosis-4-fach-Impfstoff im Rahmen ihrer Grippeschutzimpfung erhalten. Das Vakzin Fluzone® High-Dose Quadrivalent (Efluelda®) enthält die vierfache Antigenmenge im Vergleich zu den herkömmlichen Influenza-Impfstoffen und soll so die Immunantwort verstärken. Dies sei gerade unter den Bedingungen der Coronapandemie wichtiger denn je.

Übergewicht

Abnehmen auch im Alter

Im Alter erschweren ein geringerer Grundumsatz, aber auch veränderte Stoffwechselprozesse in den Fettzellen selbst eine Gewichtsreduktion. Dies bedeutet jedoch nicht, so eine Untersuchung britischer Forscher, dass Maßnahmen zum Abnehmen nicht mehr funktionieren.

Studie. Das Wissenschaftlerteam der Universität Warwick wies hierzu zufallsverteilt 242 stark übergewichtige Patienten zwei Gruppen zu, die erste mit Teilnehmern unter 60, die zweite mit über 60-Jährigen. Alle nahmen an einem Adipositasprogramm teil, bei dem Ernährungsumstellungen, psychologische Unterstützung und Bewegungsförderung individuell zugeschnitten wurden. Nach einem Jahr zeigte sich: Die Gruppe der über 60-Jährigen konnte ihr Körpergewicht um ca. 7,3 %, die Teilnehmer unter 60 Jahren um ca. 6,9 % reduzieren.

Bedeutung. Die Autoren schließen aus ihrer Vergleichsstudie, dass stark Übergewichtige über 60 durch Lebensstiländerungen genauso gut abnehmen können wie jüngere Menschen. Sie verweisen darauf, dass die zahlreichen Begleiterkrankungen von Fettleibigkeit gerade im Alter ein beträchtliches Gesundheitsrisiko darstellen. Dazu gehören Diabetes, Probleme mit dem Bewegungsapparat, Herz-Kreislauf-Risiken sowie Krebserkrankungen.

Die oft gehörte Einschätzung, eine Gewichtsabnahme im Alter sei kaum noch möglich und auch nicht mehr notwendig, sei vielmehr altersdiskriminierend. Man solle vielmehr, so die Studienautoren, ältere Menschen bei diesem Vorhaben unterstützen, um einer erhöhten Sterblichkeit vorzubeugen und die Lebensqualität zu verbessern. ■

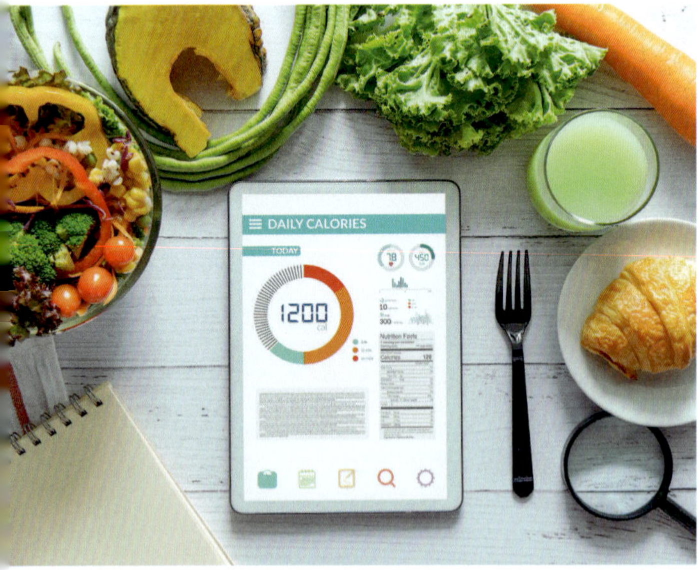

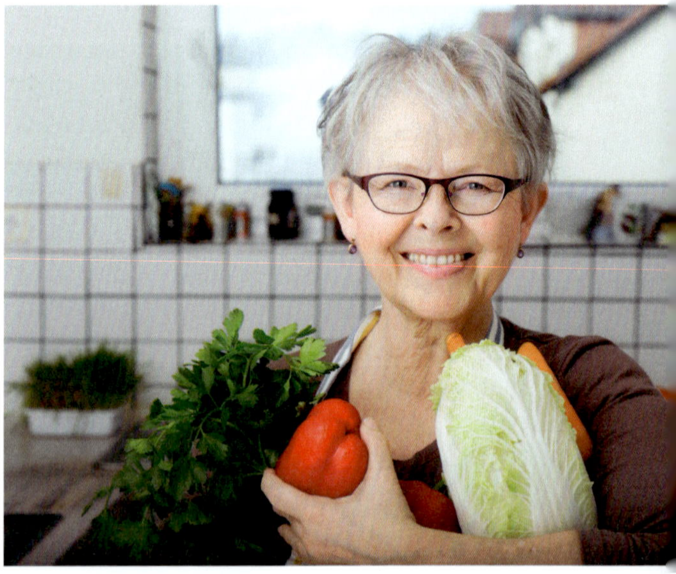

Programme zu Lebensstiländerungen wie Ernährungsumstellungen und Bewegungsförderung unterstützen auch im Alter erfolgreich dabei, Übergewicht abzubauen und gefährlichen Folgeerkrankungen vorzubeugen.

Sehkraft

Rotlichtdusche stärkt Netzhaut im Alter

Das Sehvermögen lässt im Alter nach, ein natürlicher Vorgang. Dies vollzieht sich auch unabhängig von Erkrankungen wie grauem oder grünem Star. Als Ursache gilt eine herabgesetzte Energieproduktion in den Netzhautzellen.

Studie. Forscher des University College London hatten bereits früher in Tierversuchen beobachtet, dass Rotlicht bestimmter Wellenlängen die Arbeit der zellulären Energieproduzenten, der Mitochondrien, anzuregen schien. Um herauszufinden, ob dies auch beim menschlichen Auge zutrifft, führten sie eine Pilotstudie mit 24 augengesunden Teilnehmern im Alter zwischen 28 und 72 Jahren durch. Nach umfangreichen Tests zur Ermittlung ihrer Sehfähigkeit auch bei geringem Kontrast und im Dunkeln erhielten die Teilnehmer eine einfache LED-Taschenlampe, die rotes Licht der Wellenlänge 670 Nanometer ausstrahlte und täglich drei Minuten vor jedes Auge gehalten wurde. Nach zwei Wochen ergab die Sehüberprüfung bei Teilnehmern unter 40 Jahren keine Veränderung. Bei den älteren Teilnehmern jedoch verbesserten sich die Sehfähigkeit bei Dämmerlicht sowie die Farbkontrast-Wahrnehmung deutlich, vor allem im blauen Farbspektrum, in dem die Sehfähigkeit im Alter besonders stark nachlässt.

Bedeutung. Die Studie zeige, so die Londoner Augenmediziner, dass „es möglich ist, die Sehfähigkeit bei älteren Personen schon durch kurze Behandlung mit bestimmten Wellenlängen zu verbessern". So könne das Energiesystem in den Netzhautzellen ähnlich wie beim Laden einer Batterie wieder aufgefüllt werden, und das mit einer einfachen, verfügbaren und kostengünstigen Technologie. ■

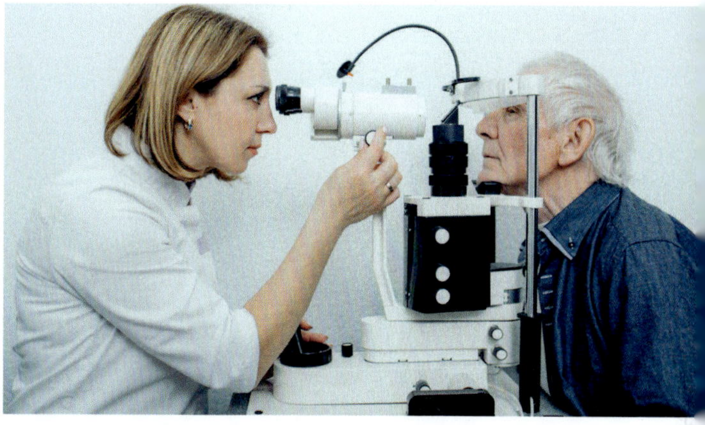

Die Leistung der Sehsinneszellen nimmt im Alter ab.

STAND DER FORSCHUNG

Roboter erwünscht

Roboter kommen inzwischen nicht nur in der Industrie zum Einsatz, sondern können auch im Dienstleistungssektor wichtige Aufgaben übernehmen, wie z. B. bei der Betreuung alter, pflegebedürftiger Menschen. Im Gegensatz zur landläufigen Einschätzung erweisen sich Senioren dabei als wenig Roboter-skeptisch. Dies ergab eine Studie von Psychologen der Friedrich-Schiller-Universität Jena. Dabei zeigten sich 70-Jährige zum Teil aufgeschlossener gegenüber roboterunterstützten Hilfeleistungen als 20-jährige Vergleichsteilnehmer. Wichtig war jedoch, dass es sich um Androidroboter handelte, die deutlich menschenähnliche Züge hatten. Die Studienerkenntnisse könnten damit eine Hilfestellung beim Design von Servicerobotern geben.

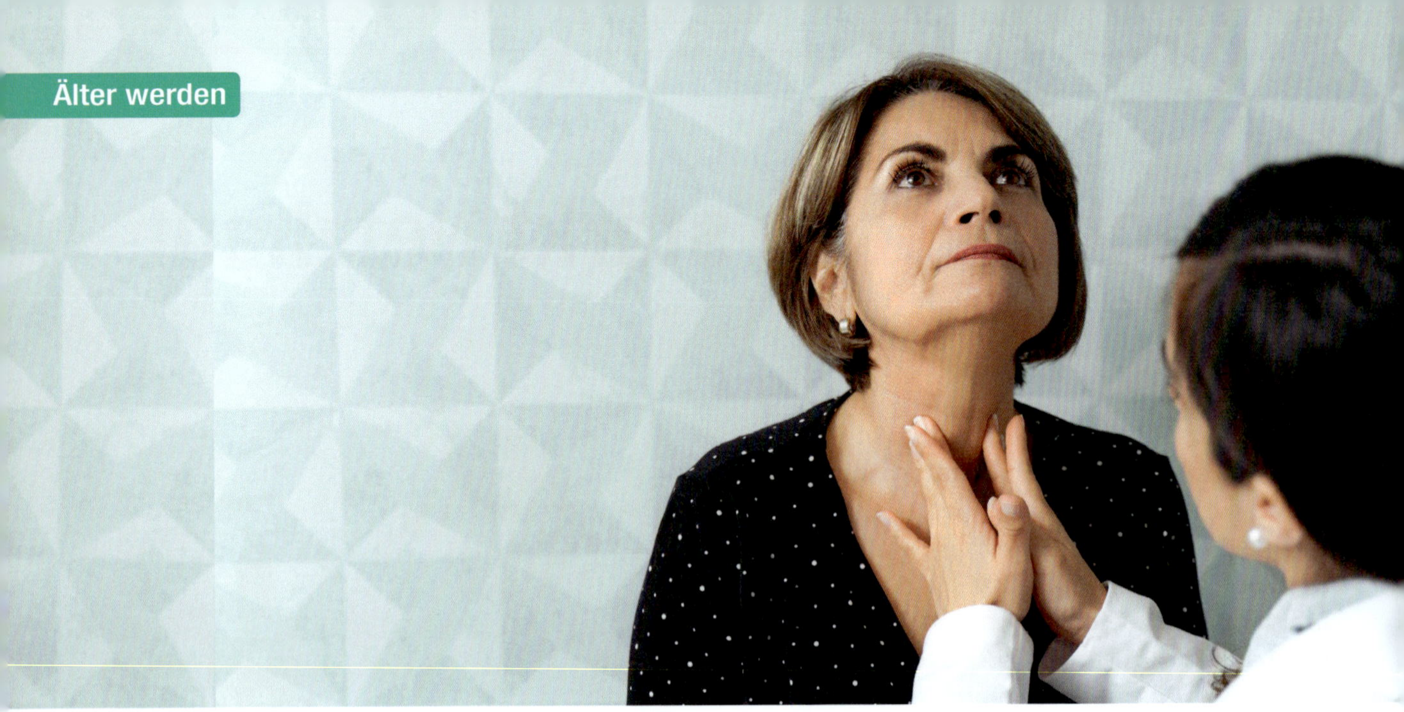

Schilddrüse

Hormoneinnahme im Alter kritisch

Ein erhöhter Laborwert des Hormons TSH (Thyreoidea-stimulierendes Hormon) weist auf eine nachlassende Schilddrüsenfunktion hin. Ärzte verschreiben in diesem Fall häufig das Ersatzschilddrüsenhormon Levothyroxin, selbst wenn keine klinischen Symptome vorliegen („subklinische oder latente Hypothyreose"). Nicht selten geschieht dies auch, um die psychische Verfassung bei depressiven Symptomen zu verbessern. Insbesondere im höheren und hohen Alter scheint dies jedoch keine Vorteile zu bieten.

Studie. Ein internationales Forscherteam der Universität Bern nutzte die Daten der früheren TRUST-Studie, bei der 638 über 65-jährige Patienten mit einer subklinischen Schilddrüsenunterfunktion (TSH-Werte über 4,6 mIU/l) untersucht und bezüglich der Stärke ihrer Beschwerden – Müdigkeit, nachlassende Muskelkraft oder Gedächtnisschwäche – befragt wurden. Sie erhielten dann ein Jahr lang Thyroxin bzw. ein Placebomedikament. Bei der Überprüfung zum Studienende zeigte sich: In beiden Gruppen war keine Verbesserung der Symptome zu beobachten, weder bei Teilnehmern mit schweren noch mit leichten Beschwerden.

Bedeutung. Obwohl seit Längerem umstritten, ist die Therapie der subklinischen Unterfunktion immer noch gang und gäbe, und Schilddrüsenhormone gehören zu den am häufigsten verschriebenen Medikamenten. Die neuen Studienergebnisse sprechen insbesondere bei älteren Menschen gegen einen Behandlungsversuch mit einer alleinigen Erhöhung des TSH-Wertes, da dies zu keiner Symptomverbesserung führt.

Hinzu kommt, dass bei einem Hormonersatz immer auch die Gefahr einer Überfunktion sowie ein damit verbundenes erhöhtes Sterberisiko bei Hochbetagten drohen. ■

Wechseljahre

Unterschätzte Herzbeschwerden

Hitzewallungen, Gedächtnisprobleme oder Schlafstörungen sind häufig beschriebene Symptome der Wechseljahre. Im Vergleich dazu werden Beschwerden wie Herzrhythmusstörungen, Herzrasen oder starkes Herzklopfen wenig thematisiert, obwohl ein hoher Anteil der betroffenen Frauen darunter besonders leidet.

Studie. US-Mediziner der Universität in Indianapolis untersuchten, wie groß der Leidensdruck durch Herzbeschwerden dieser Art bei Frauen in den Wechseljahren ist. Die Auswertung der Daten der MsFLASH-Studien mit 752 Frauen zwischen 42 und 62 Jahren ergab, dass jede vierte Frau neben den typischen Wechseljahresbeschwerden auch unter diesen Herzsymptomen leidet. Erfasst wurde hierbei nur die Einschätzung des empfundenen Stressgrades durch die Frauen. Ein besonders hoher Leidensdruck wurde von Frauen angegeben, die außerdem unter Schlafstörungen und Depressionen litten.

Bedeutung. Die Studienautoren empfehlen Ärzten, Patientinnen in den Wechseljahren gezielt nach Herzbeschwerden und damit verbundenen Ängsten zu fragen. Da mit dem Auftreten weiterer ausgeprägter Wechseljahressymptome auch das Risiko für Herz-Kreislauf-Erkrankungen deutlich ansteigt, empfehlen die Studienautoren bei den Betroffenen auch eine Abklärung der Herzfunktion per EKG und Ultraschall. Hier könne sich zeigen, ob mit den subjektiven Wahrnehmungen der Herzsymptome eventuell auffällige EKG-Befunde einhergehen. Dies gilt insbesondere bei gleichzeitigem Auftreten starker Hitzewallungen, da die Erweiterung der Blutgefäße zu einem erhöhtem Herzschlagvolumen führt. ■

STAND DER FORSCHUNG

Frühe Menopause, erhöhte Krankheitsrisiken

Frauen, die vor dem 40. Lebensjahr in die Wechseljahre kommen, haben ein bis zu dreifach höheres Risiko, in ihren 60-ern eine chronische Erkrankung zu entwickeln, als Frauen, die zwischen 45 und 55 Jahren das Klimakterium erreichen. Zu diesem Befund kommen australische Forscher auf Basis der Gesundheitsdaten von mehr als 5100 Frauen, die hinsichtlich des Auftretens chronischer Erkrankungen wie Diabetes, Bluthochdruck, Brustkrebs, Asthma und Herz-Kreislauf-Erkrankungen ausgewertet wurden. Bei einer frühen Menopause seien deshalb Screening- und Vorbeugungsmaßnahmen besonders wichtig.

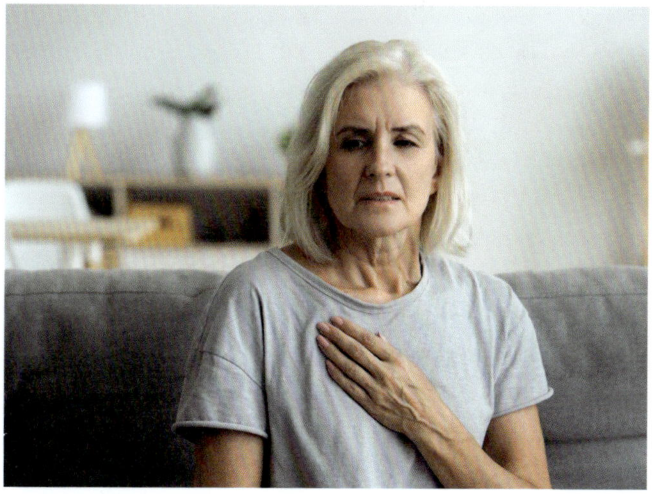

Symptome wie ein besonders schnell, stark oder unregelmäßig schlagendes Herz können sehr belastend sein.

Diabetes

Prädiabetes-Diagnose im Alter?

In jüngeren und mittleren Lebensjahren ist die Diagnose Prädiabetes wertvoll zur Einschätzung, ob die betreffenden Patienten einen Typ-2-Diabetes entwickeln. Es besteht dann die Möglichkeit, durch Lebensstiländerungen oder auch medikamentös frühzeitig gegenzusteuern. Dies muss im höheren Alter nicht immer sinnvoll sein, ergab eine US-Studie der Johns-Hopkins-Universität in Baltimore.

Hintergrund. Ein Prädiabetes zeichnet sich durch Blutzuckerwerte aus, die über dem als normal definierten Bereich liegen, aber noch nicht hoch genug sind, um als Typ-2-Diabetes klassifiziert zu werden. Dies ist der Fall, wenn der Blutzuckerlangzeitwert (HbA1c) bei mehreren Messungen zwischen 5,7 und 6,4 % liegt oder der Nüchternblutzucker regelmäßig im Bereich zwischen 100 und 125 mg/dl.

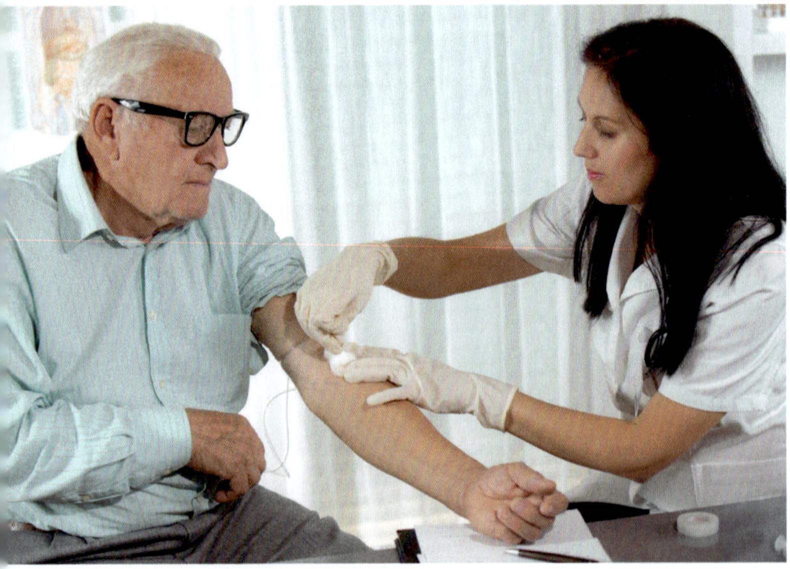

Im Alter haben viele Menschen leicht erhöhte Blutzuckerwerte, ohne dass sich daraus ein Diabetes entwickeln muss.

Studie. Die Studie der US-Mediziner umfasste ca. 3400 Teilnehmer mit einem Durchschnittsalter von 76 Jahren und ohne Diabetesvorgeschichte. Bei ihnen waren in den Jahren 2011 bis 2013 im Rahmen der ARIC-Studie (Atherosclerosis Risk in Communities Study) regelmäßig die Blutzuckerwerte erfasst worden. Dabei zeigte sich, dass etwa 60 % der Studienteilnehmer Prädiabetes-typische Nüchternblutzuckerwerte aufwiesen. Eine Überprüfung etwa sechseinhalb Jahre später ergab jedoch: Nur ein geringer Anteil der Patienten, etwa 8 %, hatte auch einen manifesten Diabetes entwickelt. Bei 44 % dagegen hatten sich die Zuckerwerte sogar wieder normalisiert.

Bedeutung. Nach Einschätzung der Studienleiterin Elizabeth Selvin ist „Prädiabetes im hohen Alter keine zuverlässige Diagnose". Die Kategorie Prädiabetes trüge im Alter nicht dazu bei, Hochrisikopatienten zuverlässig zu identifizieren. Ärzte sollten vielmehr den Fokus auf einen gesunden Lebensstil legen sowie auf die Erfassung von bedeutsameren Risikofaktoren: Rauchen, Übergewicht, zu wenig Bewegung, Bluthochdruck und erhöhte Blutfettwerte. Dieses Vorgehen sei für höherbetagte Patienten hilfreicher, um die Entwicklung von Krankheiten und Sterberisiko vorauszusagen und gegenzusteuern. Nicht zuletzt, so die Meinung von Altersmedizinern, könnten leicht erhöhte Blutzuckerwerte im Alter auch eine physiologische Schutzfunktion haben. In diesem Fall könnte eine zu starke Absenkung auf Werte, die für Jüngere günstig sind, eher kontraproduktiv sein. ■

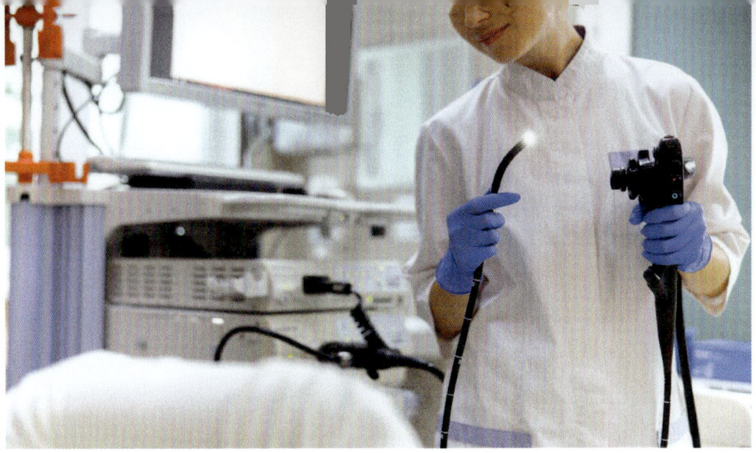

Darmspiegelung

Mehr Komplikationen bei alten Patienten

Die Darmspiegelung gilt als eine der wirksamsten Formen der Darmkrebsvorsorge, da sie Vorstufen aufdecken und entfernen kann. Obwohl Komplikationen eher selten auftreten, birgt das Verfahren im fortgeschrittenen Alter dennoch erhöhte Risiken und Nebenwirkungen.

Studie. Eine kanadische Studie am St.-Michael's-Krankenhaus in Toronto analysierte die Daten von rund 38 000 darmgesunden Patienten mit einem Durchschnittsalter von 65 Jahren, die sich einer ambulanten Darmspiegelung unterzogen hatten. Dabei zeigte sich, dass die Komplikationsrate in den 30 Tagen nach dem Eingriff bei über 75-Jährigen mehr als doppelt so hoch war wie bei Jüngeren: 6,8 % versus 2,6 % wurden wegen schwerwiegender Komplikationen – Blutungen, Darmwandperforationen oder Infektionen – im Krankenhaus nachbehandelt.

Bedeutung. Mit steigendem Alter sinkt auch der Nutzen einer reinen Vorsorgedarmspiegelung, da das Risiko, dass sich in der noch zu erwartenden Lebenszeit ein gefährlicher Tumor entwickelt, zunehmend geringer wird. In Deutschland gibt es bisher keine Altersobergrenze für eine Darmspiegelung; die geltende Leitlinie hält bei älteren Menschen eine „individuelle Entscheidung unter Berücksichtigung der Begleiterkrankungen" für angezeigt. ■

Besser altern mit Darmmikroben

Eine Darmflora, die sich ab dem mittleren Lebensalter beständig verändert und immer einzigartiger wird, könnte ein Hinweis auf ein gesundes Altern sein. Zu diesem Fazit kommen US-Forscher am Institut für Systembiologie in Seattle, nachdem sie die bakterielle Zusammensetzung der Darmflora bei mehr als 9000 Menschen im Alter zwischen 18 und 101 Jahren analysiert hatten.

Dabei zeigte sich: Bei „gesunden Alten", die körperlich fitter waren, bessere Blutfettwerte hatten und weniger Medikamente benötigten, unterschied sich die Darmflora deutlich von der Gleichaltriger in schlechterer gesundheitlicher Verfassung. Erstere zeigten eine bakterielle Zusammensetzung der Darmbakterien, die eher der jüngerer Menschen entsprach. Damit verbunden waren auch funktionelle Unterschiede. So fanden die Forscher bei den gesunden Senioren bakterielle Stoffwechselprodukte im Darm, denen eine gesundheitsfördernde Wirkung zugesprochen wird, wie beispielsweise entzündungshemmende Indole. Stillstand, so die Studienautoren, scheint somit auch auf Ebene der Darmflora nicht gesundheitsförderlich.

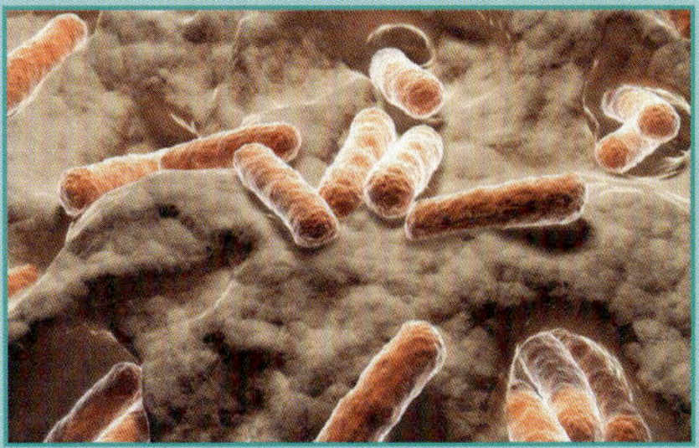

Gesunde Senioren zeigen, möglicherweise als sinnvolle Anpassung an das Altern, ein zunehmend individuelleres Darmmikrobiom.

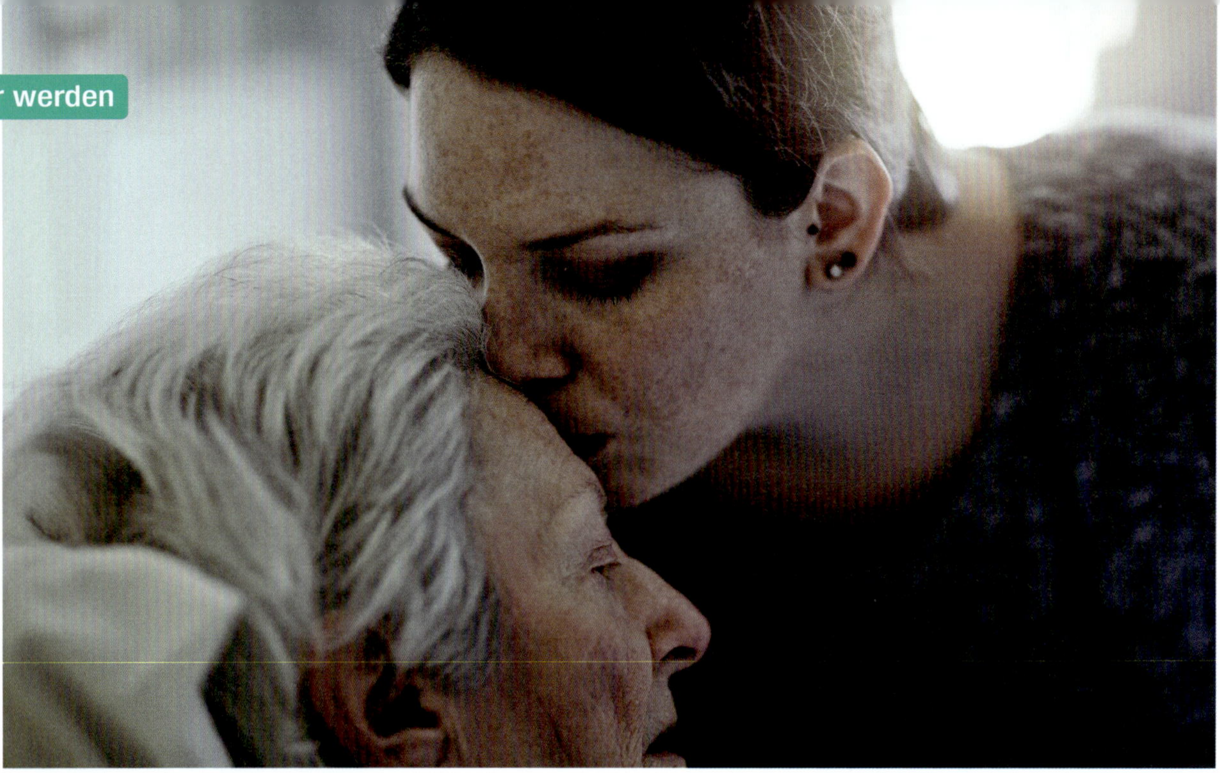

Bei einem Delir wirken sich eine ruhige Umgebung und der regelmäßige Kontakt zu vertrauten Personen positiv aus.

Delir

Verwirrtheit – nicht nur bei Demenz

Treten im Alter kognitive Probleme oder Verhaltensauffälligkeiten auf, wird dies oft vorschnell mit der Diagnose Demenz erklärt. Nach Einschätzung von Alterspsychiatern wird dabei eine alternative Ursache sehr häufig übersehen: Bis zu 60 % der Fälle können auf ein Delir zurückgehen. Auch bei älteren Covidpatienten im ambulanten Pflegebereich gehört ein Delir zu den häufigsten Symptomen, häufiger als Fieber und Husten. Eine neue Leitlinie soll deshalb Hilfestellung bei der Unterscheidung, Vorbeugung und Behandlung geben.

Hintergrund. Ein Delir oder Delirium bezeichnet eine plötzliche Funktionsstörung des Gehirns. Dabei handelt es sich nicht um ein psychisches, sondern ein organisches Geschehen in Form einer Bewusstseinsstörung. Ein akutes Delir ist ein Notfall, der lebensbedrohlich verlaufen kann und deshalb so rasch wie möglich intensivmedizinisch versorgt werden muss, damit keine bleibenden Schäden auftreten.

Leitlinie. Die aktualisierte Leitlinie der Deutschen Gesellschaft für Neurologie beschreibt neue Werkzeuge zur korrekten Diagnose, mögliche Ursachen sowie Maßnahmen zur Vorbeugung und Reduzierung der Delirsymptome.

Dazu gehören Desorientiertheit, Gedächtnis-, Aufmerksamkeits- und Schlafstörungen, Halluzinationen und eine starke Unruhe (Vigilanz), aber auch Lethargie. Besonders typisch und zur Abgrenzung gegenüber psychischen Störungen wichtig ist ihr plötzliches Auftreten: „Ohne einen akuten Beginn und Fluktuationen liegt kein Delir vor", so der Alterspsychiater Prof. Michael Hüll.

Ursachen. Wird ein Delir erkannt, gelte es zuerst, die Ursachen herauszufinden und anzugehen. Dies können Stoffwechselstörungen wie Leber- und Nierenschwäche sein, Vergiftungen, Sauerstoffmangel durch Herz-Kreislauf- oder Lungenerkrankungen, Schlaganfälle, aber auch Infektionen, Knochenbrüche oder starke Schmerzen. Nicht zuletzt können auch verschiedene Medikamente ein Delir begünstigen. Letztendlich ausgelöst wird es durch starke körperliche oder psychische Stressfaktoren, wie sie in plötzlichen Veränderungen der Lebensumstände, durch Ausnahmesituationen wie eine Operation, der Umzug in ein Pflegeheim oder der Tod des Lebenspartners auftreten können.

Therapie. Die Delirbehandlung richtet sich zuvorderst nach der zugrunde liegenden Erkrankung sowie den vorherrschenden Symptomen.

Medikamentöse Strategien sollten sich danach auf das Absetzen von Risikomedikamenten beschränken; nur in schweren Fällen mit Selbst- und Fremdgefährdung sollten Neuroleptika zum Einsatz kommen. Laut Studien sei ansonsten für sie kein Nutzen für den Patienten belegt.

Nichtmedikamentöse Maßnahmen dagegen sind hochwirksam. Eine ausreichende und ausgewogene Ernährung, ein Zimmer mit Fenster, Uhren und Kalender, ein ruhiger Raum ohne nächtliche Störungen und der regelmäßige Kontakt zu vertrauten Personen zeigen einen schützenden Effekt.

Bedeutung. Ein Delir ist eine starke Belastung des gesamten Gehirns. Je länger dies andauert, desto größer ist die Gefahr von bleibenden kognitiven Einschränkungen; auch erhöht sich das Risiko, langfristig an einer Demenz zu erkranken. Erfolgt dagegen eine umgehende und richtige Behandlung, können sich die Symptome innerhalb von Tagen oder Wochen vollständig zurückbilden. ■

IN KÜRZE

➔ Gehirntraining hilft vor der OP

US-Forscher der Ohio State University in Columbo fanden heraus, dass ein Gehirntraining vor einem chirurgischen Eingriff unter Vollnarkose hilfreich sein kann, um postoperativen Komplikationen wie einem Durchgangssyndrom vorzubeugen. In ihrer Studie unterzog sich die Hälfte der 250 Teilnehmer über 60, denen eine Operation bevorstand, einem computerbasierten kognitiven Training mit Tests zu Gedächtnisleistung, Schnelligkeit, Aufmerksamkeit, Flexibilität und Problemlösungen. Ursprünglich geplant waren zehn Trainingseinheiten zu je einer Stunde pro Tag, jedoch wurden von den Teilnehmern nur viereinhalb Stunden Gesamtzeit absolviert. Sieben Tage nach der Operation zeigte sich: Bei der Kontrollgruppe hatte sich bei 23 % ein Durchgangssyndrom mit vorübergehenden Delir-Symptomen entwickelt, gegenüber nur 13 % bei der Trainingsgruppe. Weitere Studien sollen nun herausfinden, in welcher Form, Dauer und Gestaltung ein präoperatives Denktraining am wirksamsten ist.

➔ Hitzewallungen auch durch Bluthochdruck

Ärzte der Europäischen Gesellschaft für Kardiologie fordern, dass Bluthochdruck bei Frauen mittleren Alters gezielter beobachtet und behandelt wird. Fast die Hälfte aller Frauen entwickelt vor dem 60. Lebensjahr einen Bluthochdruck. Häufig werden damit zusammenhängende Symptome wie Hitzewallungen und Herzklopfen jedoch mit den Wechseljahren oder Stress erklärt. Im Vergleich zu Bluthochdruck bei Männern werden Frauen seltener behandelt. Daraus, so die Kardiologen, ergebe sich ein größeres Risiko für eigentlich vermeidbare Erkrankungen wie Vorhofflimmern, Herzinsuffizienz und Schlaganfall. Ebenso raten sie zu Vorsicht bei einer Hormonersatztherapie. Sie könne zwar bei Wechseljahressymptomen wie Nachtschweiß und Hitzewallungen helfen, sei aber für Frauen mit einem hohen Herz-Kreislauf-Risiko sowie nach einem Schlaganfall, Herzinfarkt oder Blutgerinnseln nicht zu empfehlen.

Kinder

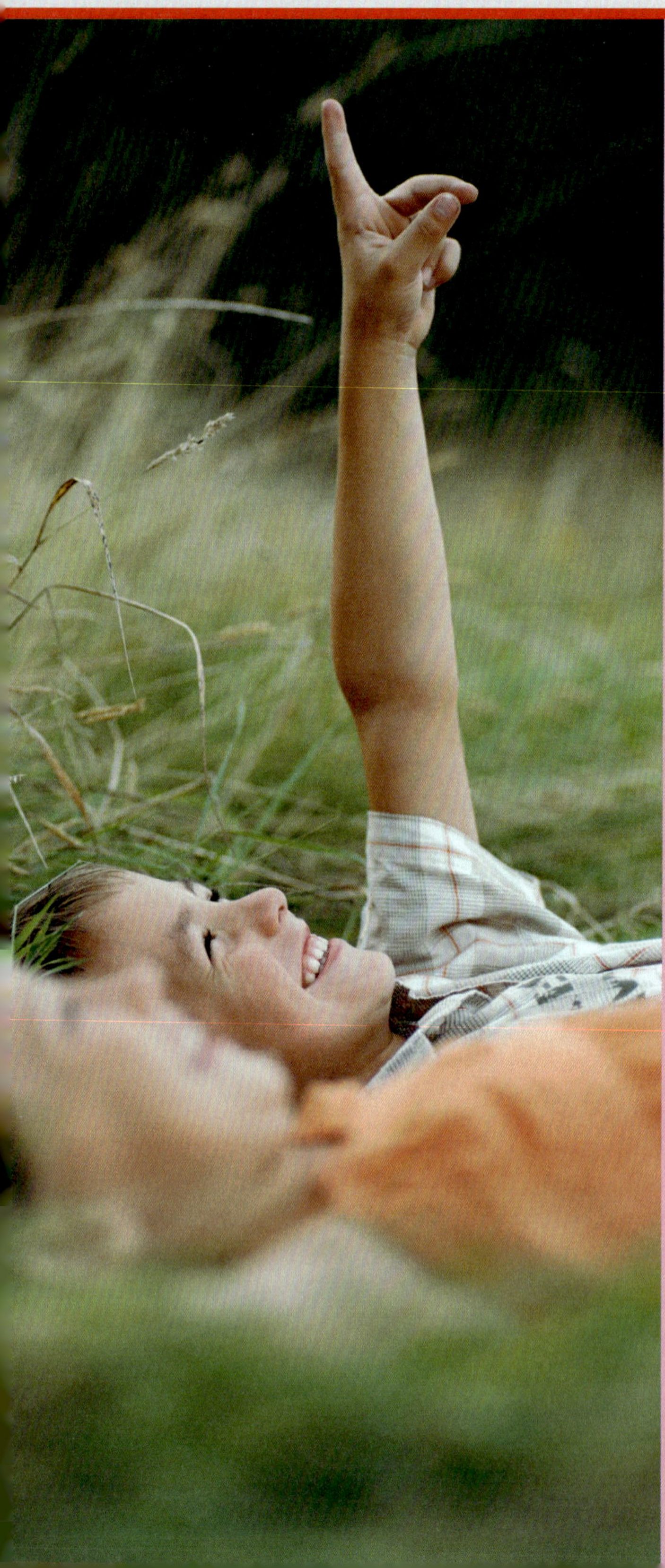

In diesem Kapitel

Kinder und Jugendliche haben weltweit oft schlechte Chancen auf Gesundheit – in den letzten zwei Jahren mussten viele von ihnen aber selbst in Industrieländern viel Leid ertragen.

Gleich zwei Krisen treffen derzeit auf die junge Generation: Während sehr viele der Menschen ab 60+ seit dem Herbst 2021 langsam, aber sicher wieder mehr Normalität leben konnten als während der vorherigen Monate der Pandemie, hieß es für Kinder immer noch: Masken im Unterricht, regelmäßige Selbsttests und immer wieder kein Unterricht aufgrund von Quarantäne. Dabei hatten sie bereits über 18 Monate lang auf so Vieles verzichtet, was für die körperliche und psychische Gesundheit wichtig ist – Kontakte mit Freunden, Hobbys, Sport und regelmäßigen Schulbesuch. Um die psychische Gesundheit der Kinder in Deutschland war es bereits nach dem ersten Lockdown schlecht bestellt; im zweiten verschlimmerte sich die Situation noch.

Und auch wenn die Pandemie hoffentlich bald ihren Schrecken verlieren wird – die Erderwärmung wird bleiben und mit ihr viele Gefahren für Körper und Seele, die insbesondere Kinder und Jugendliche treffen. Und dabei ist die Pubertät immer schon eine instabile Phase gewesen; Krankheiten wie Magersucht, Psychosen oder andere treten häufig in dieser Zeit erstmals auf. Zudem hadern auch manche Jugendliche mit ihrem Geschlecht, fühlen sich „falsch im eigenen Körper“. Dass die Jüngsten in der Gesellschaft fundierte Unterstützung benötigen, machen Experten mit vielen Studien deutlich.

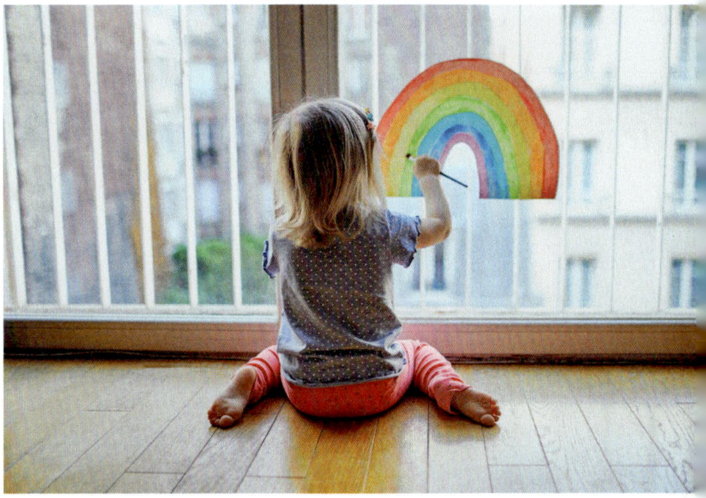

In der Pandemie hieß es für Kinder meist: Drinnen allein spielen und versuchen, trotzdem guter Laune zu bleiben.

TOP-Trend

Neues Diabetesmedikament für Kinder

Bis vor einigen Jahren wurde bei zuckerkranken Kindern stets die Diagnose Diabetes Typ 1 gestellt, inzwischen wird auch Typ 2 häufiger. Erwachsene mit Typ-2-Diabetes können mehrere verschiedene Medikamente nutzen, für Kinder allerdings waren bis 2019 nur Metformin und Insulin verfügbar; beide sind hier aber oft nicht optimal wirksam. Inzwischen sind auch für diese jungen Patienten die sogenannten GLP1-Rezeptoragonisten zugelassen und laut einer aktuellen Studie auch sehr hilfreich. Gerade Kinder, deren Zuckerspiegel sich unter Metformin und Insulin nicht deutlich bessert, können von GLP1-Rezeptoragonisten profitieren, so die Ergebnisse der Studie mit 10- bis 17-Jährigen.

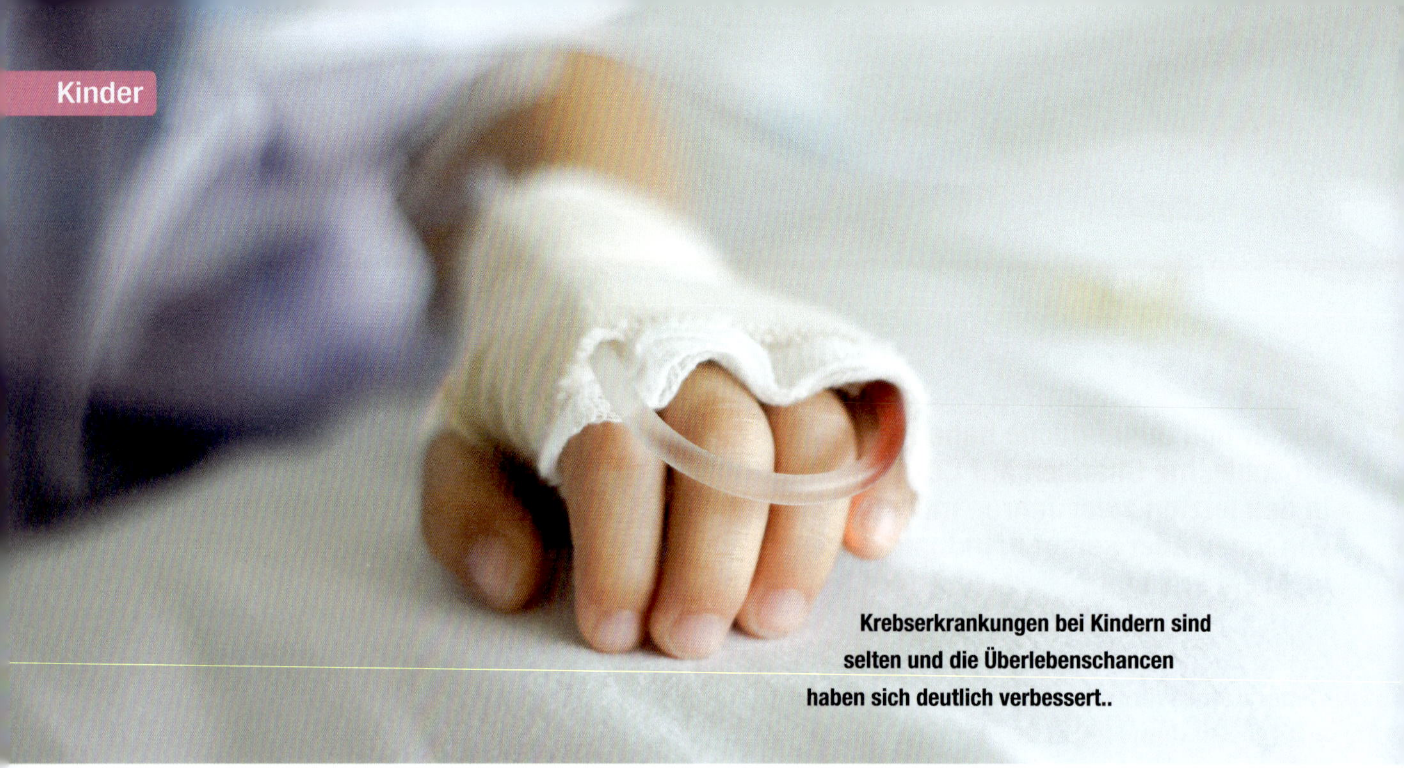

Krebserkrankungen bei Kindern sind selten und die Überlebenschancen haben sich deutlich verbessert..

Krebs bei Kindern

Zwar selten, aber ernst – Krebs schnell erkennen!

Krebs bei Kindern ist selten; in Deutschland erkrankt jedes Jahr etwa eines von 6000 im Alter unter 18 Jahre an Blutkrebs oder einem bösartigen Organtumor. Am häufigsten ist Blutkrebs, danach kommen Hirntumoren, Krebs der Lymphdrüsen und schließlich andere Tumoren, wie des Nervengewebes, der Knochen oder Nieren. Die therapeutischen Optionen haben sich in den letzten 20 Jahren verbessert, mehr als 85 % aller Kinder überleben ihre Krebserkrankung. Nur bei wenigen krebskranken Kindern sind die Ursachen erklärbar; dennoch gibt es einige bekannte Risikofaktoren.

Studienergebnisse. Bei einigen Krebsarten spielen die Gene eine Rolle, also ein vererbtes erhöhtes Risiko für bestimmte Krebsarten. In der Regel spielen hier mehrere Genveränderungen zusammen, um Krebs entstehen zu lassen. Rund 10 % der Tumoren bei Kindern sind Schätzungen zufolge durch Faktoren verursacht, die von außen auf den Organismus einwirken: Dazu zählen Strahlen (radioaktive, aber auch häufige CT-Untersuchungen im Kindesalter) und eine vorherige Chemotherapie; für andere Umweltfaktoren wie Pestizide oder andere Umweltgifte sind die wissenschaftlichen Daten teilweise widersprüchlich. Auch wenn Krebs bei Kindern im Allgemeinen sehr selten ist, gilt: Jungen erkranken insgesamt häufiger als Mädchen, vor allem an einem Typ von Lymphdrüsenkrebs. Nur manche Tumoren der Leber und Niere treten häufiger bei Mädchen auf. Im Säuglingsalter

STAND DER FORSCHUNG

Warnsignale für Krebs bei Kindern

Schmerzen in Gelenken, an Knochen, an Rücken, Bauch oder Kopf sind auch bei Kindern nicht ungewöhnlich und in den meisten Fällen harmlos oder gut zu behandeln. Allerdings sind solche Beschwerden manchmal auch die ersten Zeichen für eine Krebserkrankung. Dies wird immer noch zu häufig übersehen bzw. erst verspätet erkannt – dabei „zählt" gerade bei Kindern für viele Tumorarten (aber nicht alle) jeder Monat für den Erfolg einer Therapie. Die häufigsten Beschwerden als Zeichen von Krebs sind einer Studie zufolge Knochenschmerzen oder -schwellung, Fieber, Schwäche/Blässe, ein Krampfanfall, Bauch- oder Kopfschmerz und geschwollene Lymphknoten. Klagt ein Kind also z. B. länger als vier Wochen über Knochenschmerzen, ohne dass es einen erkennbaren Grund (etwa eine Sportverletzung) dafür gibt, ist es ratsam, dies beim Arzt sorgfältig untersuchen zu lassen. Meist lässt sich Entwarnung geben; aber wenn doch ein Tumor zugrunde liegt, sind bei einer frühzeitigen Therapie die Heilungschancen sehr hoch.

werden im Verhältnis relativ viele Tumoren entdeckt; Klein- und Grundschulkinder erkranken hingegen seltener an Krebs. Eine Ausnahme ist eine bestimmte Art der Leukämie, die am häufigsten Zwei- bis Fünfjährige betrifft. Ansonsten steigt die Häufigkeit erst mit der Pubertät wieder an; in diesem Alter treten Knochentumoren besonders häufig auf. Grundsätzlich entstehen bei Kindern mit angeborenen Fehlbildungen bestimmte Krebsarten etwas vermehrt.

Bedeutung. Falls Risikofaktoren vorliegen, ist es wichtig, früh genug an regelmäßige Vorsorgeuntersuchungen zu denken. Etwa 10 % aller Tumoren bei Kindern bilden sich beispielsweise auf der Grundlage erblich bedingter Syndrome. Da die betroffenen Kinder an mehreren Tumoren leiden können, ist es wichtig, dass der Arzt bei entsprechenden Hinweisen sorgfältig auch nach anderen Tumoren sucht. Dazu gehören z. B. bestimmte Hautveränderungen in Form bräunlicher großer Flecken, mehrere Tumoren in einem Organ gleichzeitig, verschiedene Tumorarten parallel oder für das Kindesalter sehr ungewöhnliche Tumoren. Auch wenn das Kind

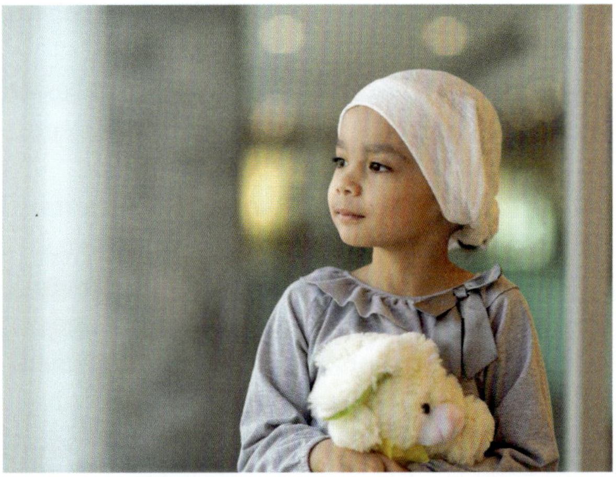

Jedes Jahr erkranken rund 2200 Kinder und Jugendliche in Deutschland an Krebs; die meisten werden geheilt.

ganz anders als erwartet auf eine übliche Therapie reagiert, könnte dies ein Zeichen für ein erbliches Syndrom sein. Litten gleich mehrere Verwandte an Krebs, weist auch das auf ein erhöhtes Risiko beim Kind hin. Mit sorgfältigen Untersuchungen lässt sich dann schnell erkennen, ob eventuell ein Tumor vorliegt. ■

Migräne

Zunehmend häufig bei Kindern

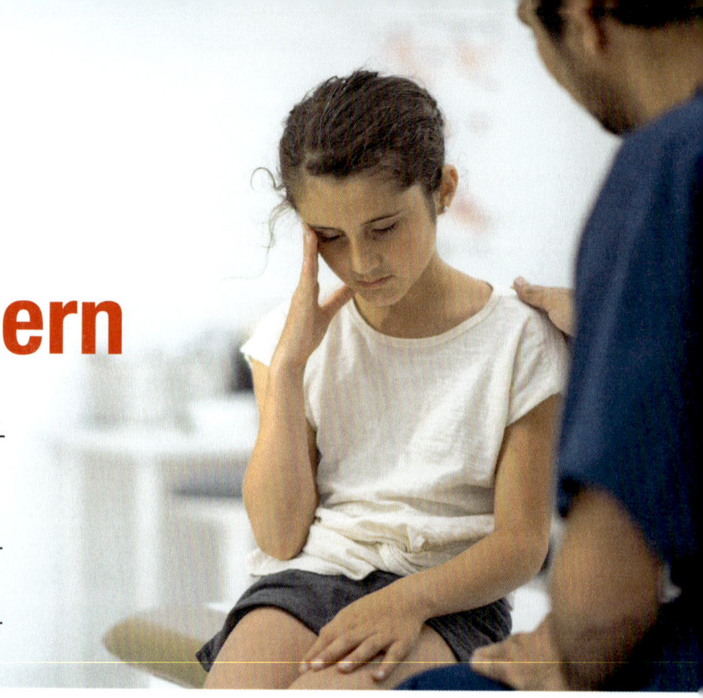

Migräne ist eine häufige Erkrankung; die chronischen Schmerzen schränken die Betroffenen meist stark ein. Manche Kinder erkranken bereits im Schulalter daran.

Immer mehr Kinder leiden an chronischen Kopfschmerzen im Sinne einer Migräne; derzeit rechnen Experten mit etwa 250 000 allein in Deutschland. Viele von ihnen werden die Krankheit auch als Erwachsene nicht los. Neue altersangepasste Therapiekonzepte richten sich speziell an Grundschulkinder mit Kopfschmerzen.

Hintergrund. Gerade bei Kindern mit chronischen Kopfschmerzen treten häufig verschiedene Schmerztypen als Mischtyp auf. Das heißt, es ist nicht so einfach, eindeutig beispielsweise die Diagnose Migräne oder Spannungskopfschmerz zu stellen, weil manche Kinder eben an Merkmalen beider Schmerztypen leiden. Das macht es für den Arzt schwieriger, die am besten geeignete Therapie auszuwählen. Zu beachten ist auch: Vor allem bei Kindern gibt es eine Sonderform der Migräne, die sich in Form von Bauchschmerzen äußert. Von einer solchen abdominalen Migräne sprechen Mediziner, wenn ein Kind mindestens fünfmal an sehr unangenehmen Bauchschmerzen im Bereich des Bauchnabels litt, die zwischen zwei Stunden und drei Tagen anhalten können, und wenn keine andere Krankheit als Ursache hierfür vorliegt. Viele Kinder erbrechen während der Schmerzattacken, sind blass und haben wenig Appetit. Zwischen den Schmerzanfällen haben die meisten keine Beschwerden.

Therapie. Um die betroffenen Kinder noch besser zu behandeln, wurde an einer Münchner Klinik ein Konzept für Sechs- bis Elfjährige entwickelt: „modules-on-migraine-activity“, gefördert durch den Gemeinsamen Bundesausschuss. An diesem Projekt können Kinder mit Migräne und ihre Eltern unter Betreuung ihres Kinderarztes teilnehmen, um noch weitere Unterstützungsangebote zu erhalten (www.moma-migraine.de/). Wichtig ist den Ärzten und Psychologen des moma-Konzepts, dass vor allem bei Kindern mit Migräne psychische und soziale Aspekte dieser „biologischen“ Krankheit besonders zu berücksichtigen sind und diese sich gegenseitig bedingen. Daher wird den Kindern z. B. verständlich erklärt, wie sich ihre Gefühle und Gedanken auf die Kopfschmerzen auswirken können, etwa: „Migräneattacken treten häufig dann auf, wenn du Stress hast – […]. Wenn man dahinterkommt, was einen bedrückt oder stresst, kann man damit meistens besser klarkommen und dadurch seine Kopfschmerzen verringern.“ Viele Kinder mit Migräne leiden häufig auch an Muskelverspannungen im Nacken- und Schulterbereich; hier helfen physiotherapeutische Maßnahmen.

Fazit. Eine frühe effektive Migränetherapie ist gerade bei Kindern wichtig, damit diese lernen, mit dieser meist lange andauernden Krankheit bestmöglich umzugehen. ■

Neurodermitis

Tägliches Cremen (leider) ohne Effekt

Babys von Eltern, die an einem allergischen Ekzem, Heuschnupfen oder Asthma leiden, haben selbst ein erhöhtes Risiko für ein solches Hautekzem, auch Neurodermitis genannt. Um dieser chronischen Hautkrankheit vorzubeugen, könnte eine regelmäßige Basispflege der Haut mit sogenannten Emollenzien helfen, schlugen Fachleute vor.

Studienergebnisse. Allerdings spricht eine aktuelle Studie nun dagegen: Von 1394 Babys mit hohem Ekzemrisiko wurde die Hälfte einmal täglich für 12 Monate mit den wirksamen Salben eingecremt, die Eltern der anderen sorgten hingegen für eine übliche Hautpflege ohne „Extras“. Nach einigen Wochen, Monaten und nach zwei Jahren wurden die Eltern nach dem Hautzustand und anderen Erkrankungen der Kinder befragt. Mit 23 % erkrankten in der „Creme-Gruppe“ sogar etwas mehr Kinder an einer Neurodermitis als in der anderen Gruppe (15 %). Außerdem entwickelten die regelmäßig gecremten Säuglinge etwas häufiger Hautinfektionen oder auch eine Nahrungsmittelallergie.

Fazit. Regelmäßiges Cremen schützt also bei hohem Neurodermitisrisiko leider nicht. Leidet ein Kind jedoch schon an Neurodermitis, helfen bestimmte Cremes natürlich. ■

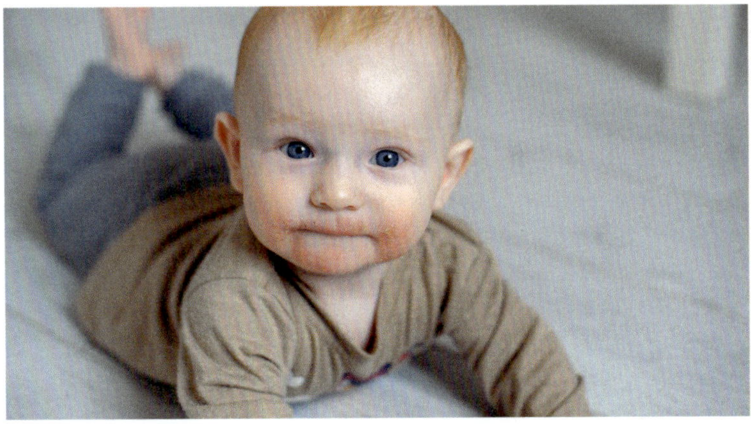

Neurodermitis zeigt sich bei Babys an den Hautrötungen im Gesicht.

Allergien auf dem Vormarsch

Asthma und Allergien beginnen häufig im Kindesalter und ihre Zahl nimmt weltweit zu. Nach Schätzungen der WHO sind beispielsweise etwa 40 % der Asthmafälle durch Umweltfaktoren bedingt. Dazu gehören Luftverschmutzung mit Feinstaub, Stickstoffoxid und anderen Partikeln, ungesunde Ernährung und Lebensstil, aber auch durch den Klimawandel bedingte Ursachen. Denn durch die zunehmende Erderwärmung blühen

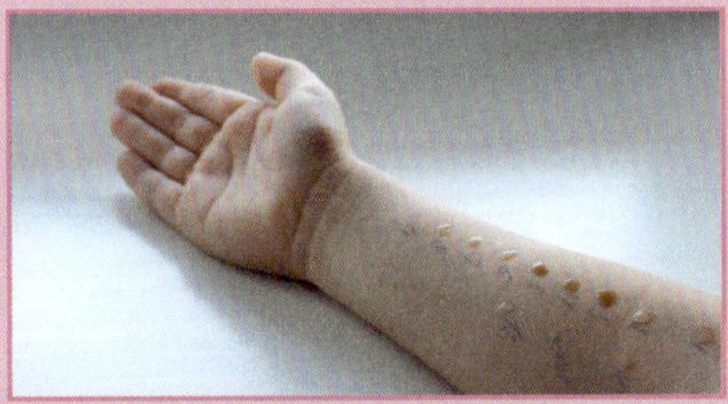

Mit einem solchen Allergietest an der Haut können Ärzte erkennen, auf welche Substanzen ein Kind allergisch reagiert.

ewa viele Pflanzen mit Allergiepotenzial länger, sodass der Pollenflug über längere Zeit im Jahr anhält. Erwärmen sich zuvor eher kühlere Regionen Europas langsam, so werden zudem ganz neue Pflanzen dort heimisch. Dies führt zu potenziellen neuen Allergenen. Ein Beispiel hierfür ist die Ausbreitung von Ambrosie, dem Beifuß-Traubenkraut, das heftiges Asthma auslösen kann, sogar bei Nichtallergikern. Sorgen macht Experten zudem die Beobachtung, dass es zu massiven Asthmaattacken kommen kann, wenn während eines Gewitters zufällig viele Pollen in der Luft sind. Ganz abgesehen von Asthma haben auch Erkältungsviren leichteres Spiel, wenn sehr viele Pollen in der Luft sind, wie Studien ergaben.

Psychose

Risikoalter Adoleszenz – frühe Diagnose wichtig

Jugendliche und junge Erwachsene befinden sich in einer Lebensphase, in der sie besonders verwundbar für psychische Probleme sind.

Hintergrund. Auch Psychosen, also psychische Störungen, die neben anderen Symptomen mit einem „Wahn" einhergehen, zeigen sich häufig zwischen 18 und 25 Jahren zum ersten Mal. Zu dieser Gruppe gehören Schizophrenien und bipolare Störungen. Diese chronischen Krankheiten brechen meist immer wieder auf und können die Lebensqualität schwerwiegend beeinträchtigen. Häufiger als Gleichaltrige haben Betroffene keine abgeschlossene Ausbildung, keinen Job, keine Beziehung. Zwischen den ersten Symptomen und einer Therapie vergehen jedoch oft mehr als sechs Monate.

Studienergebnisse. Eine möglichst früh einsetzende effektive Therapie aber kann entscheidend dazu beitragen, wiederholte psychotische Episoden zu verhindern und den Krankheitsverlauf insgesamt zu verbessern, wie Autoren einer aktuellen Publikation beschreiben. Die oft angstbesetzten Wahnvorstellungen früh zu durchbrechen ist auch wichtig, weil diese sonst oft wie ein zusätzliches psychisches Trauma wirken können. Für die Therapie ist die Kombination aus einer kognitiven Verhaltenstherapie und Medikamenten zu empfehlen. Antipsychotische Wirkstoffe durchbrechen gerade die erste Episode einer Psychose in den meisten Fällen. Die verschiedenen Substanzen sind ähnlich gut wirksam. Daher plädieren die Autoren dafür, bei der Auswahl bei Jugendlichen darauf zu achten, welches Medikament die geringsten Nebenwirkungen verursacht. Zudem reiche meist eine niedrige Dosierung aus.

Hilfreich sind weiterhin die Einbeziehung der Familie, die Stärkung der Eigenverantwortung sowie eine professionelle Unterstützung bei der Rückkehr in Ausbildung und Beruf. ■

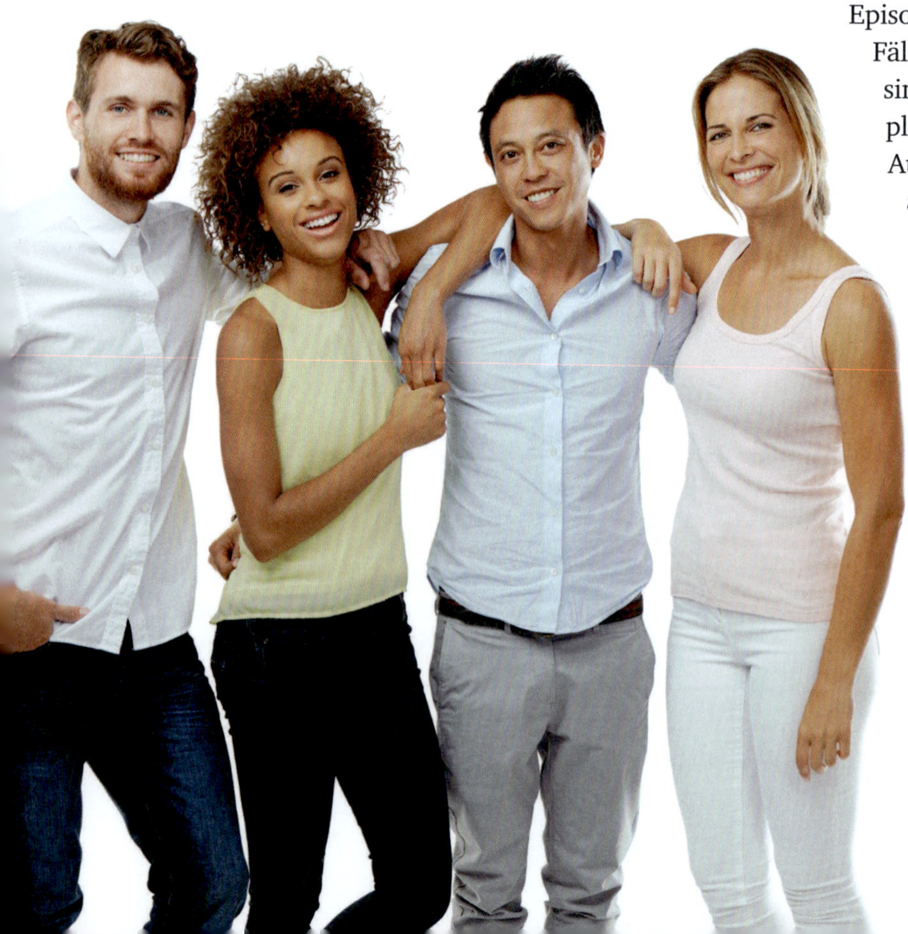

Junge Erwachsene erleben eine Phase des Umbruchs. Treten psychische Probleme auf, ist eine frühe Behandlung wichtig.

Magersucht

Den Körper möglichst rasch mit Energie versorgen

Wer magersüchtig ist, also an Anorexia nervosa leidet, der möchte eines am allerwenigsten: essen. Dabei ist der körperliche Hungerzustand natürlich ein wichtiger Faktor im Teufelskreis dieser Krankheit. Zudem zieht eine länger andauernde Unterernährung viele negative körperliche Spätfolgen nach sich.

Bedeutung. In der Therapie geht es neben psychischer Behandlung daher auch um die geeignete Ernährung der betroffenen Jugendlichen. Ein so unterernährter Körper jedoch, warnen Experten oft, käme mit einem reichen Kalorienangebot nicht gut zurecht, es drohten heftige körperliche Beschwerden, die erneut zur Klinikeinweisung führen würden. Häufig heißt es daher für die Ernährung bei Magersucht: Langsam beginnen.

Studienergebnisse. Dagegen spricht jedoch eine neue Untersuchung: In der Studie hatten 60 Patienten täglich 2000 Kilokalorien erhalten, was täglich um 200 Kilokalorien erhöht wurde. 50 weitere Patienten hatten mit 1400 Kilokalorien täglich begonnen, die Steigerung der Zufuhr erfolgte mit 200 Kilokalorien alle zwei Tage zudem langsamer. Unter höherer Energiezufuhr hatten sich die 12- bis 24-Jährigen schneller stabilisiert und mussten nicht so lange in der Klinik bleiben. Aber hält dieser Effekt auch langfristig an oder erleiden die Patienten häufiger einen Rückfall? Schließlich könnte es sein, dass die Betroffenen nach der höherkalorischen Ernährung nach der Entlassung aus der Klinik zu Hause wieder mehr Probleme haben, ihr Körpergewicht auch zu halten und sogar weiter zuzunehmen. Diese Befürchtung trifft offenbar nicht zu: Einer Verlaufsstudie mit denselben Patienten zufolge geht es ihnen ein Jahr später genauso gut wie denen, die anfangs nur langsam an Gewicht zugenommen hatten und länger in der Klinik bleiben mussten, berichten die Autoren nun. Nach einem Jahr war die Therapie bei knapp der Hälfte aus beiden Gruppen erfolgreich. Es zeigten sich bei den Patienten mit höherkalorischer Ernährung auch keine häufigeren medizinischen Probleme, die zu einer Klinikeinweisung führten. Der rasche Gewichtsaufbau stellte also keine zusätzlichen gesundheitlichen Probleme dar.

Fazit. Angesichts der Vorteile zu Beginn der Therapie, vor allem den kürzeren Klinikaufenthalt, sprechen sich die Autoren daher für die rasche hochkalorische Ernährung bei Jugendlichen mit Anorexie aus, sofern keine anderen Gründe dagegensprechen. ■

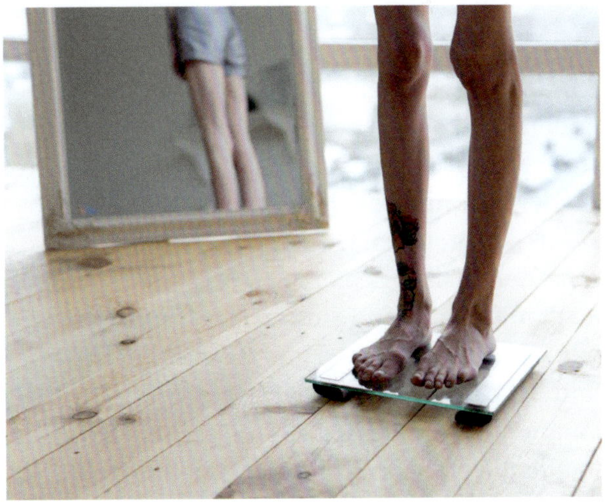

Bei Magersucht ist neben der Psychotherapie eine sorgfältig abgestimmte Ernährungstherapie entscheidend.

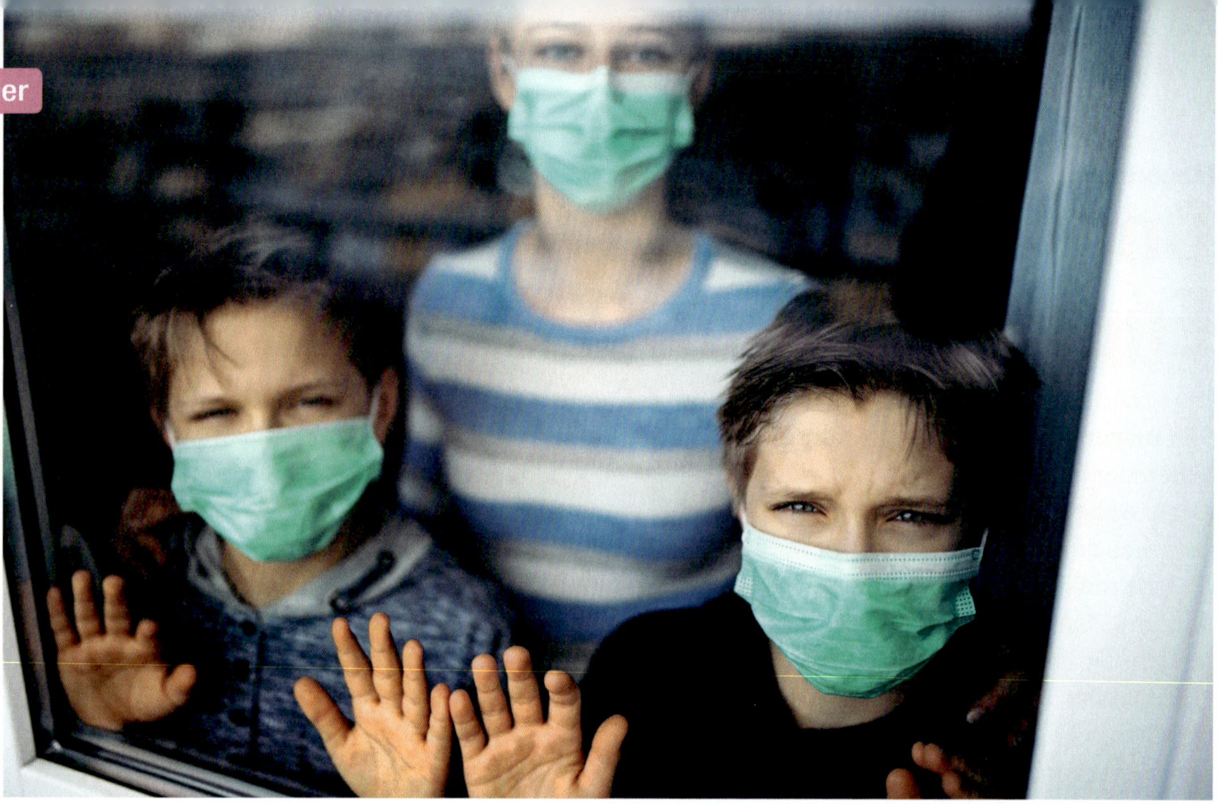

Kein Kontakt mit Freunden, kein Sport, kein Schulbesuch – Kinder und Jugendliche leiden sehr unter der Pandemie.

Psychische Gesundheit

Coronalockdown und die Folgen

Während es lange Zeit im Lauf der Coronapandemie darum ging, ältere Menschen und andere Risikopatienten zu schützen und das Gesundheitssystem nicht zu überfordern, gerieten Kinder und Jugendliche erst recht spät in den Fokus der breiteren Öffentlichkeit. Wissenschaftler allerdings planten schon Anfang 2020 auch in Deutschland eine erste größere Umfrage namens CoPsy (Corona und Psyche), um zu erfahren: Wie geht es Kindern psychisch in der Pandemie? Welche Auswirkungen haben die Pandemie und die daraus folgenden Regeln wie Schulschließungen und Kontaktbeschränkungen?

Studienergebnisse der ersten Umfrage. Ein Forscherteam aus Hamburg befragte über 1000 Kinder und Jugendliche sowie deren Eltern und weitere etwa 500 andere Eltern zu Stimmung, Lebensqualität, Alltag etc. der 11- bis 17-Jährigen. Etwa 70 % von ihnen fühlten sich durch die Kontaktbeschränkungen belastet; bei 39 % verschlechterten sich infolge dieser Beschränkungen die Freundschaften. Häufigeren Streit untereinander und heftigeren Streit mit den Eltern gaben etwa ein Drittel an. Die Schule empfanden rund zwei Drittel der Befragten als anstrengender als zuvor. Deutlich mehr Kinder und Jugendliche als vor der Pandemie litten an Kopfschmerzen, Bauchschmerzen, fühlten sich gereizt, niedergeschlagen oder konnten schlecht schlafen. Das Risiko für psychische Beschwerden stieg von sonst 18 % auf 30 %. Diese Probleme waren besonders stark in der Gruppe der Befragten ausgeprägt, die aus sozial schlechter gestellten Familien mit niedrigerem Bildungsstand oder aus Elternhäusern mit Migrationshintergrund stammten. Hingegen boten günstigere familiäre Bedingungen sowie eine optimistischere Grundhaltung die Chance, unter dem Lockdown weniger oder gar nicht zu leiden.

Studienergebnisse der zweiten Umfrage. Im Winter 2020 starteten Forscher erneut eine Umfrage; zahlreiche Beteiligte der ersten Studie nahmen nochmals teil. Wieder zeigte sich: „Wer vor der Pandemie gut dastand, Strukturen erlernt hat und sich in seiner Familie wohl und gut aufgehoben fühlt, wird auch gut durch die Pandemie kommen“; für Risikofamilien brauche es aber besondere Unterstützung, schreiben die Forscher. Denn im Vergleich zum Sommer 2020 haben Ängste, Sorgen sowie Niedergeschlagenheit noch einmal zugenommen; das gilt auch für Schmerzen und andere psychosomatische Beschwerden. Nun fühlen sich 81 % der Befragten als belastet infolge der Pandemie.

Etwa ein Drittel der Grundschulkinder und Teenager leidet ein Jahr nach Beginn der Pandemie unter psychischen Auffälligkeiten. Über 70 % fühlen sich weniger fit, können sich nicht gut konzentrieren, haben weniger Energie. Als Ursachen nennen die Befragten geschlossene Schulen, kaum soziale Kontakte zu Freunden und auch viel zu wenig Angebote für Sport und andere Hobbys. Im Winter 2020 waren zehnmal weniger Kinder sportlich aktiv als noch 2019; viele ernährten sich ungesünder, der Medienkonsum nahm zu.

> Vom Verlauf der Pandemie waren die jüngeren Kinder insgesamt noch mehr betroffen als die älteren.

Bedeutung. Es ist die fehlende Perspektive, nennen die Ärzte und Psychologen einen wichtigen Grund für die weitere Verschlechterung der Situation. Auch 80 % der Eltern berichten, durch die Pandemie sehr belastet zu sein. Die Ergebnisse der Umfrage, betonen die Forscher, sind nicht gleichzusetzen mit Diagnosen, aber sie weisen auf ein erhöhtes Risiko für psychische Probleme hin. Ähnliche Daten ergaben sich aus Studien in anderen Ländern. „Wir müssen die seelischen Belastungen und Bedürfnisse von Familien und Kindern während der Pandemie und während eines Lockdowns stärker berücksichtigen“, betonte die Leiterin der CoPsy-Studie. ■

Gesichtsmaske – Beschwerden und Empfehlungen

Gesichtsmasken zur Eindämmung der Coronapandemie: Was dies für Kinder bedeutet, haben deutsche Forscher mithilfe eines Registers untersucht, in das Eltern, Ärzte und Pädagogen ihre Beobachtungen an Kindern eintragen konnten, die eine Maske trugen. Bis Oktober 2020 ließen sich bereits über 20 000 Einträge hauptsächlich von Eltern auswerten, die sich auf rund 25 000 Kinder beziehen. Die Kinder trugen durchschnittlich 270 Minuten am Tag eine Maske, rund zwei Drittel klagten über Beschwerden wie Gereiztheit, Kopfschmerzen, Konzentrationsstörungen, Müdigkeit. Die Forscher fordern daher genauere Untersuchungen über diese Beschwerden. Zugleich betonen sie jedoch, dass Masken auch für viele Kinder Schutz bieten. Erwachsene sollten sich nicht unbegründet negativ über Masken äußern, denn das könnte als „Nocebo-Effekt“ zu mehr Symptomen führen. Laut WHO sollen Kinder erst ab 6 Jahren nach genauer Abwägung und grundsätzlich erst ab 12 Jahren regelmäßig eine Maske tragen; Vorerkrankungen sind dabei zu beachten.

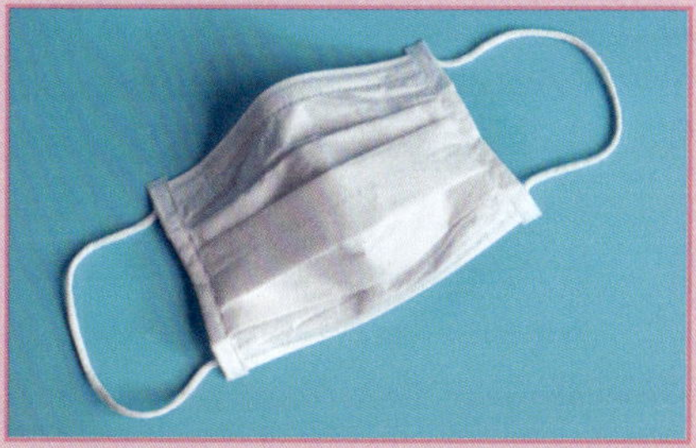

Werden Masken korrekt und nicht zu lange getragen, sind bei (älteren) Kindern keine ernsten Nebenwirkungen bekannt.

Psychische Gesundheit

Macht Klimaangst psychisch krank?

Erlebnisse wie Sturmfluten oder Orkanschäden als Folge des Klimawandels können traumatisch wirken und gerade Kinder stark belasten. Aber auch die immerwährende Sorge um die Veränderungen der Welt infolge des Klimawandels kann Angst machen – mit deutlichen Folgen für die Psyche.

Hintergrund. Menschen leiden aufgrund der Erderwärmung: Plötzliche Hitze oder Überflutungen führen zu Todesfällen, Dürren ziehen Hungernöte nach sich und zunehmende Infektionskrankheiten im Zuge des Klimawandels hinterlassen ebenfalls ihre Folgen. Kinder sind hier weltweit mindestens ebenso bedroht wie Erwachsene. Aber auch auf die Psyche wirkt sich der fortschreitende Klimawandel aus: Wer Angehörige wegen einer Umweltkatastrophe verliert, ist häufig traumatisiert. Beim Klimawandel im Allgemeinen jedoch, und bei der bloßen Diskussion um Ausmaß und Folgen geht es für die meisten Menschen weltweit (noch) gar nicht um unmittelbare Folgen. Dennoch berichten viele von einer umfassenden Angst wegen einer unsicheren Zukunft. Und gerade Kinder und Jugendliche stehen hier im Fokus, denn für sie geht es naturgemäß noch mehr um die Zukunft als für Erwachsene.

Studienergebnisse. 65 % der befragten Jugendlichen und jungen Erwachsenen in der Shell-Jugendstudie von 2019 machen sich ernsthafte Sorgen wegen der Erderwärmung; sie klagen über Klimasorgen oder Klimaangst. Mit diesem Phänomen beschäftigen sich seit einigen Jahren Philosophen, Soziologen und Psychologen; diese Angst umfasst so verschiedene Gefühle wie Hoffnungslosigkeit, Trauer, Scham, Schuldgefühle, Ärger und Wut. Im Rahmen der Diskussionen wurden Begriffe neu erfunden; einer davon ist der der Solastalgie – ein Mix aus Nostalgie, Verlassenheit (desolation) und Sehnsucht nach Trost (solace). Dieser Begriff soll die Mischung aus Heimweh und tiefer Trauer beschreiben, die entsteht, wenn man sich schmerzhaft nach einer (heilen) Umwelt sehnt,

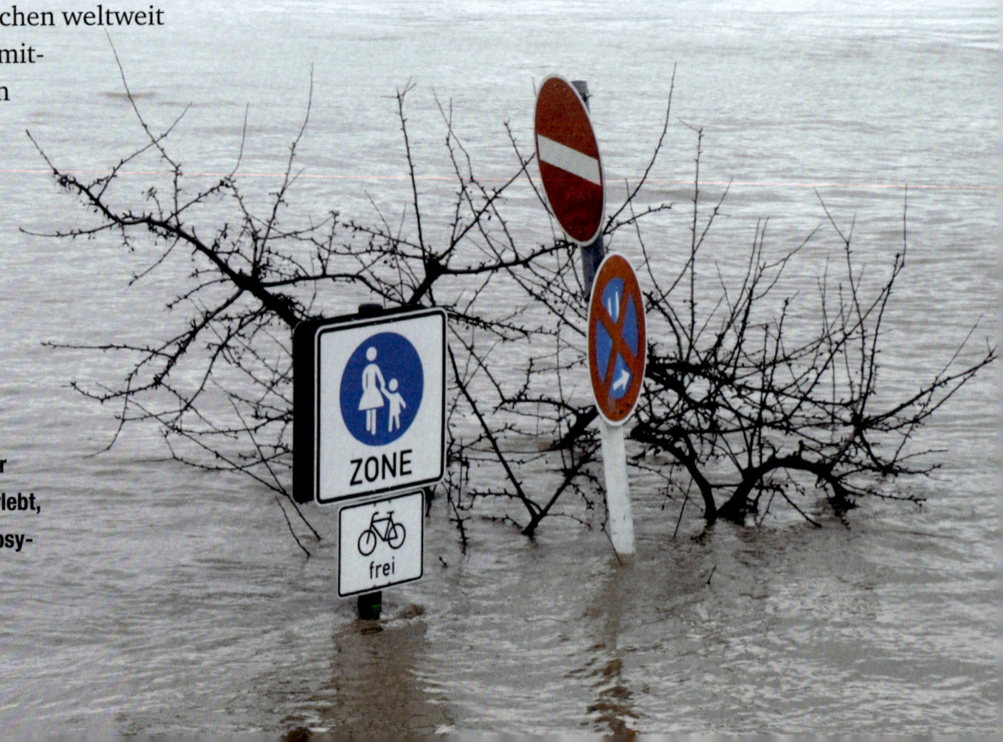

Wer unmittelbar eine Flut oder andere Umweltkatastrophe erlebt, leidet manchmal lebenslang psychisch darunter.

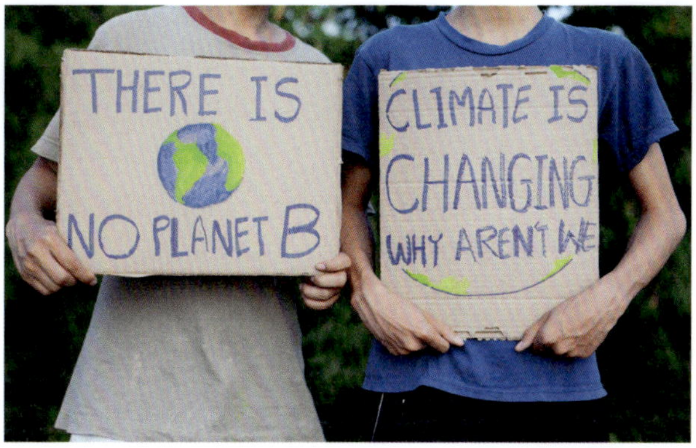
THERE IS
NO PLANET B
CLIMATE IS
CHANGING
WHY AREN'T WE

Sich gemeinsam aktiv gegen den Klimawandel einzusetzen kann psychisch stabilisieren – aber es müssen auch Erfolge sichtbar werden.

die zwar derzeit so noch besteht, deren Ende aber abzusehen ist. Oder, wie der frühere Rennskifahrer Felix Neureuther über die schwindenden Gletscher sagt: „Es ist, als ob dein bester Kumpel dich verlassen würde."

Bedeutung. Wie aber sind Jugendliche davor zu bewahren, dass diese tiefe Trauer nicht in tiefe psychische Probleme mündet? Gerade Psychologen, Psychotherapeuten und andere forschen zunehmend daran, Strategien zu entwickeln, um junge Menschen auch in Bezug auf Klimaangst psychisch zu unterstützen. Denn Experten von „Psychologists for Future" beobachten beispielsweise selbst bei einigen aktiven Teilnehmern von „Fridays for Future" psychische Überlastung: Wenn trotz Engagement kein Erfolg sichtbar wird, wird es eng für die psychische Stabilität; es fehlt an dem wichtigen Gefühl der Selbstwirksamkeit – also der positiven Erfahrung, dass sich durch eigenes Handeln etwas ändert. Entscheidend wird es laut Experten sein, gezielt die Widerstandsfähigkeit – als Fachbegriff ist hier von Resilienz oder nun auch Klimaresilienz die Rede – von Kindern und Jugendlichen in Bezug auf die Klimasorgen zu stärken. Dafür sind vor allem Projekte in Schulen und Universitäten wichtig, um junge Menschen psychisch stabil und handlungsfähig zu machen. Psychologen suchen zunehmend nach Möglichkeiten, Menschen zu Verhaltensänderungen zu bewegen, die schließlich unserem Planeten helfen, schreibt ein Experte von Amerikas größtem Psychologenverband APA – schließlich ist ja auch der Klimawandel größtenteils Folge unseres Verhaltens. ■

Geschlechtsangleichende OP im Säuglingsalter verboten

Etwa einer von 4 500 Säuglingen kommt mit Merkmalen beider Geschlechter zur Welt: Das Baby ist beispielsweise äußerlich eher männlich, hat aber eine Gebärmutter. Bis vor einigen Jahrzehnten wurden intergeschlechtliche Säuglinge möglichst früh operiert; bei der Wahl des Geschlechts spielten sowohl die genetische Anlage als auch chirurgische Aspekte eine Rolle. Dieses Vorgehen legte die Kinder ganz früh körperlich auf ein Geschlecht fest, dem sie sich psychisch möglicherweise gar nicht zugehörig fühlen. Da das später enorme Probleme bereiten kann, wurde diese Praxis seit einigen Jahren zunehmend verlassen; die Operationen waren aber noch erlaubt. Erst im Sommer 2020 wurde ein entsprechendes Gesetz erlassen, das solche Eingriffe im frühen Kindesalter verbietet: Genehmigt sind in solchen Fällen nun lediglich medizinisch notwendige Operationen. Dazu gehört beispielsweise ein Eingriff, falls das Kind Probleme beim Wasserlassen hätte. Über eine mögliche kosmetische Operation hingegen sollen laut Experten die Betroffenen selbst entscheiden, wenn sie älter sind.

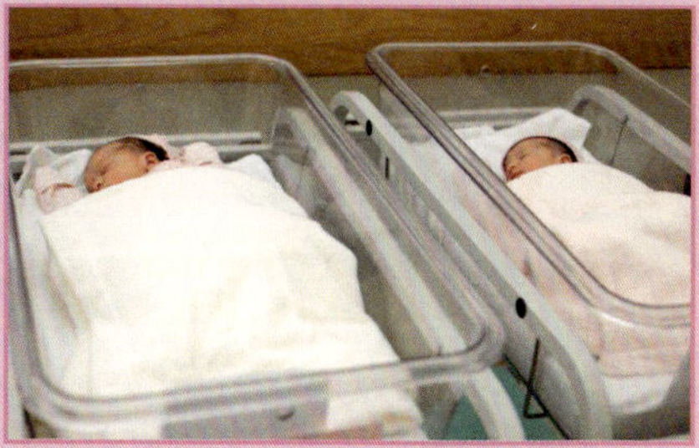

Operationen zur Geschlechtsangleichung bei Babys und Kleinkindern sind seit 2020 verboten. Früher wurde sogar mehrfach operiert.

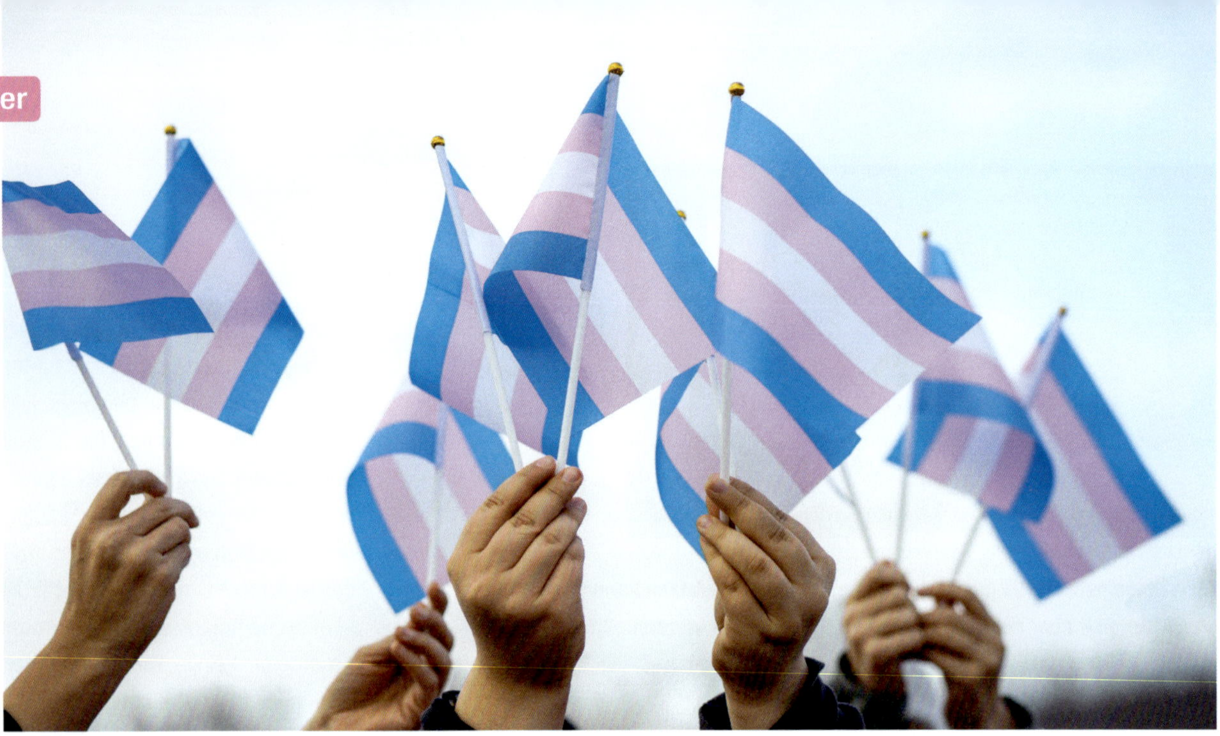

Die Interessen von Transmenschen werden in der Öffentlichkeit immer sichtbarer.

Geschlechtsidentität

Kein Mädchen mehr sein ...

„Geschlechtsinkongruenz, Geschlechtsdysphorie und Trans-Gesundheit" – in der neuen Leitlinie zahlreicher Deutscher Fachgesellschaften geht es um die Beratung und Behandlung von Transmenschen. Oft suchen bereits Kinder oder Jugendliche Hilfe, und manchen Experten zufolge möchten mehr Mädchen lieber ein Junge sein.

Hintergrund. Geschlechtsinkongruenz meint zunächst, dass ein Mensch sich in Bezug auf das Geschlecht nicht als das empfindet, dem er körperlich zugeordnet ist. Das mag für manche erst einmal kein Problem darstellen. Wenn ein Mensch aber unter dieser Inkongruenz leidet, sprechen Experten von Geschlechtsdysphorie. Nicht alle Transpersonen möchten sich unbedingt äußerlich dem anderen Geschlecht angleichen. Dennoch wünschen sich viele auch so auszusehen wie das gefühlte Geschlecht: Ein Transjunge möchte also beispielsweise keine Brüste haben. Anders zu leben, Hormone einzunehmen oder sich operieren zu lassen – das sind die Stufen der Geschlechtstransition. Während das Verhalten im Alltag schnell umzusetzen ist, braucht es für die Hormongabe oder Operationen eine ärztliche Diagnose. Für diese ist es manchen Kriterien zufolge Bedingung, dass der Betroffene an der Situation psychisch leidet.

Leitlinie. In der neuen Leitlinie beschreiben die Experten nun, eine Hormongabe oder Operation auch dann als medizinisch wichtig einzustufen, wenn der Betroffene erst in Zukunft unter der Situation leiden würde, falls keine Geschlechtsangleichung erfolgt. „Insgesamt soll die Leitlinie dazu beitragen, Transmenschen zu helfen, ihr Geschlecht selbstbestimmt leben zu können." Die Experten empfehlen eine ausführliche Beratung über die Risiken medizinischer Maßnahmen von Spezialisten auf diesem Gebiet, damit Betroffene sich möglichst gut informiert entscheiden können.

Bedeutung. Im Unterschied zu früheren Empfehlungen jedoch soll die Frage, ob eine ratsuchende Person trans ist oder nicht, zwar sorgfältig, aber möglichst schnell geklärt werden. Voraussetzung ist, dass die berichtete Geschlechtsinkongruenz seit mindestens sechs Monaten besteht. Eine „psychotherapeutische begleitete Alltagserprobung ist damit hinfällig", heißt es. Eine Psychotherapie sei oft hilfreich für den Betroffenen, aber keine Bedingung für die Feststellung, ob eine Geschlechtsdysphorie vorliegt. Gerade für Jugendliche aber kann eine nun verhältnismäßig schnelle Entscheidung auch negative Folgen haben. Denn die neuen Empfehlungen berücksichtigen auch, dass Hormone und Operationen auch helfen könnten, Geschlechtsmerkmale zu verhindern, die sich noch gar nicht ausgebildet haben. Einige Experten plädieren dafür, manche Kinder schon vor der Pubertät zu behandeln, um ihnen das Leid etwa eines Brustwachstums zu ersparen. Andere aber warnen, dass einige Transpersonen später zu Recht klagen, wenn die Eingriffe vor der Volljährigkeit erfolgten. Zahlen zufolge bereuen nur wenige Transmenschen ihre Transition; trotzdem gibt es immer wieder Menschen, die erst zu spät schmerzhaft feststellen, dass sie sich damals in der Pubertät geirrt haben. ■

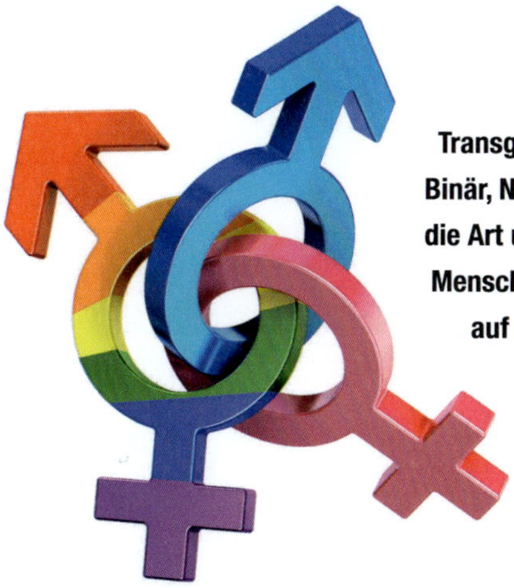

Transgender, Agender, Binär, Non-binär … für die Art und Weise, wie Menschen sich in Bezug auf ihr Geschlecht fühlen, gibt es viele Begriffe.

IN KÜRZE

➔ Ruß schlimmer als Feinstaub

Dass kleinste Feinstaubpartikel in der Luft in höherer Konzentration gerade bei Kindern zu Atemnot, Husten, Auswurf und Asthma führen, ist bekannt. US-Forscher untersuchten nun, ob sich Rußpartikel infolge von Waldbränden hier anders auswirken als sonst üblicher Feinstaub, etwa aufgrund starken Verkehrs in der Wohnumgebung. Sie verglichen die Zahl der Notfallaufnahmen aufgrund oben genannter Symptome zwischen 2011 und 2017 in Kalifornien und stellten einen Zusammenhang zwischen den tagesgenau jeweils vorherrschenden Luftverhältnissen her. Ein Anstieg des Feinstaubs um jeweils zehn Punkte führte zu rund 3,7 % mehr Notaufnahmen wegen Atemwegsproblemen bei Kindern. War jedoch viel Ruß aus Waldbränden in der Luft, lag dieser Anstieg bei 30 %. Rußpartikel erhöhen das Risiko für Asthma und Co bei Kindern im Vergleich also fast um den Faktor zehn.

➔ Extreme Adipositas bei Kindern – Operation möglich

Eine magenverkleinernde Operation steht erwachsenen fettleibigen Personen als Therapieoption schon seit längerer Zeit unter bestimmten Bedingungen offen. Auch ältere Jugendliche werden mit Erfolg operiert. Wie eine aktuelle Studie zeigt, ist diese sogenannte bariatrische Operation bei 13- bis 15-Jährigen ebenso effektiv. US-Forscher hatten Effekt, Verlauf und Risiken bei 66 jungen und 162 älteren extrem adipösen Jugendlichen verglichen und keine Unterschiede gefunden. Alle Teilnehmer hatten einen Body-Mass-Index von über 50; also wogen beispielsweise 135 kg bei 160 cm Größe. Alle nahmen deutlich an Gewicht ab, Bluthochdruck und Diabetes besserten sich merklich. Bei extremem Übergewicht könnte diese Operation also auch bei Kindern infrage kommen – allerdings sind vorher natürlich alle anderen Möglichkeiten auszuschöpfen, wie Ernährungsberatung, regelmäßiger Sport und Verhaltensänderungen.

Infektionskrankheiten

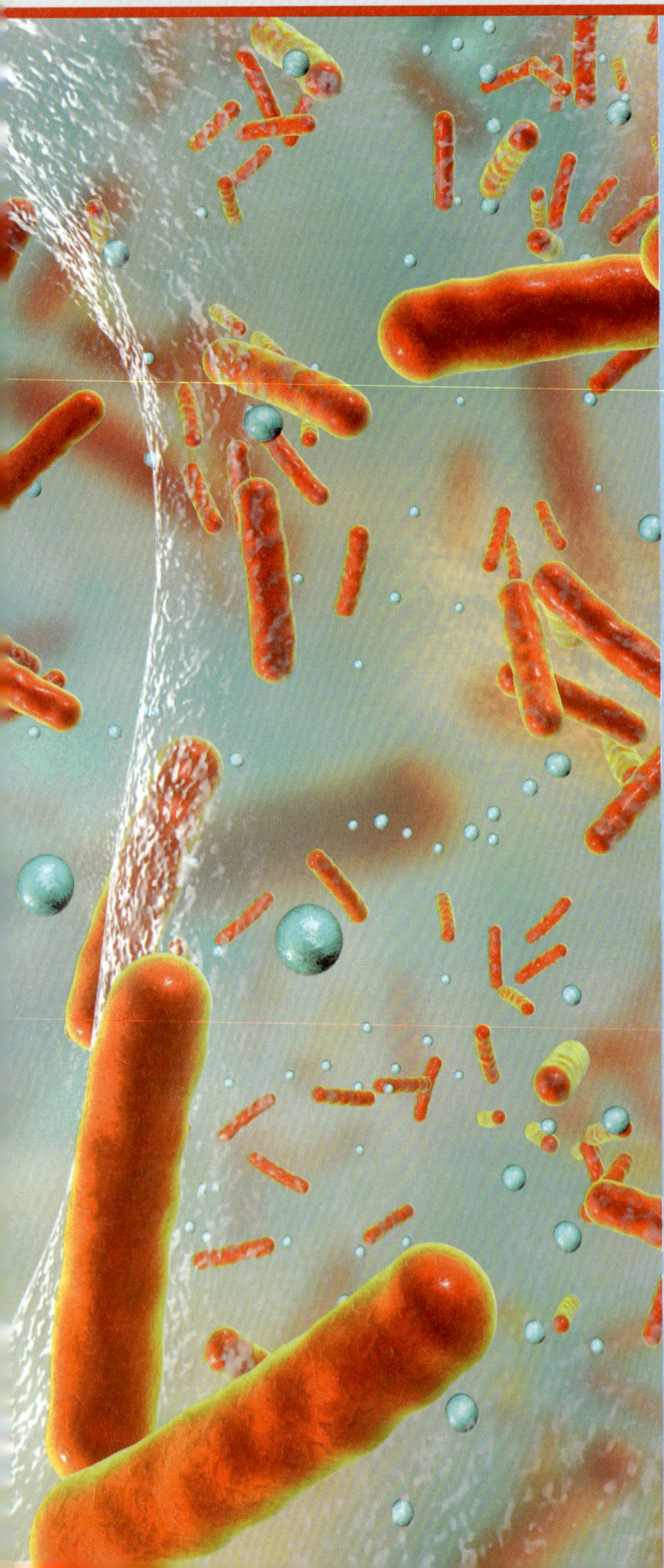

In diesem Kapitel

Impfstoffe gegen das Coronavirus versprechen Immunität. Aber für wie lange? Diese Frage treibt nicht nur die Forschung um, denn die Antwort entscheidet über den Fortgang des Pandemiegeschehens.

In Europa sind zahlreiche Impfstoffe zugelassen, die alle unterschiedliche Ansatzpunkte und Wirkweisen im viralen Geschehen haben. Das Coronavirus selbst ist vielfach mutiert und darin liegt auch eine mögliche Gefahrenquelle.

Dabei gibt es viele Viren, die das Potenzial haben, vom Tier auf den Menschen überzugehen, und so ist Covid-19 ein Weckruf an die Weltbevölkerung, die Natur und damit auch die eigene Gesundheit zu schützen.

Verschiedene Impfungen zeigen auch unerwartete Wirkungen; so könnte die Vorsorge vor HP-Viren auch vor Prostatakrebs schützen, ebenso wie die Impfung gegen das Coxsackievirus wirksam gegen Diabetes ist.

Die Weltgesundheitsorganisation hat der Bekämpfung der Malaria Priorität eingeräumt. Nachdem bisherige Impfstoffe wirkungslos waren, wurde nun ein neuer hochwirksamer Impfstoff vorgestellt, der vor allem in Entwicklungsländern der Kindersterblichkeit ein Ende setzten könnte.

Ein Naturheilmittel etwa gegen Erkältungskrankheiten ist Honig, wie jetzt in einer neuen Studie nachgewiesen wurde – etwas, was unsere Großeltern noch ganz selbstverständlich wussten. Und ein weiteres natürliches Kraut, die Katzenminze, wirkt zuverlässig gegen lästige Insekten.

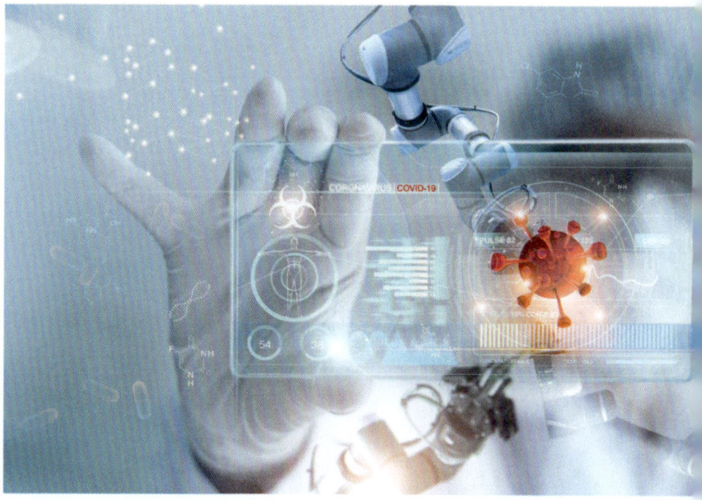

Die Forschung beschäftigt sich intensiv mit der Ausbreitung von Viren, die vom Tier auf den Menschen übergehen.

TOP-Trend

Schwindet der Wald, kommen die Seuchen

Sie haben die Unkenrufe statistisch bewiesen: Wo natürlicher Wald abgeholzt und durch Monokulturen ersetzt wird, gibt es einen deutlichen Zusammenhang mit Zunahme und Ausbrüchen von Infektionskrankheiten, die von Tieren auf den Menschen übertragen werden. Serge Morand und seine Kollegin Claire Lajaunie von den Universitäten Montpellier sowie Marseille untersuchten knapp 4000 solcher Zoonosen, bei denen Erreger Artgrenzen überwunden hatten: Durch den Schwund biologischer Vielfalt fehlen die natürlichen Fressfeinde von Ungeziefer und Mücken mit Infektionspotenzial. So gehen etwa Malaria, Ebola oder Lyme-Borreliose auf Entwaldung zurück.

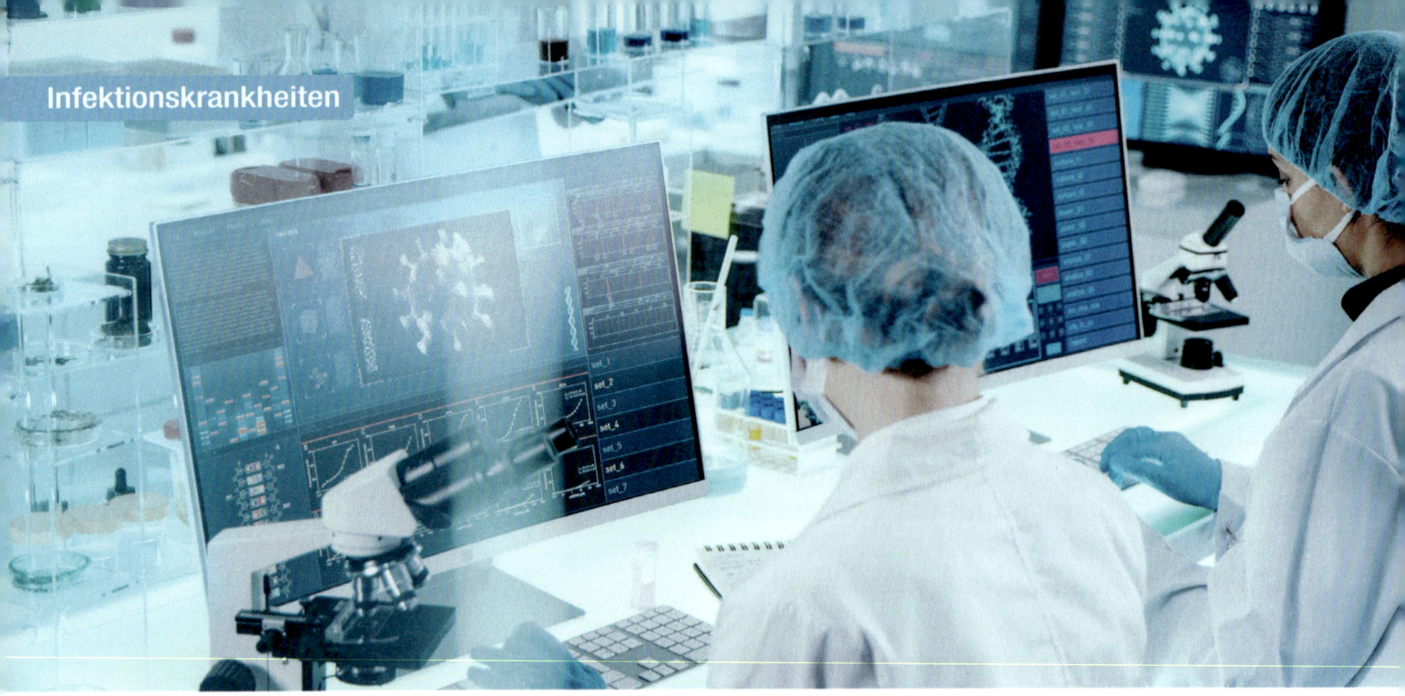

Die Impfung gegen Covid-19 versprach Immunität gegen das Virus. Doch mittlerweile tauchen erste Zweifel auf.

Covid-19

Wie lange bleibt man immun?

Täglich gewinnen die Forscher neue Erkenntnisse zu der Fragestellung, wie lange die Immunität nach den Impfungen gegen Covid-19 hält. „Welcher Impfstoff garantiert die längste Immunität?“ „Sind Genesene und Geimpfte auch nach sechs Monaten noch immun?“ „Was hat es mit den Impfdurchbrüchen auf sich?“. „Wann ist die Herdenimmunität endlich so groß, dass wir alle wieder unbeschwert leben können?“

Impfstoffe. Rund 70 % der deutschen Bevölkerung über 18 Jahre waren im Herbst 2021 bereits vollständig geimpft. Dennoch stieg der Inzidenzwert bereits Anfang November über die Marke von 200. Dass es neben ungeimpften Erwachsenen und Kindern oder Immunsupprimierten auch vollständig Immunisierte trifft, verunsichert. Gewähren also die Impfstoffe doch nicht die erhoffte Immunität?

Tatsächlich mehrt sich mit steigender Impfquote auch die Anzahl der Impfdurchbrüche, so die Argumentation von Experten. Und es muss zwischen Infektion und Krankheit unterschieden werden. So erklärte etwa Biontech im Oktober – beispielhaft für alle anderen Pharmaunternehmen –, dass seine Vakzine

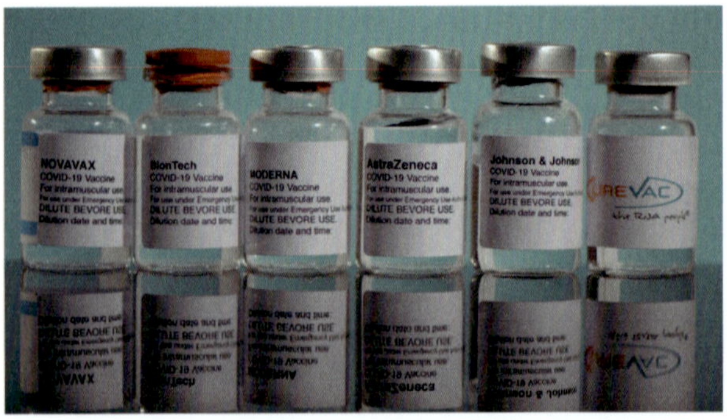

Unterschiedliche Impfstoffe sind in der Europäischen Union zugelassen. Intensiv wird diskutiert, Auffrischimpfungen ebenso wie Impfungen für Kinder zu empfehlen.

„hocheffektiv über sechs Monate vor neuer Hospitalisierung bei jeder SARS-CoV-2-Variante schützt“, der reine Infektionsschutz jedoch von etwa 90 % im ersten Monat nach Grundimmunisierung auf 47 % nach fünf Monaten sinkt.

Auffrischimpfung? Mit einer dritten Booster-Impfung ließen sich – zumindest vorübergehend – Impfdurchbrüche zu 95 % vermeiden. Das hätten Studien aus Israel ergeben, das als Vorzeigeland in Sachen Impfdisziplin gilt. Nicht nur deshalb verdichten sich auch in Europa die Empfehlungen, wenigstens Personen ab 70 Jahren zu „boostern“. Ihr Immunsystem springt langsamer an, reagiert weniger stark und der Antikörpertiter fällt schneller unter einen kritischen Wert. Darüber hinaus weisen sie häufiger Begleiterkrankungen auf, die selbst mit einer „leichten Coronainfektion“ einen fatalen Ausgang nehmen könnten.

Aber da man immer noch nicht weiß, ob der Organismus auch jenseits der nachweisbaren Antikörper zur Abwehr fähig ist, gibt es unterschiedliche Meinungen. Ein ausreichender Antikörpertiter als wirksamer Schutz ist aber unbestritten. Die derzeitige Faustregel besagt: Werte unter 20 BAU (Binding Antibody Units) bieten keinen Schutz, Werte über 45 BAU schon. Dazwischen herrscht Grauzone. Zum Vergleich: Frisch Geimpfte oder Genesene haben oft Werte über 1000 BAU.

Impfung für Kinder. Unbestritten ist mittlerweile auch, dass eine seuchentötende Herdenimmunität erst bei einer Grundimmunisierung der Gesamtbevölkerung von 80–85 % erreicht wird. Ohne Impfung von Kindern und Jugendlichen ist dies jedoch unmöglich. Ob das Angebot von Biontech angenommen wird, das im Oktober die ersten Unbedenklichkeitsdaten aus einer Impfstudie über 2268 Kinder zwischen fünf und elf Jahren lieferte, bleibt abzuwarten. Müssten diese doch potenzielle Unannehmlichkeiten in Kauf nehmen, um u. a. erwachsene Impfgegner zu schützen. ■

Covid-19

Europäische Impfstoffe

Immer mehr Impfstoffe erreichen die europäische Zulassungsphase. Sie unterscheiden sich im Wirkprinzip und im Schutz gegen eine (schwere) Covid-19-Erkrankung. Aktuelle Richtwerte sind unter www.infektionsschutz.de/coronavirus/fragen-und-antworten abrufbar. Der Durchschnittswert zeigt den Gesamtschutz vor allen bisher bekannten Mutationsvarianten unmittelbar nach der Grundimmunisierung (Stand 30.10.21).

mRNA: Moderna (USA, 93 %) und Biontech (Deutschland/USA, 88 %).

Die Boten-Ribonukleinsäure (mRNA, m = messenger, dt. Bote) gelangt eingebettet in winzige Fetttröpfchen ins Zellinnere, jedoch nicht in den Kern. Sie liefert den Bauplan für ein Viruseiweiß, das als Antigen das Immunsystem zur Bildung von Antikörpern anregt.

Vektoren: AstraZeneca (England/Schweden, 74 %), Johnson & Johnson (USA, 71 %), Sputnik V (Russland, 91,6 %).

Ein harmloses Virus wird mit einem Antikörper provozierenden Protein von SARS-CoV-2 auf seiner Oberfläche bestückt und in den Organismus eingeschleust. Dort provoziert es eine latente Infektion.

Protein: Clover Pharmaceutical (China, 73 %), Novavax (USA, 93 %). Beide Impfstoffe sollten noch 2021 in Europa zugelassen werden.

Die proteinbasierten Impfstoffe enthalten ein hochgereinigtes und synthetisch hergestelltes Eiweiß des Coronavirus in stabilisierter Form. Dazu werden Impfverstärkungsmittel benötigt, die leichte Nebenwirkungen wie lokale und fiebrige Reaktionen auslösen können. Leichte Lagerung, geeignet für Entwicklungsländer. ■

Infektionskrankheiten

Seuchen aus dem Eis

Zusätzlich zur Pandemiegefährdung durch neue Zoonosen droht die Rückkehr alter Seuchen, die als längst ausgestorben gelten: Milzbrand, Pest oder auch die Spanische Grippe haben die Chance, erneut endemisch oder pandemisch die Menschen zu befallen. Grund ist das Auftauen des Permafrosts in der Arktis, in Alaska, Sibirien oder Kanada.

Im vermeintlich „ewigen" Eis finden sich Kadaver biologischen Lebens inklusive deren Mikrobiom. Durch Klima- und Erderwärmung schmelzen die eisigen

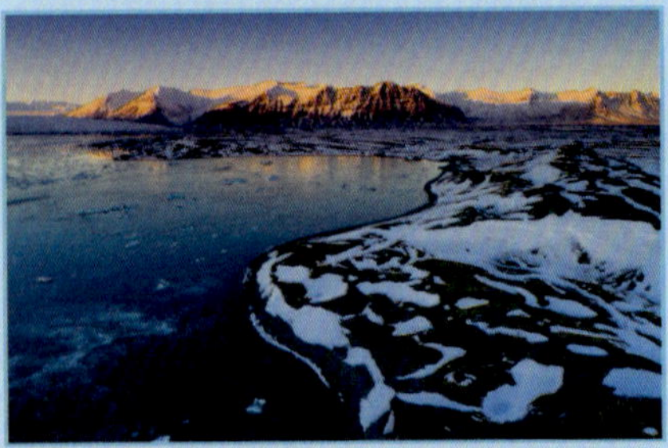

Durch die zunehmende Erwärmung der Erde taut der Permafrostboden auf – und gibt auch gefährliche Viren und Bakterien frei.

Schichten und geben ihr gefährliches Gut frei. Insbesondere durch Bakterien drohe Gefahr, da sie nach Aussagen des Hamburger Virologen Jona Schmidt-Chanasit vom Bernhard-Nocht-Institut für Tropenmedizin bessere Überlebenschancen als Viren hätten. Trauriger Beweis für die Gefahr aus dem Eis ist ein Vorfall aus dem Jahr 2016 im Nordosten Sibiriens. Dort starb ein zwölfjähriger Junge an Milzbrand und 70 Menschen kamen mit akuten Symptomen ins Krankenhaus. Sie hatten Fleisch von einem Rentier gegessen, das von einem Milzbranderreger infiziert war, welchen der aufgetaute Boden freigesetzt hatte.

Viren

Der Weckruf der Pandemie

2004 entdeckten Experten in Bolivien ein neues Virus im Blut eines Toten. 15 Jahre später tauchte das Chaparevirus wieder auf und infizierte Klinikpersonal. Drei Menschen starben. Das neue Virus hat – wie das Coronavirus – einen Wirtswechsel von einem Nagetier auf den Menschen gemacht und kann sich, wie das Coronavirus, nun in der Spezies Mensch weiter verbreiten.

Arenavirus. Nach Aussagen der US-Seuchenschutzbehörde CDC ähnelt eine Infektion mit dem aus der Familie der Arena-Viren stammenden Erreger in Symptomatik und Verlauf Ebola und kann ebenfalls zu einem schweren hämorrhagischen Fieber führen. Durch sein eingeschränktes Auftreten hat das Virus nach derzeitigem Stand jedoch kein so hohes Pandemiepotenzial wie das Coronavirus. Dennoch gilt es als neue Bedrohung.

Gefahr wächst. Und das ist nicht alles: Virologen sprechen von rund 40 weiteren klar definierten Viren, die mindestens das krankmachende Potenzial von SARS-CoV-2 haben. Diese beunruhigende Mitteilung veröffentlichte der deutsche Bundesentwicklungsminister Gerd Müller im April 2021.

Dringender Appell. Fachleute sagen auch voraus, dass solche Pandemien künftig immer häufiger und in kürzeren Abständen auftreten werden. Gründe dafür seien die Globalisierung, die zunehmende Urbanisierung, der Rückgang von Biodiversität, das Bevölkerungswachstum sowie der Klimawandel. „Covid-19 war ein Weckruf – jetzt heißt es wachsam zu sein! Wir müssen umdenken. Nur wenn wir die Natur schützen, schützen wir auch unsere eigene Gesundheit!", so Müller. ■

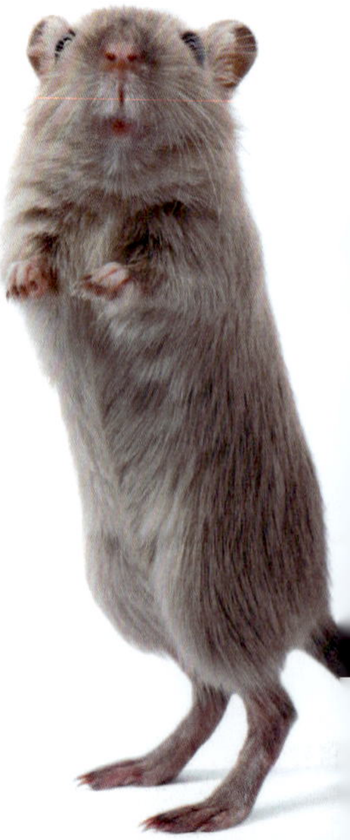

Viele Viren haben das Potenzial, vom Tier auf den Menschen überzugehen und Pandemien auszulösen.

Viren

Archäologische Seuchenkunde

Masern entstanden bereits vor 2500 Jahren, Syphilis stammt nicht aus Amerika und bereits im 14. Jahrhundert litten die Wikinger an den Pocken. All diese Erkenntnisse wurden durch Vergleich der Erregergene sowie deren Mutationssequenzen im letzten Jahr gewonnen, was zum Umschreiben der epidemiologischen und evolutionären Geschichtsbücher zwingt:

Masern. Bisher datierte eine Mutationsanalyse des Masernvirengenoms den Ursprung des Masernvirus auf das 9. Jahrhundert. Deutsche Forscher des Robert-Koch-Instituts (RKI) korrigieren jedoch jetzt vorsichtig den zoonotischen Wirtswechsel des Rinderpestvirus auf den Menschen ins 6. Jh. v. Chr. Dies gelang durch den Abgleich von insgesamt 127 modernen Masernstämmen mit einem aus einer Lunge isolierten Masernvirus aus dem Jahr 1912.

Die veränderten Gensequenzen der Erregergenerationen erlaubten eine ungefähre Rückrechnung auf die Abspaltung vom Rinderpestvirus. Dies fiele auch in eine Zeit zunehmender Bevölkerungsdichte mit der Entstehung großer Städte, was dem Virus die Verbreitung erleichterte.

Syphilis. Ein internationales Forscherteam unter Schweizer Leitung entdeckte die Gene des Syphiliserregers in menschlichen Überresten auf Friedhöfen in Finnland, Estland und den Niederlanden. Das Besondere daran: Die Knochenfunde aus der Zeit von 1434 –1635 legen die Vermutung nahe, dass bereits rund 60 Jahre, bevor Christoph Kolumbus seine erste Reise in die Neue Welt (1492) antrat, von wo er angeblich die „Lustseuche" nach Europa importiert haben soll, die Geschlechtskrankheit in der Alten Welt munter florierte.

Dafür spricht vor allem die genetische Diversität der gefundenen Erreger, die auf den sehr viel älteren Ursprung vor 2500 Jahren hinweisen – und zwar diesseits des Ozeans!

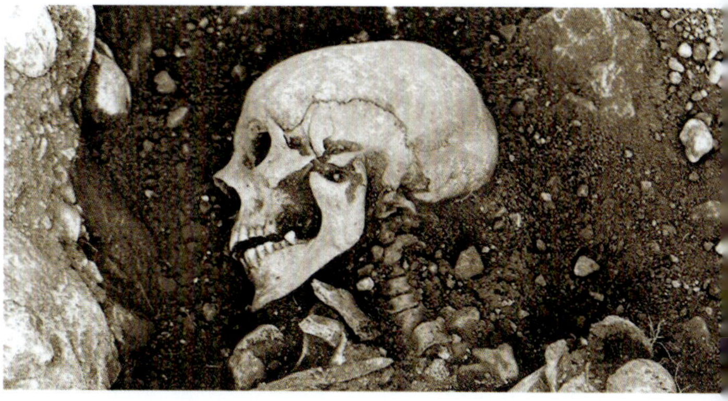

Dieser vor 1200 Jahren bestattete Wikinger war schon mit den Pocken infiziert, wie nun DNA-Proben enthüllen.

Pocken. Über die Entstehungszeit des Pockenvirus gibt es bisher nur Vermutungen, basierend auf historischen Berichten, die allerdings bis zu den alten Ägyptern reichen. Nun lieferte ein internationales Forscherteam unter dänischer Leitung einen ersten wissenschaftlichen Beitrag der zeitlichen Einordnung: Offensichtlich litten bereits die alten Wikinger an der Seuche. Das Team isolierte nämlich aus den Zähnen von Wikinger-Skeletten einen 1400 Jahre alten Pockenstamm, eine Schwestergruppe der modernen Pockenviren.

Da dieser Fund an insgesamt elf Wikinger-Grabstätten in fünf Ländern Nordeuropas sowie in Großbritannien gemacht wurde, liegt der Schluss nahe, dass die Pocken bereits zu dieser Zeit verbreitet waren und die reiselustigen Wikinger maßgeblich an der Verbreitung der Seuche beteiligt waren oder die damals auftretende Pandemie zumindest immer wieder angestoßen haben. ■

Viren

Schützt HPV-Impfung vor Prostatakrebs ...

Seit Einführung der Impfung gegen das Humane-Papilloma-Virus (HPV) 2007 ist das Auftreten von Gebärmutterhalskrebs um 90 % gesunken. Da das Virus beim Geschlechtsverkehr übertragen wird, empfiehlt das Robert-Koch-Institut (RKI) die Impfung seit 2018 auch jungen Männern vornehmlich vor dem ersten Sexualkontakt. War dies bisher kaum mehr als eine selbstlose Maßnahme, könnte nach neuesten Erkenntnissen auch das männliche Geschlecht selbst davon profitieren, denn die Impfung schützt auch vor Prostatakrebs!

Hintergrund. Schon seit Langem stellte man exotische Krebserkrankungen wie Peniskrebs oder Krebs in der Mundhöhle in Zusammenhang mit dem Virus. Jetzt aber erhärtet sich immer mehr der Verdacht, dass auch Prostatakrebs – der häufigste Krebs bei Männern überhaupt – durch HPV „sehr wahrscheinlich“ ist. So jedenfalls fassen die beiden australischen Forscher Prof. James Lawson und Wendy Glenn von der University of New South Wales in Sydney ihre Literaturauswertung über 26 vorausgegangene Studien zusammen.

Ergebnisse. Hauptargumente ihrer Behauptung sind:

- In Prostatatumoren ließ sich in 22 % das Erbgut von krebsfördernden HPV-Stämmen nachweisen. Im gesunden Prostatagewebe waren es indes nur 7 %.
- Aggressive HPV-Stämme können erwiesenermaßen eine Prostataentzündung auslösen, was das Risiko zur Entartung steigert.
- In Ländern, in denen die Sterblichkeit durch das Zervixkarzinom hoch oder niedrig ist, ist auch die Sterblichkeit durch Prostatakrebs entsprechend hoch oder niedrig.

Bedeutung. Die Ergebnisse dieser Auswertung reichen aus wissenschaftlicher Sicht aus, um der Impfempfehlung insbesondere von jungen Männern Nachdruck zu verleihen. Allerdings müsste der endgültige wissenschaftliche Beweis inklusive der genauen Wirkmechanismen in weiteren Tierversuchen oder über Zellkulturen noch erbracht werden. Vor allem interessiert es die Forscher, ob vielleicht noch weitere Krankheitserreger oder sogar deren Interaktionen bei der Entstehung des Prostatakarzinoms eine Rolle spielen. ■

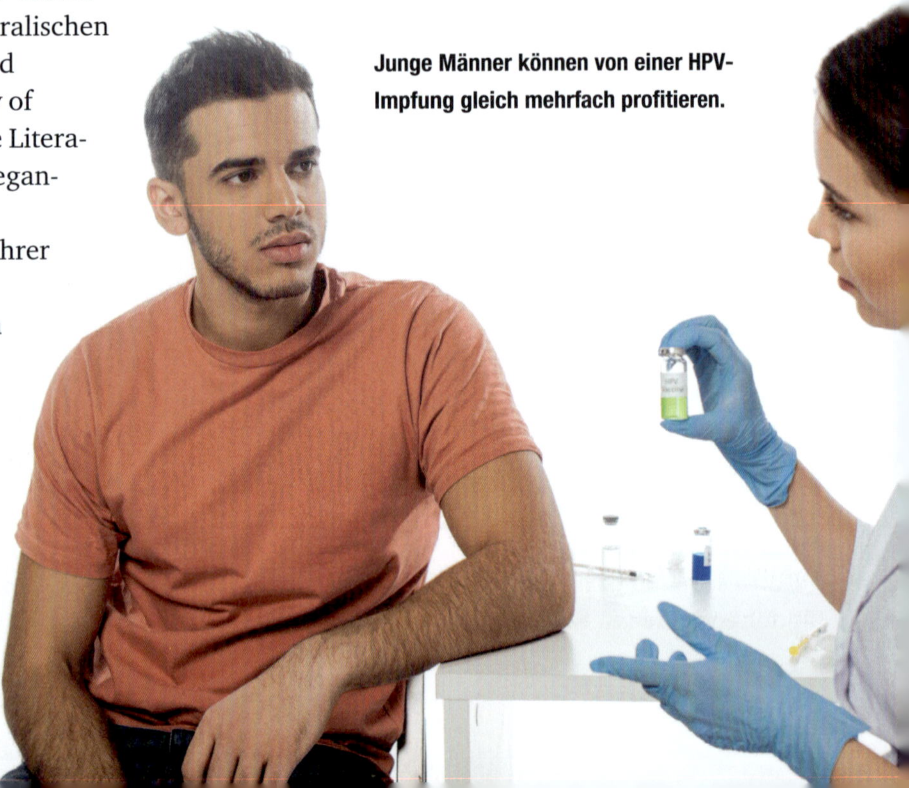

Junge Männer können von einer HPV-Impfung gleich mehrfach profitieren.

Viren

… und Coxsackieimpfung vor Diabetes?

Der erste Impfstoff, der eine Immunantwort gegen alle sechs Serotypen des Coxsackievirus B (CVB) erzeugt, hat in einer tierexperimentellen Studie auch die Entwicklung eines Typ-1-Diabetes verhindert. Diese vielversprechende Meldung stammt aus dem schwedischen Karolinska-Institut in Stockholm.

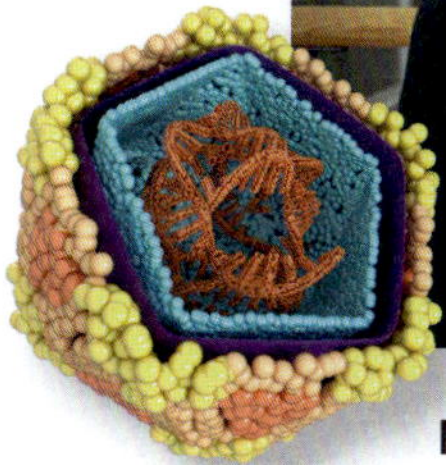

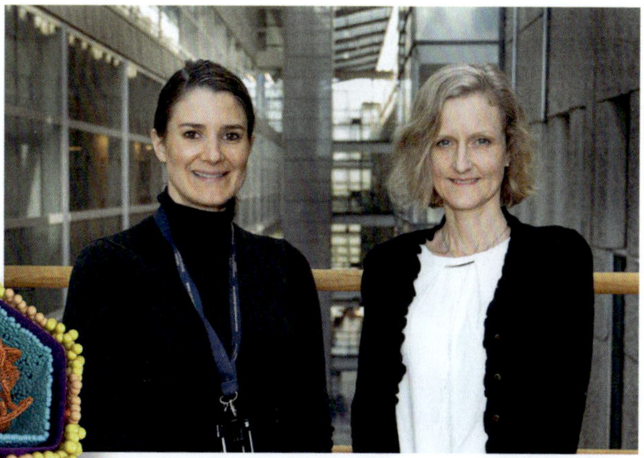

Malin Flodström-Tullberg (li.) und Virginia Stone sind die Hauptautorinnen der Studie, die nachweist, dass eine Impfung gegen ein Virus gleichzeitig Diabetes Typ 1 verhindert.

Hintergrund. Dort hatte ein Forscherteam zusammen mit finnischen Kollegen einen entsprechenden Impfstoff entwickelt, weil bekannt ist, dass eine Infektion mit dem weit verbreiteten CVB verschiedene Organe schädigen kann. Gefürchtet ist vor allem eine Herzmuskelentzündung bei Kindern, die der häufigste Grund für eine Herztransplantation bei Kindern darstellt. Aber auch eine Schädigung der Bauchspeicheldrüse mit Untergang der Insulinzellen wird schon lange mit einer CVB-Infektion in Verbindung gebracht.

Durchführung. Das wollten die Wissenschaftler um Prof. Malin Flodström-Tullberg und Virginia Stone erproben: Sie impften einen Mäusestamm, dem ein wichtiges Gen fehlt, um sich gegen CVB zu wehren, und nach einer CVB-Infektion an Diabetes erkrankt. Tatsächlich generierten die geimpften Nager eine Immunantwort und blieben alle gesund. Die ungeimpften Vergleichstiere wurden nach Infizierung alle krank. Weitere Versuche an Rhesusaffen, die dem Menschen genetisch gleichen, bestätigten die Ergebnisse.

Bedeutung. Die Forscher wollen nun klinische Studien an Kindern starten, die aufgrund einer familiären Prädisposition ein erhöhtes Risiko auf einen Typ-1-Diabetes haben. ■

STAND DER FORSCHUNG

Poliofreies Afrika

Seit August 2020 gilt der gesamte Kontinent Afrika als frei von wildem Polio. Wie die Weltgesundheitsorganisation (WHO) mitteilte, ist in allen 47 Ländern des Kontinents seit vier Jahren kein Fall von Kinderlähmung mehr aufgetreten. Noch im Jahr 1996 wurden bei 75 000 Kindern Infektionen mit Lähmungen diagnostiziert. Mit dem Polio-Wildtypvirus sei nun das zweite Virus von dem Kontinent verschwunden: „Vor genau 40 Jahren wurde das Pockenvirus ausgerottet!“, erklärte Professor Rose Gan Fomban Leke, Vorsitzende der unabhängigen Organisation Africa Regional Certification Commission (ARCC) der WHO, stolz über den Erfolg der Impfkampagne.

Grippeschutz für die Familie

Nach 20 Jahren hat die Europäische Kommission (EMA) ein neues Grippemittel zugelassen, nicht nur weil es bereits in Amerika und Japan erfolgreich eingesetzt wurde, sondern weil es in einer klinischen Phase-3-Studie bewiesen hat, dass es hilft. Einmal eingenommen, verhindert Baloxavir marboxil – so der Name des Wirkstoffs – die Virusvermehrung und beschleunigt nicht nur die Genesung des Betroffenen, sondern schützt auch das Umfeld: Von den 375 Angehörigen bestätigter Grippekranker steckten sich nur insgesamt sieben Personen an, wenn sie Baloxavir erhalten hatten. In der Plazebogruppe waren es dagegen 51 Personen. Das Virostatikum, das durch Hemmung eines Enzyms die Vermehrung des genetischen Erbguts des Erregers in der Wirtszelle behindert, verkürzt auch schwere Verläufe von Risikopatienten. Es eignet sich deshalb zur vorbeugenden ebenso wie zur therapeutischen Anwendung. Obgleich das Mittel, noch bis zu 48 Stunden nach Symptombeginn eingenommen, besser gegen Influenza-A-Viren als gegen Influenza-B-Viren hilft, entfaltet es seine Wirkung bei allen Virusstämmen.

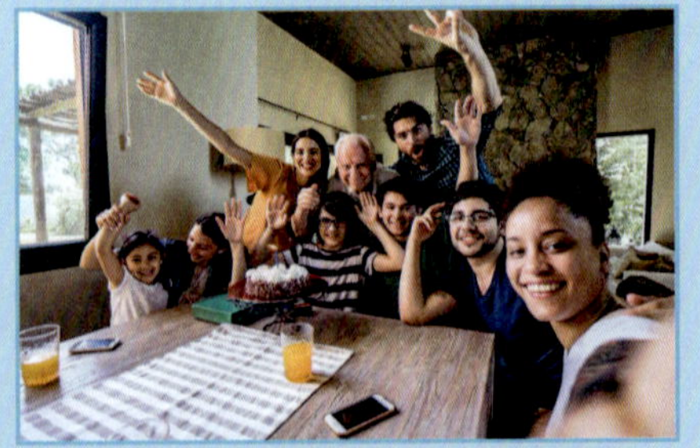

Ein neuer Grippeschutz hilft nicht nur wirksam den Infizierten, sondern schützt auch Angehörige vor einer Infektion.

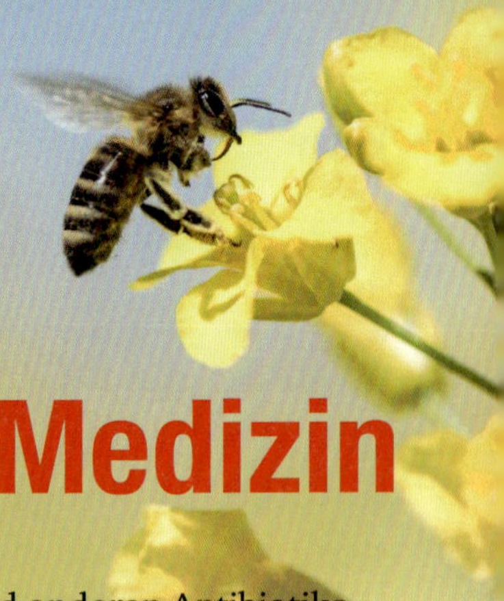

Viren

Honig ist die bessere Medizin

Mit dem Aufkommen von Penicillin und anderen Antibiotika hat Honig viel an medizinischer Bedeutung verloren: sehr zu Unrecht! Denn abgesehen von seiner bakterientötenden Wirkung übertrifft das Naturprodukt auch bei viralen Erkältungskrankheiten die üblicherweise verschriebenen Wirkstoffe wie Antihistaminika, schleimlösende Mittel, Hustenmittel oder sogar Schmerzmittel. … Ganz ohne Nebenwirkungen!

Ergebnisse. Das zumindest berichtete Hibatulla Abuelgasim, Medizinstudentin an der Oxford University Medical School, die eine Studie im Rahmen eines Forschungsprojekts durchführte. Sie durchsuchte die Forschungsdatenbank und fand 14 geeignete Vergleichsstudien. In der Gesamtschau schnitt bei den über 1761 Probanden der Studie Honig in puncto Symptomlinderung grundsätzlich besser ab: Frequenz sowie Schwere der Hustenanfälle waren geringer und auch die Krankheitsdauer verkürzte sich um ein bis zwei Tage.

Obgleich Honig bereits seit der Steinzeit als Hausmittel angewandt wurde, gab es bisher keine Nachweise, die seine Wirkung bewiesen. Gesichert ist dagegen, dass Antibiotika nicht helfen, aber dennoch oft verschrieben werden, weil sie von den Patienten eingefordert werden.

Anwendung. Um das Vertrauen in das Naturprodukt zu steigern, gibt die Autorin einen Rat: Mit genauen Angaben zur Dosierung (etwa einem Teelöffel), Vorgaben zum Zeitpunkt (etwa eine halbe Stunde vor dem Schlafengehen) und einer exakten Empfehlung des Produkts (etwa Wildblütenhonig) könnte dies vor allem bei besorgen Eltern erreicht werden. Ansonsten entfalte das goldige Elixier seine lindernde Wirkung aber auch im Tee. ■

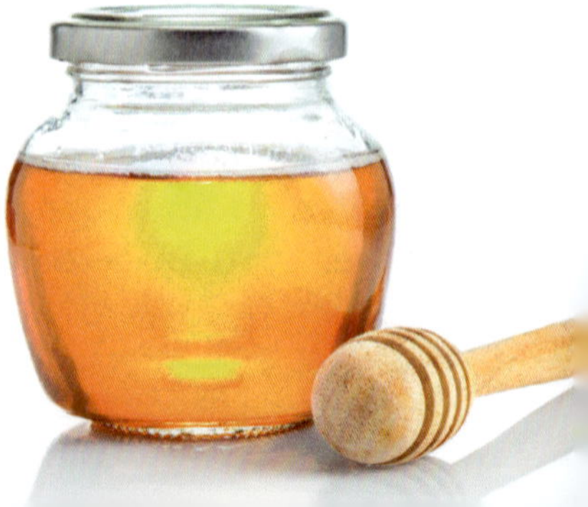

Honig kann vor allem Husten lindern – und das frei von Nebenwirkungen.

Bakterien

Tummelplatz Fettgewebe

Im Blutbild übergewichtiger Patienten sind Entzündungswerte häufig leicht erhöht. Zudem weisen sie, wie Diabetiker vom Typ 2, eine besondere Darmflora und eine erhöhte Durchlässigkeit des Darms auf. Woher erklärt sich die Entzündung und besteht dabei ein Zusammenhang? Leipziger Forscher um Prof. Peter Kovacs machten sich auf die Suche nach Antworten und wurden fündig.

Durchführung. In einem Experiment entnahmen sie 75 Patienten sterile Fettgewebsproben. Jeder Schritt wurde streng kontrolliert, um die Probe nicht von außen zu verunreinigen. Anschließend wurden Gewebeschnitte mit Fluoreszenzfarbstoff eingefärbt und die Fluoreszenzsignale nachgewiesen. „Wir haben tatsächlich lebendige Bakterien im Fett gefunden“, erläutert Rima Chakaroun vom Universitätsklinikum Leipzig (UKL). „Und je mehr zu finden waren, desto kränker waren auch die Patienten“, fügt – neben Lucas Massier – die Erstautorin der Studie hinzu.

Spurensuche. Doch woher stammen diese Bakterien? Offensichtlich kommt hier der Darm mit seinem Mikrobiom und seiner veränderten Durchlässigkeit ins Spiel. Als Schaltstelle zwischen innerer und äußerer Umwelt spielt er wohl die bedeutendste – wenn nicht sogar – die entscheidende Rolle. In weiterführenden Studien soll nun das Zusammenspiel zwischen Umwelt, Ernährungsweise und Darm noch besser untersucht werden.

Bedeutung. Aus dem komplexen Verständnis könnten sich völlig neue Ansatzpunkte sowohl in Therapie als auch für Therapeutika der Fettleibigkeit und metabolischer Erkrankungen entwickeln, indem man z. B. den Darm saniert und den Übergang der Bakterien ins Fettgewebe blockiert. Die Studie, die vom Bundesministerium für Bildung und Forschung mit 350 000 Euro gefördert wurde, erschien im Wissenschaftsjournal. ■

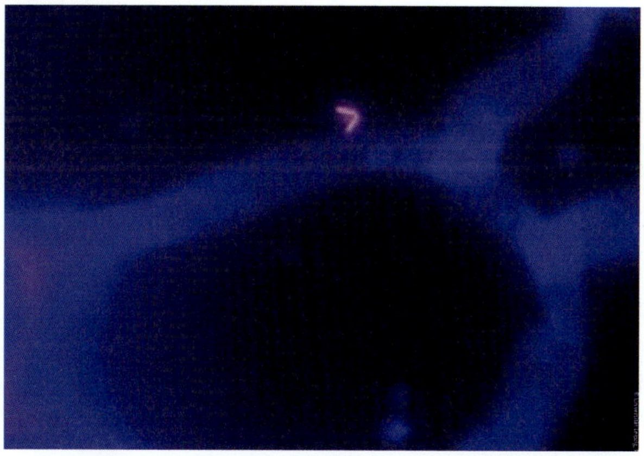

In der entnommenen Probe leuchten die lebendigen Bakterien im Fettgewebe auf.

STAND DER FORSCHUNG

Lüften gegen Tuberkulose

Indien, Thailand, Russland oder Südafrika – in Ländern mit hohen Tuberkulosezahlen wird Lüften zur Prävention. Fenster auf bei Fahrten in Bussen, Bahn oder Taxis sowie in Hotelzimmern! Dieser Ratschlag wurde auf dem virtuellen Internistenkongress 2021 erteilt, nachdem mehrere Studien sich mit den Auswirkungen auf das Infektionsrisiko befassten. Das Öffnen von mindestens zwei Fenstern reduziere das Erkrankungsrisiko signifikant. Das ist sehr viel, wenn man bedenkt, dass in Thailand etwa 20 % aller Taxifahrer an Tuberkulose erkrankt sind.

Infektionskrankheiten

E-Zigaretten verändern Mundflora

Eine US-Studie verglich Mundhöhle und Zahntaschen von Rauchern, Dampfern und kompletten Nichtrauchern hinsichtlich ihres Mikrobioms: Bei Rauchern und E-Zigaretten-Konsumenten nahmen zu Ungunsten der natürlichen Flora jene Bakterien zu, die entzündungsfördernde Botenstoffe ausschütten und zu Biofilmen neigen. Diese Bakterien setzen auch größere Mengen an zähem Schleim frei und formen sich darunter zu flächenförmigen Kolonien, gegen die das Immunsystem zwar verstärkt mobilisiert, aber nichts ausrichten kann. Auf molekularer Ebene bewirkten die entzündlichen Immunreaktionen dagegen schon nach kurzer Zeit eine Veränderung der Mundflora und eine Angleichung des Zahnfleischs mit „etablierter“ Parodontitis. Obwohl mit 123 Probanden die Studie recht klein war, reichen Teamleiter Sukirth Ganesan von der Ohio State University die Ergebnisse aus, um auszuschließen, dass ein Umsteigen von echtem Rauchen auf E-Zigaretten die gesunde Mundflora zurückbringt. Dennoch ist nach Einschätzung des

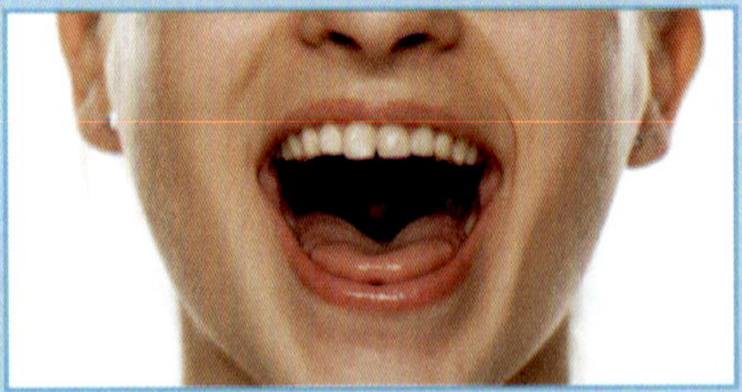

Der Rauch von Zigaretten oder sogenannten E-Zigaretten verändert die Mundflora und erhöht die Entzündungswerte.

britischen Gesundheitsministeriums das Dampfen – obwohl es Herz- und Blutgefäße schädigt und Krebs auslöst – nicht ganz so schädlich wie Tabakkonsum.

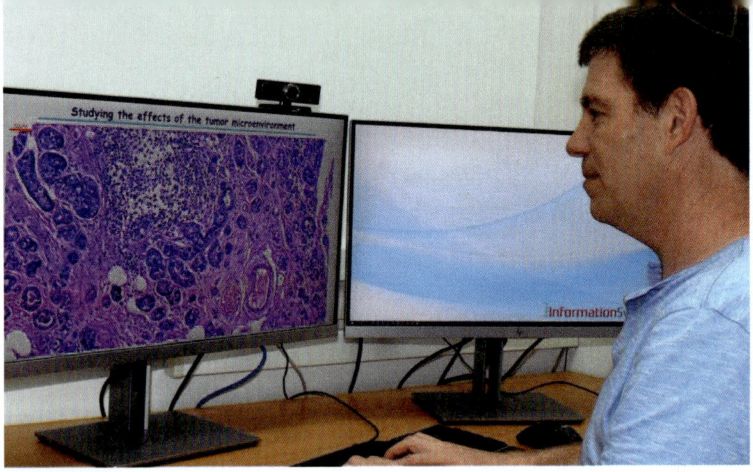

Prof. Ravid Straussman begutachtet Bilder von Bakterien in einem Tumor in seinem Labor am israelischen Weizmann-Institut in Rehovot.

Bakterien

Die Kumpels der Tumoren

Tumoren bilden Lebensgemeinschaften mit Bakterien, die beiden nützen, vor allem als Phalanx gegen Therapien. Wie Ravid Straussman vom Weizmann-Institut bei Tel Aviv schon vor Jahren herausfand, erwiesen sich mit Mykobakterien infizierte Tumorzellen gegenüber Chemotherapeutika unempfindlicher, da die Mikroben diese teilweise abbauten.

Spezifische Mikrobiome. Aktuell untersuchten er und sein Team nun insgesamt 1500 Tumoren von Brust, Lunge, Bauchspeicheldrüsen, Eierstock, Knochen, Haut oder Hirn nach bakterieller Besiedelung. Im Vergleich zu gesundem Gewebe wurden sie in allen Tumortypen fündig. Das Besondere war, dass die insgesamt 528 entdeckten Bakterienarten tumorspezifische Mischkolonien bildeten. Bei Lungenkrebs gab es etwa Arten, die Zigarettenrauch verstoffwechselten.

Bedeutung. Solch eine Besiedelung erklärt möglicherweise, weshalb Chemo- und Immuntherapien unterschiedlich stark wirken. Außerdem „ haben wir vorläufige Ergebnisse (...), die zeigen, dass die Mikroben im Tumor auch die körpereigene Abwehr, also das Immunsystem modulieren“, erläutert Straussman. Das bewirkt zusätzlich, dass weder sie noch die Tumorzellen vom Immunsystem erfasst werden. Mit einer gezielten Antibiotikagabe ließe sich aber vielleicht so die Effizienz einer Krebsbehandlung steigern. ■

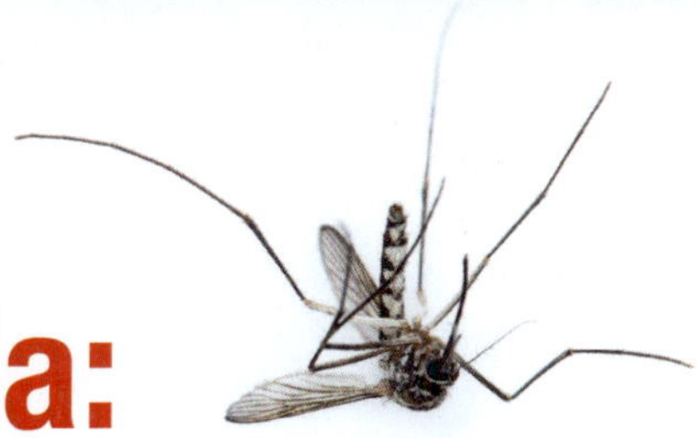

Parasiten

Malaria: Der lang ersehnte Durchbruch?

Zum Welt-Malaria-Tag am 25. April 2021 hat die Weltgesundheitsorganisation (WHO) erneut eine konzertierte Aktion angekündigt, in der 25 Länder bis zum Jahr 2025 malariafrei werden sollen. Nach Schätzungen der WHO erkranken jährlich knapp 230 Millionen Menschen an der durch Mücken übertragenen Krankheit, 92 % davon in Afrika.

Neuer Impfstoff. Diesmal jedoch könnte es mit dem ambitionierten Ziel tatsächlich klappen. Denn Wissenschaftler der Oxford University haben einen Impfstoff entwickelt, der mindestens ein Jahr zu 77 % schützt – mehr als jeder andere Impfstoff bisher. Das zumindest ergab die Phase-II-Studie des Wirkstoffs R21/Matrix-M – so der Name – nach Impfung von 450 Kleinkindern in Burkina Faso. Da auch die Nebenwirkungen gleich Null sind, „wäre das ein Meilenstein" in der Prävention.

Hintergrund. Der letzte große Hoffnungsträger – der Impfstoff RTS,S/AS01 vor rund 30 Jahren – erwies sich als Flop, da zwar die Schutzwirkung unmittelbar nach der Applikation recht hoch ist, danach aber rapide abfällt und sich zwischen 27 % und 39 % einpendelt. Der Oxford-Impfstoff enthält in seinem Vektorvirus nun aber sehr viel mehr Oberflächenproteine des Parasiten, was die Angriffspunkte erhöht und die Wirkung verstärkt.

Bedeutung. Der Leiter der Gruppe, die den Impfstoff entwickelte und testete, Professor Adrian Hill, hofft angesichts der guten Zahlen auf eine Notfallzulassung des Präparats durch die WHO bereits 2022. „Wir erhoffen uns, die 400 000 Todesfälle pro Jahr in den nächsten fünf Jahren auf Zehntausende zu reduzieren", erklärt er. Die klinische Phase-III-Studie mit rund 5000 Kindern ist angelaufen. ■

Ein neuer Vektorimpfstoff gegen Malaria wäre ein Durchbruch in der Therapie.

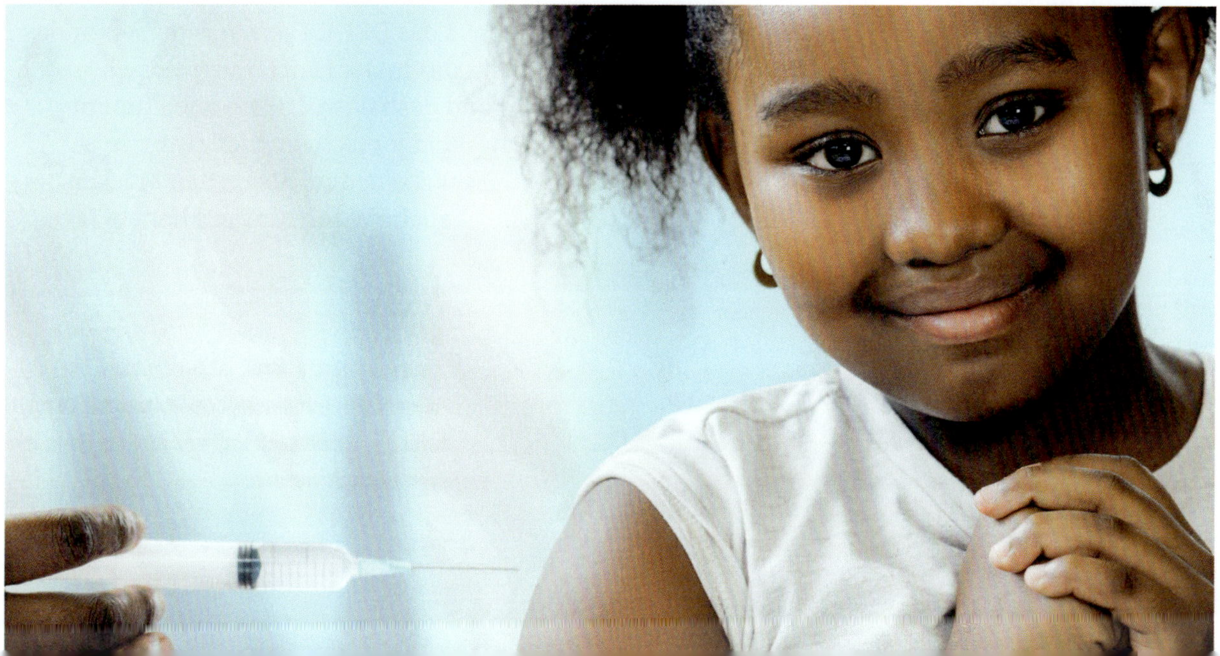

Parasiten

Mückenschreck Katzenminze

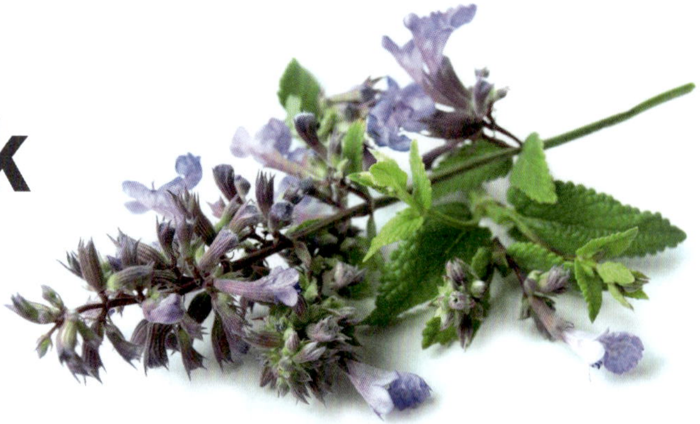

Die chemischen Verbindungen in der Katzenminze sind sehr wirksame Insektenschutzmittel.

Sie tut dem evolutionär uralten Reizstoffrezeptor TRPA1 weh! Aber nicht dem des Menschen, sondern nur dem von Ameisen, Drosophila-Fliegen, Gelbfieber- oder auch Malariamücken. Selbst unsere heimischen Blutsauger meiden sie, die Katzenminze! Was den Kater schnurren lässt, lässt Insekten das Weite suchen und schürt die Hoffnung auf ein neues Repellent.

Zu dieser Erkenntnis kam jetzt ein schwedisch-amerikanisches Forscherteam, weil es der Frage nachging, weshalb Moskitos schon seit alten Zeiten einen weiten Bogen um das duftende Kraut machen. Bereits zur Zeit Plinius' des Älteren vor etwa 2000 Jahren benutzte man die Pflanze zur Schädlingsbekämpfung, ohne die Wirkungsweise zu kennen.

Wirkungsweise. Das hat sich jetzt geändert: Der flüchtige Inhaltsstoff Nepetalacton aktiviert weder Geruchs- noch Geschmackrezeptoren, sondern Reizstoffrezeptoren auf der Zellmembran und löst dadurch einen brennenden Schmerzreiz aus. Dieser Reizstoffrezeptor TRPA1 ist evolutionär konserviert, also seit Urzeit in allen Lebewesen angelegt, liegt allerdings in den verschiedenen Spezies leicht modifiziert vor.

Vorgehensweise. In Verhaltensexperimenten wiesen die Forscher Prof. Marco Gallio von der Northwestern University in Evanston sowie Marcus Stensmyr von der Lund University in Schweden jedenfalls nach, dass in der Insektenversion von TRPA1 den Mücken gehörig der Appetit verging, wenn die menschliche Haut mit Katzenminze eingerieben worden war. Selbst eine Blutmahlzeit in einer Schale wurde verpönt, wenn sie mit einer in krautgetränkten Nylonsocke bedeckt war. Desgleichen vermieden die Insekten für ihre Eiablage die Plätze, die mit Nepetalacton imprägniert waren.

Bedeutung. Die Forschungen zeigen, dass die Verbindungen der Katzenminze mindestens so wirksam sind wie synthetische Insektenschutzmittel, etwa das DEET. Das nächste Ziel ist, das Repellent, das in der Herstellung extrem kostengünstig und deshalb vor allem auch für Entwicklungsländer erschwinglich wäre, so zu entwickeln, dass neben den Mücken auch Katzen Abstand halten! ■

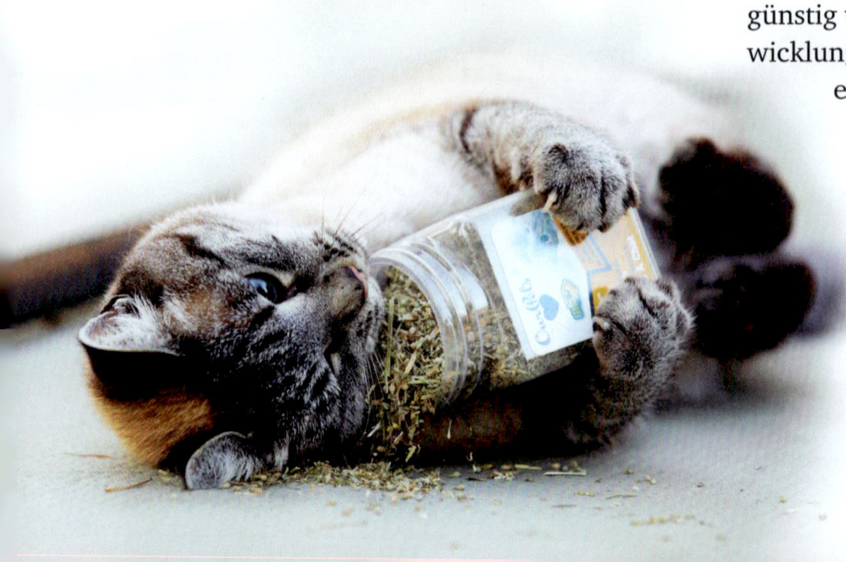

Was die Katze freut, ist für Mücken ein Graus. Ein Inhaltsstoff der Katzenminze ist dafür verantwortlich und soll nun als Repellent weiterentwickelt werden.

Antibiose

Tödlicher Giftpfeil

„Das ist das erste Antibiotikum, das gegen grampositive und gramnegative Bakterien wirkt, ohne dabei Resistenzen zu erzeugen“, sagt der Biologieprofessor Zemer Gitai von der Princeton University im Fachblatt Cell und ist – mit der Fachwelt rund um den Globus – von seiner Entdeckung begeistert. Auf der verzweifelten Suche nach potenten neuen Antibiotika ist Glück vonnöten und Geduld gefragt.

Wirkungsweise. Beides hatte seine Arbeitsgruppe unter Leitung von James Martin, als sie unter etwa 33 000 chemischen Substanzen nach antibiotisch wirksamen Substanzen suchten. Irresistin heißt der neue Wirkstoff, der wie ein Giftpfeil in den Körper der Erreger eindringt und eine tödliche Substanz abgibt. Diese hemmt ein Enzym, das für die Produktion von Folsäure für Bakterien lebensnotwendig ist, da sie für die Bildung von DNA und RNA gebraucht wird.

Chemische Optimierung. Vor dem Start der ersten klinischen Studien musste Irresistin allerdings erst so modifiziert werden, dass es menschliche Zellen nicht schädigt. Durch chemische Optimierung gelang es, eine sogenannte Irresistin-16-Variante herzustellen, die sich gegen Bakterien als hundertfach effektiver erwies als gegen Säugetierzellen und deshalb im Tierversuch kaum zu Nebenwirkungen führte.

Bedeutung. Nach Ansicht von Gitai ist vor allem die Wirkkombination aus Zerstörung der Außenmembran und Blockade des Stoffwechsels dafür verantwortlich, dass die Mikroben weder Schutzmechanismen noch Resistenzen entwickeln können. Pfeil und Gift potenzieren sich und machen Irresistin zur Geheimwaffe, die wegweisend für künftige Antibiotika sein könnte. ■

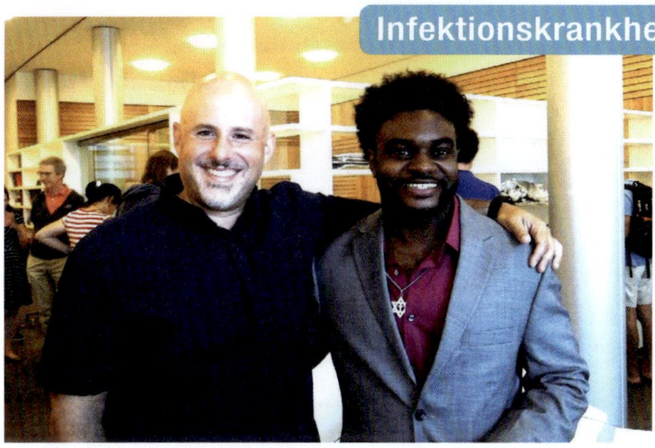

Professor Zemer Gitai (l.) mit dem frischgebackenen Doktoranden James Martin. Beide haben ein Antibiotikum entdeckt, das keine Resistenzen erzeugt.

IN KÜRZE

➔ Infektrate sinkt durch Pandemie

Norovirus, Windpocken, Grippe: 2020 gab es während der Coronapandemie nach aktuellen Informationen der Krankenkasse DAK einen deutlichen Rückgang vieler anderer Infektionskrankheiten zwischen 40 % und 50 %, je nach Bundesland. Mit Blick auf Zahlen des Robert-Koch-Instituts (RKI) für Berlin beispielsweise sind laut DAK im abgelaufenen Jahr rund 14 800 Infektionen gemeldet worden – 2019 waren es noch mehr als 26 000. Der Infektionsschutz mit Maske, Abstandhalten, Lüften sowie beschränkter Personenkontakt verhinderte auch die Übertragung anderer Erreger.

➔ Eisenmangel verhindert Impfwirkung

Weltweit sterben jährlich noch 1,5 Millionen Kinder an Krankheiten, die durch Impfungen hätten verhindert werden können. Dazu kommt, dass gerade in ärmeren Ländern der Anteil an Impfversagen hoch ist. Den Grund dafür lieferte jetzt ein internationales Forscherteam unter Schweizer Leitung: Eisenmangel! In mehreren Studien wies es nach, dass der Impferfolg mit dem Eisenstatus korrelierte: Bei niedrigen Werten blieb die Antikörperbildung doppelt so häufig aus. Nahm der Eisenstatus zu, kam es zu einer zunehmenden Immunität.

Von Kopf bis Fuß

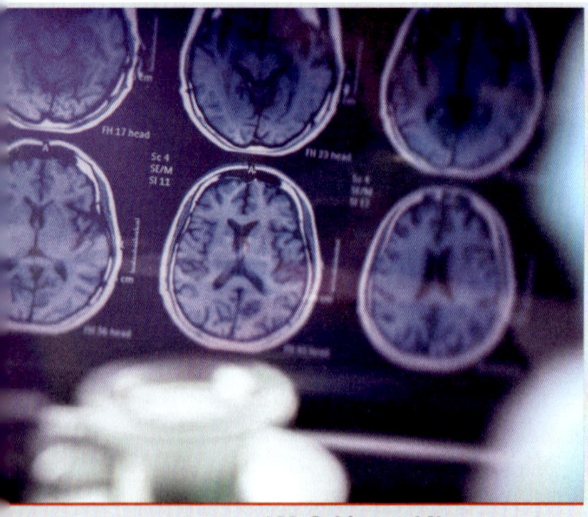

Immer noch wird die Sucht etwa nach Alkohol, Tabak und Medikamenten unterschätzt, was in der Folge zu zahlreichen Erkrankungen führt. Zu ihnen gehört Lungenkrebs, bei dem es nach wie vor nur schlechte Heilungschancen gibt, allerdings haben sich die Überlebensraten dank neuer Medikamente verbessert. Auch gegen deutliches Übergewicht helfen moderne Arzneimittel, aber natürlich auch ein veränderter Lebensstil. Dieser wirkt sich auf die Darmflora aus, verringert schädliches LDL-Cholesterin und damit Herz-Kreislauf-Erkrankungen. Selbst in höherem Alter kann beispielsweise Rauchverzicht die Häufigkeit von Hüftfrakturen verringern.

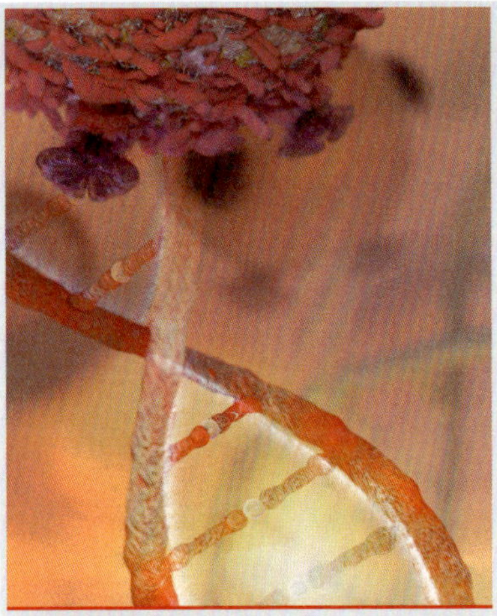

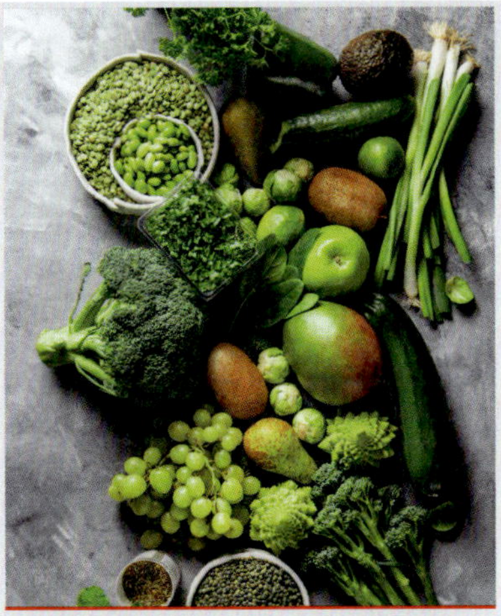

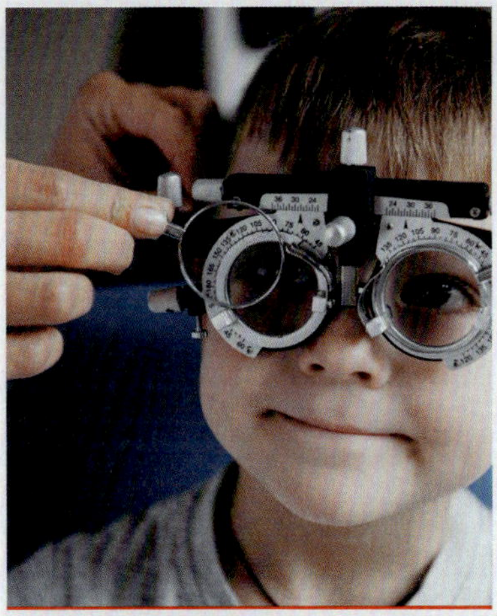

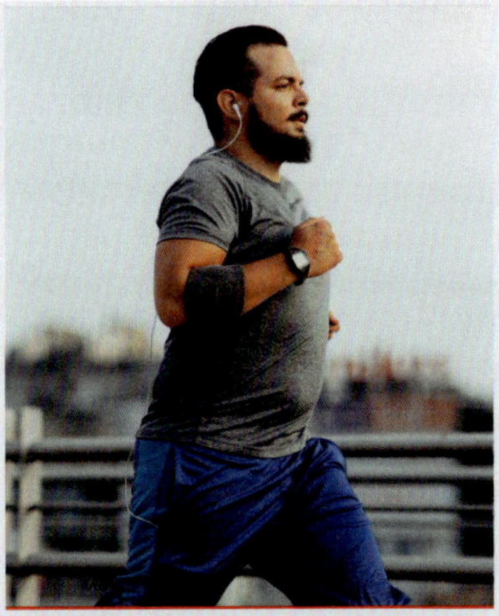

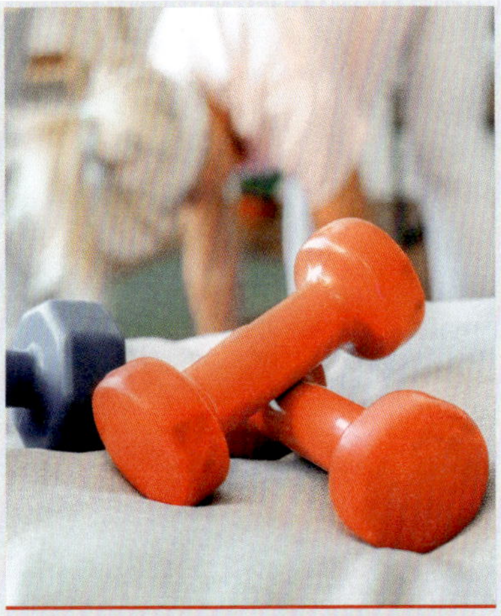

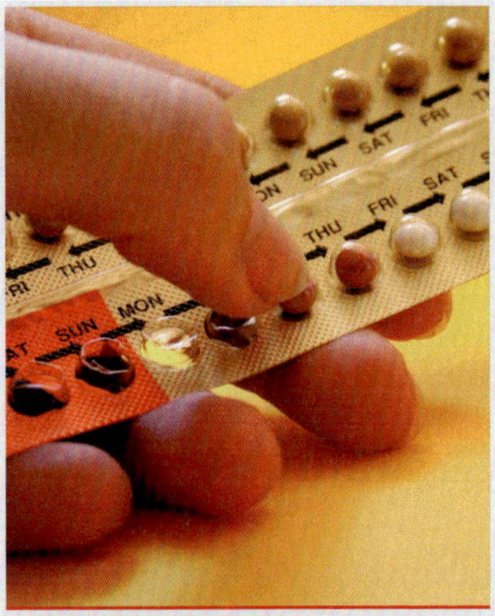
SUN
SAT
FRI
THU
MON

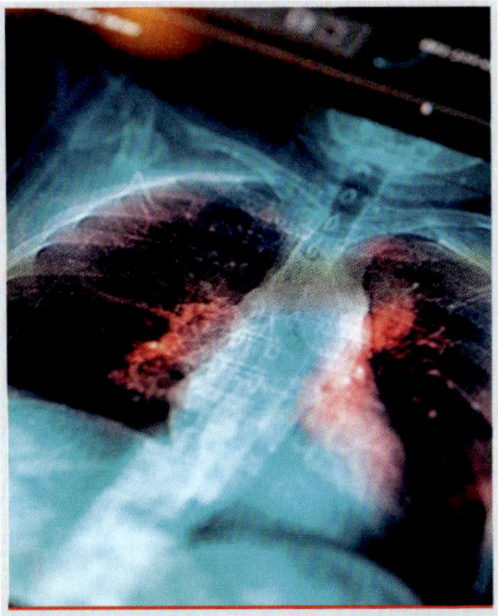

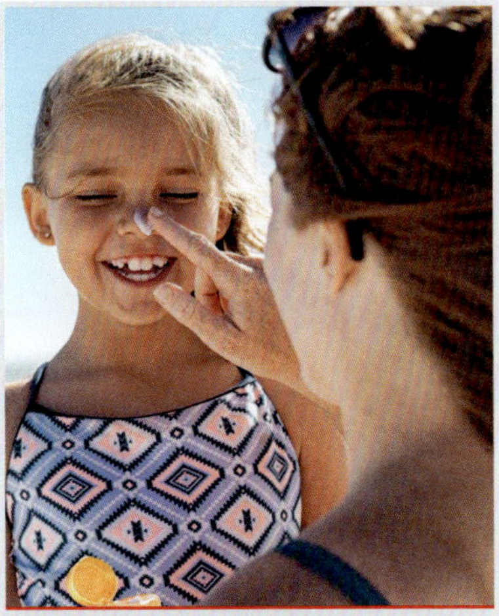

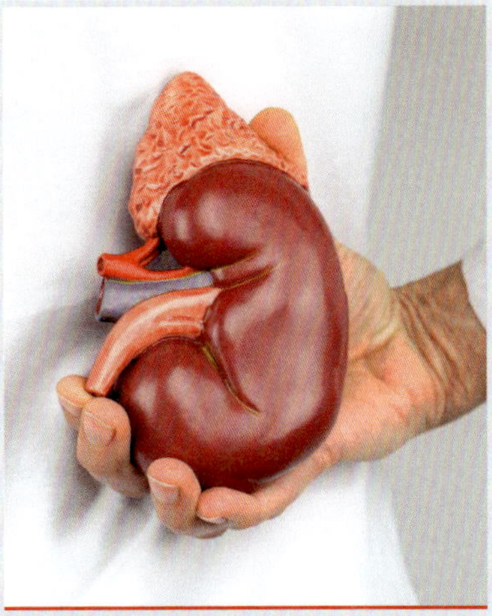

Gehirn und Nervensystem

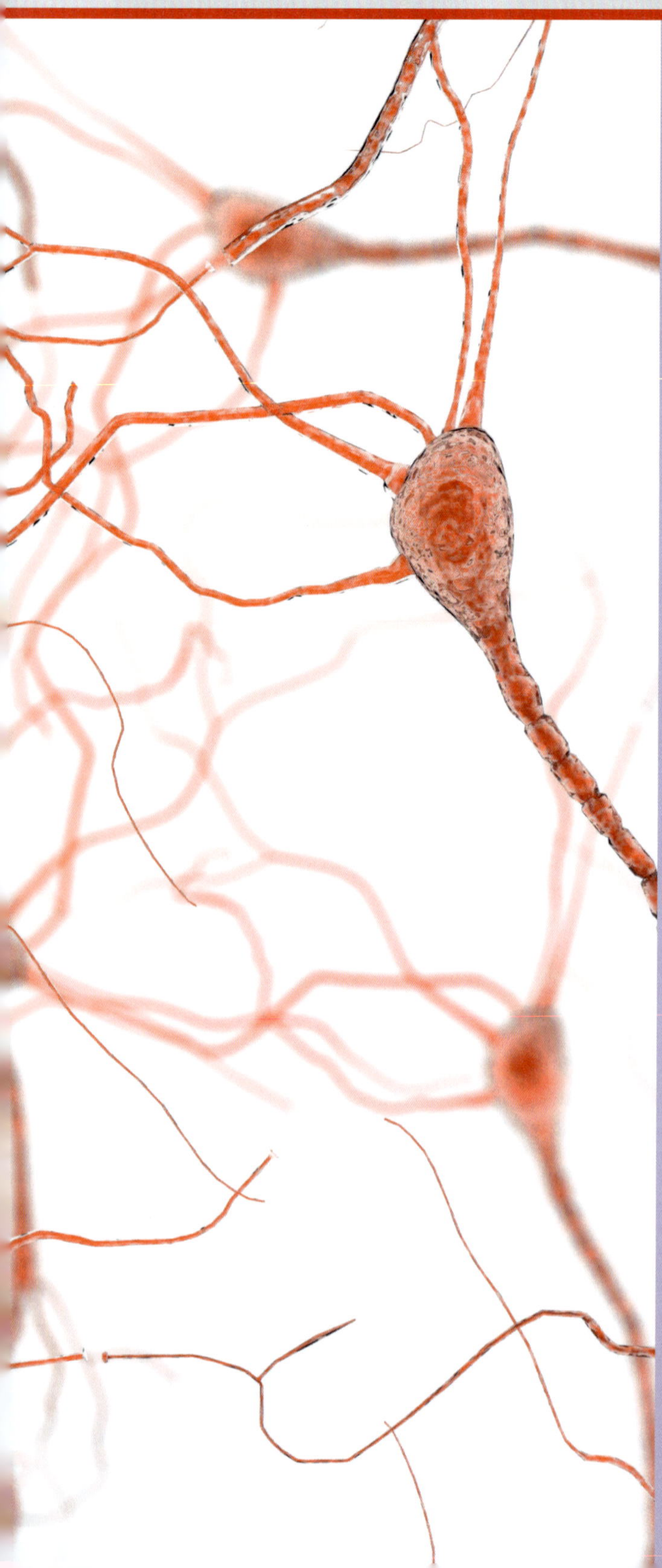

In diesem Kapitel

Keine Krankheit prägte die letzten zwei Jahre weltweit so wie die Coronapandemie. SARS-CoV-2 greift insbesondere auch die Nervenzellen an; dass eine Riechstörung ein spezifisches Frühsymptom einer Infektion ist, wurde Ärzten schon recht bald klar.

Das neue Coronavirus verursacht jedoch neben anderen Beschwerden auch verschiedene schwerere neurologische Schäden; Infizierte erleiden z. B. häufiger einen Schlaganfall.

Trotz der Präsenz von Covid-19 bleiben andere Krankheiten genauso wichtig. Die Demenz ist weiter auf dem Vormarsch: Offenbar erhöht auch eine schwere Gehirnerschütterung im mittleren Lebensalter das Risiko für eine spätere Demenz. Umso mehr gilt es, Unfälle zu meiden und auch bei Kontaktsportarten auf Schutz für die Spieler zu achten. Möglicherweise gibt es bald einen Schnelltest, mit dem sich per Speichelprobe nachweisen lässt, ob etwa ein Fußballer gerade eine Hirnerschütterung erlitten hat oder nicht – und dann eben weiterspielen darf.

Bei der Vorbeugung und Therapie neurologischer Krankheiten haben Sport und ausgewogene Ernährung weiterhin ihren Platz; es kommen jedes Jahr neue Erkenntnisse hinzu, z. B. in Bezug auf die Parkinsonkrankheit oder die Multiple Sklerose. Außerdem haben viele Experten sich aktuell mit einem altbekannten Problem auseinandergesetzt: der Sucht. Ob Tabak, Alkohol oder Medikamente – es gibt jeweils zahlreiche wirksame Therapien, aber noch viel zu wenige Betroffene nutzen ihre Chance, professionelle Hilfe anzunehmen.

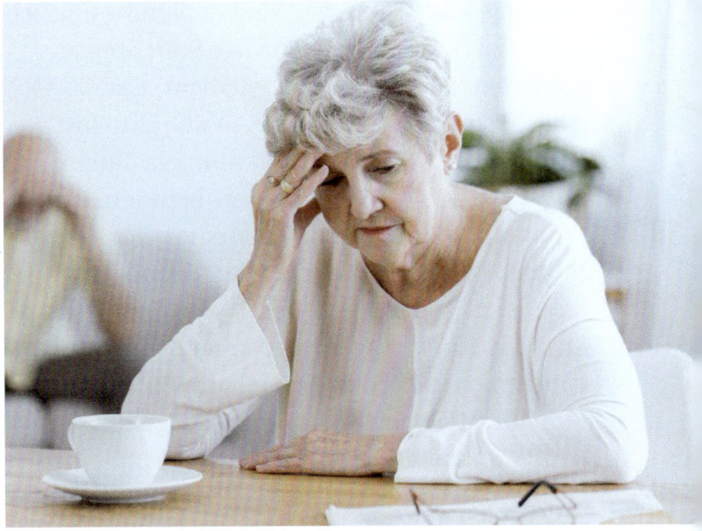

Trotz mancher Erfolge in der Therapie bleibt die Demenz ein großes Problem für viele ältere Menschen.

TOP-Trend

Neue Wirkstoffgruppe gegen Migräne

Seit kurzer Zeit sind Medikamente mit einem neuen Wirkprinzip zur Therapie der Migräne zugelassen: Die sogenannten monoklonalen Antikörper binden das „Calcitonin gene-related Peptid", eine Eiweißsubstanz im Gehirn, die eine wichtige Rolle bei Migräne spielt. Galcanezumab, einer dieser neuen Wirkstoffe, wurde Anfang 2021 in einer kontrollierten Studie geprüft: Im Vergleich zu Placebo litten die Patienten deutlich seltener an Migräneanfällen, zudem fielen Begleitsymptome wie Übelkeit und Lichtscheu milder aus. Damit erweist sich ein solcher Antikörper als effektiv bei episodischer und chronischer Migräne.

Chronischer Kopfschmerz

Wenn zu viele Medikamente den Schmerz verstärken

Ständige Kopfschmerzen sind quälend – um sich davon zu befreien, greifen viele Patienten zu Tabletten. So sinnvoll und wirksam diese meist sind, so können oft auch die Tabletten selbst die Ursache der Kopfschmerzen sein: ein Teufelskreis, aus dem man sich schwer befreien kann.

Hintergrund. Eine „medikamenteninduzierte Migräne" liegt vor, wenn Patienten mit Migräne oder einer anderen Art von Kopfschmerzerkrankung an 10–15 Tagen pro Monat Schmerzmittel einnehmen und trotzdem mehr als 15 Tage pro Monat an Schmerzen leiden. Die meisten der Patienten mit diesem Problem leiden an einer chronischen Migräne, oft sind es Frauen.

Therapie. Laut Experten kann bei vielen Patienten vorbeugend schon hilfreich sein, wenn sie ausführlich darüber beraten werden, dass Kopfschmerzen auch durch zu viele Medikamente verschlimmert werden können. Viele Ärzte können hier Auskunft geben und Migränepatienten Ratschläge erteilen, damit es gar nicht erst zu dieser Form von Kopfschmerzen kommt. Häufig kann eine fachärztliche Beratung dazu führen, dass ein Patient mit schon bestehendem medikamenteninduziertem Schmerz auch mit weniger Tabletten deutlich besser klarkommt.

Hat sich der Teufelskreis aber schon geschlossen, dann können andere Medikamente helfen. Zunächst ist entscheidend, alle gewohnten Tabletten erst einmal abzusetzen. Dies wird individuell mit den Patienten besprochen. Für viele ist es sinnvoll, sich für diesen Entzug in eine Klinik zu begeben, denn hier können Ärzte den Patienten am besten bei auftretenden Problemen unterstützen. Es kann, unter ärztlicher Empfehlung, manchmal hilfreich sein, schon während dieses Entzugs mit der Einnahme eines neuen Medikaments zu beginnen. Einige neuere Wirkstoffe bergen nur ein geringes Risiko für einen Medikamentenübergebrauch.

Aber nicht nur die Pillen spielen eine Rolle: Ganz wichtig sind auch Entspannungsmethoden, Sport und angeleitete Übungen zur Stressbewältigung – ganz allgemein ein gesünderer Lebensstil. Hat man sich erst einmal an solche therapeutischen Maßnahmen gewöhnt, behalten viele Betroffene diese gerne bei, denn Sport und Entspannungstechniken machen weder müde oder dick (wie so manche Tablette), noch haben sie andere negative Nebenwirkungen. ■

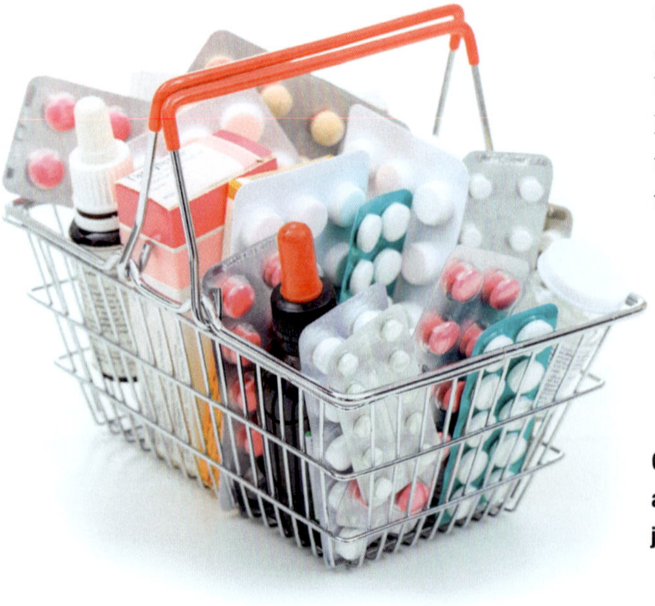

Gegen Kopfschmerzen helfen übliche Schmerzmittel oder auch spezielle Präparate. Zu viele davon können das Problem jedoch verschlimmern!

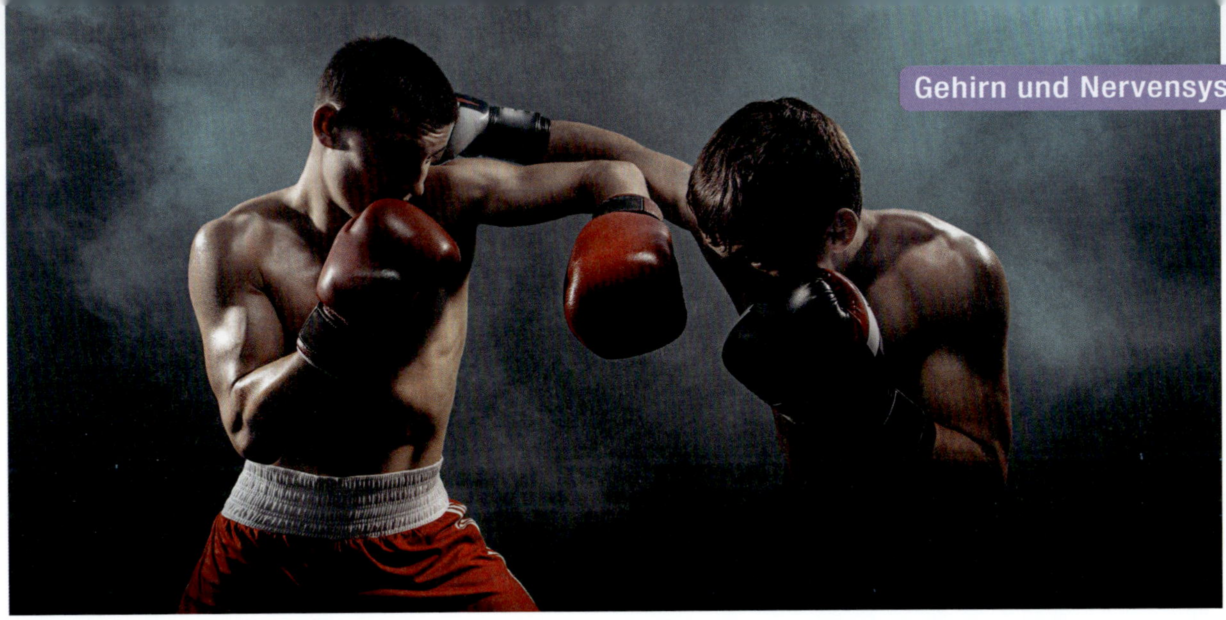

Nicht nur Boxer, sondern auch Fußballer oder Rugbyspieler verletzen sich häufig am Kopf.

Demenz/Gehirnerschütterung

Häufig unterschätzte Folgen

Wer sich im Alltag eine Kopfverletzung zuzieht oder etwa beim Fußball oder Rugby häufig Gehirnerschütterungen erlebt, leidet oft lebenslang unter den Folgen.

Hintergrund. Jede Hirnverletzung lässt Nervenzellen absterben – dann folgen oft Benommenheit und später Kopfschmerzen, Konzentrationsstörungen und andere kognitive Probleme. Meist sind diese Beschwerden nach einigen Tagen oder Wochen überwunden, allerdings erhöhen solche Hirnverletzungen das Risiko für langfristige Schäden.

Studienergebnisse. Wer mit etwa 50 Jahren eine Gehirnerschütterung mit Bewusstlosigkeit hatte, leidet einer Studie zufolge rund 20 Jahre später im Vergleich gehäuft an einer Demenz. Die Verletzung ist wohl nicht die eigentliche Ursache des kognitiven Abbaus, meinen die Forscher, aber wahrscheinlich beschleunigt die Schädigung den Alterungsprozess des Gehirns. Sie hatten über 500 Personen befragt und untersucht und konnten Ergebnisse kognitiver Tests aus deren Jugend mit Tests im Alter vergleichen. Laut anderen Studien steigt durch schwere Kopfverletzungen auch das Risiko für eine spätere Depression – solchen Verletzungen wirksam vorzubeugen, wäre also sinnvoll. ■

STAND DER FORSCHUNG

Gehirnerschütterung beim Sport – Diagnose per Speicheltest?

Wenn ein Sportler zu früh nach einer Gehirnerschütterung wieder aktiv ist, etwa weil die Verletzung nicht korrekt erkannt wurde, drohen weitere Schäden. Eine leichte Gehirnerschütterung sicher zu erkennen, ist trotz mancher bekannter Tests immer noch schwierig. Britische Forscher nutzten nun einen Speicheltest, mit dem sich sehr genau eine Gehirnerschütterung feststellen lässt, und zwar anhand einer Substanz, die schon kurz nach einer Gehirnverletzung im Speichel freigesetzt wird. Das würde die Entscheidung am Spielfeldrand erleichtern.

Belastet Übergewicht auch das Gehirn?

Steigt der Druck im Hirnwasser an, so wird das Hirngewebe beeinträchtigt. Ein erhöhter Hirndruck kann ohne erkennbare Ursache auftreten (idiopathisch). An idiopathischem erhöhtem Hirndruck leiden derzeit rund sechsmal mehr Menschen als noch vor über 15 Jahren, wie eine Studie mit den Daten von 1,3 Millionen Menschen aus Wales/England ergab. Die Ursache für diesen Anstieg ist unklar; besonders betroffen aber sind vor allem Übergewichtige und Menschen aus ärmeren Haushalten, Frauen öfter als Männer. Zudem erhöhte sich insgesamt im gleichen Zeitraum der Anteil Übergewichtiger von 29 % auf 40 %. Übergewicht scheint also ein wichtiger Risikofaktor für diese Krankheit zu sein – neben mangelnder Ernährung, psychischem Stress und Luftverschmutzung. Unter diesen Risikofaktoren leiden vor allem ärmere Bevölkerungsschichten. Erhöhter Hirndruck ist behandelbar; dennoch kann er zu schweren Sehstörungen führen oder erfordert eine Operation. Diesen Problemen durch ausgewogene Ernährung und Sport vorzubeugen, ist ein weiterer Vorteil eines gesunden Lebensstils.

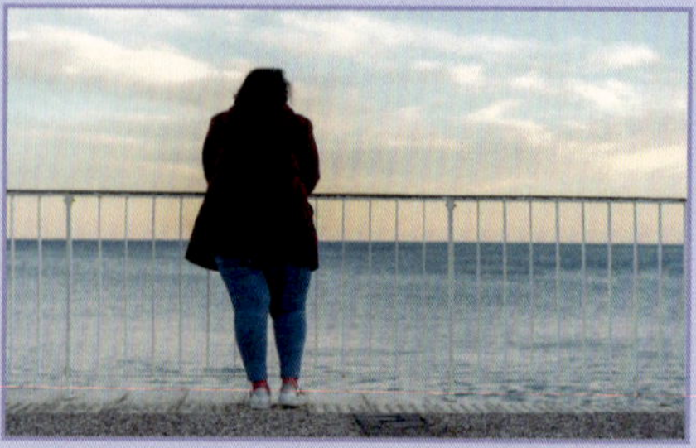

Übergewicht geht mit erhöhtem Blutdruck oder Krebsrisiko einher. Es vergrößert zudem die Gefahr für hohen Hirndruck.

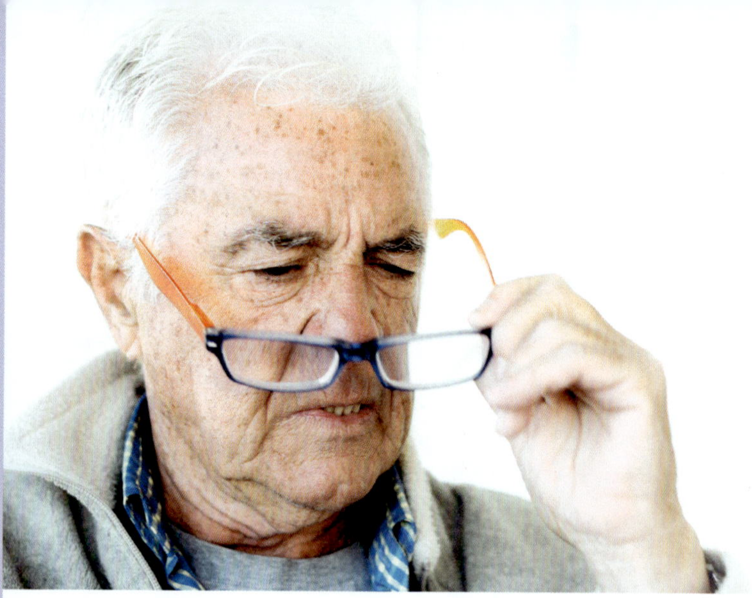

Demenz

Demenz oder Delir?

Erscheint eine Person von einem auf den anderen Tag ungewohnt nervös, vergesslich oder verwirrt, kann dies viele Gründe haben. Einer davon ist ein Delir. Häufig wird ein Delir jedoch nicht erkannt, warnte ein Experte auf dem virtuellen Kongress für Psychiater und Neurologen.

Hintergrund. Von den Patienten, die aufgrund von Gedächtnisproblemen einen Arzt aufsuchen, haben etwa 20 % keine Demenz, sondern ein Delir als Folge einer akuten Schädigung von Hirnzellen. Ursachen können Infektionen, Sauerstoffmangel wegen einer Herzerkrankung, Leber- oder Nierenfunktionsstörungen oder auch Nebenwirkungen von Medikamenten sein. Gerade bei älteren Menschen oder auch solchen mit vorbestehenden Krankheiten wird ein Delir manchmal nicht erkannt, sondern wegen der zahlreichen Beschwerden der Betroffenen übersehen. Das aber macht eine geeignete Therapie, die in der Regel durchaus effektiv wirkt, praktisch unmöglich.

Bedeutung. Mithilfe genauer Untersuchungen und bestimmter Tests lässt sich erkennen, ob ein Delir vorliegt – sodass die Therapie schnell erfolgen kann. Übrigens ist ein Delir gerade bei älteren Menschen oftmals das erste Symptom einer Coronainfektion – auch ohne Husten und Fieber. Es ist also wichtig, genau hinzuschauen und den Arzt auf diese Möglichkeit hinzuweisen. ■

Alzheimer-Demenz

Ist eine Früherkennung per Bluttest möglich?

Immer mehr Menschen erkranken an Alzheimer-Demenz. Um dieser Krankheit endlich etwas entgegensetzen zu können, arbeiten Wissenschaftler weltweit sozusagen an zwei Fronten: Zum einen forschen sie seit Jahren an neuen Wirkstoffen, die tatsächlich die Ursache der Demenz bekämpfen können. Die zweite Zielrichtung der Forschung besteht darin, eine drohende Demenz möglichst frühzeitig zu erkennen – denn dann wirken auch die neuen Medikamente wahrscheinlich am besten.

Hintergrund. Die Früherkennung soll derzeit mit Hirnscans oder einer Rückenmarkspunktion sowie der Analyse des Hirnwassers gelingen – das allerdings sind aufwendige, invasive Verfahren. Nun macht ein neu entwickelter einfacher Bluttest Hoffnung: An über 1400 Probanden bestimmten die Forscher eine spezielle Substanz (Phospho-Tau217) im Blut, die im Zusammenhang mit Alzheimer entsteht, weil bei dieser Erkrankung vermehrt das sogenannte Tauprotein in Hirnzellen abgelagert wird. Es wurden mehrere Gruppen von Personen verglichen: Einige mit nachgewiesener Alzheimer-Demenz, einige mit anderen degenerativen Erkrankungen des Gehirns, Personen ohne oder mit leichten Demenzsymptomen sowie einige mit genetisch bedingtem Demenzrisiko – manche davon noch ohne Symptome.

Studienergebnis. Die Messung von Phospho-Tau217 im Blut wurde mit Hirnscans und anderen Tests verglichen: Beim Abgleich der Befunde ließ sich zeigen, dass sich anhand des Bluttests genau feststellen lässt, ob eine Person an Alzheimer leidet, gesund ist oder eine andere Nervenerkrankung vorliegt, die mit Vergesslichkeit oder anderen Demenzbeschwerden einhergeht.

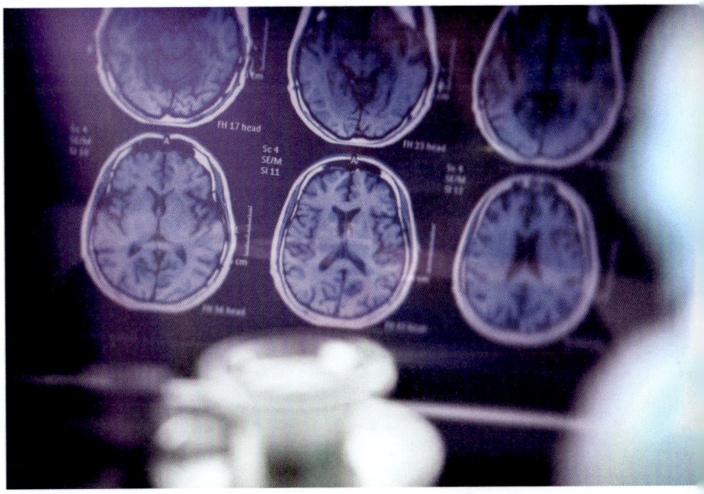

Derzeit wird die Alzheimer-Demenz anhand der Symptome und oft zusätzlich per Hirnscan festgestellt.

Die Genauigkeit des Bluttests hat sich zwar in Forschungsstudien gezeigt, aber der Hersteller will dies noch eindeutiger bestätigen. Käme der Test auf den Markt, so wäre das ein wichtiger Vorteil: Zum einen ließen sich Patienten mit Alzheimer frühzeitig sicher erkennen und behandeln, zum anderen wären falsch gestellte Alzheimerdiagnosen seltener. Denn genau diese falschen Diagnosen gibt es weiterhin, weil manche Krankheiten einer Demenz zu sehr ähneln. ■

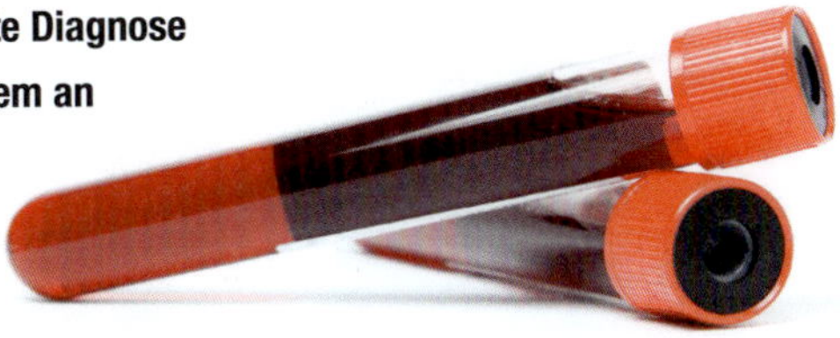

Um bei Vergesslichkeit eine korrekte Diagnose stellen zu können, wird seit Längerem an schnellen Bluttests geforscht.

Sport ist gesund – sollte aber Spaß machen

Sich regelmäßig sportlich zu bewegen ist besonders auch für Patienten mit neurologischen Krankheiten sinnvoll: Bei Parkinson beispielsweise kann Bewegung das Gleichgewicht stärken und Stürzen vorbeugen. Allerdings gilt auch hier: Hat man keinen Spaß daran, hilft oft auch die beste Absicht nicht. Welcher Sport also könnte sich für ja mehrheitlich schon etwas ältere Parkinsonpatienten eignen?

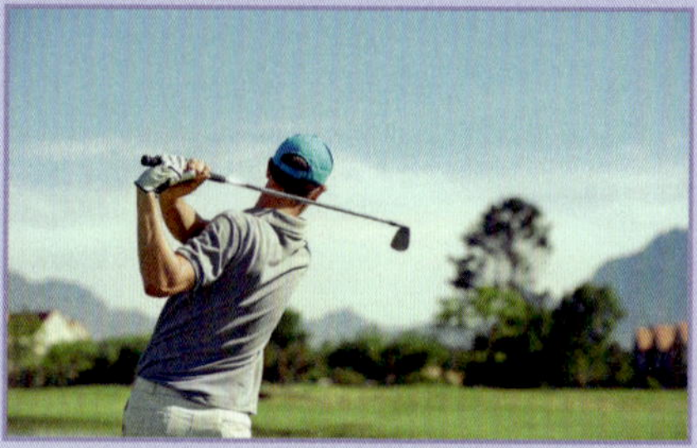

Der gezielte Golfschwung erfordert eine hohe Koordination der Muskeln und Standfestigkeit – eine gute Übung für Parkinsonpatienten.

US-Forscher prüften das Golfspielen: In einer kleinen Studie verglichen sie Tai-Chi und Golf mit der Frage, ob sich dadurch die Motorik verbessern ließe. 20 Patienten wurden regelmäßig in „ihrem" neuen Sport angeleitet. Nach zehn Wochen hatte sich bei den Golfern der Wert in einem motorischen Test (schnelles Aufstehen, Gehen und wieder Setzen) verbessert, bei den anderen sogar etwas verschlechtert. Die Ergebnisse müssten noch einmal überprüft werden, so die Forscher. Aber fest stand: Nur etwa ein Drittel der Patienten gab an, Tai-Chi auch weiterhin machen zu wollen, aber 86 % der Golfer würden dabei bleiben. Und entscheidend für einen Effekt ist ja die Motivation für eine regelmäßige Aktivität.

Parkinson

Cannabis gegen Beschwerden

Typisch für die Parkinsonkrankheit sind unkontrolliertes Zittern und andere Bewegungsstörungen, etwa plötzlich eintretende Starre. Allerdings machen noch zahlreiche andere Beschwerden den Betroffenen das Leben schwer, darunter Stimmungsschwankungen, Schlafstörungen oder Verdauungsprobleme. Diese Symptome sind meist sehr hartnäckig und können sich verschlimmern.

Studienergebnisse. Hier kann offenbar ein altbekannter Wirkstoff helfen, der zunehmend in der Medizin genutzt wird: Cannabis in Form von Cannabinoiden. Forscher prüften nun in einer Studie Nabilon, ein synthetisches Analogon von Tetrahydrocannabinol. Zunächst erhielten 47 Patienten mit Parkinson, die unter ihrer Therapie motorisch gut zurechtkamen, aber an schweren anderen Symptomen litten, Nabilon. Von den 38 Betroffenen, bei denen das Cannabinoid wirkte, erhielt dann die Hälfte weiter Nabilon, die anderen ein Placebo. Mit Nabilon verbesserten sich im Vergleich zur Kontrollgruppe vor allem Angststörungen und Schlafprobleme, den Patienten ging es dadurch deutlich besser. Zwar war die Studie recht klein, aber dennoch aussagekräftig, weil der direkte Vergleich mit einem Placebo erfolgte.

Bedeutung. Da Cannabinoide auch für andere Krankheiten bereits verfügbar sind, könnte es schnell auch für Parkinsonpatienten zugelassen werden, sobald die Ergebnisse von größeren Studien vorliegen. ■

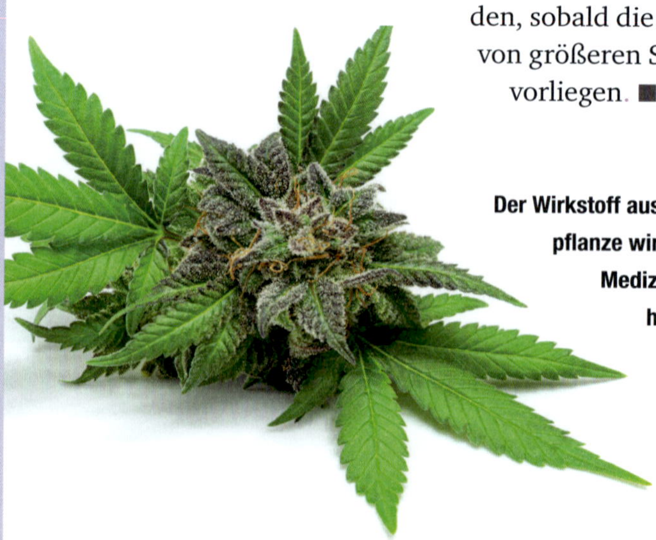

Der Wirkstoff aus der Hanfpflanze wird für die Medizin synthetisch hergestellt.

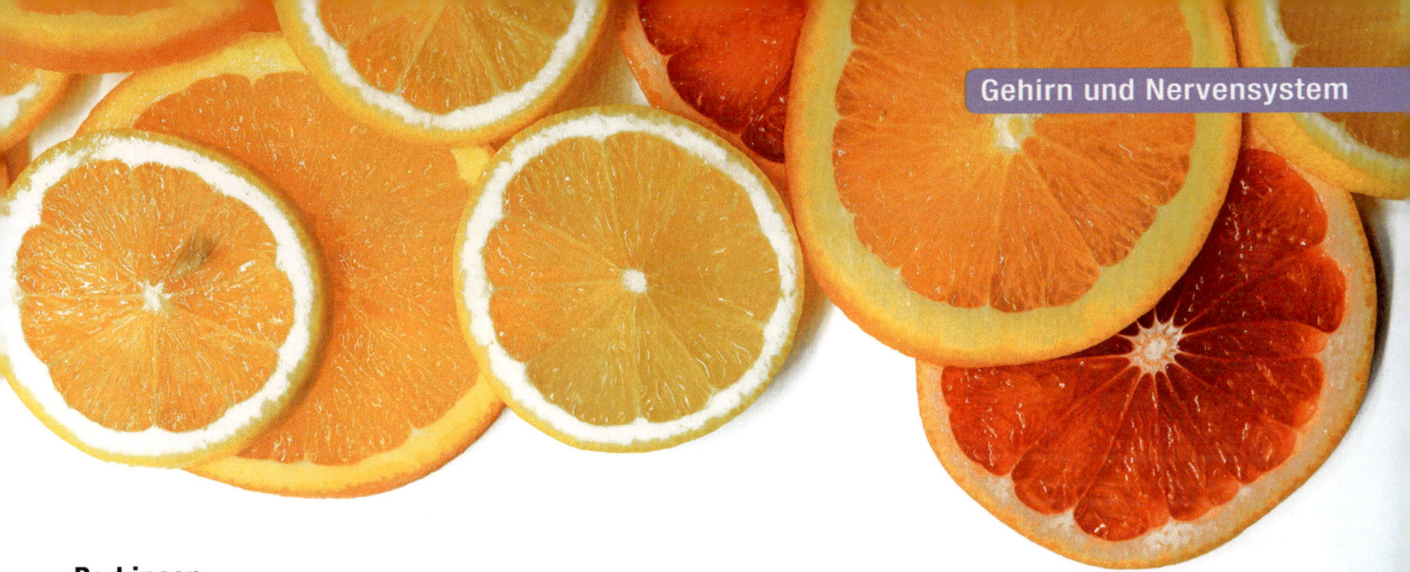

Parkinson

Gezielte Ernährung zum Schutz vor Parkinson

Die „richtige" Ernährung kann vor einer Vielzahl von Krankheiten schützen – das Problem ist dabei herauszufinden, welche Ernährung denn nun besonders gesund ist. Denn es ist wissenschaftlich immer schwierig, die Ernährung von Menschen korrekt zu beurteilen. Allgemein gilt: Je größer die Probandengruppe ist und je genauere Daten verfügbar sind, desto eher ergeben sich verlässliche Ergebnisse.

Studien. Nun haben Forscher aus Italien den Vorteil eines sehr umfangreichen Datenregisters für die Frage genutzt, ob bestimmte Vitamine einer Parkinsonkrankheit vorbeugen können. Die Daten stammen aus Schweden: Dort machten 1997 im Rahmen einer anderen Studie fast 50 000 Menschen sehr detaillierte Angaben zu ihrer täglichen Ernährung in einem ausführlichen Fragebogen. Keiner von ihnen war damals an Parkinson erkrankt; im Lauf der folgenden fast 18 Jahre gab es allerdings in der Gruppe 465 Diagnosen dieser schweren neurologischen Krankheit.

Weil sich in früheren Studien Hinweise zu einem positiven Effekt der Antioxidanzien Vitamin C, Vitamin E und Betakarotin gezeigt hatten, berechneten die Forscher die jeweiligen Mengen dieser lebenswichtigen Substanzen anhand der angegebenen Nahrungsmittel für die einzelnen Personen. Je nach hohem, mittlerem oder niedrigem Konsum dieser Vitamine teilten sie alle Teilnehmer in drei Gruppen ein. Beim Vergleich derjenigen, die schließlich an Parkinson erkrankten, mit den Gesunden ergab sich: Wer besonders viel Vitamin C und Vitamin E mit der Nahrung zu sich genommen hatte, erkrankte zu über 30 % seltener an Parkinson als die übrigen.

Bedeutung. Es gab aber zwei Ausnahmen: Für Normalgewichtige brachte die hohe Vitaminzufuhr keinen deutlichen zusätzlichen Effekt – denn ein gesundes Körpergewicht wirkt sich bereits schützend aus. Und auch regelmäßiges Kaffeetrinken hat, wie man bereits weiß, einen so schützenden Effekt in Bezug auf Parkinson, dass dieser den Nutzen durch Vitamin C oder E offenbar überdeckte.

Fazit. Trotz mancher Unsicherheiten gilt: Grundsätzlich schützen Antioxidanzien Nervenzellen im Hirn – und das zeigt sich offenbar besonders an Vitamin C und Vitamin E. ■

Gehirn und Nervensystem

Multiple Sklerose: Unterstützung vom Darm

Dass Darmbakterien meist keine lästigen Untermieter, sondern viele wichtig für die Gesundheit sind, wird in Bezug auf verschiedene Krankheiten immer deutlicher. Denn die Darmbakterien, das Darmmikrobiom, beeinflussen direkt Immunsystem und Gehirn. Dies scheint auch bei der Autoimmunkrankheit Multiple Sklerose (MS) eine Rolle zu spielen. Ungünstig für das Darmmikrobiom ist dabei die typische „westliche" Ernährung mit wenig Ballaststoffen, wenig Obst und Gemüse sowie viel tierischen Fetten. Es werden zudem entzündungsfördernde Stoffe frei, die auch Nervenzellen schädigen könnten, weil die Darmwand durchlässiger und auch die sogenannte Blut-Hirn-Schranke undichter wird. Im Gegensatz dazu führt eine „mediterrane Diät" mit viel Gemüse, Pflanzenölen und Ballaststoffen zu einer „gesünderen" Darmflora. Dies wirkt sich positiv auf die schützende Darmwand aus. Manche Medikamente gegen MS

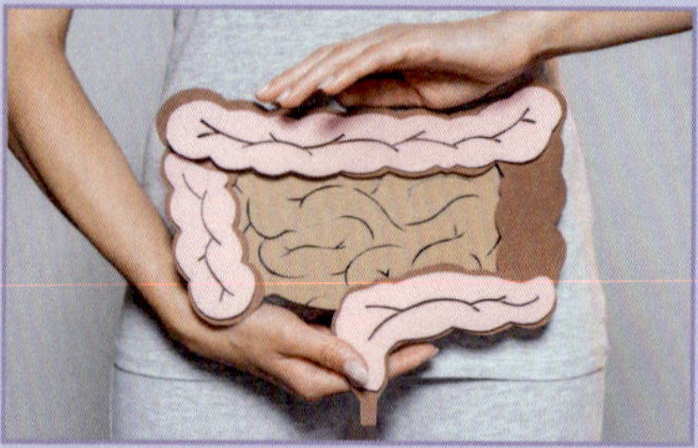

Im Dickdarm, hier rosa dargestellt, leben Milliarden von Bakterien; viele von ihnen tragen zu unserer Gesundheit bei.

wirken auch auf das Darmmikrobiom. Vielleicht sei es sinnvoll, so die Forscher, bestimmte Ernährungsstrategien mit diesen Wirkstoffen zu kombinieren. Es gibt noch viele Fragen zu klären.

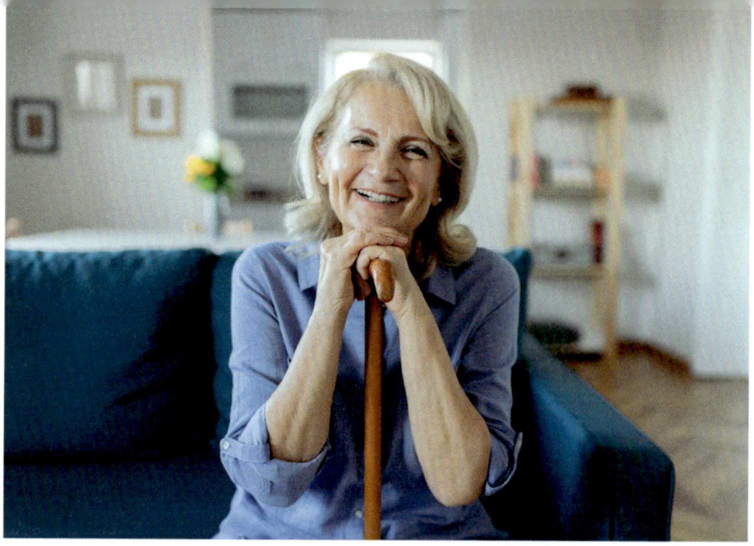

Patienten mit Multipler Sklerose haben oft zunehmend Probleme beim Gehen.

Multiple Sklerose

Therapie im Alter verändern

Bestimmte sogenannte Immuntherapien können bei Multipler Sklerose (MS) effektiv dabei helfen, dass die Beschwerden sich nicht so schnell verschlechtern. Diese Wirkstoffe müssen fortlaufend eingenommen werden und wirken direkt aufs Immunsystem, in der Regel dämpfend. Das lässt die Gefahr von Infektionen steigen, was insbesondere für ältere Menschen gilt. Auch das infolge der Immuntherapien etwas erhöhte Krebsrisiko steigt mit dem Alter noch weiter an.

Bedeutung. Insofern plädieren Experten dafür, die Therapie bei MS mit der Zeit kritisch zu überdenken. Es könnte z. B. ungünstig sein, wenn Patienten eine bestimmte Immuntherapie, die sie als 25-Jährige beginnen und unter der sie stabil sind, ungeprüft auch mit 60 Jahren noch nutzen. Bei einigen könnte diese Therapie nach einem so langen Verlauf ohne Verschlechterung der Beschwerden reduziert werden, was auch die Nebenwirkungen verringern würde. Selten erkranken Patienten auch erst nach dem 50. Lebensjahr an MS. Bei über 55-jährigen Patienten mit jahrelang stabiler Symptomatik sei daher zu überlegen, ob die Therapie verändert werden könnte.

Fazit. Ziel ist es, nicht unnötig hohe Risiken einzugehen, wenn eine geringere Dosis oder andere Therapie genauso effektiv wäre. ■

Sucht

Abhängigkeit – zu spät erkannt, zu selten behandelt

In neuen Expertenempfehlungen für Ärzte und Patienten geht es um Sucht: Alkohol, Tabak und Medikamente. Der Missbrauch aller drei Substanzgruppen werde immer noch verharmlost, gehe aber mit großen Gesundheitsrisiken einher, so die Fachleute.

Alkohol. Im ersten Lockdown während der Coronapandemie haben die Menschen deutlich mehr Alkohol getrunken, so ein Experte. Grundsätzlich wird beim Arzt zu selten die Diagnose Alkoholkrankheit gestellt, zu selten überhaupt nach dem Konsum gefragt. Dabei kann ein Arzt ja nur unterstützen, wenn er weiß, wie viel ein Patient trinkt. Und das ist oft zu viel, denn als „risikoarmen" Alkoholkonsum definieren Experten 24 g Alkohol pro Tag für gesunde Männer bis 65 Jahre (für Frauen 12 g), also 0,6 l Bier oder etwa 200 ml Wein – bei zwei Tagen ohne Alkohol pro Woche. Als schädlich gilt ein Konsum, der zu psychischen oder körperlichen Problemen führt; für Abhängigkeit gibt es konkrete Anzeichen, wie Toleranzentwicklung. Um davor zu schützen, ist oft bereits eine Kurzintervention hilfreich – also bis zu fünf Stunden gezielte ärztliche Beratung. In anderen Fällen helfen Psychotherapie oder Medikamente, auch im Rahmen einer Entzugsbehandlung. Solche Angebote sind häufig wirksam, aber nur etwa 10 % der Alkoholkranken nutzen sie.

Tabak. Auch die Nikotinsucht lässt sich durch verschiedene Maßnahmen oft wirksam behandeln. Und Tabakverzicht zahlt sich aus: Während 60 % der Nichtraucher 80 Jahre alt werden, sind es nur 26 % der Raucher. Zur Unterstützung der Entwöhnung könnten auch E-Zigaretten eine größere Rolle spielen, meinen manche Experten – dies wird jedoch kontrovers diskutiert.

Medikamente. Hier nutzen Süchtige zunehmend starke Opioide, der Konsum von Beruhigungsmitteln wie Benzodiazepinen geht auf hohem Niveau dagegen etwas zurück. Zahlen von 2015 zufolge missbrauchen in Deutschland etwa 2,7 Millionen Menschen Medikamente. Oft sind diese Mittel zunächst verordnet worden; der Übergang zur Sucht verläuft häufig schleichend. Auch hier sind viele effektive Therapieoptionen verfügbar – als Betroffener hilft man sich selbst, wenn man mit dem Arzt offen über etwaige Probleme spricht. ■

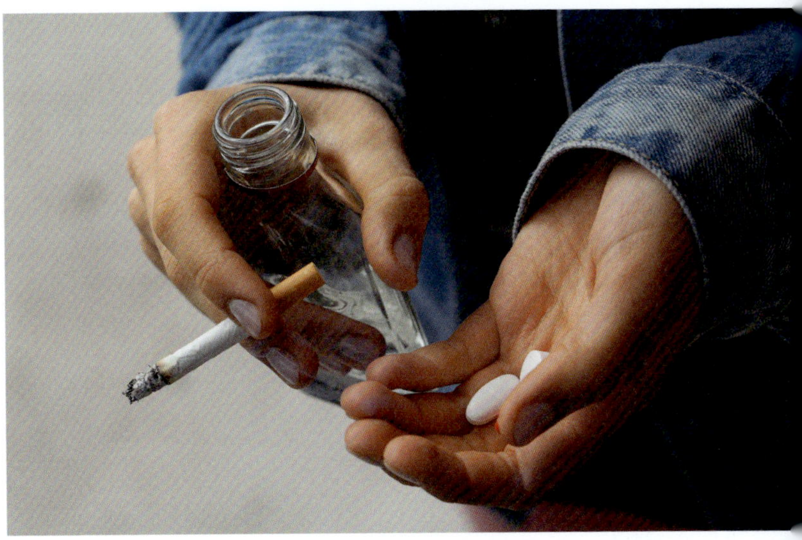

Wegen hoher Zahlen von Süchtigen in Deutschland haben sich Experten erneut mit dem Thema befasst. Ein Hindernis auf dem Weg zur Therapie ist die Stigmatisierung.

PTBS: Therapieunterstützung am PC

Menschen, die nach einem traumatischen Erlebnis an einer Posttraumatischen Belastungsstörung (PTBS) erkranken, werden immer wieder an die dramatische Situation in der Vergangenheit erinnert und von dieser „heimgesucht". Diese Erinnerungen sind oft kaum steuerbar und lösen Panik und Stress aus. Dies zu erleben, führt zu Angst vor Kontrollverlust und verstärkt noch die allgemeinen Beschwerden der Patienten.

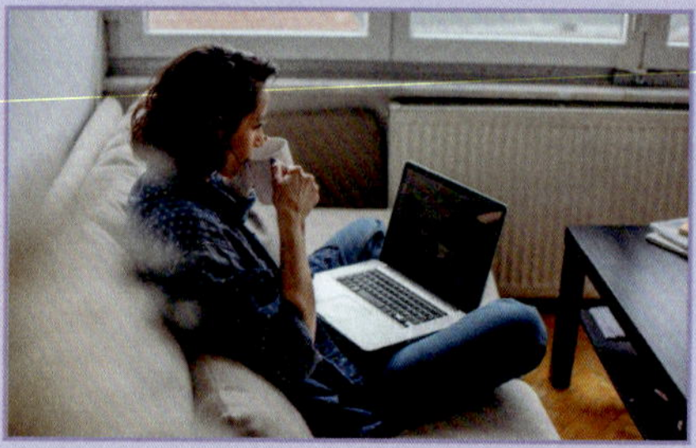

Gezielte Trainings am PC von zuhause aus können die Therapie psychischer Krankheiten unterstützen.

Neben einer Psychotherapie kann hier ein Training am PC helfen, wie Forscher aus Bochum herausfanden. In mehreren Sitzungen sollten die Patienten entsprechende Sätze zu ihrem Erleben vervollständigen, z. B. „Seit dem Ereignis reagiere ich manchmal ängstlicher als sonst. Diese Reaktion ist ver_tändli_h." Dieses sogenannte „Cognitive Bias Modification Appraisal"-Training führe dazu, dass die eigenen Gedanken nicht mehr als so negativ bewertet, sondern eher akzeptiert werden können. Im Vergleich zu einer Kontrollgruppe, die nur allgemeine Aufgaben am PC absolvierte, schnitten die Teilnehmer mit dem beschriebenen gezielten Training deutlich besser ab.

Depression und posttraumatische Belastungsstörung

Psychedelische Drogen gegen Angst und Traurigkeit

Substanzen wie Lysergsäurediethylamid (LSD), Psilocybin oder 3,4-Methylendioxy-N-methylamphetamin (MDMA, Ecstasy) nutzen Menschen mit psychischen Problemen in Eigenmedikation sicherlich in Einzelfällen schon lange – auch wenn davor zu warnen ist. Für die ärztliche Verordnung gilt hier ein Tabu, das aber langsam aufgeweicht wird.

Studien. In wissenschaftlichen Studien wird diesen psychedelischen Substanzen tatsächlich ein recht hohes Potenzial zugesprochen, wenn es um die Therapie von Depression oder auch posttraumatischer Belastungsstörung (PTBS) geht. Psilocybin beispielsweise bewirkte in einer Studie mit depressiven Patienten in Kombination mit einer Psychotherapie schon nach zwei Gaben eine deutliche Besserung der Symptomatik. In anderen Studien nahmen Patienten mit einer PTBS mehrfach LSD im Kontext einer Psychotherapie ein. Die Substanz war gut verträglich und führte zu einer deutlichen Besserung der psychischen Symptome.

Fazit. Aufgrund der positiven Ergebnisse sind bereits erste Anträge zur Zulassung solcher Psychedelika für die Therapie bestimmter psychischer Krankheiten in den USA erfolgt. ■

Psilocybin kommt in geringen Mengen in verschiedenen Pilzen vor.

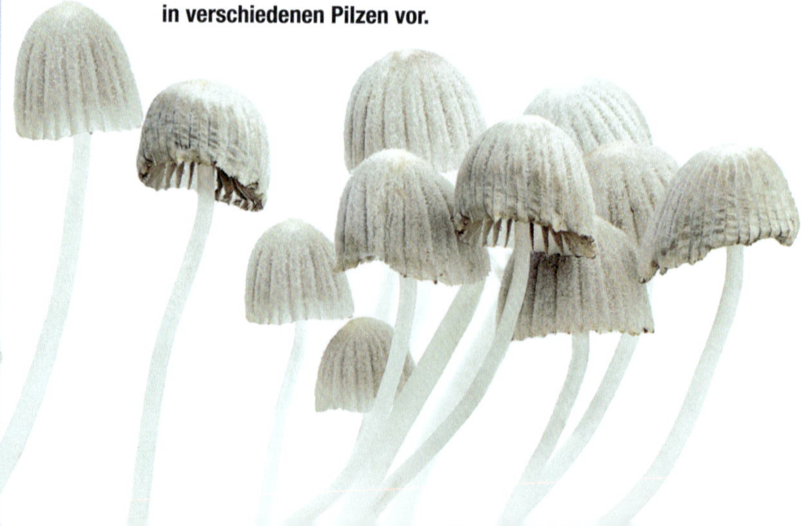

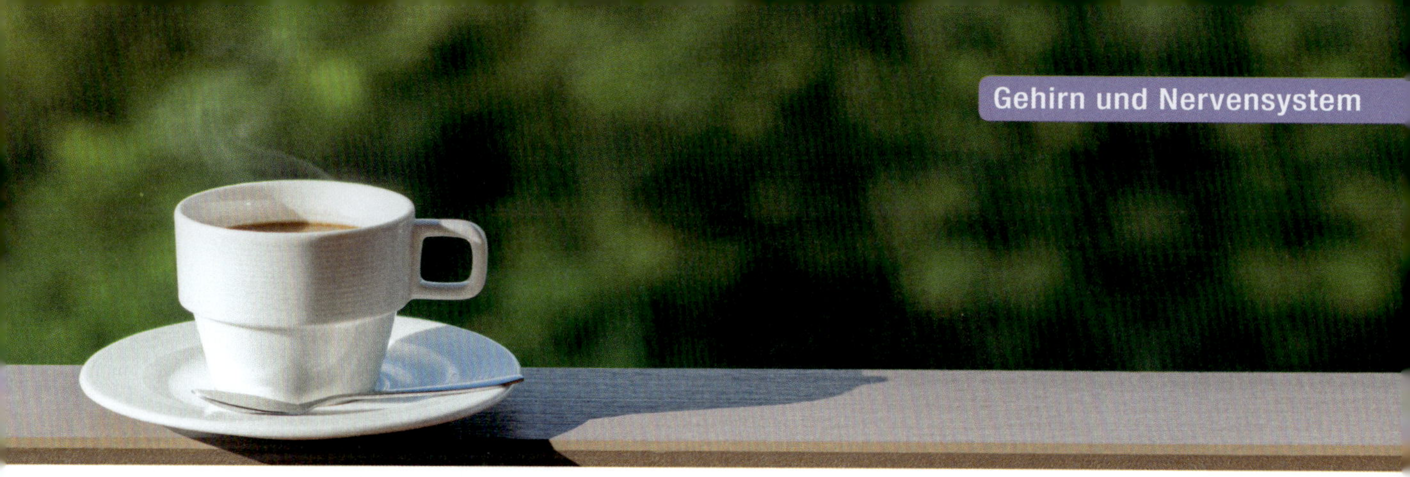

Den Duft einer frischen Tasse Kaffee können manche an Corona Erkrankte nicht mehr riechen.

SARS-CoV-2

Wie das Coronavirus das Nervensystem schädigt

Meist kämpfen Coronapatienten mit Fieber, Kopfschmerzen, Gliederschmerzen, Husten und Erschöpfung. Viele jedoch können zusätzlich rasch deutlich schlechter riechen (und daher oft auch schlechter schmecken) als zuvor: Schon daran wird deutlich, dass das neue Coronavirus besonders auch Nervenzellen im Riechzentrum des Gehirns angreift.

Bedeutung. Die meisten Betroffenen können wenige Wochen nach der Infektion wieder gut riechen, manche aber haben noch lange Probleme damit. Auch chronische Erschöpfung und schlechtes Konzentrationsvermögen sind bei manchen Menschen noch Monate nach der akuten Erkrankung nicht überwunden; akut treten bei manchen Infizierten Verwirrtheit, Bewegungsstörungen oder epileptische Anfälle auf. Wenn also plötzlich neue neurologische Beschwerden auftreten, z. B. Verlust des Geruchssinns, ist auch immer an SARS-CoV-2 zu denken.

Fazit. Erschöpfungszustände und Konzentrationsmangel nach Covid-19 sind schwierig zu behandeln. Gegen die anhaltende Riechstörung aber soll ein strukturiertes Riechtraining helfen. Wer nach der Infektion noch länger als vier Wochen schlecht riechen kann, sollte sich ärztliche Hilfe holen. ■

STAND DER FORSCHUNG

Wie gelangt das Virus ins Gehirn?

SARS-CoV-2 schädigt nicht nur die Lunge, sondern infiziert zahlreiche weitere Organe, darunter Herz und Nieren und insbesondere Nervenzellen im Gehirn. Dabei gelangt der Erreger aus dem Nasenrachenraum direkt zum darüber liegenden Hirngebiet mit den Riechsinneszellen. Von dort kann sich das Virus sogar entlang von Nervenbahnen noch weiter ausbreiten und verschiedene Nervenzellen befallen. Das Virus dringt manchmal bis in die Kontrollzentren des Nervensystems im Hirnstamm vor, die Atmung und Herzaktion steuern. Auch über infizierte Blutzellen kann das Virus eventuell ins Gehirn eindringen.

SARS-CoV-2

Gefährden neurologische Krankheiten besonders?

Als 2020 die Impfungen gegen Covid-19 begannen, wurden verschiedene Personengruppen bevorzugt aufgefordert, sich impfen zu lassen. Neben bestimmten Berufsgruppen wurden auch Patienten mit bestimmten Erkrankungen, darunter chronische neurologische Krankheiten priorisiert. Das hatte seinen Grund, denn chronische neurologische oder auch neuromuskuläre Krankheiten bedeuten auch für betroffene Kinder einen Grund, möglichst rasch geimpft zu werden. Dies ist den aktualisierten Impfempfehlungen des Robert-Koch-Instituts vom August 2021 zu entnehmen. Hier sind zwei Beispiele:

Schlaganfall. Welche Bedeutung haben dabei aber die einzelnen Erkrankungen von Gehirn und Nervensystem? Hier gibt es eine Gruppe von Patienten, die im Fall einer Infektion mit dem SARS-CoV-2-Virus besonders gefährdet sind: Personen, die bereits an einer Gefäßkrankheit leiden, also z. B. einen Schlaganfall hatten. Das Coronavirus erhöht das Risiko für Durchblutungsstörungen und verstopfte Blutgefäße in verschiedenen Organen, auch im Gehirn. Dadurch erleiden laut verschiedenen Studien 1–5 % der Covid-19-Patienten einen Schlaganfall, meist einen Durchblutungsstopp (Ischämie) einer Hirnarterie. Wer bereits geschädigte Blutgefäße hat, bei dem nimmt die SARS-CoV-2-Infektion statistisch gesehen im Vergleich zu Gesunden 2,5-mal so häufig einen schweren Verlauf, auch das Sterberisiko ist etwas erhöht. Daher ist klar: Wer in der Vergangenheit bereits an einem Schlaganfall erkrankt ist, dem wird eine rasche Impfung gegen Covid-19 empfohlen.

Multiple Sklerose. Auch Patienten mit Multipler Sklerose (MS) wird empfohlen, sich gegen SARS-CoV-2 impfen zu lassen, wenn kein anderer Grund

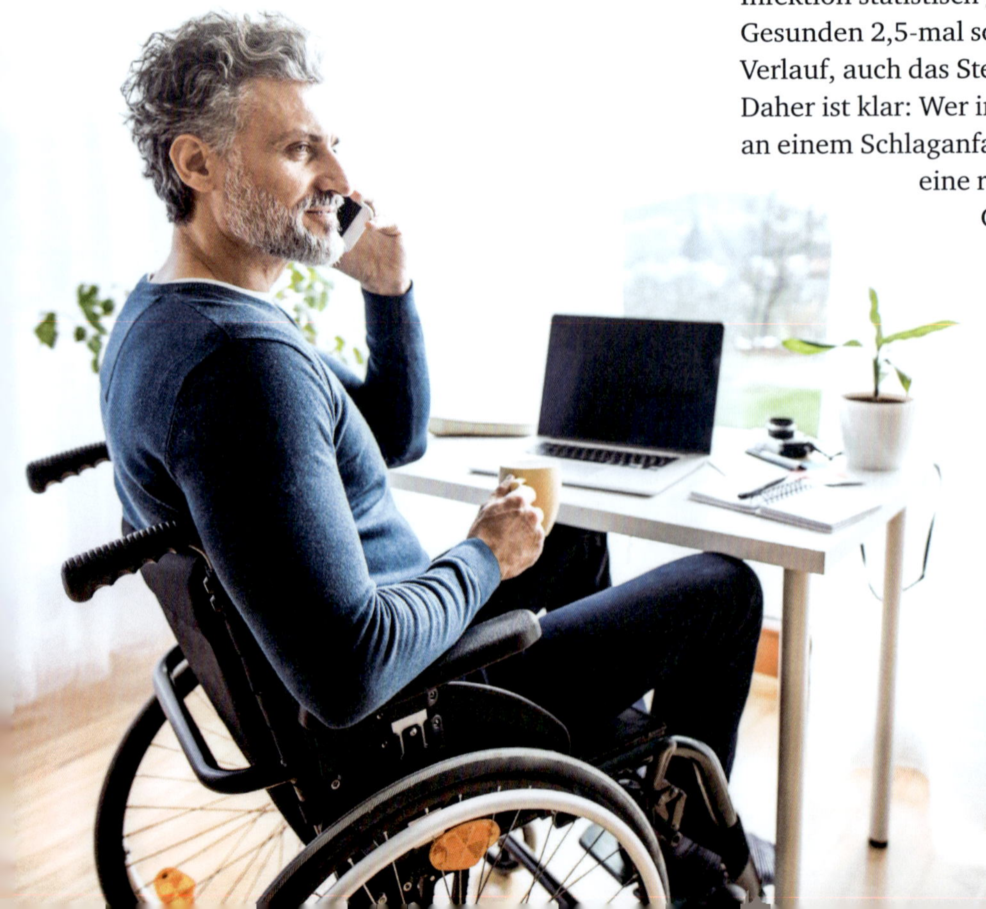

Wer an bestimmten neurologischen Krankheiten leidet, kann mit etwas erhöhtem Risiko schwer an Covid-19 erkranken.

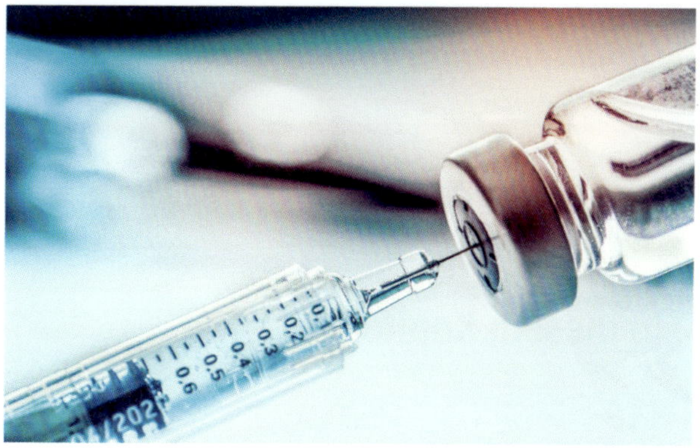

Die Impfung gegen Covid-19 wird für die meisten Patienten mit neurologischen Vorerkrankungen dringend empfohlen.

dagegenspricht. Begründet wird dies, weil einige wirksame und wichtige Medikamente gegen Multiple Sklerose das Immunsystem etwas dämpfen. In solch einem Zustand hat das Coronavirus im Fall einer Infektion ein leichteres Spiel, sich gegen das nicht so schlagkräftige Immunsystem durchzusetzen. Um also die Therapie mit den wirksamen Medikamenten gegen MS fortsetzen zu können, ist ein Schutz per Impfung von Vorteil. Allerdings ist laut Experten noch nicht ganz geklärt, wie effektiv sich eine Immunantwort nach der Impfung bei diesen Patienten entwickeln kann. Empfohlen wird jedoch, bestimmte Wirkstoffe gegen MS vor einer SARS-CoV-2-Impfung abzusetzen und erst anschließend wieder zu starten, um dem Immunsystem genug „Power" für einen möglichst guten Abwehrschutz infolge der Impfung zu geben.

Fazit. Da SARS-CoV-2 unter anderem Nervenzellen im Gehirn angreift und Hirngefäße schädigt, gelten bei allen Patienten mit vorbestehenden neurologischen Krankheiten besondere Bedingungen. Eine individuelle Beratung ist zu empfehlen – sowohl in Bezug auf das Risiko von Covid-19 als auch auf die Impfempfehlung. Und für alle gilt: Neurologische Symptome können das erste Zeichen einer Coronainfektion sein. ■

IN KÜRZE

➔ Liquordiagnostik bei Covid-19?

Treten bei einer schweren Infektion heftige Kopfschmerzen, Lähmungen oder andere neurologischen Symptome auf, wird meist der Liquor, auch Hirn- oder Nervenwasser genannt, untersucht. Hier lassen sich bestimmte Entzündungszeichen oder andere Marker nachweisen, um die Ursache der Infektion festzustellen. Neurologen aus Münster gelang es nun, den Liquor von mehreren Patienten mit Covid-19 und neurologischen Beschwerden mit sehr speziellen Methoden zu testen. Eindeutig zeigte sich eine abgeschwächte Immunabwehr, die Immunzellen waren verändert und in ihrer Funktion beeinträchtigt. Das Virus selbst ließ sich nicht nachweisen, aber diese Marker könnten sich dazu eignen, schwere neurologische Schäden bei Covid-19-Patienten vorherzusagen und entsprechend behandeln zu können, hoffen die Forscher.

➔ Neues gegen Alzheimer

Nach langer Forschung und einigen Rückschlägen wurde in den USA Mitte 2021 medienwirksam ein neues Medikament gegen die Alzheimerdemenz zugelassen. Aducanumab ist der erste verfügbare Wirkstoff, der die Vergesslichkeit verlangsamen soll, indem er tatsächlich eine der Ursachen der Demenz bekämpft. Die Substanz ist ein monoklonaler Antikörper; sie kann gezielt an bestimmte Substanzen binden und deren Wirkung blocken. Aducanumab macht gezielt Amyloidplaques unschädlich, also die Proteinklumpen, die bei Alzheimer zur Nervenzellschädigung führen. Allerdings wirkt das Medikament am ehesten in frühen Stadien der Demenz und ist sehr teuer. Zudem sinkt zwar die Amyloidlast unter der Therapie, aber bisher wurde noch nicht eindeutig bewiesen, dass dies auch das Vergessen sehr deutlich abbremst. Diese Daten sollen nun aus einer neuen Studie folgen. Auch für Europa wurde ein Zulassungsantrag gestellt. Falls der positive Effekt sich aber nicht zeigen lässt, kann die Zulassung wieder zurückgezogen werden.

Krebs

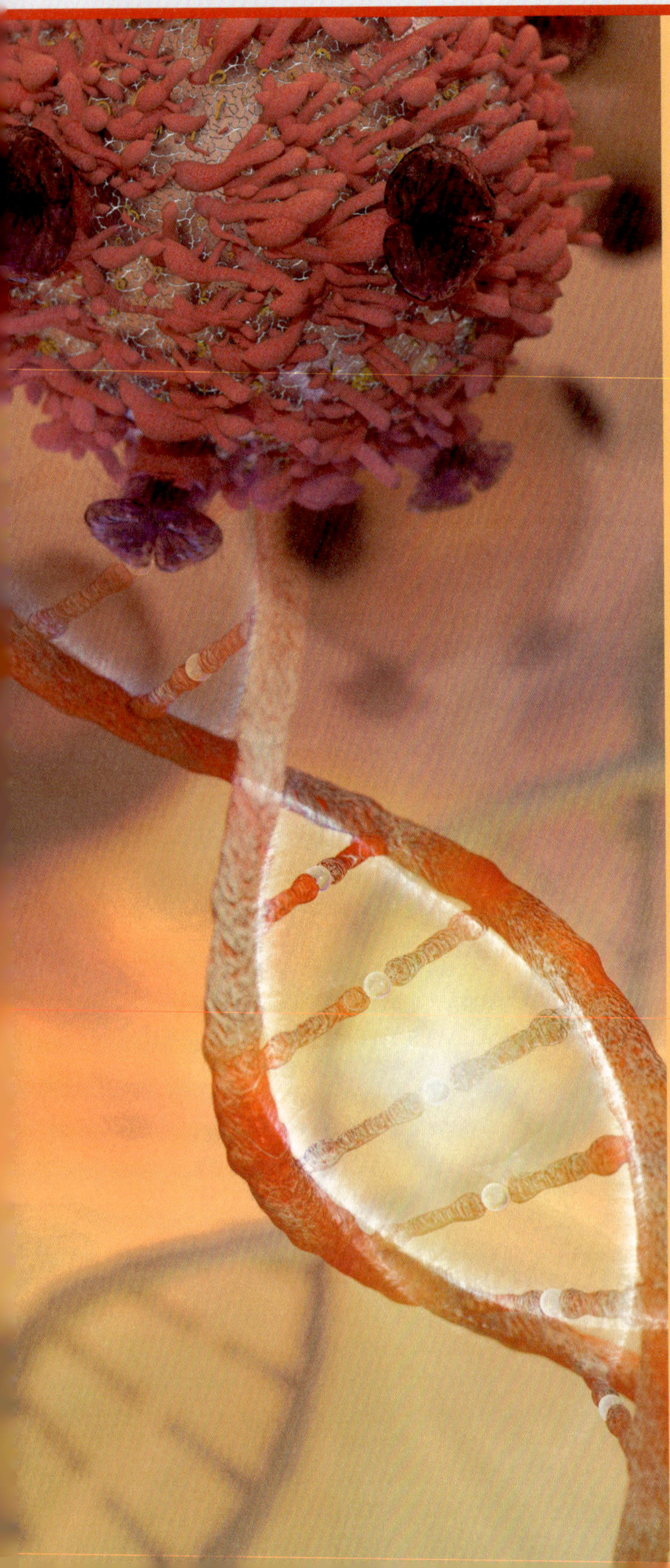

In diesem Kapitel

Die Anzahl der an Krebs Erkrankten steigt seit Jahren an. Die gute Nachricht: Über 50 % Betroffene leben nach fünf Jahren noch, ein Viertel sogar länger als 15 Jahre.

Zu den Risikofaktoren, an Darmkrebs zu erkranken, zählen neben erblicher Vorbelastung der häufige Genuss von Softdrinks. Der hohe Zuckergehalt führt nicht nur zu Adipositas und Diabetes, sondern auch zu Darmkrebs. Als Durstlöscher sind ungesüßte Tees oder Wasser ohne Zusätze besser geeignet.

Schwarzer Hautkrebs, das maligne Melanom, gehört weltweit zu den gefährlichen Krebsarten. Doch hier haben sich die Therapiemöglichkeiten verbessert und werden individuell angepasst. Die wichtigste Vorsorge allerdings sind konsequenter Sonnenschutz im Kindesalter und regelmäßige Vorsorgetermine beim Hautarzt.

Nicht nur viele Umweltschadstoffe können Krebs auslösen, auch Nachtschichtarbeit ist ein erhöhtes Krebsrisiko, vor allem für Frauen.

Manche Tumoren führen zu Knochenmetastasen, aber es gibt Medikamente, die davor schützen. Gute Zahnpflege, ausreichend Vitamin D und Kalzium gehören weiterhin zum Therapieprogramm der Knochenstärkung.

Die alternativen Heilmethoden bieten eine Vielzahl an Verfahren an, die bei der Krebsbehandlung helfen können. Sie erhöhen die Lebensqualität etwa nach einer Bestrahlung und insofern können Patienten auch von ihnen profitieren. Als alleinige Behandlung von Krebs sind sie aber völlig ungeeignet.

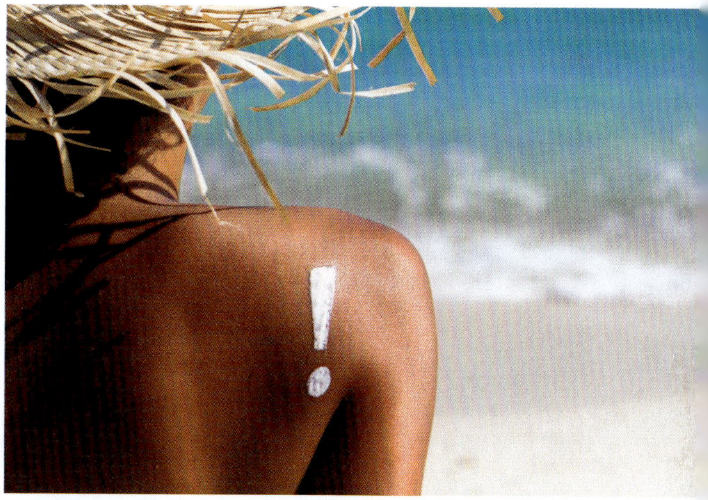

So wichtig Sonne auch für unser Wohlbefinden ist – ein guter Sonnenschutz ist unerlässlich!

TOP-Trend

Auch Ibuprofen senkt Risiko

Wem verordnet wurde, täglich Acetylsalicylsäure (Aspirin) einzunehmen, der erkrankt vergleichsweise seltener an Darmkrebs. Diesen Schutz scheint auch Ibuprofen zu bieten. Beide Schmerzmittel hemmen ein Enzym namens COX. Diese Hemmung scheint ursächlich das Darmkrebsrisiko zu verringern. Unter rund 100 000 US-Bürgern zeigte sich: Diejenigen, die Ibuprofen einnahmen, erkrankten um 20 % seltener an Darmkrebs als die anderen. Auch die Vorstufe von Darmkrebs, Adenome, wurde seltener im Rahmen der Darmspiegelungen diagnostiziert. Wichtig: Aspirin und Ibuprofen können starke Nebenwirkungen haben – man sollte die Mittel also nur nach ärztlichem Rat regelmäßig einnehmen.

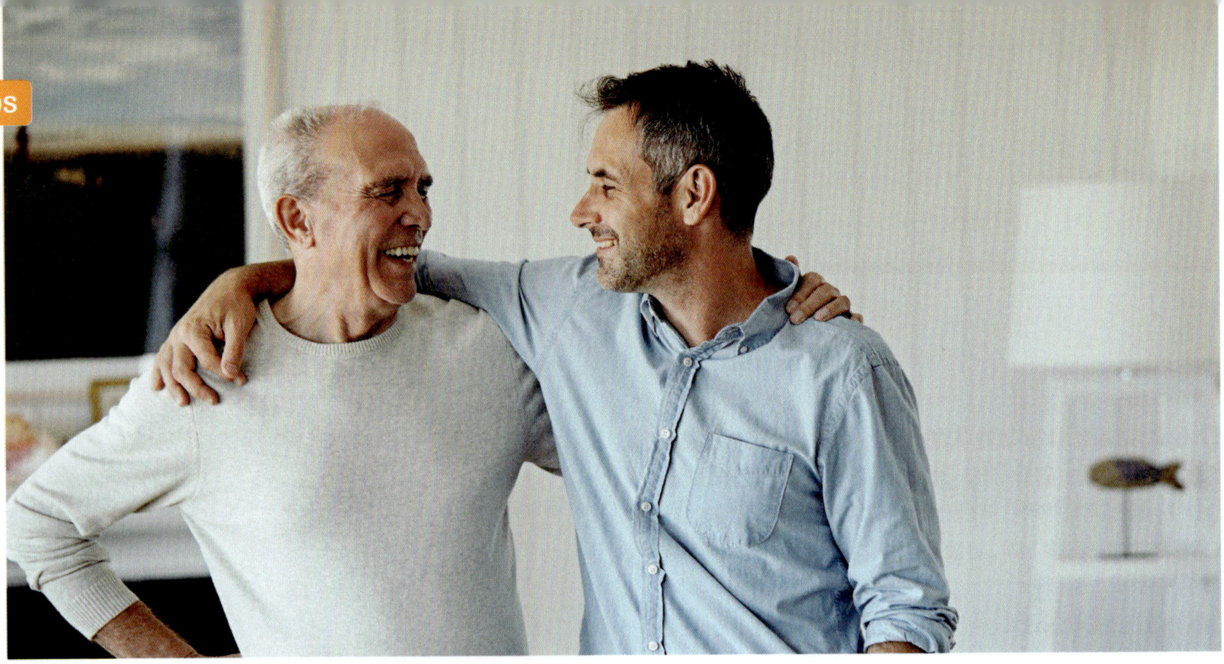

An einem erblichen Darmkrebs erkranken Betroffene meist schon als junge Erwachsene.

Darmkrebs

Erblicher Darmkrebs – ein unterschätztes Problem

Darmkrebs ist nicht zuletzt wegen der Aufklärungskampagnen für Screening und Vorsorgeprogramme den meisten Menschen gut bekannt. Es ist der dritthäufigste Tumor bei Erwachsenen.

Hintergrund. Allerdings gibt es verschiedene große Gruppen von Darmkrebs: Die meisten Menschen erkranken „spontan", also ohne erbliche oder andere Risikofaktoren. Manche Tumoren hingegen treten familiär gehäuft auf, ohne dass man dafür ein bestimmtes erbliches Gen finden könnte.

Darüber hinaus jedoch weisen 300 000 Menschen in Deutschland eine oder mehrere der zahlreichen Genveränderungen auf, die zu einem erblichen Darmtumor führen können. Sie haben also ein deutlich erhöhtes Risiko für Darmkrebs. Zwar erkranken 20–30 % trotzdem nie an Darmkrebs, die Mehrheit aber schon. Die meisten dieser Personen leiden an einem sogenannten Lynch-Syndrom, bei dem neben dem Darm auch zahlreiche andere Organe befallen sein können.

Bedeutung. An erblichen Darmkrebs sollte man denken, wenn eine Person schon früh, also etwa mit 35 Jahren an Darmkrebs erkrankt, vor allem wenn auch viele Verwandte Darmkrebs oder andere Tumoren an Bauchorganen haben. Neben einer sehr genauen Darmspiegelung ist bei diesen Tumoren die genetische Diagnostik entscheidend. Denn wenn bestimmte Genmutationen vorliegen, hat das Einfluss auf die Wahl der Therapie. Auch regelmäßige Kontrolluntersuchungen sind wichtig. Gut zu wissen: Die Prognose des erblichen Darmkrebs ist, sofern früh die richtige Diagnose gestellt und eine Therapie eingeleitet wurde, insgesamt besser als beim üblichen Darmkrebs. Ein gesunder Lebensstil, also etwa Rauchverzicht und normales Körpergewicht, können hier auch viel bewirken. ■

Darmkrebs

Limonade als Gefahr für die Darmzellen

Limonaden, Softdrinks und viele Fruchtsäfte als häufige Durstlöscher sind ein wesentlicher Grund für Adipositas und Diabetes bei Kindern und Erwachsenen. Zudem trinken gerade jüngere Menschen zumindest in den USA immer häufiger solche Getränke.

Studienergebnisse. Nun kommt noch eine weitere Gefahr hinzu: Wer als Jugendlicher mehr als zwei Gläser Limonade oder Ähnliches pro Tag trinkt, erkrankt bis zum 50. Lebensjahr doppelt so häufig an Darmkrebs wie Gleichaltrige, die nur einmal die Woche zur Limonade greifen. Dies ist das Ergebnis einer großen Studie mit Frauen. Auch andere Studien weisen auf die Gefahr durch Softdrinks hin: Wer diese als Jugendlicher oft konsumiert, weist später deutlich mehr Krebsvorstufen im Darm auf als andere. Und Darmkrebspatienten, die lieber Limonade statt Wasser tranken, überlebten etwas kürzer als solche, die ohne Zucker auskamen.

Bedeutung. Diese Ergebnisse passen zu den Zahlen zur Häufigkeit von Darmkrebs. Denn dieser wird in westlichen Ländern bei Personen im mittleren Lebensalter zunehmend häufiger, obwohl Darmkrebs über alle Altersgruppen hinweg seit einigen Jahren seltener wird. Das offenbar erhöhte Darmkrebsrisiko könnte auch aufgrund von Übergewicht und Diabetes infolge dieser „Durstlöscher" bedingt sein. Aber: Wer als Erwachsener eher zuckerfreie Getränke wie Tee, Wasser oder Milch trank, wies ein deutlich geringeres Krebsrisiko auf als die Softdrinkfans. ■

STAND DER FORSCHUNG

Die Bakterienvielfalt als Krebsschutz

Dass unser Darm keinesfalls nur eine Art „Verdauungsrohr" darstellt, sondern viele weitere wichtige Funktionen erfüllt, wird immer bekannter. Entscheidend sind die Milliarden von Darmbakterien, das Mikrobiom im Darm, das von Mensch zu Mensch unterschiedlich ist und sich durch Ernährung oder Medikamente ändert. Auch für Darmtumoren scheint das Mikrobiom eine Rolle zu spielen. Laut Studien wird es in Zukunft wahrscheinlich zur Diagnostik bei Darmkrebs gehören, auch die genaue Zusammensetzung des Mikrobioms des Patienten zu identifizieren. So gibt es inzwischen zum einen Hinweise dafür, dass bestimmte Bakterienstämme das Risiko für Darmkrebs erhöhen können. Zum anderen hat das Mikrobiom wohl auch Einfluss darauf, ob bestimmte Krebsmedikamente bei Darmkrebs effektiv wirken oder nicht. Details sind noch lange nicht geklärt – dass aber die Erforschung des Mikrobioms auch in Bezug auf Krebs immer wichtiger wird, ist eindeutig.

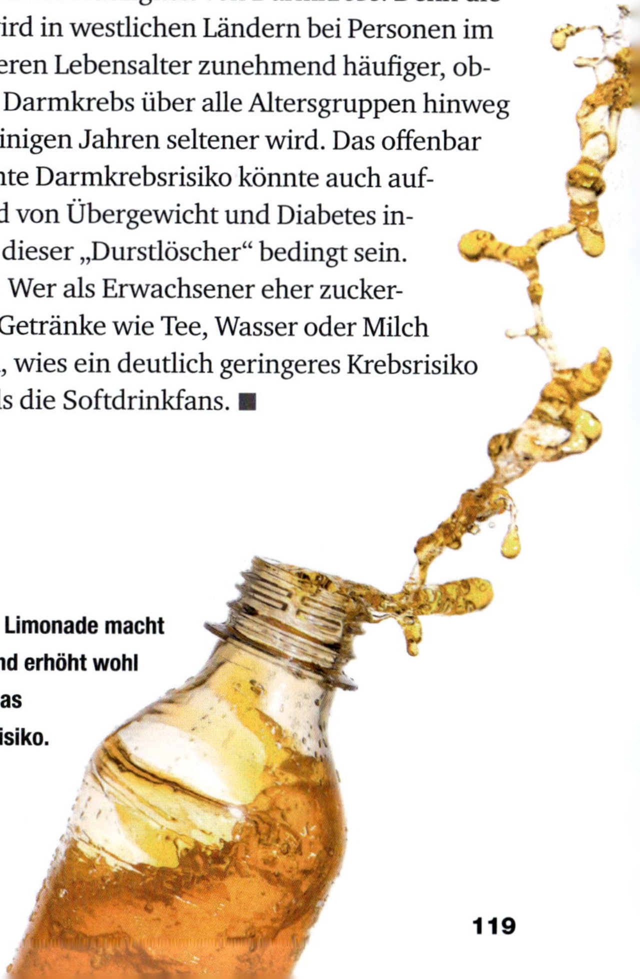

Zu viel Limonade macht dick und erhöht wohl auch das Krebsrisiko.

Brustkrebs

Die Milch macht's … nicht?

Kuhmilch ist eigentlich dazu da, ein Kalb großzuziehen – also enthält sie neben vielen anderen guten Dingen auch Wachstumshormone. Kuhmilch aus Massentierhaltung war früher zudem oft zusätzlich mit künstlichen Wachstumshormonen aus dem Tierfutter belastet.

Studienergebnisse. Diese Hormone können offenbar gerade für ältere Frauen, die ja nun keine Wachstumshormone mehr benötigen, mehr Nachteile als Vorteile haben: Ein hoher Milchkonsum geht einer großen Studie zufolge mit mehr Brustkrebsfällen einher. Von knapp 53 000 anfangs gesunden Frauen im Alter von etwa 60 Jahren in einer US-Studie entstand im Lauf von acht Jahren bei 1057 Probandinnen Brustkrebs. Diese Gruppe verglichen die Forscher mit den anderen in Bezug auf den Konsum von Kuh- und pflanzlicher Milch. Sojamilch hatte keinen Einfluss auf das Krebsrisiko. Allerdings erkrankten die Frauen, die etwa zwei Gläser Kuhmilch pro Tag tranken, mit einem um bis zu 50 % höheren Risiko an Brustkrebs als die, die kaum solche Milch konsumierten. Diese Zahlen waren für Frauen vor und nach der Menopause ähnlich.

Fazit. Studien zur Ernährung sind immer schwierig zu interpretieren; möglicherweise ernährten sich die Frauen, die wenig Kuhmilch tranken, im Allgemeinen gesünder als die anderen – was zum Schutz vor Krebs beitrug. Allerdings spiegelt sich ein hoher Kuhmilchkonsum laut anderen Studien tatsächlich in eher hohen Konzentrationen an Wachstumshormonen im Blut wider. Vielleicht ist auch das Molkenprotein ein wichtiger Faktor. Grundsätzlich kann ein recht hoher Milchkonsum eine Ursache für vermehrten Brustkrebs sein, so Experten; allerdings sind zur genauen Klärung noch weitere Studien nötig. Käse oder Joghurt spielten übrigens wider Erwarten keine Rolle für das Brustkrebsrisiko. ■

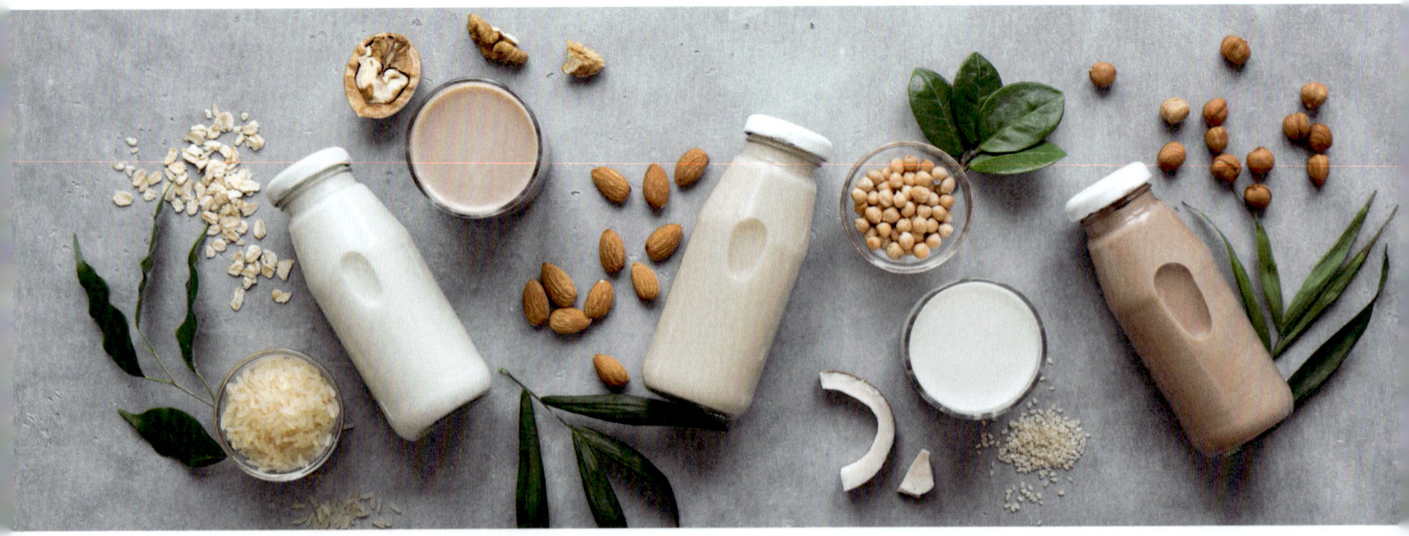

Sojamilch erhöht bei Frauen das Brustkrebsrisiko nicht. Hafer, Reis und Co. könnten ebenfalls Alternativen zur Kuhmilch sein.

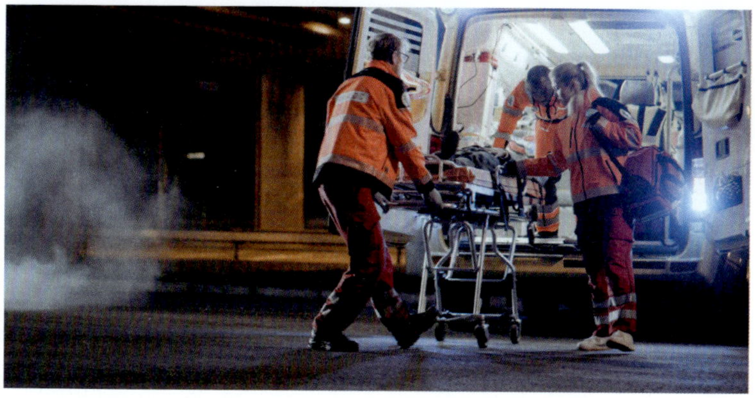

Dauerhaft nachts zu arbeiten, kann das Krebsrisiko erhöhen.

Brustkrebs

Umweltschadstoffe für Frauen schädlich

Tumoren der weiblichen Brust, Gebärmutter oder der Eierstöcke entstehen und wachsen sehr häufig in Abhängigkeit von Östrogen und Gestagenen – den weiblichen Geschlechtshormonen. Unter den zahlreichen Umweltgiften, die allgemein Krebs auslösen können, gibt es spezifische, die die weiblichen Geschlechtshormone beeinflussen und deshalb z. B. das Brustkrebsrisiko erhöhen.

Studienergebnisse. Dazu gehören unter anderem sogenannte endokrine Disruptoren, Substanzen, die die Regelkreisläufe der Hormone stören. Zu dieser Gruppe gehören etwa 800 chemische Stoffe, darunter Pestizide, Weichmacher oder auch manche UV-Filtersubstanzen in Sonnenschutzcremes. Allerdings sind die Wirkmechanismen sehr komplex; bisher sind differenzierte Empfehlungen zu einzelnen Stoffen noch nicht möglich. In der Kindheit und Jugend sollten solche Substanzen aber möglichst gemieden werden. Eindeutiger geklärt ist das Krebsrisiko für Frauen durch teerhaltige (Sanitär-)Produkte, Rauchen, HPV-Viren und Alkohol.

Interessant ist auch der Zusammenhang zwischen nächtlichem Licht, also nächtlicher Arbeit und Brustkrebs: Aus vielen Studien lässt sich mittlerweile schließen, dass mehr als 20 Jahre Nachtschichtarbeit oder viele aufeinanderfolgende Nächte im Dienst das Krebsrisiko besonders für Frauen erhöhen. ■

Gedächtnisstörungen durch Chemotherapie

Im Verlauf einer Chemotherapie klagen viele Patientinnen mit Brustkrebs darüber, sich schlechter konzentrieren zu können, Probleme mit dem Gedächtnis oder andere kognitive Schwierigkeiten zu haben. Das ist bekannt. Nun haben Forscher genauer untersucht, ob eine reine Hormontherapie sich hier anders auswirkt als die Kombination aus Chemotherapie und Hormontherapie. Die 552 Patientinnen mit Brustkrebs in frühem Stadium beurteilten anhand eines Fragebogens mehrmals selbst, wie sie ihre kognitiven Leistungen im Verlauf von drei Jahren einschätzten. Wie erwartet wurden diese Werte unter beiden Therapieformen insgesamt etwas schlechter. In den ersten sechs Monaten ergaben sich bei alleiniger Hormongabe zwar im Vergleich nicht ganz so deutliche kognitive Einschränkungen, dieser Unterschied glich sich aber nach 12 Monaten aus. Insofern ist es sinnvoll, auch eine zusätzliche Chemotherapie zu beginnen,

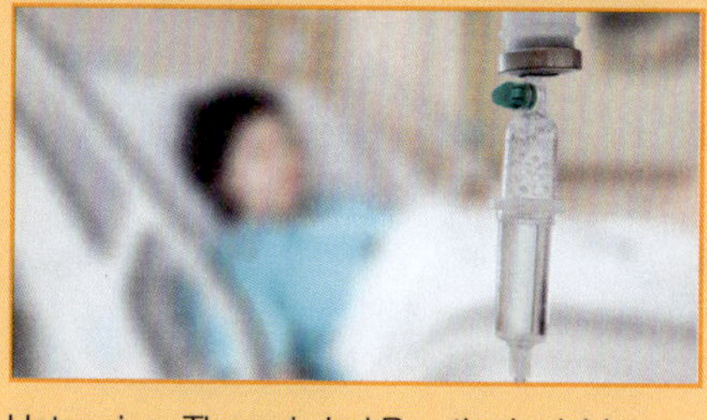

Unter einer Therapie bei Brustkrebs leidet häufig das Hirn etwas; das gilt für eine alleinige Hormontherapie ähnlich wie für Hormon- und Chemotherapie.

wenn diese empfohlen wird, um die Heilungschancen zu erhöhen – denn langfristig ist das Risiko für kognitive Einschränkungen bei beiden Therapieformen gleich hoch.

Hautkrebs

Bessere Optionen bei schwarzem Hautkrebs

Schwarzer Hautkrebs, das maligne Melanom, gehört weiterhin zu den sehr gefährlichen Krebsarten; viele der Betroffenen sterben innerhalb von fünf Jahren nach der Diagnose. Aber gerade in den letzten Jahren haben Forscher weltweit auf diesem Gebiet große Fortschritte gemacht. Die Therapiemöglichkeiten werden immer differenzierter, genau auf den einzelnen Patienten angepasst und damit effektiver.

Befall der Lymphknoten. Wichtig ist es im Hinblick auf das Krebsstadium zu beurteilen, ob der Krebs schon Lymphknoten befallen hat. Hier hat sich die Methode etabliert, die „Wächterlymphknoten" zu untersuchen. So nennen Ärzte die Lymphknoten, die im Falle einer Aussaat von Krebszellen im Umkreis des Hauttumors als erste befallen würden. Aber auch wenn diese „Wächter" bereits Krebszellen aufweisen, müssen nicht mehr sofort alle Lymphknoten in dem Gebiet entfernt werden – der Vorteil dieses radikalen Vorgehens ist nämlich kaum gegeben, wie man aus neuen Studien inzwischen weiß. Es drohen also unnötig Lymphödem und Schmerzen als mögliche Folgen der Lymphknotenoperation. Daher ist es sinnvoller, erst dann die befallenen Knoten vollständig zu entfernen, wenn diese entsprechend vergrößert sind.

Proteinmarker und Genmutationen. Ob die gewählte Therapie anschlägt oder ob recht schnell einer weitere hinzugefügt werden muss, um den Krebs in Schach zu halten, untersuchen Ärzte mit Biomarkern der Krebszellen im Blut. Steigt im Falle des malignen Melanoms das sogenannte S-100-Protein an, ist dies ein sehr frühes Zeichen für einen Rückfall. Aktuell konnten Forscher jedoch zeigen, dass es noch deutlich genauere Methoden gibt: Inzwischen lassen sich kleinste Erbgutstückchen (sogenannte ctDNA) von Krebszellen im Blut nachweisen. Mit diesem Test lässt sich z. B. die bei Hautkrebs häufig vorkommende BRAF600-Genmutation darstellen: Dieser Marker stieg sehr rasch an, wenn die Krebszellen begannen, sich trotz Therapie wie-

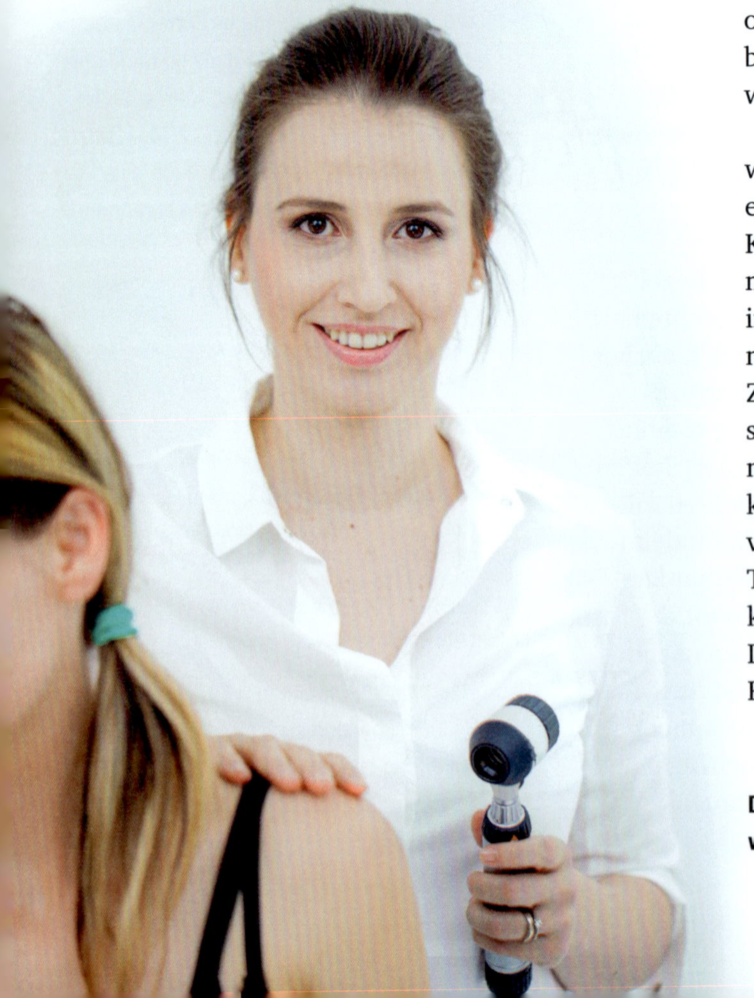

Der Check in der Hautarztpraxis sollte regelmäßig eingeplant werden.

der zu vermehren. Ist dies der Fall, kann eine zweite Therapie sofort einsetzen – und damit viel früher als zu dem Zeitpunkt, an dem neues Krebswachstum sich im Computertomogramm oder Magnetresonanztomogramm zeigen würde. Damit haben diese Patienten dann grundsätzlich bessere Überlebenschancen.

Neue Therapien. Um die für den einzelnen Patienten beste Therapie auszuwählen, orientieren Ärzte sich vor allem daran, ob der Hautkrebs eine der inzwischen bekannten Genveränderungen aufweist oder nicht. Bei der häufigen BRAF-600-Genmutation kommen im fortgeschrittenen Stadium sogar mehrere neue Medikamente infrage; daher müssen jeweils zusätzliche Marker bestimmt werden. Selbst einzelne Tumormetastasen, die nicht operiert werden können, sind zum Angriffsziel geworden: Speziell manipulierte Viren werden direkt injiziert und regen die Krebszellen an, bestimmte Substanzen zu bilden, die die Immunabwehr gegen den Krebs verstärken. Selbst bei Hirnmetastasen zeigten sich andere neue Therapien als wirkungsvoll.

Fazit. Das maligne Melanom bleibt der tödlichste Hautkrebs des Menschen. Allerdings können aufgrund vieler neuer Erkenntnisse in den letzten Jahren immer mehr Patienten darauf hoffen, den Krebs erfolgreich bekämpfen zu können. Am wichtigsten bleibt dennoch die Vorsorge: Konsequenter Sonnenschutz schon im Kindesalter und regelmäßige Screeningtests beim Hautarzt. ■

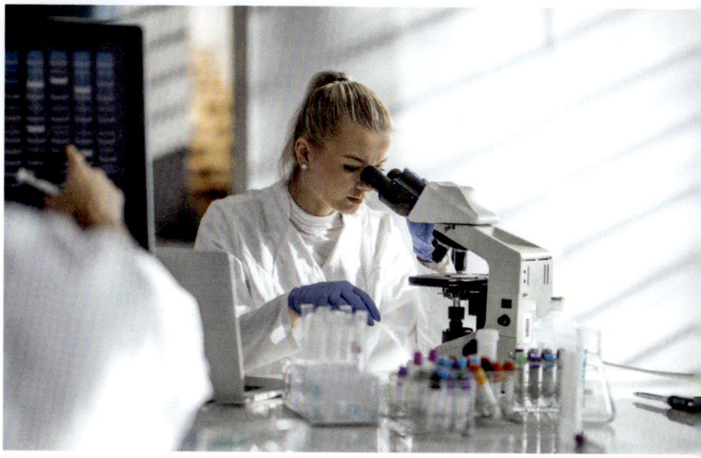

Durch immer genauere Analysen der Krebszellen eines Patienten lässt sich gerade beim schwarzen Hautkrebs die Therapie genau anpassen.

STAND DER FORSCHUNG

Was hilft ergänzend zur Schulmedizin?

Fast alle Krebspatienten möchten umfassend in Bezug auf mögliche Therapieoptionen beraten werden. Dazu gehören auch viele verschiedene Methoden, die alternativ zur Schulmedizin angeboten werden oder die zusätzlich (komplementär) zum Einsatz kommen sollen. Alternative Methoden – die also anstelle der Schulmedizin zum Einsatz kommen sollen – haben beim Zervixkarzinom (Gebärmutterhalskrebs) laut wissenschaftlichen Daten keinen Nutzen. Anders aber sieht es bei zahlreichen komplementären Verfahren aus. Insbesondere Frauen, deren Krebs schulmedizinisch mittels einer Strahlentherapie behandelt wurde, können Studien zufolge von einigen solcher zusätzlichen Therapien profitieren: Symbiotika (spezielle Bakterien, die die Darmflora verbessern), bestimmte Vitamine (Antioxidanzien), die „Biofeldtherapie" namens „Healing touch" und verschiedene Verfahren der traditionellen chinesischen Medizin (vor allem bestimmte Kräuter und Akupunktur). Der Einsatz solcher Therapien linderte oft die Nebenwirkungen der Bestrahlung, erhöhte also die Lebensqualität. Insgesamt fehlen auf diesem Gebiet jedoch weiterhin große aussagekräftige Studien, so Experten.

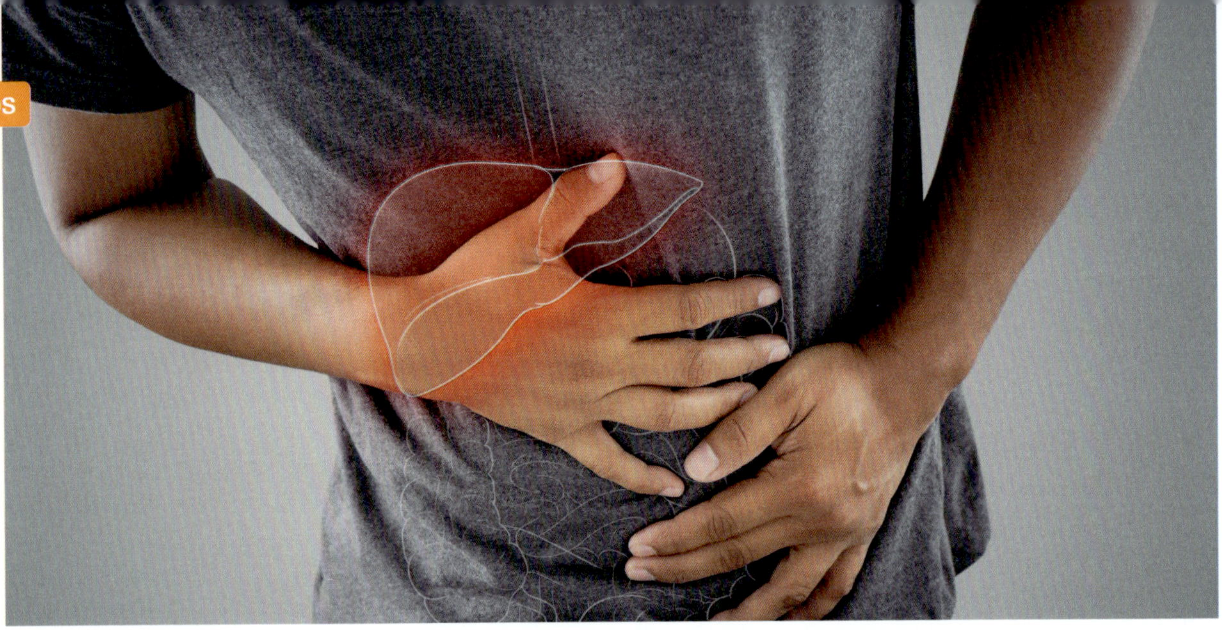

Bei Leberkrebs ist die genaue Diagnose wichtig, um die richtigen Medikamente einzusetzen.

Leberkrebs

Genauere Wahl der Therapie nötig

Leberkrebs zu heilen, bleibt schwierig; in Deutschland sind nach dieser Diagnose fünf Jahre später nur knapp 15 % der Betroffenen noch am Leben. Große Hoffnung wird auf sogenannte Checkpoint-Inhibitoren gesetzt – recht neue Wirkstoffe, die gezielt die Tumorabwehr des Körpers stärken, indem sie bestimmte Signalstellen im Immunsystem verändern. Allerdings wirken diese Medikamente nur bei einem Viertel der Patienten. Bisher jedoch ist unklar, wie man vorher herausfinden könnte, ob diese Wirkstoffe im Einzelfall effektiv sind oder nicht. Offenbar spielt hierbei die Ursache des Lebertumors eine Rolle, wie deutsche Forscher jüngst herausfanden.

Hintergrund. Leberkrebs entsteht meist entweder aufgrund der Folgen einer Infektion mit einem Hepatitisvirus oder infolge der Gewebeveränderungen, die eine NASH genannte Leberkrankheit mit sich bringt. NASH steht für nicht alkoholbedingte Steatohepatitis; also eine entzündliche Fettleber. Bedingt durch lange bestehendes Übergewicht, zu wenig Sport und ungesunde Ernährung kommt es zur Fettleber, nachfolgend sterben langsam immer mehr Leberzellen ab und es entwickelt sich eine chronische Entzündung des restlichen Gewebes. Viele Patienten mit NASH entwickeln im Lauf einiger Jahre Leberkrebs. Und genau solchen Patienten helfen die Hoffnungsträger Checkpoint-Inhibitoren nicht, wie sich ergab, nachdem die Forscher mehrere Studien im Hinblick auf diese Frage ausgewertet hatten.

Fazit. Wenn sich diese Daten bestätigen, können Ärzte Patienten mit NASH und Leberkrebs sofort mit anderen Krebsmedikamenten behandeln. Die Patienten müssten also keine Therapie auf sich nehmen, die ihnen persönlich keinen Vorteil bringt; zudem blieben ihnen die Nebenwirkungen der Checkpoint-Inhibitoren erspart. ■

Krebs allgemein

Angehörige können Krebspatienten schützen

Erkrankt ein naher Verwandter oder der Lebenspartner an Krebs, so fragen sich viele, wie sie am besten helfen können. Dazu gehören auch ganz praktische Ratschläge – sich impfen zu lassen, bietet beispielsweise effektiven Schutz für den Erkrankten.

Bedeutung. Durch den Tumor selbst, aber auch durch die Nebenwirkungen der Therapie wird das Immunsystem von Krebspatienten oft geschwächt, zumindest vorübergehend. Also ist es (lebens)wichtig, sie vor Infektionen durch Bakterien oder Viren zu schützen. Und solche Erreger können nahestehende Personen, die oft ja auch pflegerische Aufgaben übernehmen, oder auch die eigenen Kinder natürlich mitbringen. Daher gibt eine neue Leitlinie klare Empfehlungen: Angehörige sollten sich gegen Grippe impfen lassen und prüfen, ob sie eine Auffrischung der übrigen empfohlenen Impfungen brauchen. Wichtig zu wissen ist jedoch: Einige der Impfungen, wie etwa gegen Windpocken oder Röteln, sind Lebendimpfstoffe. Diese sollten Angehörige nicht erhalten, denn diese „Impfviren" könnten den krebskranken Patienten wegen der schwachen Immunabwehr gefährlich werden. Gegen Grippe, Pneumokokken und Windpocken (mit einem speziellen Impfstoff) sollten sich auch Krebskranke selbst impfen lassen. Ist eine Stammzelltransplantation im Rahmen der Krebstherapie erfolgt, gelten noch weitere Empfehlungen.

Fazit. Wichtig ist, sich beim Arzt genau über die sinnvollen und notwendigen Impfungen zu informieren, denn im Einzelfall können sich die Empfehlungen unterscheiden. ■

STAND DER FORSCHUNG

Neuer Einsatz für Pilzmedikament?

Manchmal kommt ein lange bekannter Wirkstoff zu neuen Ehren: So könnte es Terbinafin ergehen, einem Medikament gegen Pilzinfektionen. Terbinafin blockiert ein für den Stoffwechsel wichtiges Enzym namens Squalen Epoxidase (SQLE), aber genau dieses Enzym ist neuen Forschungen zufolge auch wichtig für die weitere Vermehrung von Krebszellen der Prostata. Eine Hemmung würde also den Tumor ausbremsen – und tatsächlich starben unter Terbinafin in einer Studie menschliche Prostatakrebszellen ab, die Mäusen implantiert worden waren. In einer Untersuchung an Patienten mit diesem Krebs führte die Gabe von Terbinafin dazu, dass der wichtigste Blutmarker für Prostatakrebs sich reduzierte. Dies deutet auf eine Schrumpfung des Tumors hin. Medikamente, die SQLE blockieren, könnten also zukünftig eine neue Therapieoption für Prostatakrebs darstellen.

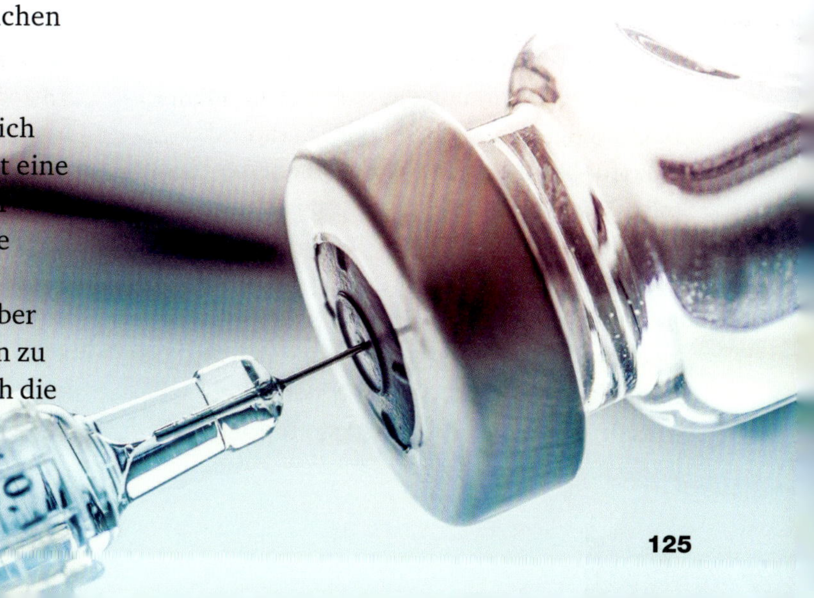

Krebs allgemein

Knochenmetastasen – wie schütze ich mich?

Hat ein Tumor der Brust, Prostata, Lunge, Niere oder auch ein multiples Myelom bereits die Knochen befallen, droht neben Schmerzen ein höheres Risiko für einen Knochenbruch, also eine Fraktur. Dies hat für die Betroffenen meist schlimme Folgen und verkürzt oft sogar das Überleben. Bestrahlung und andere Krebstherapien können die Knochentumoren direkt bekämpfen. Zudem gibt es aber Medikamente, die die Stabilität des Knochens erhöhen. Muss man diese Mittel lebenslang einnehmen?

Studienergebnisse. Die sogenannten Bisphosphonate und Denosumab bremsen, wenn auch auf unterschiedliche Art und Weise, den Abbau von Knochensubstanz und fördern den Aufbau. Diese Wirkstoffe verringern das Risiko für Knochenbrüche und die Folgen. Daher empfehlen Experten in einer aktuellen Übersichtsarbeit zunächst einmal fast allen Patienten mit neuen Knochenmetastasen, rasch mit der Einnahme solcher Medikamente zu beginnen. Ob die Mittel aber jahrelang geschluckt oder gespritzt werden müssen, kann von Patient zu Patient verschieden sein, beschreiben die Experten. Schließlich steht allen Vorteilen z. B. das Risiko einer Schädigung des Unterkiefers (Osteonekrose) gegenüber – eine seltene, aber schwere Nebenwirkung dieser Medikamente. Zudem steigt mit der Dauer der Therapie das Risiko für bestimmte Frakturen an untypischen Stellen – auch diese Gefahr ist gegen den Nutzen abzuwägen.

Vor diesem Hintergrund empfehlen die Experten in dieser Studie nun, Bisphosphonate zwar bei Knochenmetastasen in der Regel zunächst zu verabreichen. Ist die Krebstherapie jedoch sehr gut wirksam, so können diese Wirkstoffe wieder abgesetzt oder zumindest deutlich reduziert werden – jedenfalls dann, wenn der Knochenbefall nicht zu ausgeprägt war. Studien zufolge ist es oft möglich, die Bisphosphonate nach rund zwei Jahren zu stoppen. Und Zoledronat, das gespritzt werden muss, kann nach einiger Zeit zumindest seltener verabreicht werden, ohne dass dies Nachteile hätte. Verschlechtert sich der Krebs wieder, kann die Therapie erneut starten.

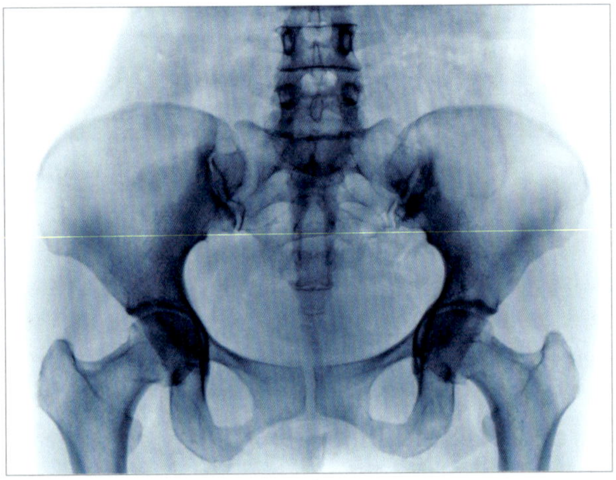

Die Oberschenkelknochen im Bereich der Hüfte brechen bei einem Sturz häufig, wenn eine Osteoporose besteht.

Fazit. Eine knochenstabilisierende Therapie ist für Krebspatienten mit Knochenmetastasen meist sinnvoll; oft reicht zunächst die Gabe über zwei Jahre. Grundsätzlich wichtig ist jedoch eine sorgfältige zahnärztliche Untersuchung und Zahnpflege, um das Risiko einer Knochennekrose zu senken. Falls die Blutwerte für Vitamin D oder Kalzium zu niedrig sind, sind Vitamintabletten und vermehrte Kalziumzufuhr zur Knochenstärkung bedeutsam. ■

Krebs allgemein

Strahlendosis und Langzeitfolgen

Die Strahlentherapie ist bei Krebs fest etabliert; für viele Patienten bedeutet sie Heilung oder zumindest viele gewonnene Lebensjahre. Die längere Überlebenszeit bringt jedoch auch die Langzeitrisiken dieser Therapie zutage.

Bedeutung. Jede Strahlendosis kann grundsätzlich das Risiko erhöhen, an Krebs zu erkranken – also auch die eigentlich sinnvolle Strahlentherapie. Hinzu kommt ein erhöhtes Risiko für Herzschäden, was sich z. B. vor allem in früheren Studien bei Bestrahlung der linken Brust zeigte. Auch nach Lymphdrüsenkrebs (Hodgkin-Lymphom) ist – wegen der sehr guten Überlebenschancen – das Risiko für spätere Tumoren nach Bestrahlung deutlich erhöht. Das lässt sich natürlich nicht ganz vermeiden, schließlich ist die Strahlentherapie oft lebensrettend. Dennoch gilt: Meist steigt das Risiko mit zunehmender Strahlendosis deutlich an; diese wird daher immer gezielter angepasst. Und zudem ist das Risiko etwa für Schäden am Herz eher bei den Patienten erhöht, die bereits an einer Herzkrankheit leiden. Wichtig ist es daher, solche zusätzlichen Risikofaktoren zu identifizieren und bei der Therapieplanung zu beachten. ■

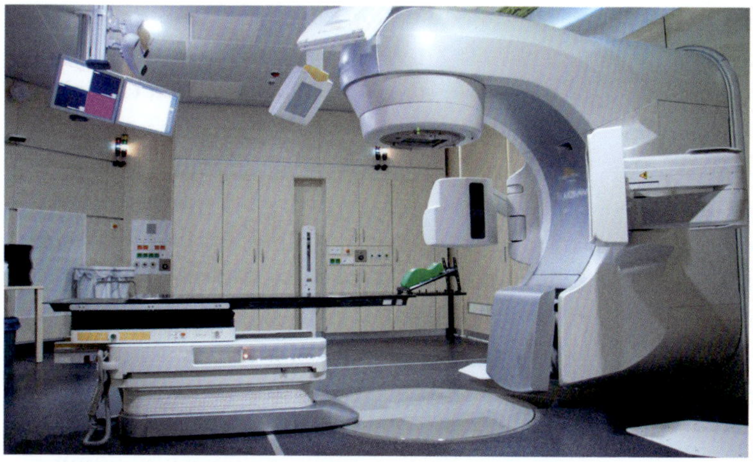

In modernen Geräten wird die Strahlentherapie gegen Krebs gezielt eingesetzt.

Hygiene und Krebs

Die Coronapandemie hat Händewaschen und -desinfektion wieder zu den wichtigen Themen gemacht. Für Krebspatienten jedoch ist eine effektive Händehygiene grundsätzlich entscheidend. Solange das Immunsystem des Patienten gut funktioniert, reichen regelmäßiges Händewaschen und die üblichen Hygieneregeln im Haushalt oder in öffentlichen Gebäuden. Hat ein Krebspatient jedoch – aufgrund

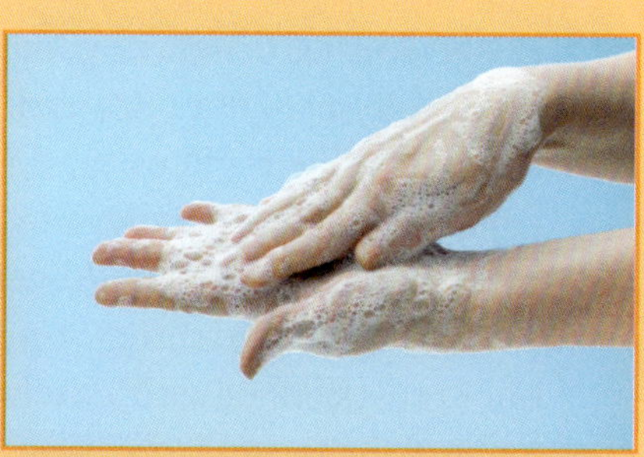

Regelmäßiges, sorgfältiges Händewaschen tötet Viren und Bakterien ab; das ist gerade für Krebspatienten wichtig.

des Tumors oder als Nebenwirkung der Therapie – eine Immunschwäche, ist noch mehr Sorgfalt wichtig, schreibt das Deutsche Krebsforschungszentrum: Nach jedem Toilettenbesuch, Nieser, vor dem Kochen oder wenn man Dinge angefasst hat, die durch mehrere Hände gegangen sind, sollten die Hände gründlich gewaschen und auch desinfiziert werden. Auch Schmutzwäsche, bestimmte Speisen (etwa verdorbene Lebensmittel), Kontakt mit Haustieren oder Gartenarbeit können ein Problem sein. Pilzsporen in der Erde können bei geschwächter Immunabwehr gefährlich werden. Auch Angehörige sollten auf Hygiene achten, um weder Viren noch Bakterien weiterzugeben. Hilfreich für Patienten wie Angehörige sind auch Impfungen, etwa gegen Grippe.

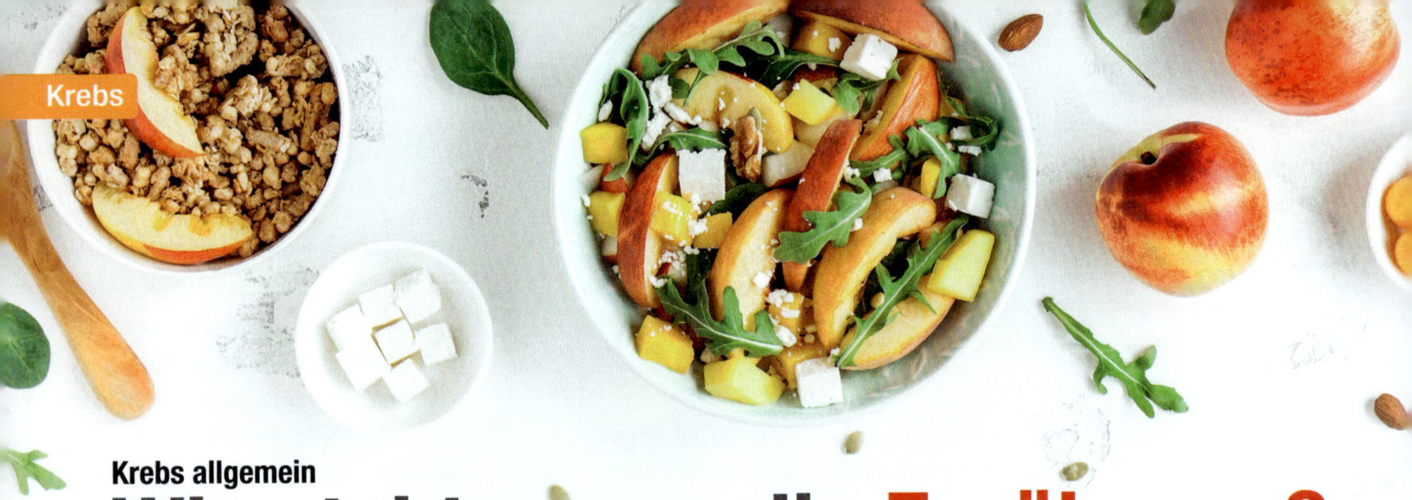

Krebs allgemein

Wie steht es um die Ernährung?

Ausgewogene Ernährung, mediterrane Kost, wenig Fleisch – über Ernährung zur Stärkung der Gesundheit gibt es zahllose Studien. Zudem sind sich Experten einig: Die „richtige" Ernährung kann vor Krebs im Allgemeinen schützen. Aber was heißt „richtig"? Und welchen Anteil am Krebsrisiko eines Menschen haben denn einzelne Nahrungsmittel?

Hintergrund. Krebsvorbeugung ist entscheidend, schließlich erkranken allein in Deutschland jährlich etwa 230 000 Frauen und 260 000 Männer an Krebs. Schätzungen zufolge gehen etwa 18 % der Krebserkrankungen auf das Konto von Ernährung und Übergewicht. Einer aktuellen Übersichtsarbeit zufolge führt Adipositas in Deutschland zu rund 7 % aller Krebserkrankungen, etwa 2 % sind durch zu hohen Alkoholkonsum verursacht und knapp 10 % machen verschiedene Ernährungsfaktoren aus. Diese statistischen Werte gelten jedoch grob für alle Tumoren; für bestimmte Krebsarten dagegen stehen jeweils verschiedene Risikofaktoren im Fokus.

Risiko Ernährung. Rotes und vor allem verarbeitetes, also meist geräuchertes Fleisch ist für 2,4 % aller Tumoren verantwortlich, darunter aber insbesondere für 12 % aller Darmkrebsfälle. Die Garmethoden setzen verschiedene krebsfördernde Substanzen frei, zudem enthält vor allem gepökeltes Fleisch bestimmte Stickstoffverbindungen, die die gleiche Wirkung haben. Auch die gesättigten tierischen Fette spielen hier eine Rolle. Maximal 600 Gramm Fleisch pro Woche: Das ist die Empfehlung der Deutschen Gesellschaft für Ernährung. Speziell an Magenkrebs erkranken Studien zufolge Salzliebhaber häufiger als andere: Während hoher Salzverzehr „nur" für 0,3 % aller Tumoren ursächlich ist, gilt dies für knapp 9 % der Magentumoren. Wahrscheinlich greift Salz die Magenschleimhaut an. 6 g Salz pro Tag müssen reichen; allein Fertigprodukte enthalten meistens schon viel Salz. Etwas komplizierter wird es mit dem Glykämischen Index: Lebensmittel mit einem hohen Index, beispielsweise Bananen oder Weißmehlbackwaren, sorgen für einen raschen Zuckeranstieg im Blut, dem ein ebenso schneller Insulinpeak folgt. Beides führt langfristig zu Insulinresistenz, Adipositas und Diabetes. Und diese Entwicklung erhöht das Krebsrisiko ganz allgemein, speziell jedoch für Gebärmuttertumoren.

> Reichlich Gemüse und Obst, viel Vollkorn, wenig Fleisch und Salz – für manche ist das nicht so einfach. Aber dafür gilt: Kaffee schützt wohl vor Leberkrebs!

Schützende Nahrungsmittel. Klar ist: Mehr Gemüse und Obst, mehr Vollkorn und damit Ballaststoffe sind entscheidend für eine gesunde

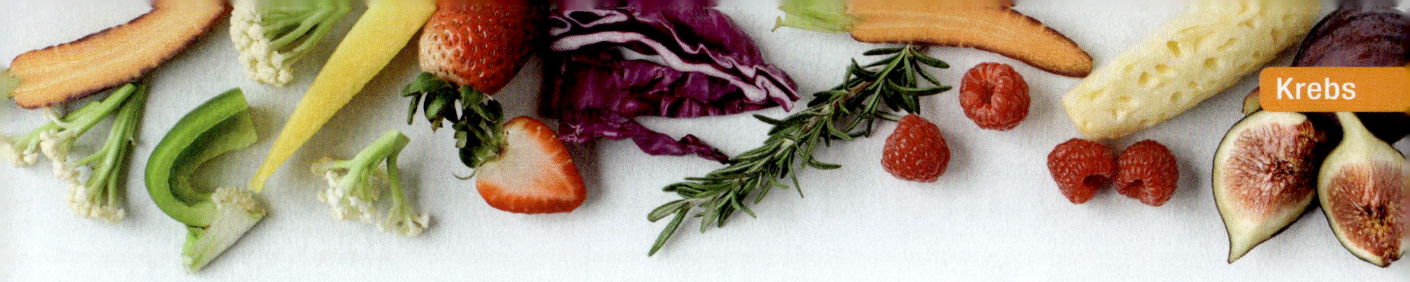

Ernährung. Grundsätzlich gilt das auch für den Schutz vor Krebs. 400 g Gemüse und 250 g Obst am Tag sind allgemein eine gute Richtschnur. Beispiel Dickdarmkrebs: Wer zusätzlich 10 g Ballaststoffe täglich insbesondere in Form von Vollkorngetreide isst, so schätzen Experten, kann sein Dickdarmrisiko um rund 10 % senken. Insgesamt ließen sich dadurch etwa in Deutschland 3 % dieser Tumoren vermeiden. Man sollte auf 30 Gramm Ballaststoffe täglich kommen, so die Empfehlung; das lässt sich zum Beispiel mit drei Scheiben Vollkornbrot oder zwei mittelgroßen Möhren schaffen. Für andere Tumorarten jedoch spielen Ballaststoffe keine so überragende Rolle.

Kaffeeliebhaber können sich freuen: Kaffee trägt wahrscheinlich zum Schutz vor Gebärmutter- und Leberkrebs bei. Die Kuhmilch im Kaffee jedoch hat sozusagen zwei Gesichter; möglicherweise sinkt durch hohen Milchkonsum das Dickdarmrisiko, aber dafür steigt das Risiko für manche andere Tumoren.

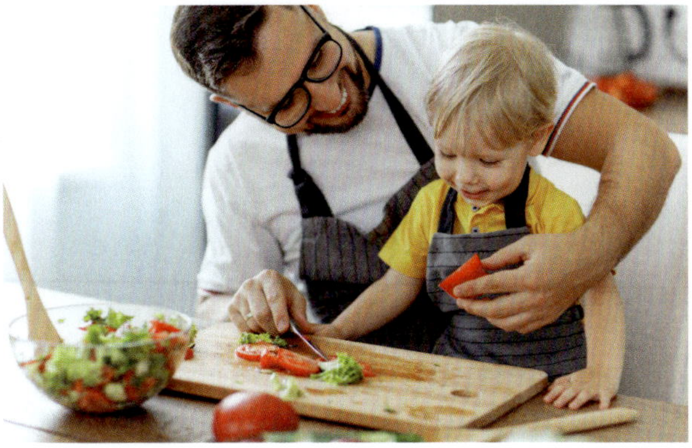

Wer bei gesunder Ernährung Vorbild ist, der schützt seine Kinder gleich mit.

Fazit. Wer zu viele Pfunde auf die Waage bringt, sollte vor allem abnehmen – zusätzlich gilt für alle: viel Vollkorn, reichlich verschiedene Gemüse und Obst; wenig Alkohol und Salz, keine Zigaretten. Aber klar ist auch: Für Krebs sind viele weitere Ursachen bekannt. ■

IN KÜRZE

➔ HIV und Zervixkarzinom

Mit HIV infizierte Frauen haben ein sechsfach erhöhtes Risiko, an einem Zervixkarzinom zu erkranken. Dies gilt vor allem in afrikanischen Ländern, wo HIV weiter verbreitet ist, aber spielt auch in westlichen Ländern eine Rolle. HIV schwächt das Immunsystem; also kann das Humane Papillomavirus (HPV) als Auslöser des Zervixkarzinoms länger im Körper überleben. Früh erkannt lässt sich dieser Krebs meist erfolgreich behandeln – umso wichtiger scheint die regelmäßige Krebsvorsorge bei HIV-positiven Frauen, wie Forscher aus München schreiben. Hier ist natürlich auch die Impfung gegen Papillomaviren bedeutsam.

➔ Krebs: Zahlen & Fakten

In Deutschland erkranken jährlich fast 500 000 Personen an Krebs. Die Anzahl der Menschen, die mit oder nach einer Krebserkrankung leben, steigt; derzeit sind es in Deutschland mehr als 4,5 Millionen, davon rund 3 % Kinder und Heranwachsende. Fünf Jahre nach der Diagnose sind inzwischen noch 50 % aller betroffenen Männer und 58 % aller Frauen am Leben. Bei einem Viertel der Überlebenden wurde die Diagnose vor mehr als 15 Jahren gestellt. Manche sind im Alltag voll belastbar, andere Jahre später noch beeinträchtigt.

Verdauung und Stoffwechsel

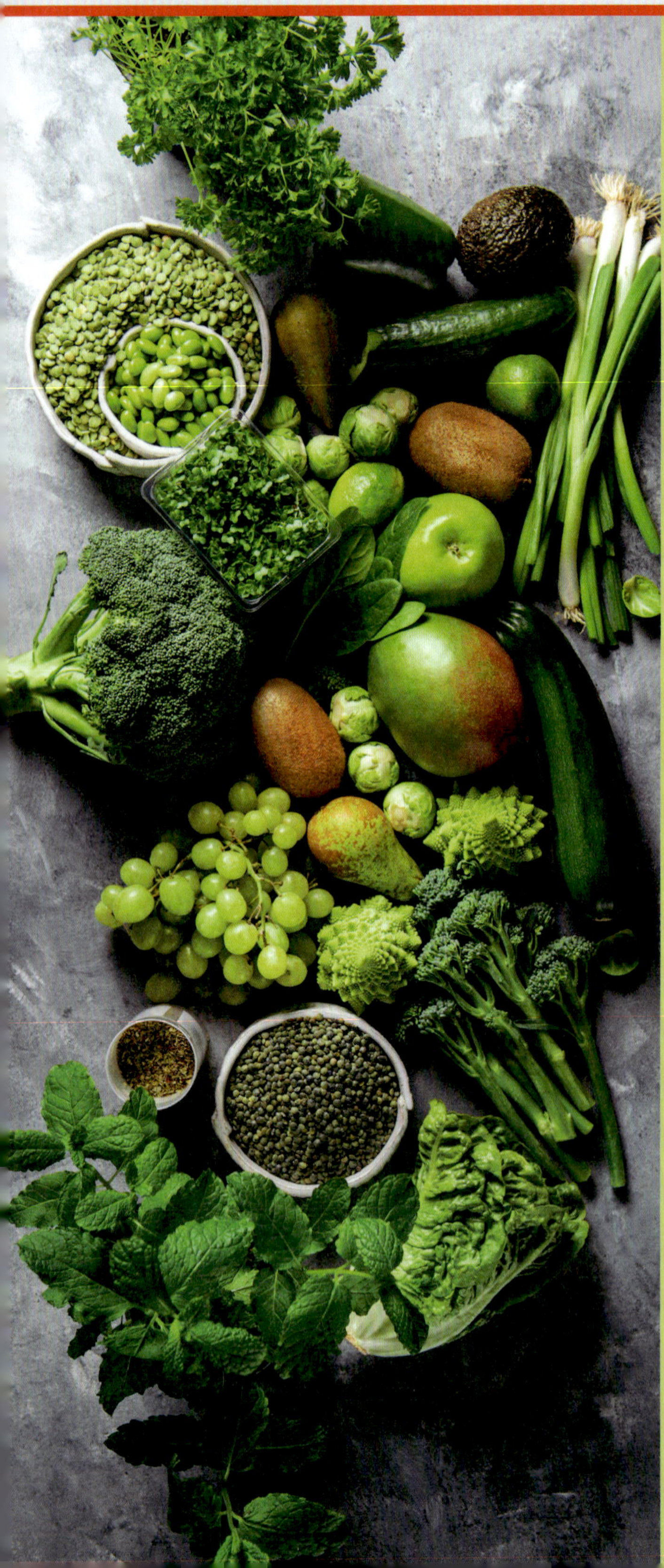

In diesem Kapitel

Weltweit leiden Millionen Menschen an Diabetes mellitus. Für viele gibt es mit zahlreichen neuen vorteilhaften Medikamenten gute Nachrichten.

Einerseits sind neue Medikamentenklassen verfügbar, die sowohl das Abnehmen deutlich erleichtern als auch die diabetischen Folgekomplikationen wie z. B. Nierenversagen verringern. Andererseits will man mit Depotspritzen Typ-2-Diabetikern, die mit Tabletten ihren Blutzucker nicht in den Griff bekommen, das Umsteigen auf die Insulinspritzen erleichtern.

Bislang waren bei einer Infektion mit dem SARS-CoV-2-Virus vor allem Probleme mit der Lungenfunktion bekannt. Dass das Virus auch den Magen-Darm-Trakt befällt, ist neueren Untersuchungen zufolge gar nicht so selten und sollte, so die Forscher, bei der Diagnostik stärker berücksichtigt werden.

Allein in Deutschland leiden über 5 Millionen Menschen am Reizdarmsyndrom und für die Ärzte stellt sich das Geschehen, das für den Einzelnen überaus belastend sein kann, nicht als ein einheitliches Krankheitsgeschehen dar. Umso mehr helfen die neuen Empfehlungen, Klarheit in Diagnose und Therapie zu bringen.

Eisenmangel ist ebenfalls ein häufig beobachtetes Geschehen und bislang wurden die Eisenspeicher mit hoch dosierten Gaben aufgefüllt. Neue Studien haben nun gezeigt, dass dieses Vorgehen nicht besonders wirksam ist. Keinen Mangel an wichtigen Nährstoffen haben dagegen Menschen, die sich vegan ernähren, und wenn, stehen hochwirksame Nahrungsergänzungsmittel zur Verfügung.

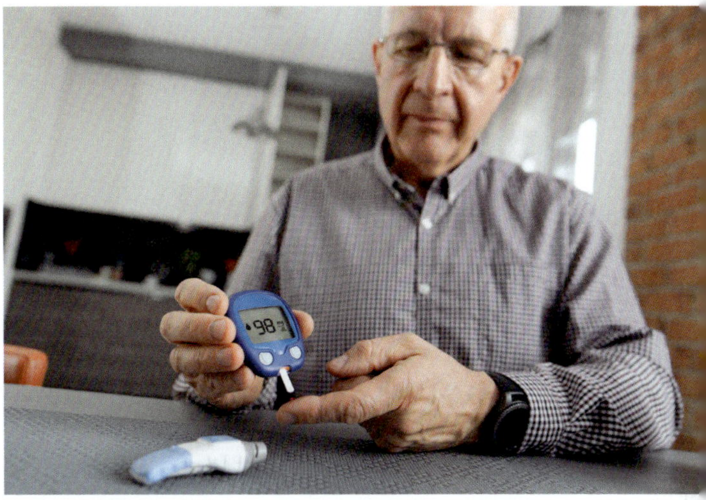

Diabetiker können hoffen: Mit neuen Insulindepotspritzen können sie aufs tägliche Spritzen verzichten.

TOP-Trend

„Ultraschnelles“ Mahlzeiten-Insulin

Zur raschen Absenkung der Blutzuckerwerte nach dem Essen hat die Europäische Kommission das neue Mahlzeiteninsulin URLi (Markenname: Lyumjev®) zugelassen. Es kann sowohl über einen Pen als auch eine Insulinpumpe verabreicht werden. Die Zulassungsstudien, durchgeführt mit Typ-1- wie Typ-2-Diabetikern, bescheinigen Lyumjev® eine zu dem herkömmlichen Insulin lispro gleichwertige antidiabetische Wirkung, was die Häufigkeit von Unterzuckerungen sowie die Blutzuckerlangzeitwerte betrifft. Auch in Bezug auf Sicherheit und Verträglichkeit zeigten sich keine Unterschiede. Deutlich überlegen zeigte sich URLi jedoch bei der Geschwindigkeit der Blutzuckereinstellung ein bis zwei Stunden nach der Mahlzeit.

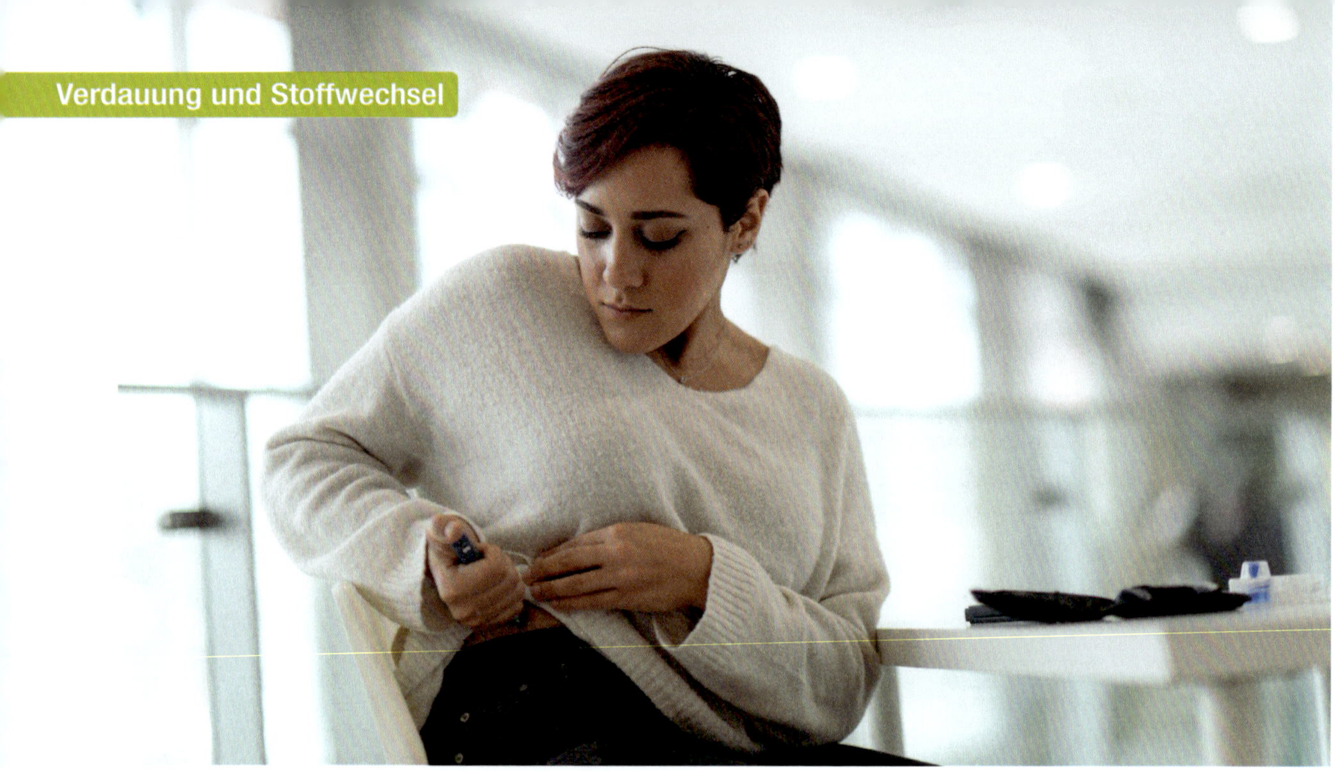

Länger wirksame Basalinsuline könnten Typ-2-Diabetikern den Einstieg in eine Insulintherapie erleichtern.

Diabetes

Neues Insulin: nur einmal wöchentlich

Herkömmliche Basalinsuline werden einmal am Tag gespritzt, um den Grundbedarf zu decken. Viele Diabetiker, die mit Antidiabetikatabletten ihren Blutzucker nicht in den Griff bekommen, scheuen angesichts der vielen Spritzen eine Umstellung auf die Insulintherapie. Dies hat deutliche gesundheitliche Nachteile. Ein Insulin, das nur einmal pro Woche angewendet werden muss, könnte die Bereitschaft zum Umstieg deshalb erhöhen.

Wirkprinzip. Icodec ist ein Analoginsulin, das relativ stark an Bluteiweiße (Albumine) bindet. Dies wird chemisch bewerkstelligt über den Austausch von drei Proteinbausteinen und das Anhängen eines Fettsäurerestes. Dadurch wird gleichzeitig der Abbau des Hormons im Körper verzögert, sodass Icodec eine Halbwertszeit von etwa 196 Stunden aufweist und so den Blutzucker – bei gleichem Injektionsvolumen wie andere Basalinsuline – langsam und kontinuierlich über den Zeitraum von einer Woche senken kann.

Eine erste Vergleichsstudie der Herstellerfirma mit 247 Typ-2-Diabetikern ergab: Die einmal wöchentliche Behandlung mit Icodec sorgte für eine vergleichbar gute Glukoseabsenkung und ein gleich gutes Sicherheitsprofil wie das einmal täglich zu spritzende Insulin glargin U100.

Bedeutung. Studien zeigen, dass vor allem die Option „weniger spritzen“ Diabetikern die Angst vor einer Insulintherapie nimmt und damit auch den Erfolg der Diabetestherapie verbessern kann. ■

Diabetes

Blutzucker und Zahngesundheit

Diabetiker haben ein dreifach erhöhtes Risiko, eine Entzündung des Zahnhalteapparates (Parodontitis) zu entwickeln. Liegt diese einmal vor, verkompliziert sie wiederum den Verlauf des Diabetes: Die vermehrte Ausschüttung von Stresshormonen und Entzündungsstoffen bewirkt eine Erhöhung des Blutzuckers und erschwert dessen Einstellung.

Empfehlung. Zahnmediziner setzen sich deshalb dafür ein, dass auch eine regelmäßige zahnärztliche Kontrolle mit in die Diabetesvorsorge aufgenommen wird. Dies sei vor allem sinnvoll, da eine Parodontitis in der Anfangsphase so gut wie symptom- und schmerzlos sei. Nach dem Zahnfleisch entzündet sich der ganze Zahnhalteapparat und kann so Wurzelhaut und Knochen bis zum Zahnausfall angreifen. Spätestens dann können sich die lokalen Entzündungen systemisch im Körper ausbreiten.

Wie rasch und wie schwer sich eine Parodontitis entwickelt, hängt nicht zuletzt von weiteren Faktoren wie fortgeschrittenem Lebensalter, Rauchen, Stress, Schwangerschaft, Ernährungsverhalten, genetischer Disposition oder eben auch Diabetes mellitus ab. Eine Überzuckerung setzt z. B. Entzündungsbotenstoffe frei und fördert die Entstehung sogenannter „advanced glycation endproducts", verzuckerte körpereigene Proteine, die als Marker für die Entstehung chronischer Erkrankungen gelten.

Bedeutung. Der Zusammenhang zwischen Parodontitis und Erkrankungen wie Arteriosklerose, Herzinfarkt oder rheumatoider Arthritis ist inzwischen häufig beschrieben. Doch auch unter einem Diabetes schreiten parodontale Erkrankungen schneller voran. Diese wiederum erschweren die Diabetestherapie, womit sich das Risiko auf diabetische Komplikationen erhöht. ■

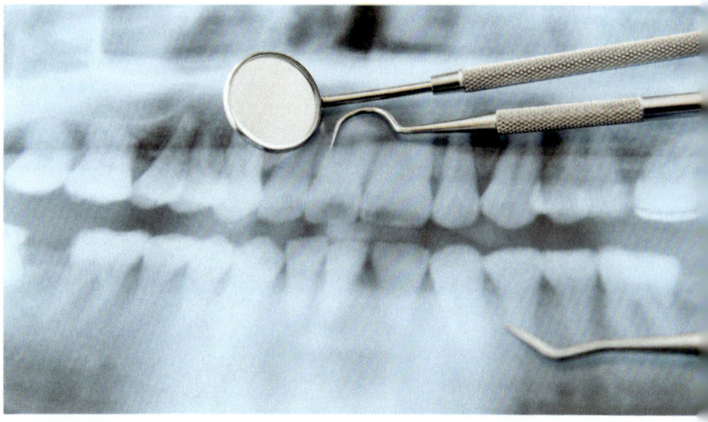

Eine regelmäßige Zahnpflege und Checks beim Zahnarzt dienen auch der Diabetesvorsorge. Letztere sollten in den Gesundheitspass Diabetes aufgenommen werden.

STAND DER FORSCHUNG

Insulin mit Selbstregulation

Dänische Forscher der Universität Kopenhagen haben ein Insulin entwickelt, das seine Wirkung automatisch an den Blutzuckerwert anpasst. Das synthetische Hormon trägt dazu ein blutzuckerempfindliches Anhängsel, das die Abgabemenge steuert. So wird permanent eine kleine Grundmenge an Insulin freigesetzt, die bei einem erhöhten Bedarf aber gesteigert wird, erläutern die Studienautoren. In Tierexperimenten erwies sich das neue Insulin bereits als grundsätzlich erfolgreich. Bevor es in klinischen Studien an Menschen getestet wird, sollen weitere chemische Modifizierungen dafür sorgen, dass es noch rascher und präziser funktioniert. Sollte dies gelingen, würde es gerade Typ-1-Diabetikern den Umgang mit ihrer Krankheit erleichtern.

Vitamin-C-Zusatz unnötig

Um einen Eisenmangel wirksamer auszugleichen, wird oft empfohlen, zu einem Eisenpräparat Vitamin C, z. B. in Form von Orangensaft, einzunehmen, da es die Aufnahme von Eisen beschleunigen soll.

Eine Studie chinesischer Wissenschaftler kommt jedoch zu dem Ergebnis, dass dies nicht unbedingt erforderlich ist. Dazu untersuchten sie 440 Patienten mit einer nachgewiesenen Eisenmangelanämie. Die Hälfte von ihnen erhielt drei Monate lang Tabletten mit 100 mg Eisen plus 200 mg Vitamin C täglich, die zweite Gruppe nur das Eisenpräparat. Zwei Wochen nach Abschluss der Einnahme bestimmten die Forscher die Blutwerte der Teilnehmer.

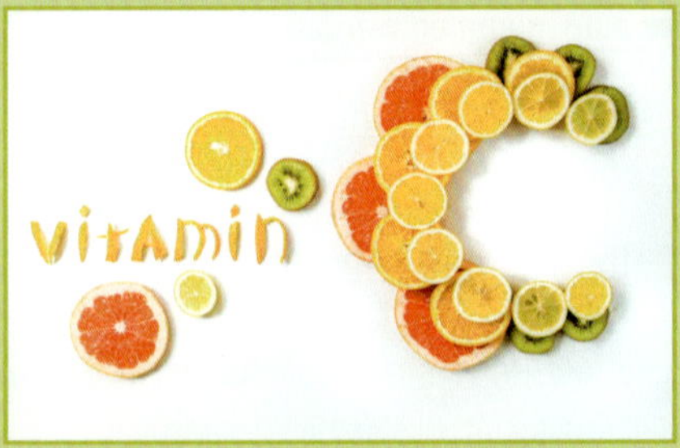

Die häufig bei der Einnahme von Eisentabletten empfohlene Extradosis Vitamin C scheint die Aufnahme von Eisen im Darm nicht weiter zu fördern.

Danach hatte sich bei der Vitamin-C-Gruppe der Hämoglobinwert um ca. 2 g/dl erhöht, ohne Vitamin C war die Zunahme etwa gleich hoch. Auch bei Ferritin als Maß für die körperlichen Eisendepots zeigten sich keine relevanten Unterschiede, die eine zusätzliche Einnahme von Vitamin C rechtfertigen würden. Möglicherweise, so die Studienautoren, fördern Vitamin C oder andere Stoffe aus der Ernährung die Eisenaufnahme bereits hinreichend.

Ernährung

Eisenmangel wirksamer beheben

Ein internationales Forscherteam am Royal Melbourne Hospital hat aktuelle wissenschaftliche Erkenntnisse dazu zusammengefasst, wie sich Eisenspeicher bei einem Eisenmangel am besten auffüllen lassen.

Empfehlungen. Die Wissenschafter kommen zu dem Fazit, dass die bisher übliche regelmäßige, tägliche Einnahme hoch dosierter Eisenpräparate nicht sinnvoll ist. Zum einen brechen viele Patienten die Einnahme aufgrund zum Teil ausgeprägter Magen-Darm-Probleme ab. Zum anderen zeigen neue Studien, dass hohe Dosen (100 – 200 mg Eisen pro Tag) die Aufnahme von Eisen im Darm hemmen, da sie die Ausschüttung des eisenregulierenden Leberproteins Hepcidin erhöhen. Diese bis zu 24 Stunden anhaltende Blockade kann umgangen werden, indem die Eisenpräparate niedriger dosiert und nur alle zwei Tage eingenommen werden. Nur bei einer sehr schweren Eisenmangelanämie seien höhere Tagesdosen zu erwägen, da in diesem Fall auch die Aufnahmerate ansteigt. Hier könnten jedoch Eiseninfusionen zum Einsatz kommen, die allerdings in darauf spezialisierten Zentren verabreicht werden sollten.

Bedeutung. In Europa leiden zwischen 5 und 10 % der Bevölkerung an einem Eisenmangel. Neben einer zu geringen Zufuhr über die Ernährung können jedoch auch weitere Ursachen vorliegen, die vor einer Eisenergänzung unbedingt geklärt werden sollten, so Studienleiter Prof. Jason Tye-Din. Dazu gehören z. B. unbemerkte Magen-Darm-Blutungen, eine schlechte Aufnahme durch z. B. Darmerkrankungen oder ein erhöhter Bedarf bei chronischen Krankheiten wie Autoimmunstörungen oder Infektionen. ■

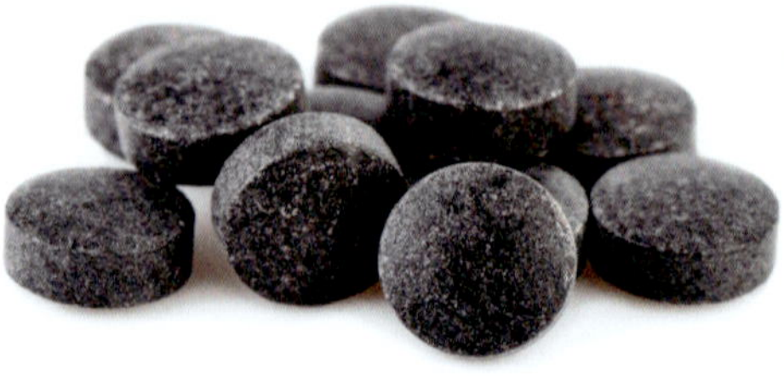

Hoch dosierte Eisentabletten sind gemäß neuen Studien nicht sinnvoll zur Behebung eines Eisenmangels.

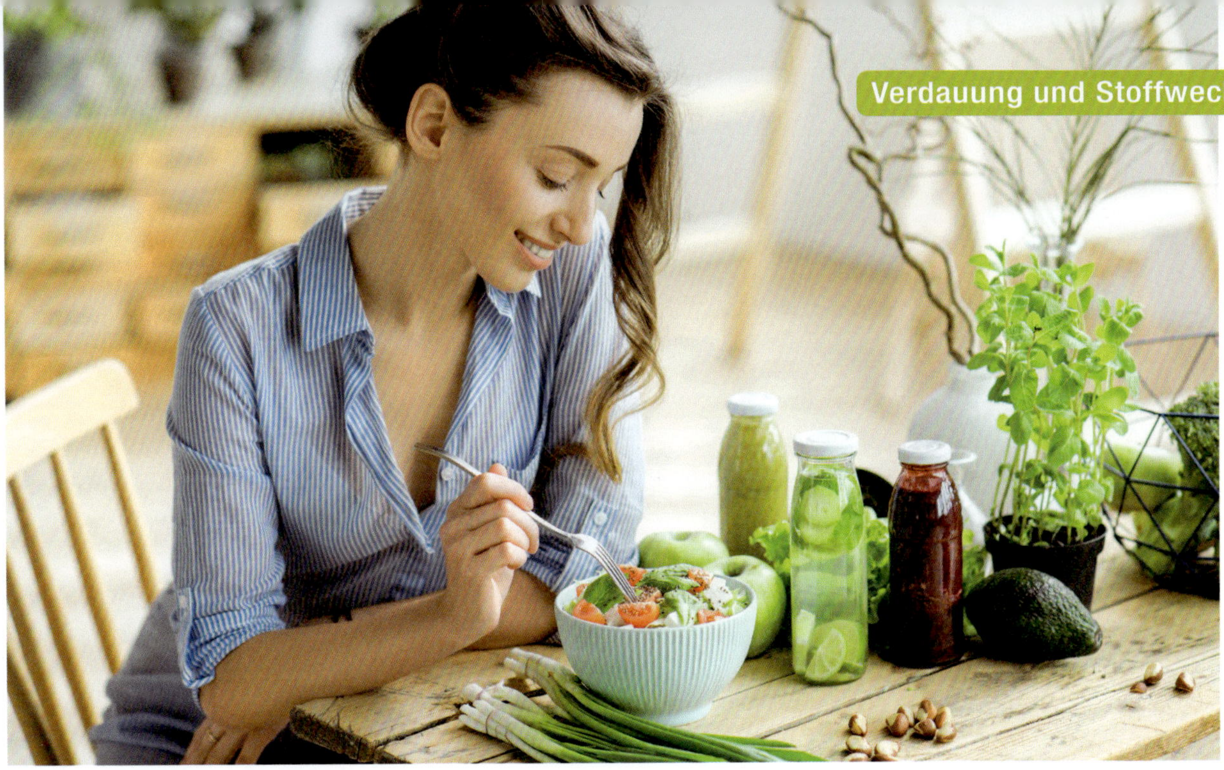

Eine pflanzenbasierte Ernährung muss nicht zu Versorgungsdefiziten an Vitaminen und Mineralstoffen führen.

Ernährung

Kaum Nährstoffmangel bei Veganern

Auch eine fleischlose Ernährung kann mit den wichtigsten Nahrungsbestandteilen versorgen, so die Aussage der deutschen VeChi-Youth-Studie.

Studie. An ihr nahmen 401 Kinder und Jugendliche zwischen sechs und 18 Jahren teil. 150 von ihnen ernährten sich vegetarisch, 114 vegan und 137 aßen Mischkost mit Fleisch. Über einen Zeitraum von zwei Jahren wurde ihr Ernährungsverhalten protokolliert und ihr Gesundheitsstatus regelmäßig überprüft. Das Ergebnis: Die jungen Teilnehmer waren weitgehend gleich gut mit Hauptnährstoffen, Vitaminen und den meisten Mineralstoffen versorgt. Für das bei einer fleischlosen Ernährung als kritisch eingeschätzte Vitamin B_{12} galt jedoch eine weitere Bedingung: 88 % der Kinder, die sich vegan ernährten, nahmen regelmäßig B_{12}-Präparate zur Nahrungsergänzung ein und waren so gut mit dem Vitamin versorgt. Die Versorgung mit den Vitaminen B_2 und D, Kalzium und Jod erwies sich in allen drei Studiengruppen als leicht suboptimal, war also unabhängig von der Ernährungsform. Vegetarier und Veganer hatten zudem leicht erniedrigte, aber noch normale Eisenwerte im Vergleich zur Mischkost-Gruppe.

Bedeutung. Die Ergebnisse der Studie entkräften pauschale Befürchtungen zu Mangelernährung bei fleischloser Kost, vor allem wenn diese wie in der Studie mit viel Ballaststoffen, gesunden Fetten und einer sinnvollen Nahrungsergänzung mit Vitamin B_{12}, dafür aber wenig Fertigprodukten und Süßigkeiten verbunden ist. ■

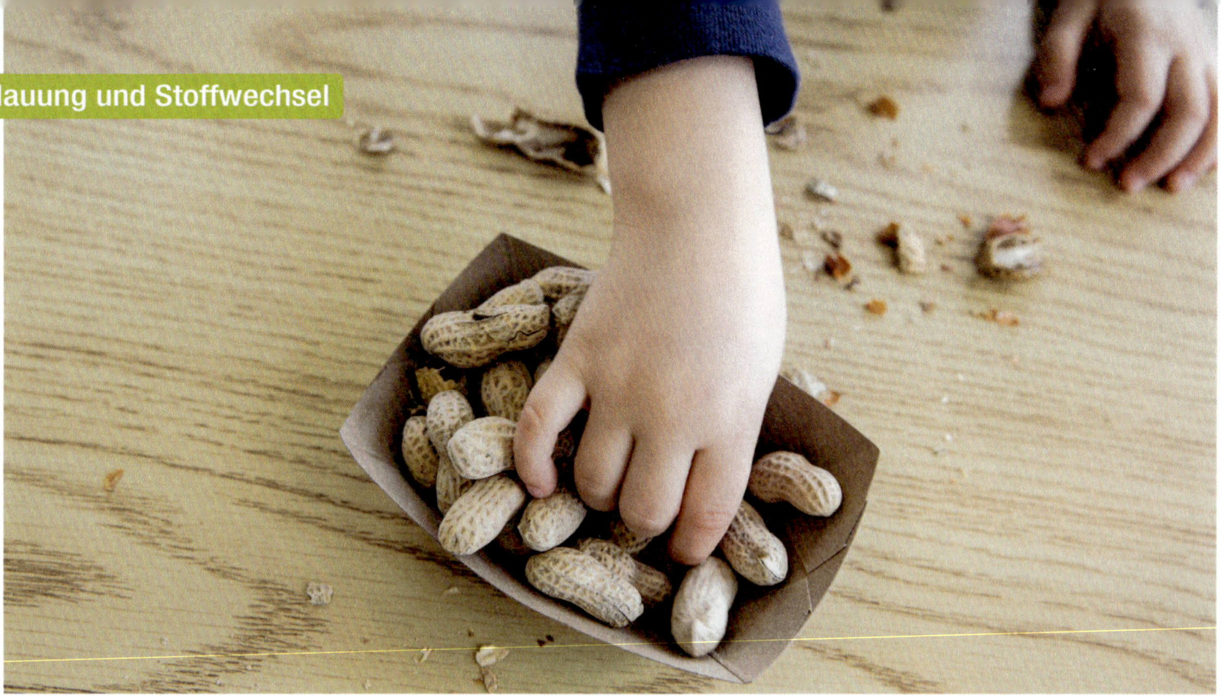

Erdnüsse sind hochallergen und können als Zusätze in Lebensmitteln für Allergiker lebensgefährlich sein.

Ernährung

Erstes Medikament bei Erdnussallergie

Bei einer Erdnussallergie reichen schon minimale Erdnussmengen aus, um lebensbedrohliche Symptome hervorzurufen. Daher müssen Erdnussallergiker eine strikt erdnussfreie Diät einhalten und jederzeit einen Adrenalin-Autoinjektor zur Sofortbehandlung schwerer allergischer Reaktionen mit sich führen.

Vorgehensweise. Als erstes Mittel ist das Medikament Palforzia von der Europäischen Kommission für Kinder im Alter von vier bis 17 Jahren mit bestätigter Erdnussallergie zugelassen. Es enthält entfettetes Erdnusspulver und wirkt als orale Immuntherapie (Desensibilisierung), jedoch nur in Verbindung mit einer ansonsten strikt erdnussfreien Diät. Das Pulver wird zur schrittweisen Anpassung in aufsteigender Dosierung – 0,5, 1, 10, 20 und 100 mg – vermischt mit weicher Nahrung verabreicht. Die anfängliche Aufdosierung (bis auf 6 mg) erfolgt an einem Tag in einer Klinik, da es zu schweren allergischen Reaktionen einschließlich einer Anaphylaxie kommen kann. Zur späteren Erhaltungstherapie dient eine Dosis von 300 mg, entsprechend der Menge von etwa einer Erdnuss. Zwei placebokontrollierte Zulassungsstudien konnten aufzeigen, dass mehr als 50 % der 670 Teilnehmer nach Behandlung mit Palforzia 1 g Erdnussprotein mit maximal milden Allergiesymptomen tolerierten, im Vergleich zu nur ca. 2 % in der Placebogruppe.

Bedeutung. Die Desensibilisierungstherapie gibt Erdnussallergikern keinen Freifahrtschein, um beliebig Erdnussprodukte zu konsumieren. Gedacht ist das Mittel allein in Verbindung mit einer erdnussfreien Ernährung, um schwere Reaktionen auf z. B. unbekannte Erdnusszumischungen abzumildern. ■

Zöliakie

Frühe Glutengabe hilfreich

Zöliakie ist eine Autoimmunerkrankung, bei der schon kleine Mengen des Getreideproteins Gluten (Klebereiweiß) die Dünndarmschleimhaut schädigen. Die Entzündung löst nicht nur zahlreiche Akutbeschwerden aus, sondern kann auch zu Mangel- und Folgeerkrankungen führen. Gemäß einer britischen Studie könnte die Verabreichung größerer Mengen Gluten schon ab einem frühen Alter das Risiko senken, später eine Zöliakie zu entwickeln.

Studie. An der Studie des King's College in London nahmen etwa 1000 Säuglinge teil, die bis zur 13. Lebenswoche ausschließlich gestillt worden waren. Sie wurden zufallsmäßig auf zwei Gruppen verteilt: Etwa die Hälfte wurde weiter gestillt und vermied bis zum sechsten Lebensmonat alle allergenen Nahrungsmittel; die andere Hälfte erhielt ab dem Alter von vier Monaten zusätzlich zur Muttermilch wöchentlich etwa 3 g Gluten in Form von zwei Weizenkeksen.

Bei der Nachuntersuchung der Kinder im Alter von drei Jahren zeigte sich: Von den Säuglingen, die früh Gluten erhalten hatten, war im Alter von drei Jahren kein Kind an Zöliakie erkrankt, im Gegensatz zu 1,4 % in der Vergleichsgruppe.

Bedeutung. „Dies ist die erste Studie, die belegt, dass eine frühzeitige Gabe von Weizen bei Babys die Entwicklung von Zöliakie verhindern kann", so Autor Prof. Gideon Lack. ■

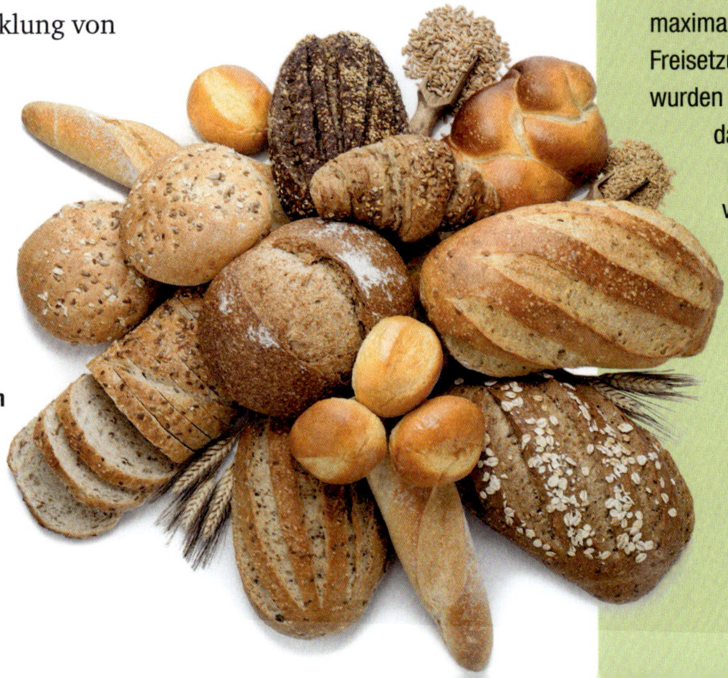

Zöliakiebetroffene müssen ihr Leben lang auf die meisten Getreidearten wie Weizen, Roggen und Dinkel verzichten.

Budenosid bei akuten Beschwerden

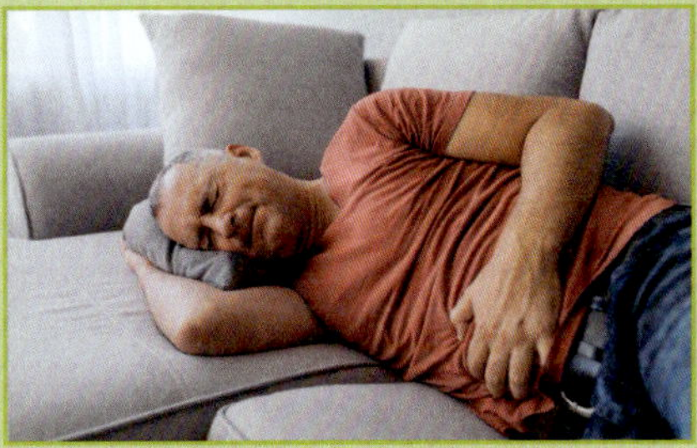

Bei versehentlichem Verzehr von Gluten treten bei Zöliakiebetroffenen zahlreiche Magen-Darm- sowie andere Beschwerden auf.

Konsumieren von Zöliakie Betroffene versehentlich Gluten, z. B. in Fertiglebensmitteln oder beim Essen in Restaurants, kommt es meist innerhalb von 48 Stunden zu starken Beschwerden wie Durchfall, Übelkeit, Erbrechen und Bauchschmerzen. Die Einnahme des Glukokortikoids Budesonid in Granulatform könnte in solchen Fällen, so ergab eine kleine Pilotstudie der Harvard Medical School in Boston, als (bisher einzige) Notfallmaßnahme dienen. 13 Zöliakiepatienten nahmen dazu Budenosid nach dem Symptombeginn ein, in einer Dosis von dreimal 3 mg pro Tag, über drei bis maximal 28 Tage. Um eine gleichmäßige Freisetzung im Dünndarm zu erzielen, wurden Budenosidkapseln geöffnet und das Granulat wurde morgens und mittags mit weicher Nahrung vermischt geschluckt sowie abends in Kapselform eingenommen. Unter dieser Therapie berichteten alle Teilnehmer von einer deutlichen Verbesserung ihrer Symptome. Dies zeigte sich auch bei einer wiederholten Einnahme, ohne dass es zu Nebenwirkungen gekommen wäre.

Protonenpumpenhemmer

Ranitidin: Zulassung ruht

Medikamente mit dem Protonenpumpenhemmer Ranitidin werden bis zum 2. Januar 2023 vorübergehend vom Markt genommen. Eine Prüfung der Europäischen Arzneimittelagentur (EMA) hatte ergeben, dass in so gut wie allen getesteten Ranitidin-Arzneimitteln das Krebs erregende N-Nitrosodimethylamin (NDMA) oberhalb der akzeptablen Konzentration vorlag.

Einschätzung. Die Verunreinigungen gingen nicht allein, wie zu Beginn auch für andere Medikamente vermutet, auf den Produktionsprozess zurück. Bei Ranitidin scheinen auch beim Abbau des Wirkstoffs selbst Nitrosamine zu entstehen, da es sich um ein eher instabiles Molekül handelt. Dies gilt verstärkt bei zu langer und zu warmer Lagerung der Medikamente, möglicherweise aber auch nach der Einnahme im Körper. Seit wann die Nitrosamine vorkommen und wie hoch das genaue Risikoausmaß ist, ist noch unbekannt.

Fazit. „Der Abbau von Ranitidin als Wirkstoff und im Arzneimittel ist derzeit unzureichend beschrieben“, kommentiert die Arzneimittelkommission der Deutschen Apotheker. Die EMA hat die Herstellerfirmen deshalb aufgefordert, hierzu weitere Untersuchungen durchzuführen.

Bis zu diesen Ergebnissen ruht die Zulassung des Säurehemmers „aus Gründen des vorbeugenden Gesundheitsschutzes“, sie kann dann aber wieder in Kraft gesetzt werden. ■

STAND DER FORSCHUNG

Tausende Virenarten besiedeln den Darm

Auch die Bakterien unserer Darmflora leben gefährlich. Dies ergab eine genetische Analyse britischer Forscher am Wellcome Trust Sanger Institute in Hinxton von mehr als 28 000 Darmfloraproben. Danach werden die Bakterien von speziellen Viren befallen, den sogenannten Bakteriophagen. Wie alle Viren docken sie an ihre Wirtsorganismen an, schleusen ihr Erbgut in das Innere ein und programmieren das bakterielle Erbgut auf „Virenfabrik“ um. Obwohl die Existenz dieser Bakteriophagen bekannt war, überraschte die Forscher jedoch das Ausmaß der Virenvielfalt: Insgesamt konnten sie mehr als 140 000 Virenspezies identifizieren, deren Rolle für die menschliche Gesundheit nun erforscht werden soll.

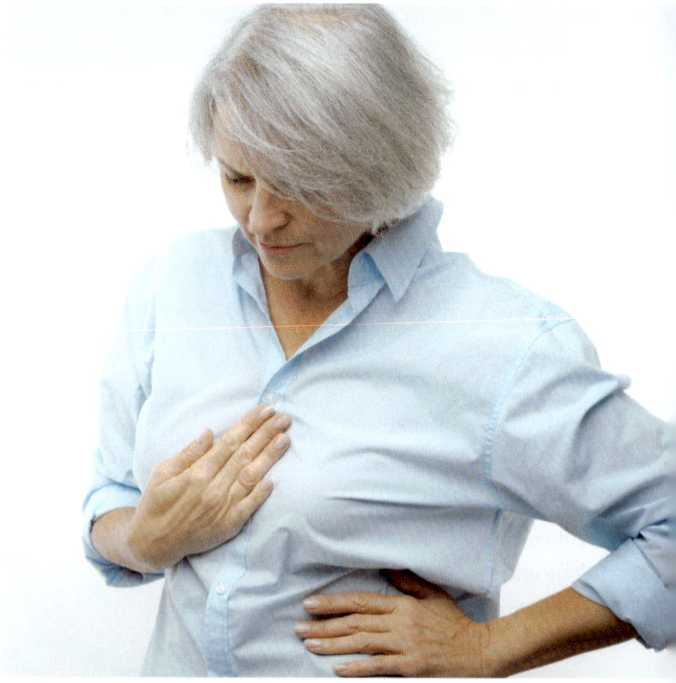

Ranitidin hemmt die Säureausschüttung im Magen und wird bei Geschwüren in Speiseröhre und Magen eingesetzt.

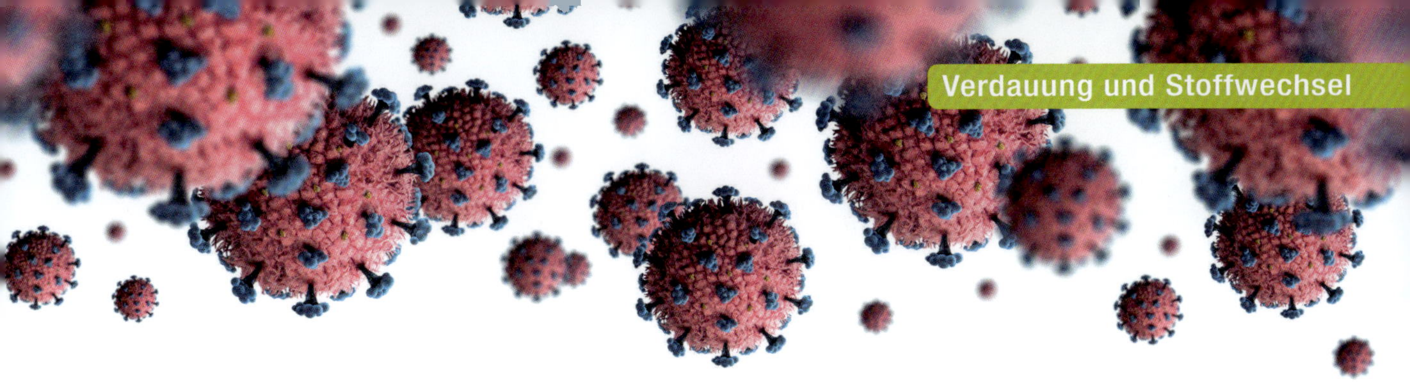

Covid-19

Nicht selten nur „Magen-Darm"

Husten, Fieber, Schnupfen sowie Geruchs- und Geschmacksverlust sind als Covid-19-Hauptsymptome bekannt. Verschiedene aktuelle Untersuchungen beschreiben jedoch, dass auch der Verdauungstrakt Ziel der Virenattacke ist.

Studien. Ein kanadisches Forscherteam der Universität von Alberta wertete 36 Studien aus, die die Art und Häufigkeit von Magen-Darm-Beschwerden im Rahmen einer Covid-19-Erkrankung erfassten. Sie fanden heraus, dass Symptome wie Appetitverlust, Übelkeit und Erbrechen, Durchfall und Bauchschmerzen zu den häufig auftretenden Beschwerden zählen und vor allem bei älteren Menschen schwere Formen annehmen können. Bei 16 % der Studienteilnehmer, so die Autoren, waren sie sogar das einzige Anzeichen für die SARS-CoV-2-Infektion, und die Viruslast in den Stuhlproben dieser Patienten war sehr hoch. Hinzu kam: Lagen nur die Magen-Darm-Störungen als Symptome vor, verzögerte dies die Diagnose und war etwa viermal so häufig mit schweren Krankheitsverläufen verbunden.

Auch New Yorker Wissenschaftler der Icahn School of Medicine at Mount Sinai analysierten die Daten von etwa 12 000 Patienten, die aufgrund akuter Beschwerden die Notaufnahme von New Yorker Krankenhäusern aufgesucht hatten. Dabei stellten sie fest, dass mehr als die Hälfte der Patienten, die wegen Magen-Darm-Beschwerden Hilfe gesucht hatten, SARS-CoV-2-positiv waren.

In manchen Fällen ergaben auch radiologische Untersuchungen wie Brust-CTs, die einen Teil des Bauchraums mit erfassten, typische Hinweise auf das Vorliegen einer Covid-19-Erkrankung. Dazu gehörten z. B. Darmperforationen und entzündliche Veränderungen von Dünn- und Dickdarm. Inzwischen konnten Forscher des Universitätsklinikums Erlangen sowie der Charité Berlin aufzeigen, dass bestimmte Darmzellen, die Enterozyten, ähnlich wie die Schleimhautzellen in den Atemwegen und der Lunge ACE2-Rezeptoren in hoher Dichte tragen, die Andockstellen für die SARS-CoV-2-Viren sind. Infolgedessen können die Viren sich auch im Magen-Darm-Trakt vermehren, mit dem Stuhl ausgeschieden und so nachgewiesen werden. Damit kann der Umgang mit Stuhlproben auch ein Risiko für medizinisches Personal oder Endoskopie-Ärzte darstellen.

Bedeutung. Magen-Darm-Beschwerden zählen nicht zu den üblicherweise aufgeführten Anzeichen einer SARS-CoV-2-Infektion. Dennoch sollte man den Magen-Darm-Trakt im Zusammenhang mit Covid-19 mit beachten. Denn Patienten mit Durchfall, Übelkeit und Erbrechen haben einer iranischen Übersichtsstudie zufolge ein erhöhtes Risiko für einen schweren Verlauf. ■

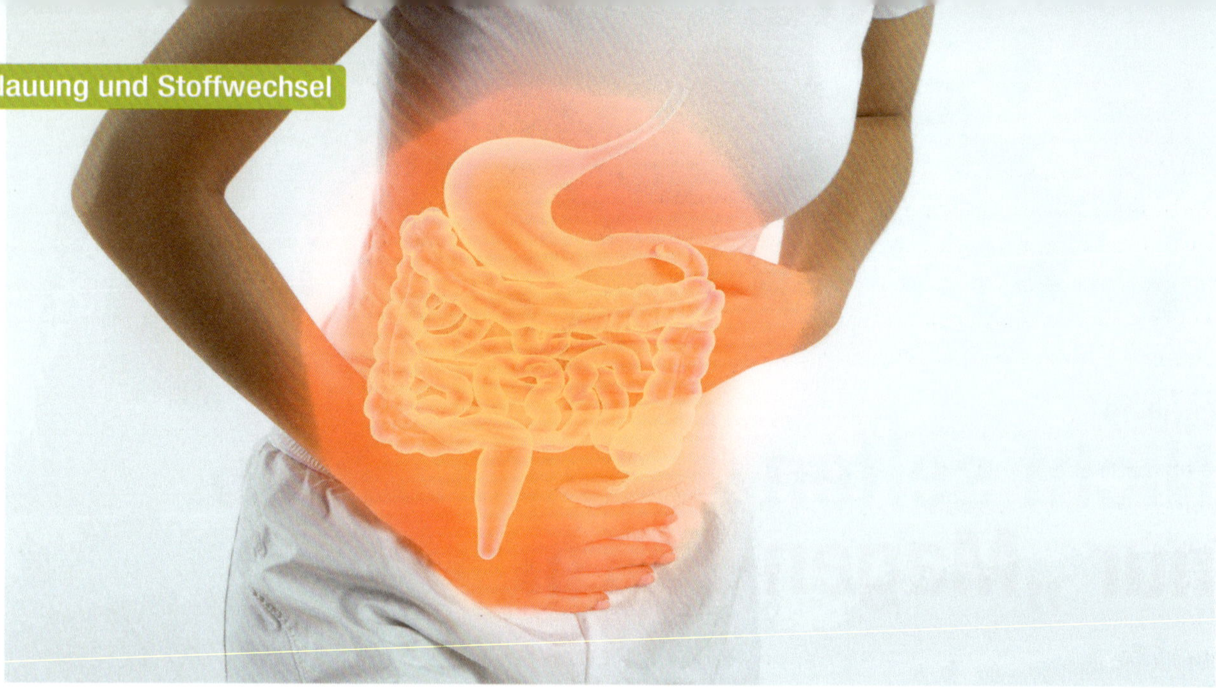

Bei einem Reizdarmsyndrom müssen zunächst organische Ursachen ausgeschlossen werden.

Darm

Neue Empfehlungen zum Reizdarmsyndrom

Häufige Bauchkrämpfe, Blähungen, Durchfall und Verstopfung – wechselnde Beschwerden kennzeichnen das Reizdarmsyndrom (RDS), unter dem allein in Deutschland mehr als 5 Mio. Menschen leiden. Unter Federführung der Deutschen Gesellschaft für Gastroenterologie, Verdauungs- und Stoffwechselkrankheiten (DGVS) wurde nun die Leitlinie zu möglichen Ursachen, Diagnostik und Therapie überarbeitet.

Ursachen. „Das Reizdarmsyndrom bleibt ein komplexes Krankheitsbild und ist am ehesten multifaktoriell", erklärt die Hamburger Gastroenterologin und Leitlinien-Autorin Viola Andresen. Als mögliche Auslöser werden eine fehlerhafte Darmbarriere („leaky gut") und damit verbundene Störungen der Immunabwehr, der Darmflora, des Darm-Nervensystems und der Darm-Hirn-Kommunikation diskutiert. In der Folge reagiert der Darm überempfindlich auf unterschiedliche Stressfaktoren – Nahrungsmittel, Infekte oder psychischer Stress.

Diagnose. Das RDS ist eine sogenannte Ausschlussdiagnose. Zunächst werden deshalb andere mögliche Ursachen ausgeschlossen, wie Darm- und andere Krebsformen im Bauchraum, aber auch chronische Darmentzündungen, Infektionen oder Nahrungsmittelunverträglichkeiten (vor allem Glutenempfindlichkeit und Histaminintoleranz). Von einer Stuhlanalyse auf „Darm-Dysbiose" oder auch speziellen Unverträglichkeitstests rät die Leitlinie ab, ebenso von sogenannten Auslassdiäten.

Ernährung. Angesichts unterschiedlicher Auslöser und Symptome lassen sich laut Leitlinie keine pauschalen Ernährungsratschläge geben. Zum Testen empfohlen wird jedoch die Low-

FODMAP-Diät, d. h. die Vermeidung fermentierbarer Oligo-, Di- und Monosaccharide sowie Polyole. Diese Kohlenhydratformen werden nur schlecht im Darm aufgenommen und beeinflussen die Darmflora negativ. Ebenso positiv gelistet werden lösliche Ballaststoffe sowie manche Pro- und Präbiotikapräparate, deren individuelle Wirkung jedoch nicht vorhersagbar sei.

Therapie. Neben diesen Empfehlungen listet die Leitlinie symptombezogene Medikamente auf. Dazu gehören bei Durchfall die Wirkstoffe Colesevelam und Eluxadolin, eventuell das Antibiotikum Rifaximin; bei Verstopfung und Unverträglichkeit herkömmlicher Abführmittel die Medikamente Macrogol, Prucaloprid und Linaclotid. Bei Bauchschmerzen und Blähungen werden krampflösende Mittel (Spasmolytika) empfohlen, wozu nach neuen Studien auch das Pfefferminzöl gehört (s. Randspalte). Nach Einschätzung der Autoren sollten zudem Psychotherapien in die Behandlung integriert werden, die das Erlernen von Strategien zur Selbsthilfe, Entspannung und zum Umgang mit Stress unterstützen. Denkbar sei auch ein Versuch mit trizyklischen Antidepressiva als „Schmerzmodulatoren", und selektiven Serotonin-Wiederaufnahmehemmern bei psychischen Begleitsymptomen.

Bedeutung. Das Reizdarmsyndrom ist bezüglich Symptomen, Diagnostik und Therapie schwer fassbar, so die Leitlinienautoren, und erlaube keine pauschale Standardtherapie. Die Leitlinie führt deshalb das nach neuen Erkenntnissen sinnvolle Arsenal an Empfehlungen auf, die die ärztliche Praxis jedoch auf den jeweiligen Patienten individuell zuschneiden muss. ■

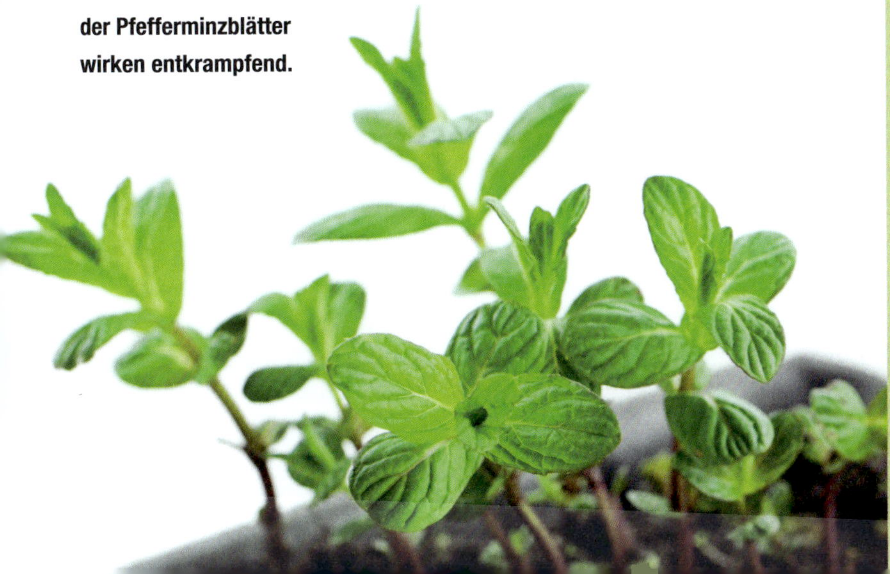

Verschiedene Inhaltsstoffe der Pfefferminzblätter wirken entkrampfend.

Pfefferminzöl hilft

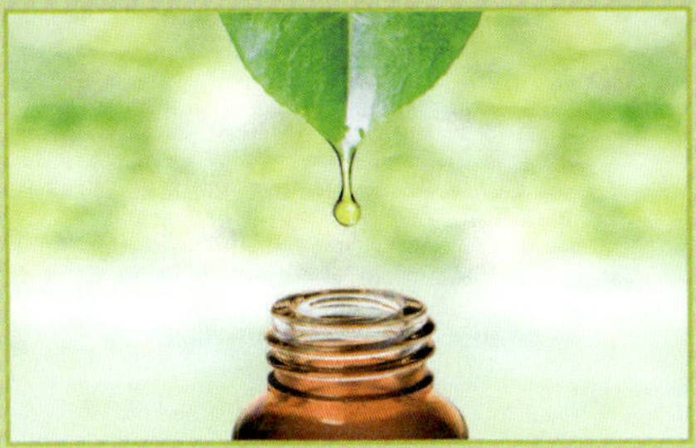

Wirksamkeit bewiesen: Pfefferminzöl kann die Beschwerden bei einem Reizdarmsyndrom deutlich lindern.

Typisch für Patienten mit Reizdarmsyndrom sind Beschwerden wie starke Bauchschmerzen, Durchfall, Verstopfung oder Blähungen. Ein einfaches Mittel zur Selbstmedikation könnte bei den verschiedenen Problemen wirksam sein, ergab eine Übersichtsarbeit der Johns-Hopkins-Universität in Baltimore. Ihr Ziel war die Analyse hochwertiger Studien, die die Wirkung von Pfefferminzöl bei diagnostizierten Reizdarmpatienten ebenso wie mögliche Nebenwirkungen im Vergleich zu Placebomitteln untersuchten. In die Auswertung wurden schließlich 12 Einzelstudien an insgesamt 835 Patienten einbezogen. Dabei ergab sich: Die Einnahme von magensaftresistenten Pfefferminzölkapseln verbesserte die Reizdarmbeschwerden deutlich gegenüber Placebo, ohne dass darüber hinausgehende Nebenwirkungen aufgetreten wären. Die in den Pfefferminzblättern enthaltenen Monoterpene wie z. B. Menthol blockieren Kalziumkanäle in der glatten Muskulatur der Darmwand und haben so einen entkrampfenden Effekt. Ebenso hat Pfefferminzöl antimikrobielle, antioxidative, immunmodulatorische und lokalbetäubende Effekte, die bei der Entstehung der Reizdarmbeschwerden relevant sind.

Adipositas

Diabetesmittel wirksam gegen Übergewicht

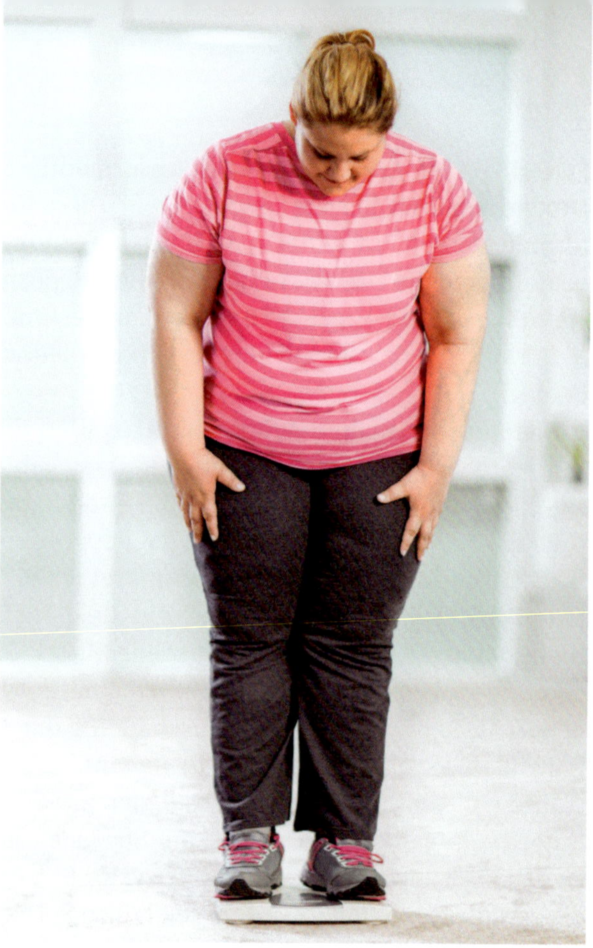

Medikamente, die eine Gewichtsabnahme begünstigen, wären vor allem für stark Übergewichtige eine große Hilfe.

Immer mehr Menschen sind übergewichtig bis fettleibig. Seit Langem sucht die medizinische Forschung nach Lösungen, durch Medikamente eine Gewichtsabnahme zu fördern. Als neue Möglichkeit bieten sich nun Wirkstoffe an, die bei einem Typ-2-Diabetes eingesetzt werden und dabei bereits mit Gewichtsreduktionen auf sich aufmerksam gemacht haben.

Vorgehensweise. Seit einigen Jahren ist der Wirkstoff Liraglutid zur Gewichtsreduktion zugelassen. Dieser muss täglich unter die Haut gespritzt werden. Mit Semaglutid wurde nun ein weiterer, wirksamerer Kandidat der gleichen Medikamentenklasse, der Glukagon-Like-Peptide-1-(GLP-1-)Agonisten, klinisch erforscht. An der multinationalen STEP-1-Studie nahmen fast 2000 nicht diabetische Erwachsene mit einem BMI ab 30 teil. Sie wurden zu einer Gewichtsabnahme mittels Reduktionsdiät (500 kcal weniger pro Tag) und mehr Bewegung (über 150 Minuten pro Woche) angehalten. Etwa zwei Drittel der Teilnehmer erhielten einmal pro Woche Semaglutid (2,4 mg) bzw. die Kontrollgruppe ein Placebo unter die Haut gespritzt.

Ergebnisse. Die Patienten der Semaglutid-Gruppe nahmen im Durchschnitt 15,3 kg (ca. 15 %) in 68 Wochen ab, im Vergleich zu 2,6 kg (ca. 2,4 %) in der Kontrollgruppe.

75 % der Teilnehmer verloren unter Semaglutid mehr als 10 % ihres Körpergewichts, 25 % mehr als 20 %. Parallel dazu verbesserten sich auch die Werte von Taillenumfang, Blutfetten, Blutzucker und Blutdruck. Als häufigste, oft aber nur vorübergehende Nebenwirkungen traten Übelkeit, Durchfall, Verstopfung und Bauchschmerzen auf. In Tierversuchen wurden jedoch auch schwerere Nebenwirkungen wie Nierenprobleme, Entzündungen der Bauchspeicheldrüse, Gallensteine und Schilddrüsentumoren beobachtet.

Bedeutung. Semaglutid wirkt appetitzügelnd, verlangsamt die Magenentleerung und kann deshalb eine kalorienreduzierte Ernährung unterstützen. Als Diabetesmittel zeigt Semaglutid nach einiger Zeit einen Wirkverlust. Tritt dieser auch von Diabetes unabhängig auf, kann seine Einnahme nur bei den ersten Schritten einer dauerhaften Gewichtsreduktion helfen. Zu einer Langzeiteinnahme über Jahre fehlen noch belastbare Daten. ■

Leber

Schäden durch Metamizol

Schmerzmittel mit dem Wirkstoff Metamizol (Präparatenamen Novalgin, Analgin u. a.) stehen unter Verdacht, in seltenen Fällen schwere Leberschäden auszulösen. Das Bundesinstitut für Arzneimittel und Medizinprodukte hat die Herstellerfirmen deshalb entsprechende Warnungen herausgeben lassen.

Hintergrund. Metamizol gehörte viele Jahre zu den häufigsten Schmerzmitteln. Dies änderte sich, als bekannt wurde, dass Metamizol in seltenen Fällen eine Agranulozytose, eine potenziell lebensgefährliche Absenkung bestimmter weißer Blutkörperchen, auslösen kann.

In Skandinavien, Großbritannien und Nordamerika wurde Metamizol deshalb vom Markt genommen. In Deutschland dagegen wird es zunehmend häufiger verschrieben, in anderen Ländern ist es sogar rezeptfrei erhältlich.

Bedeutung. Ein „arzneimittelbedingter Leberschaden“ kann sich nach Einnahmestopp völlig zurückbilden, aber auch bis hin zu Leberversagen führen.

Als Ursache wird eine immun-allergische Reaktion vermutet. Die genaue Häufigkeit lässt sich nicht beziffern, jedoch wird angesichts der fast 100-jährigen Anwendung von Metamizol ein sehr seltenes Auftreten vermutet. ■

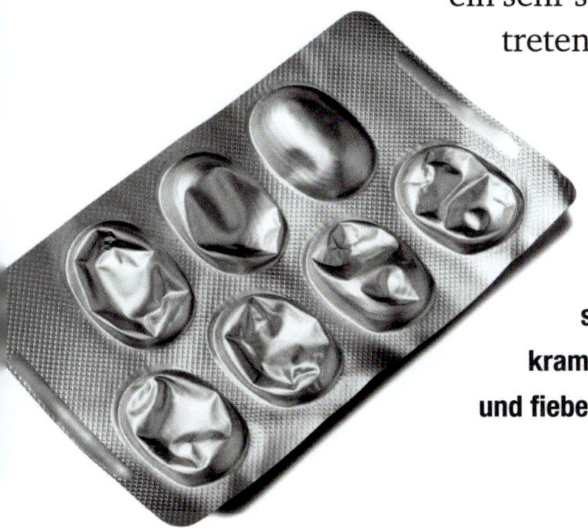

Metamizol wirkt schmerzlindernd, krampflösend und fiebersenkend.

IN KÜRZE

➔ Künstliche Gallengänge reparieren Spenderorgane

Die in der Leber produzierte Gallenflüssigkeit wird in den Gallengängen zur Speicherung in die Gallenblase bzw. zum Dünndarm transportiert, wo sie an der Fettverdauung beteiligt ist. Fehlfunktionen der Gallengänge verursachen oft eine Ansammlung der Galle in der Leber und können so zu einem Leberversagen führen. Die Schäden an den Gallengängen sind ein häufiger Grund dafür, dass Patienten eine Lebertransplantation benötigen. Forschern der University of Cambridge gelang es nun, im Labor funktionsfähige Gallengänge aus menschlichen Gallenzellen zu züchten. Mithilfe dieser Organoide („Mini-Organe“) konnten sie eine beschädigte und deshalb nicht transplantationsfähige Spenderleber im Laborversuch reparieren. Im Tierversuch ließ sich zudem nachweisen, dass injizierte Gallengang-Organoide ihre Reparaturarbeit auch im lebenden Organismus verrichten konnten und die Leberfunktion aufrecht erhielten. Die Forscher hoffen, dass ihre Technik in der Zukunft eine Alternative zu Lebertransplantationen sein könnte.

➔ E-Zigaretten schaden der Mundflora

E-Zigaretten gelten als gesündere Alternative zum Tabakrauchen und sollen beim Abgewöhnen helfen. US-Forscher der Ohio State University in Columbus fanden nun jedoch in einer Studie an 123 jungen, gesunden Teilnehmern heraus: Sie wirken sich negativ auf die Bakterienflora im Mund aus. Durch die Einwirkung von Dampfchemikalien verändert sich ihre Zusammensetzung, und sie neigen verstärkt dazu, hartnäckige Biofilme zu bilden. Die Mundflora ähnelt in der Folge immer mehr dem Zustand, wie er bei einer Zahnfleischentzündung vorliegt. Parallel dazu konnten die Forscher auch entzündliche Immunreaktionen nachweisen, wobei sich jedoch nicht das Nikotin als Übeltäter erwies. Welche Bestandteile des Dampfes, ein Gemisch aus Wasser, Propylenglykol, Glycerin und Aromen, die Mundflora beeinträchtigen, soll nun genauer untersucht werden.

Augen und Ohren

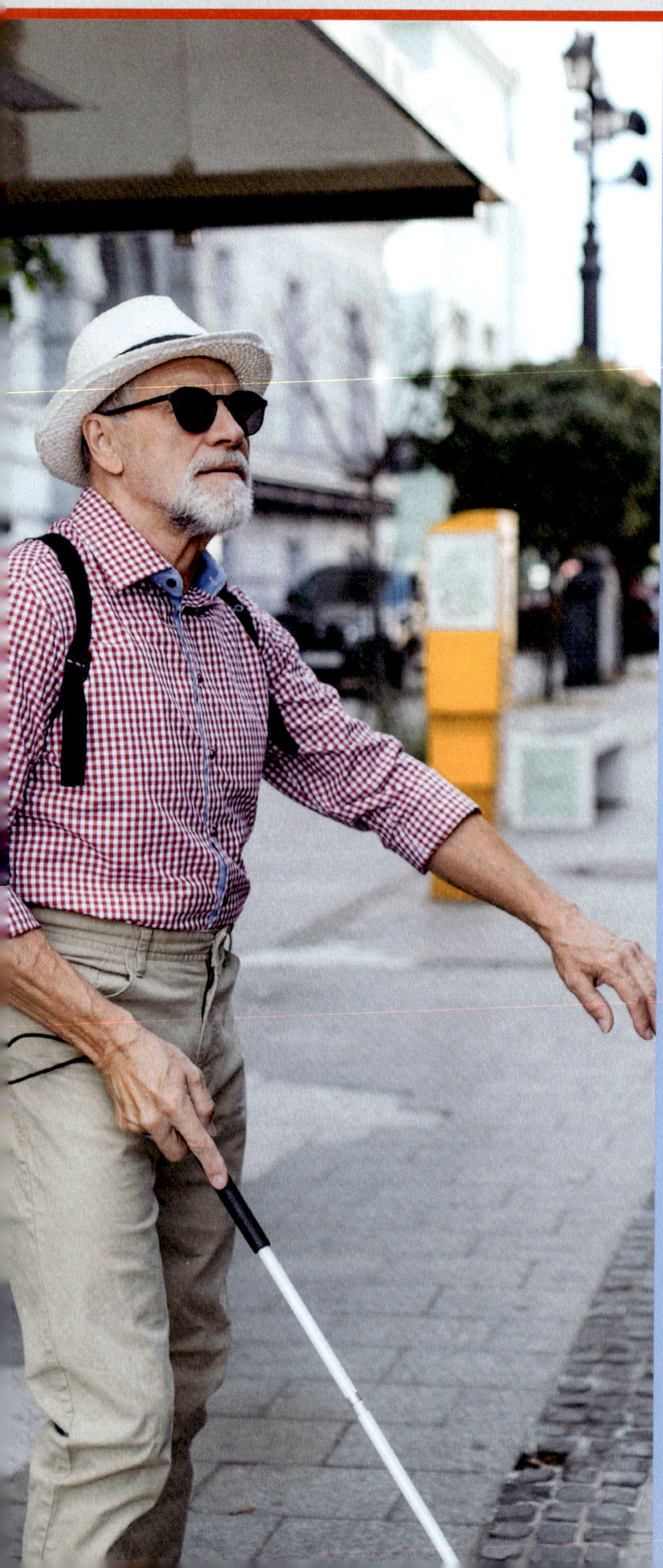

In diesem Kapitel

Wer als Senior Auto fährt, sollte seine Sehfähigkeit regelmäßig prüfen lassen. Vor allem eine verlangsamte Verarbeitungsgeschwindigkeit des Gesehenen ist ein Grund für eine erhöhte Unfallgefahr.

Zudem ist bei Dunkelheit und Regen die Unfallquote älterer Menschen fünfmal höher, ein Grund mehr, die eigenen bisherigen Fahrgewohnheiten im Alter zu überdenken.

Blindheit sollte, so die Weltgesundheitsorganisation, weltweit eingeschränkt werden. Doch die Bilanz nach 30 Jahren fällt durchwachsen aus. Zwar sind prozentual Weniger erblindet, aber da die Weltbevölkerung stark anwächst, erblinden zahlenmäßig doch mehr Menschen.

Insgesamt ist es um die Gentherapie ruhiger geworden, bei einer seltenen Augenerkrankung ist sie nun zugelassen worden und hilft den Betroffenen, ein großes Stück Lebensqualtiät zurückzugewinen.

Immer länger und immer mehr starren Kinder und Jugendliche auf Smartphones und Tablets, eine Entwicklung, die sich durch die Coronapandemie noch verstärkt hat. In der Folge nimmt die Kurzsichtigkeit zu. Spielen im Freien und ausreichend Tageslicht können dieser Entwicklung entgegenwirken.

Ein individuell angepasstes neues Hörgerät in Form einer Kontaktlinse, das direkt auf das Trommelfell angebracht wird, soll das Hörerlebnis bei einem deutlichen Hörverlust erheblich verbessern.

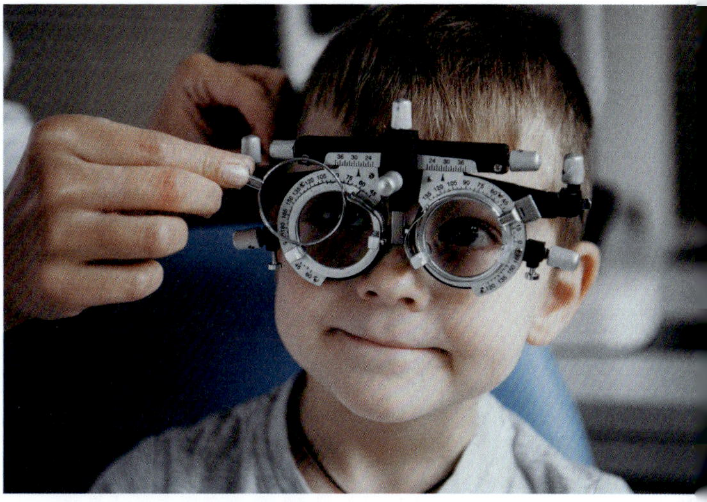

Kurzsichtigkeit bei Kindern nimmt durch die häufige und lange Nutzung von Smartphones und Tablets zu.

TOP-Trend

Schutzeffekt durch Brille

Einen absoluten Schutz vor einer Infektion mit dem neuartigen Coronavirus SARS-CoV-2 gibt es nicht. Klar ist aber, dass zumindest die Wahrscheinlichkeit einer Ansteckung geringer ist, wenn man einen Mund-Nasen-Schutz trägt. Außerdem sinkt das Risiko offenbar, wenn man eine Brille trägt, wie eine Studie in der chinesischen Suizhou Zengdu Klinik nahelegt. In der dortigen Provinz Hubei ist fast jeder dritte Mann kurzsichtig und trägt deshalb mehr als acht Stunden täglich eine Brille. Unter 276 Patienten, die an Covid-19 erkrankten, waren aber nur 16 Dauerbrillenträger. Das entspricht einem Anteil von 6 % und einem Ansteckungsrisiko, das gegenüber Menschen ohne Brille nur ein Fünftel so groß war.

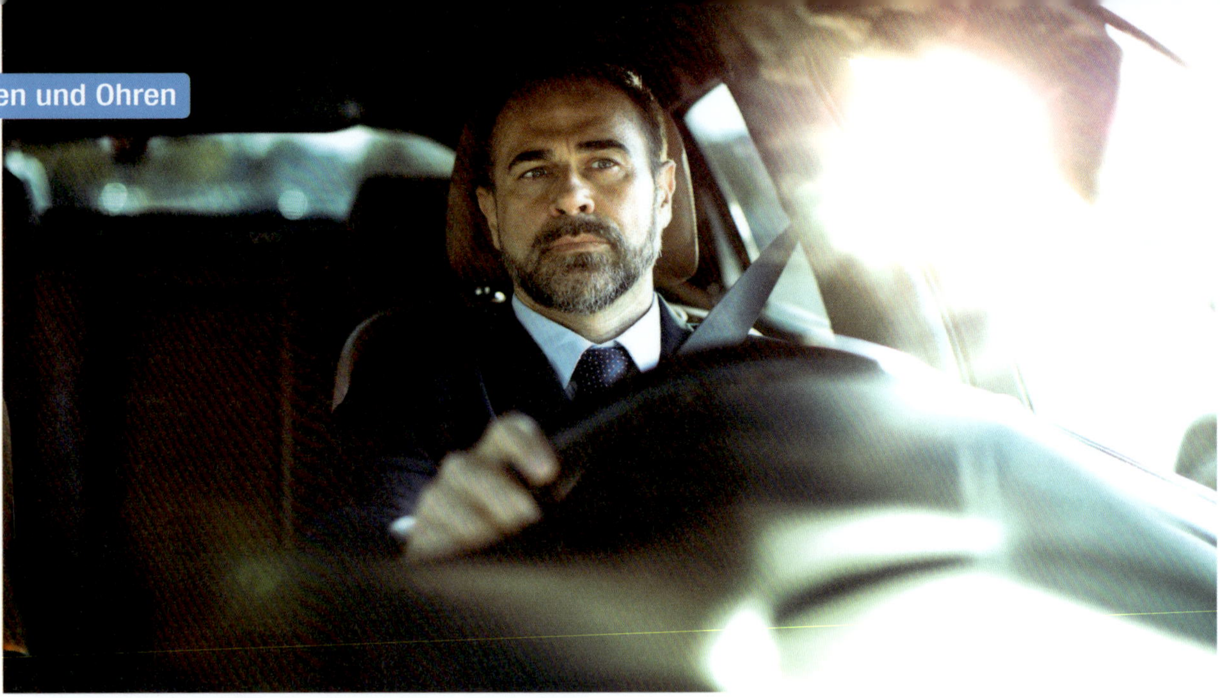

Autofahrer müssen stets aufmerksam sein und viele Dinge gleichzeitig im Blick haben.

Unfallgefahr

Sehschwäche als Verkehrsrisiko

Bei der Erforschung von Unfallursachen im Straßenverkehr spielen Berichte der Versicherungen und der Polizei eine wichtige Rolle. Neuerdings nutzt man auch Aufzeichnungen aus den Fahrzeugen, beispielsweise von Videokameras oder von den eingebauten Sensoren.

Vorgehensweise. An einer Augenklinik im amerikanischen Birmingham haben sich 151 Senioren ab 70 Jahren freiwillig für eine Studie gemeldet, die mit ihren Autos an mindestens vier Tagen pro Woche unterwegs waren. Nach detaillierten Sehtests wurde in den Fahrzeugen ein Überwachungssystem eingebaut, das die Fahrten aus Sicht der Fahrer aufzeichnete und außerdem Daten wie die Position, Geschwindigkeit, Bremsverhalten und Beschleunigung registrierte. Dann erfasste man über ein halbes Jahr hinweg für alle Teilnehmer die Zahl selbstverschuldeter Unfälle und Beinaheunfälle und verglich deren Häufigkeit mit den Ergebnissen der anfänglichen Sehtests.

Ergebnis. Das Risiko für Unfälle war am höchsten für jene Senioren, bei denen die Verarbeitungsgeschwindigkeit des Gesehenen stark verlangsamt war. Sie verunfallten gegenüber der gesamten Gruppe fünfmal so häufig. Auf das annähernd Dreifache war das Unfallrisiko erhöht, wenn die Wahrnehmung von Kontrasten beeinträchtigt war. Dies stellte vor allem bei Nachtfahrten ein Problem dar. Fast doppelt so häufig wie der Durchschnitt ihrer Altersgenossen verunglückten Studienteilnehmer, die Bewegungen schlecht erkannten. Die Forscher hoffen nun, dass ihre Ergebnisse dazu führen könnten, Prüfungen zur Verkehrstauglichkeit in Zukunft genauer und aussagekräftiger zu machen. ■

Blindheit

Bioingenieure reparieren Netzhaut

Die Retinitis pigmentosa ist eine Augenkrankheit, die über viele Jahre hinweg zur Zerstörung bestimmter Sehzellen in der Netzhaut führt. Versuche, eine Erblindung mit Gen- und Zelltherapien zu verzögern oder das Sehvermögen mit Computerchip-Implantaten zu verbessern, haben bislang nur bescheidene Erfolge erbracht. Nun wurde erstmals bei einem Patienten die Optogenetik erprobt.

Vorgehensweise. Die Optogenetik ist eine Variante der Gentechnik, bei der Zellen so verändert werden, dass deren Funktionen mit Licht kontrolliert werden können. Hier wurden mit einem „umgebauten" Virus die Erbinformationen für zwei lichtempfindliche Proteine in die Netzhaut transportiert: ChrimsonR, das ursprünglich aus Algen isoliert wurde, und das aus Seeanemonen stammende tdTomato. Der Patient, der zuvor nur noch grobe Helligkeitsunterschiede wahrnehmen konnte, erhielt zudem eine spezielle Brille mit eingebauter Kamera, die ihre Bilder auf die Netzhaut projiziert.

Ergebnis. Nach sieben Monaten Training erkannte der Patient kleine Gegenstände, konnte sie zählen und gezielt berühren. ■

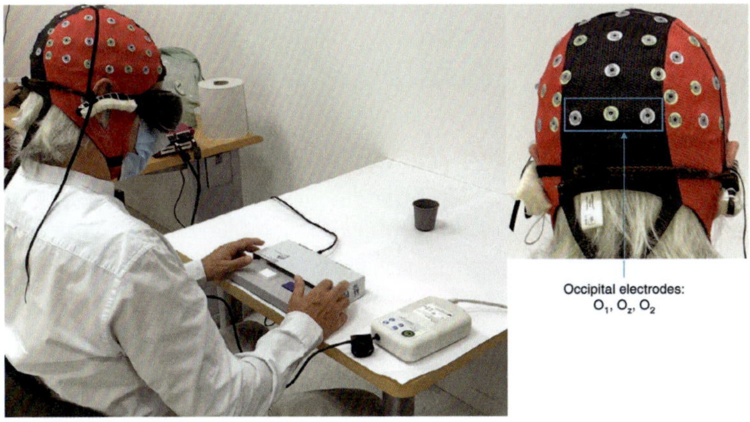

Im Experiment verfolgen die Forscher die Hirnaktivität in der Sehrinde mittels eines Elektroenzephalographen (EEG).

Erfahrung mit Gentherapie

Vor annähernd 15 Jahren wurde erstmals eine Gentherapie gegen die Lebersche kongenitale Amaurose erprobt, eine seltene Augenerkrankung, die etwa eines unter 40 000 Neugeborenen trifft. Inzwischen wurde die Methode weiterentwickelt und wird auch an drei Behandlungszentren in Deutschland angeboten, die nun eine erste Bilanz vorgelegt haben.

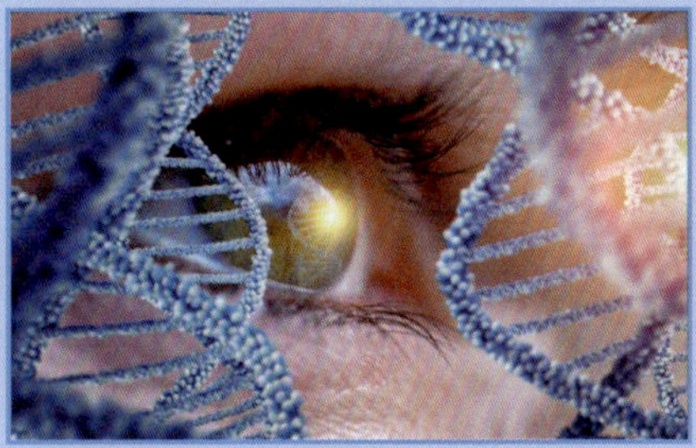

Augenerkrankungen sind ein beliebtes Feld für die Gentherapie, denn das Organ ist gut zu erreichen und die Wirkung leicht zu messen.

Erst im Jahr 2018 hat die Europäische Arzneimittelbehörde einen genetisch produzierten Wirkstoff namens Voretigen Neparvovec zugelassen, der eine Erblindung vermeiden kann. Nach sorgfältiger Diagnose darf das Medikament durch den Glaskörper des Auges unter die Netzhaut gespritzt werden. „Vor allem bei Dunkelheit und schlechten Lichtverhältnissen können sich die Patienten nach der Operation besser orientieren. Insgesamt gewinnen sie durch die Therapie ein großes Stück Lebensqualität", sagt Frank Holz, Direktor der Universitäts-Augenklinik Bonn. Die Wirkung des einmaligen Eingriffs hält laut Holz mindestens vier Jahre an, bei Kosten von 600 000 Euro für beide Augen. Nebenwirkungen oder Komplikationen seien bisher nicht aufgetreten.

Blindheit

Durchwachsene Bilanz

Vor 20 Jahren hat die Weltgesundheitsorganisation (WHO) eine Initiative mit dem Namen „Vision 2020" gestartet. Ziel war es, alle vermeidbaren Fälle von Blindheit bis zum Jahr 2020 zu verhindern. In einer großen Übersichtsarbeit haben Wissenschaftler nun überprüft, wie sich die Zahl der Sehverluste weltweit seit 1990 verändert hat und ob das ehrgeizige WHO-Ziel erreicht wurde.

Hintergrund. Die „Global Burden of Disease Study" wurde erstmals 1990 von der Weltbank in Auftrag gegeben und bald darauf auch von der Harvard School of Public Health und der WHO mitbetrieben. Sie wird hauptsächlich von der Bill und Melinda-Gates-Stiftung finanziert und bildet mit über 3600 Forschern in 145 Ländern die größte Allianz zur Erhebung von Gesundheitsdaten weltweit. Für die aktuelle Studie wurden alle repräsentativen Erhebungen zu Augenkrankheiten in der Bevölkerung weltweit geprüft, bei denen die Sehfähigkeit mit klar definierten Tests bestimmt wurde.

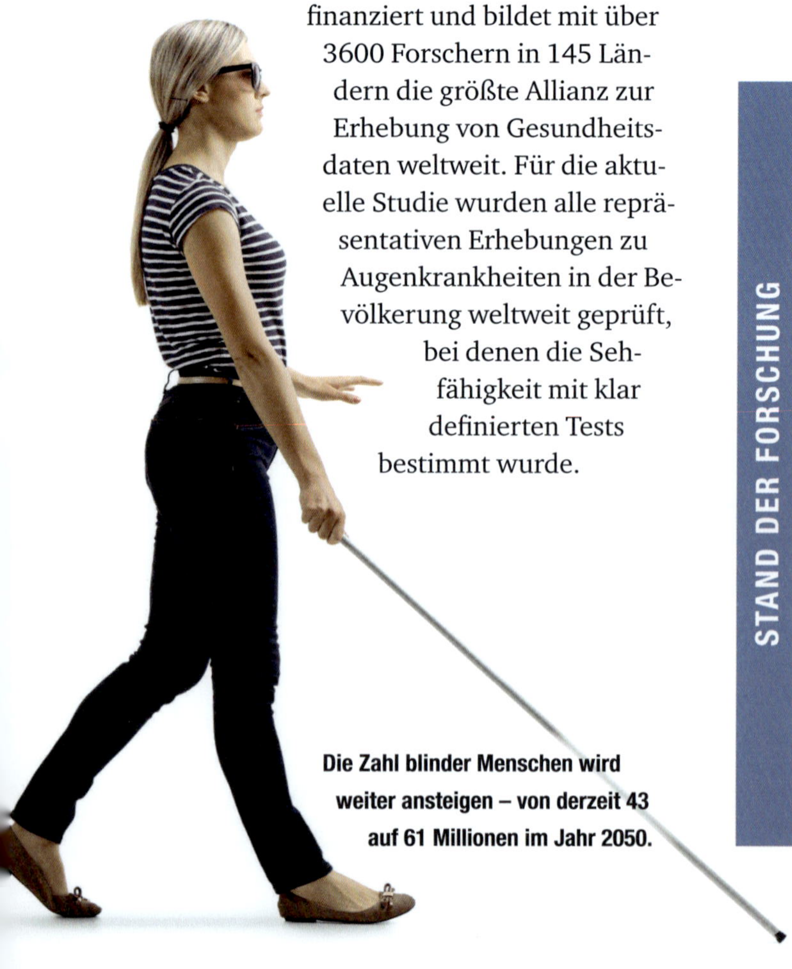

Die Zahl blinder Menschen wird weiter ansteigen – von derzeit 43 auf 61 Millionen im Jahr 2050.

Ergebnis. Im Jahr 2020 lebten etwa 43,3 Millionen blinde Menschen auf der Erde. Ihre Zahl wird bis 2050 auf 61 Millionen steigen. Annähernd 300 Millionen leiden an einem mittleren bis schweren Verlust des Sehvermögens. Mangels Brillen leben außerdem etwa 510 Millionen Menschen mit einer nicht korrigierten Alterssichtigkeit. Unter Berücksichtigung des zunehmenden Alters der Bevölkerung hat der Anteil der Blinden zwischen 1990 und 2020 zwar um 29 % abgenommen – also fast ein Drittel.

Nimmt man jedoch statt dieser altersstandardisierten Rate die absoluten Zahlen, so gibt es heute 50 % mehr Blinde auf der Erde als noch vor 30 Jahren. ■

STAND DER FORSCHUNG

Unterschätzte Gefahr?

Kurzsichtig zu sein ist zwar lästig, gilt aber nicht als bedrohlich. Weitaus schlimmer sind allerdings rissbedingte Ablösungen der Netzhaut, die laut Forschern aus den Niederlanden zwischen den Jahren 2009 und 2016 um 44 % zugenommen haben. Für eine Erklärung durchsuchten sie die Register aller Augenkliniken, in denen Netzhautablösungen behandelt werden. Die Vermutung, dass der Trend auf eine gleichzeitige Zunahme von Operationen gegen den Grauen Star zurückgeht, bestätigte sich nicht, denn die Häufung trat auch bei Patienten ohne OP auf. Da die Kurzsichtigkeit mit 27 % ebenfalls stark zugenommen hat, vermuten die Forscher, dass Netzhautablösungen eine – wenn auch seltene – Begleiterscheinung davon sein könnten.

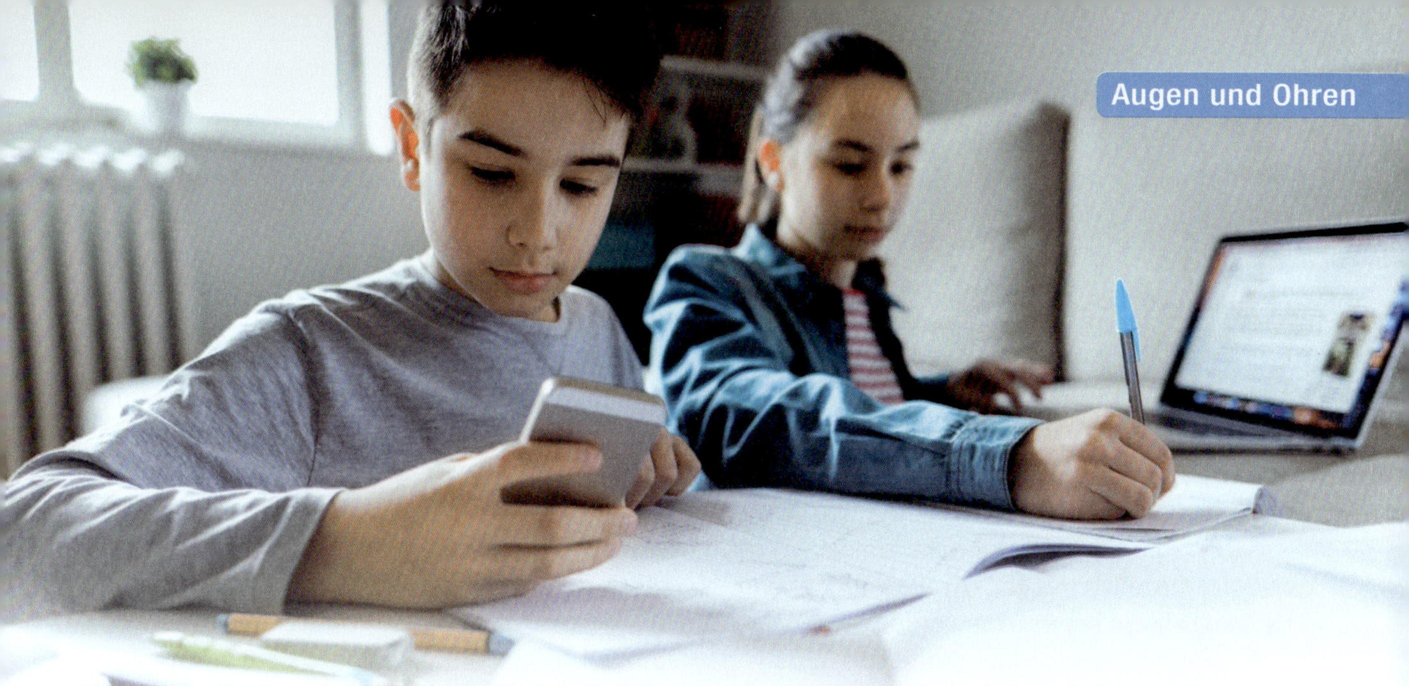

Längst ist das Handy auch für Kinder zum ständigen Begleiter geworden – eine Entwicklung, die Augenärzte beunruhigt.

Kurzsichtigkeit

Risiko Smartphone

Unsere Augen sind es gewohnt, in einer natürlichen Umgebung ständig verschiedene Gegenstände zu erfassen, die mehr oder weniger weit entfernt liegen. Anders verhält es sich dagegen beim Blick auf einen flachen Bildschirm, wo alle Texte, Bilder und Videos auf einer Ebene präsentiert werden. Augenärzte befürchten nun, dass darunter das räumliche Vorstellungsvermögen leiden könnte und das Risiko ansteigt, kurzsichtig zu werden.

Hintergrund. Laut einem Report des Datenanalyseanbieters App Annie verbrachten die Nutzer von Smartphones in Deutschland im Jahr 2020 jeden Tag durchschnittlich mehr als 2,5 Stunden an ihren Geräten. Auch bei Kindern gäbe es eine Tendenz zur immer intensiveren Handynutzung, warnt die Stiftung Auge. Laut deren Vorstandsvorsitzenden Frank G. Holz erhöht dies das Risiko einer Kurzsichtigkeit. „Daran ist zum einen die meist schlechte Beleuchtung in Innenräumen schuld," so Holz. Zum anderen komme es zu einem erhöhten Längenwachstum des Augapfels, wenn Kinder wiederholt über längere Zeiträume auf Dinge in geringer Entfernung schauen. Dies führt dazu, dass sich der Abstand zwischen Netzhaut und Linse vergrößert. Dadurch stimme die Brennweite des Auges nicht mehr und die Kinder sehen in der Ferne unscharf.

Bedeutung. Zur Vorbeugung sollten Kinder täglich im Freien spielen, denn dort muss das Auge sich immer wieder an unterschiedliche Entfernungen anpassen, rät Christian Ohrloff, ehemaliger Direktor der Universitäts-Augenklinik Frankfurt am Main. Schon zwei Stunden helles Tageslicht pro Tag könnten die Entwicklung einer Kurzsichtigkeit bremsen. Beim Lernen daheim sollte der Arbeitsplatz ebenfalls möglichst viel Tageslicht abbekommen. „Außerdem ist es wichtig, dass der Abstand zwischen Bildschirm und Augen mindestens einen halben Meter, besser noch mehr, beträgt", so Ohrloff. ■

Tinnitus

Von der Zunge ins Gehirn

Bis zu 15 % der Bevölkerung sind von einer irritierenden Hörstörung betroffen, dem Tinnitus. Bisher gibt es weder zugelassene Medikamente noch medizinische Geräte, die gegen das Pfeifen und Klingeln im Ohr helfen würden. Ein neuer Ansatz ist die Neuromodulation, bei der überaktive Nervenzellen mit elektrischen oder magnetischen Feldern beeinflusst werden.

Vorgehensweise. In einer Studie mit 326 Erwachsenen wurde am Tinnituszentrum der Universität Regensburg und am St. James's Hospital in Dublin ein neuartiges Gerät der Firma Neuromod getestet. Es spielt über einen Kopfhörer Töne unterschiedlicher Frequenzen ab und stimuliert gleichzeitig oder zeitlich versetzt über Elektroden die Zunge mit schwachen elektrischen Reizen. Die Laut- und Stromstärke wurde dabei jeweils individuell auf die Empfindlichkeit der Studienteilnehmer eingestellt, und es wurden drei unterschiedliche Kombinationen für die Häufigkeit der Reize erprobt.

Ergebnis. Die Patienten sollten zwölf Wochen lang ihre Geräte jeweils eine Stunde täglich benutzen, was in vier von fünf Fällen auch erreicht wurde. Schon nach etwa sechs Wochen sah man einen deutlichen Erfolg bei jenen Patienten, die mindestens 36 Stunden trainiert hatten. Unter ihnen verbesserten sich in den drei Gruppen zwischen 75 und 89 %, was anhand zweier Messskalen bestimmt wurde (Tinnitus Handicap Inventory und Tinnitus Functional Index).

Das Ausmaß der Verbesserungen auf den jeweils 100 Punkte umfassenden Skalen lag nach zwölf Wochen zwischen 13 und 15 Punkten. Da bereits sieben Punkte als spürbare Erleichterung empfunden werden, ist das ein Erfolg. 80 % sagten zudem, sie würden die Methode weiterempfehlen. ■

Bis zu 15 % der Bevölkerung haben bereits einen Tinnitus erlebt und dabei störende Geräusche wahrgenommen.

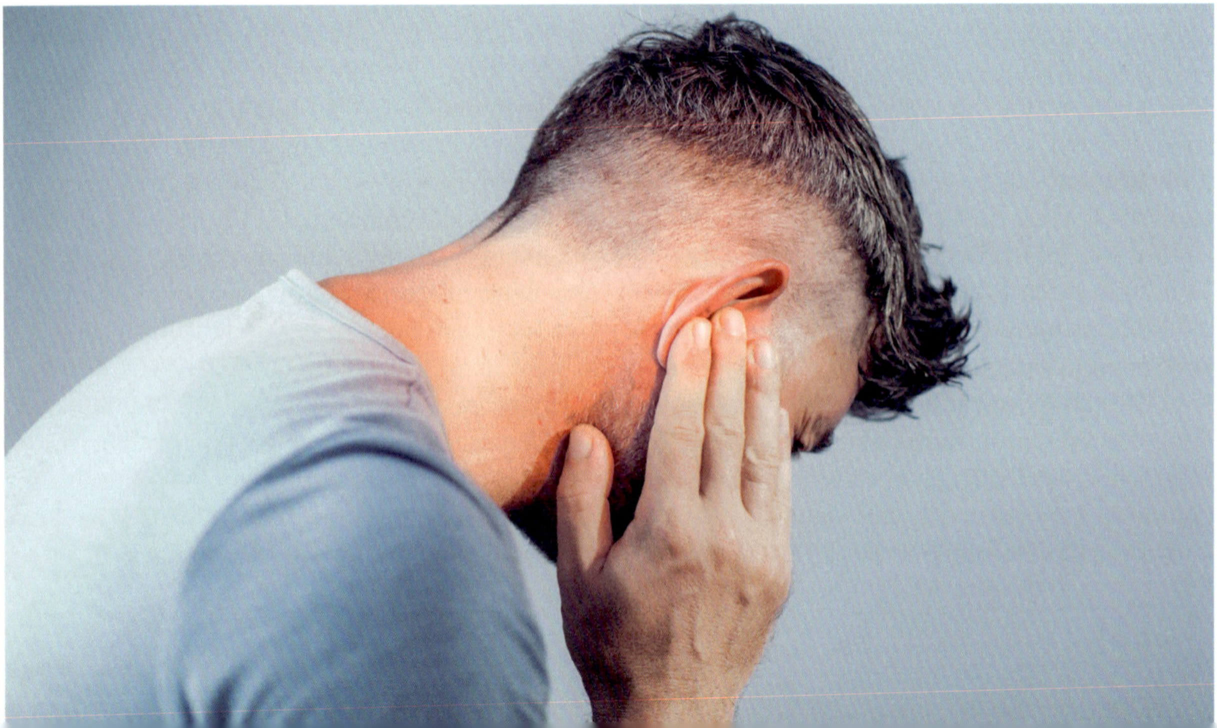

Hörgerät

„Kontaktlinse" fürs Ohr

Zu viel Lärm und das Altern sind zwei der häufigsten Gründe für Hörverluste, jedoch kann vielen Menschen mit einem Hörgerät geholfen werden, das die einkommenden Geräusche verstärkt. Eine Neuheit, die nach Angaben des Herstellers bisherige Systeme mit ihrer Klangqualität übertrifft, ist die sogenannte Hörkontaktlinse, deren Lautsprecher direkt auf dem Trommelfell aufliegt.

Hintergrund. Etwa 15 Millionen Deutsche gelten als schwerhörig, und obwohl es eine Vielzahl von Geräten gibt, wird deren Qualität von vielen Betroffenen als unzureichend beurteilt. Häufig werden die Hilfen als unbequem empfunden, aber auch die Klangqualität spielt eine wichtige Rolle. Ein Problem ist, dass der Mikrofonteil des Hörgerätes hinter dem Ohr sitzt und dadurch anfällig für Störgeräusche ist.

Vorgehensweise. Die Firma Vibrosonic setzt bei ihrem Gerät den Lautsprecher nicht wie üblich in den Gehörgang, sondern auf das Trommelfell. Die Schwingungen werden daher ohne Luftschall direkt auf die Gehörknöchelchen übertragen. Das soll ein natürlicheres Hören ermöglichen, erfordert aber auch, dass die Hörkontaktlinse für jeden Patienten maßgeschneidert werden muss – und entsprechend teuer wird, wenn sie auf den Markt kommen sollte. ■

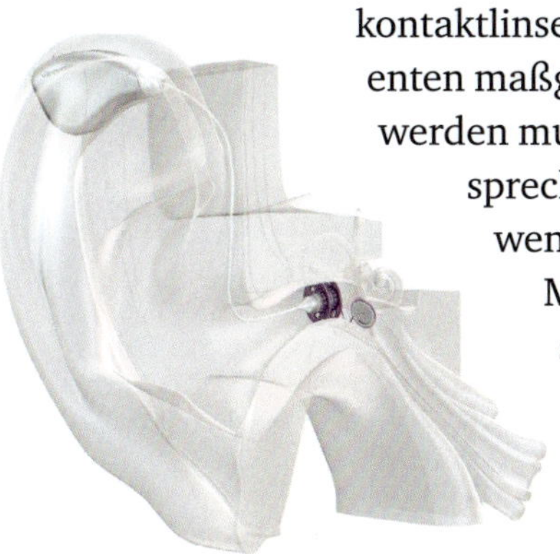

Die „Hörkontaktlinse" empfängt Signale von einem Prozessor hinter dem Ohr und wird im Gehörgang platziert.

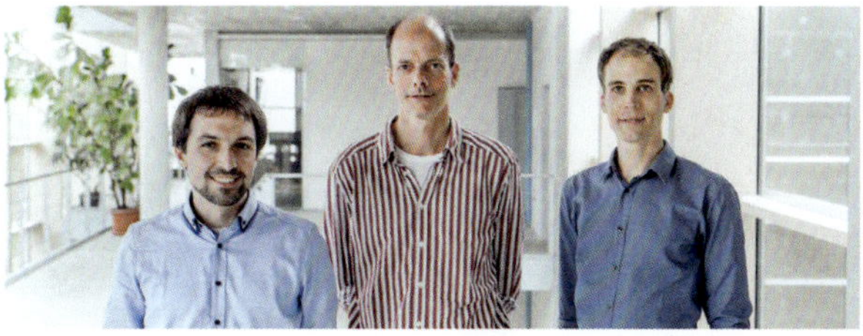

Die Gründungsmitglieder von Vibrosonic: Jonathan Schächtele, Ernst Dalhoff, Dominik Kaltenbacher.

IN KÜRZE

➔ Beschleunigter körperlicher Verfall

Je schlechter das Gehör, umso schneller ist der körperliche Zerfall. Diesen statistischen Zusammenhang haben US-amerikanische Forscher bei der Auswertung der Krankenakten von fast 3000 Menschen im durchschnittlichen Alter von 79 Jahren gefunden. Demnach waren jene Studienteilnehmer mit schweren Hörstörungen körperlich weniger leistungsfähig, sie hatten zwei bis drei Mal häufiger Probleme mit der Balance, und beim Zwei-Minuten-Gehtest schafften sie im Durchschnitt fünf Meter weniger als Senioren ohne Hörstörungen.

➔ Hörverluste bei Jüngeren rückläufig

Junge Leute hören zu oft zu laute Musik und ruinieren damit ihr Gehör – so lautet ein gängiges Vorurteil. Dem widerspricht allerdings eine Studie in der US-amerikanischen Kleinstadt Beaver Creek mit mehr als 3600 Teilnehmern. Das Risiko, über fünf Jahre hinweg einen Hörschaden zu entwickeln, war demnach in den Jahren 2005–2008 um 20 % geringer als in den Jahren 1993 – 1995. Ähnlich war die Entwicklung über zehn Jahre – auch hier war das Risiko für Hörschäden bei der jüngeren Generation um 14 % niedriger.

Herz-Kreislauf-System

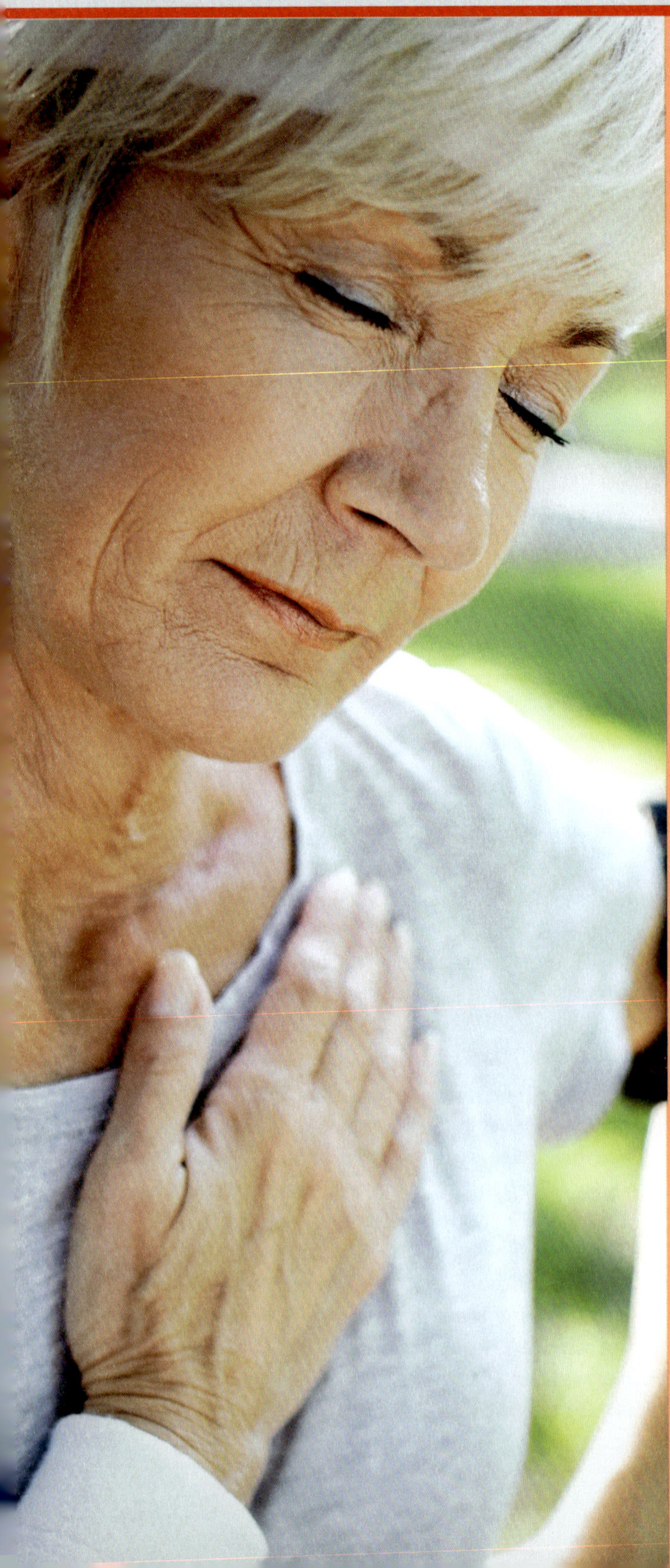

In diesem Kapitel

Laut aktuellen Studien ist das Herz von Covid-19-Patienten nur selten betroffen. Allerdings, so die Ärzte, weiß man derzeit noch nicht sehr viel über die Auswirkung der Erkrankung auf das Herz.

Dagegen gibt es beispielsweise schwere berufliche Anstrengungen, die das Herz-Kreislauf-System belasten, weil sie, im Unterschied zu Sport, meist über eine längere Zeit ausgeübt werden.

Dass die Darmflora einen Einfluss auf die Herzgesundheit hat, ist erstaunlich. Eine gesunde Kost, die schädliches LDL-Cholesterin vermeidet, verändert die Zusammensetzung der Darmbakterien und wirkt so aufs Herz. Den Einsatz von Statinen bei hohen Cholesterinwerten indes ersetzt das nicht. Diese Medikamentengruppe kann auch bei hochbetagten Senioren mit und ohne Vorschädigung mit Erfolg eingesetzt werden, wie eine Studie jetzt gezeigt hat.

Zwar erleiden deutlich mehr Männer als Frauen einen Herzinfarkt, aber es sterben mehr Frauen daran. Die Gründe dafür sind vielfältig, aber Ärzte, die Forschung und die Gesundheitspolitik sollten hier ihre Anstrengungen erhöhen.

Einen Schritt in die richtige Richtung zeigt sich beim Telemonitoring für Herzpatienten. Diese Serviceleistung wird derzeit an 25 Zentren in Deutschland als Regelleistung angeboten und soll vor allem auf dem Land die Patienten flächendeckend versorgen können.

Herzinsuffizienz mittels RNA-Botenstoffen zu behandeln ist neu, und die ersten Versuche sind erfolgreich verlaufen. Medikamente werden bis zur Marktzulassung aber noch eine Weile brauchen.

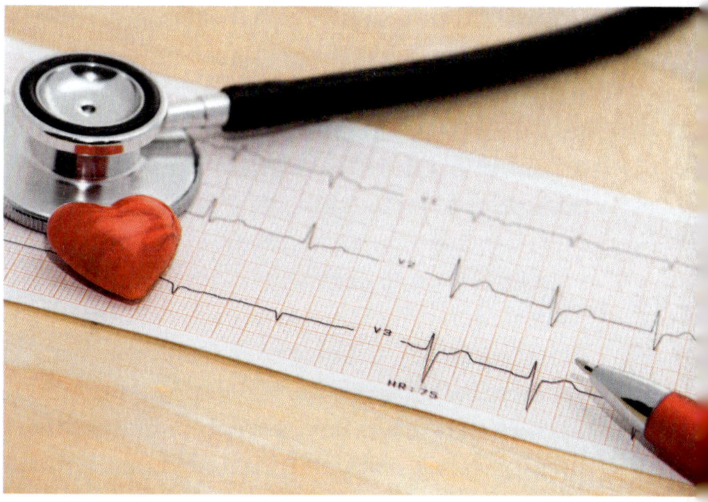

Nach wie vor kann die regelmäßige Untersuchung bei Kardiologen Herz-Kreislauf-Erkrankungen rechtzeitig aufdecken.

TOP-Trend

Verborgene Herzschwäche

In etwa 60 % der vermeintlich gesunden Bevölkerung liegen Vorstufen einer Herzinsuffizienz vor. Diese Beobachtung machte das Deutsche Zentrum für Herzinsuffizienz (DZHI) in Würzburg. Im Rahmen der STAAB-Studie, die seit sieben Jahren läuft und rund 5000 Personen erfasst, wiesen rund 42 % Stadium A auf, was sich durch das Vorliegen charakteristischer Risikofaktoren wie Bluthochdruck und starkes Übergewicht, aber noch ohne Herzveränderungen definiert. Das Stadium B – bereits mit strukturellen Veränderungen im Herzen – wurde bei 17 % der Untersuchten ermittelt. Überraschenderweise ließ sich aber bei rund einem Drittel dieser Patientengruppe kein bekannter Risikofaktor nachweisen.

Herzgesundheit

Herz und Covid-19

Um es vorwegzunehmen: Covid-19 scheint dem Herz viel seltener dauerhaft zu schaden, als es in den ersten Monaten nach Ausbruch der Pandemie den Anschein hatte. Nach Stand vom Oktober 2021 zeigt zwar der Großteil der Infizierten – laut einer älteren Studie der Universität Frankfurt bis zu 78 % – eine Herzbeteiligung mit oder ohne Symptomatik, die jedoch bei rund 70 % der Betroffenen innerhalb einiger Monate wieder vollständig ausheilt.

Immerhin dringt das Virus in der akuten Phase nicht nur in Lunge oder Atemwege ein, sondern befällt selbst bei leichten Verläufen auch Herzmuskelzellen, vermehrt sich in ihnen und führt zu krankhaften Befunden im Kardio-MRT sowie zu einer Erhöhung des Muskeleiweißes Troponin. Erhöht sich dieser Wert im Blut jedoch, ist das ein Alarmsignal dafür, dass Herzmuskelzellen geschädigt oder zugrunde gegangen sind.

Herzinfarktrisiko steigt. Kommen noch die durch eine Infektion ausgelösten Entzündungsreaktionen hinzu, werden Ablagerungen in den Gefäßen – sogenannte Plaques – destabilisiert bzw. aktiviert. Das wiederum begünstigt die Gerinnselbildung und ein Verstopfen der Koronararterien. Deshalb ist es nicht verwunderlich, dass bei einem vorbelasteten Herz das Risiko auf einen Infarkt steigt: Laut einer schwedischen Studie vom August 2021 mit über 80 000 Patienten um den Faktor 8,4 in der ersten und um 2,5 in der zweiten Woche nach Ansteckung.

Als Spätfolgen kann sich daraus – wie nach jedem Infarkt – eine Herzschwäche entwickeln. Allerdings gibt es bisher keine gesicherten Daten, dass man nach einer SARS-CoV-2-Infektion direkt an einer Herzinsuffizienz erkrankt. Wenngleich eine manchmal über Monate anhaltende Schwächung des Herzmuskels mit eingeschränkter Leistungsfähigkeit sowie Herzrhythmusstörungen beschrieben sind, so werden diese zunehmend dem noch rätselhaften Symptomkomplex Long Covid zugeordnet, der – so hofft man – im Zuge der weiteren Genesung von allein verschwindet.

Myokarditis ist häufig. Viel größeres Interesse gilt den sogenannten Myokarditiden, die offenbar – selbst bei milden Verläufen – eng mit Corona verbunden sind. Bei einer Reihenuntersuchung von 2461 positiv getesteten Leistungssportlern in den USA wurde beispielsweise bei

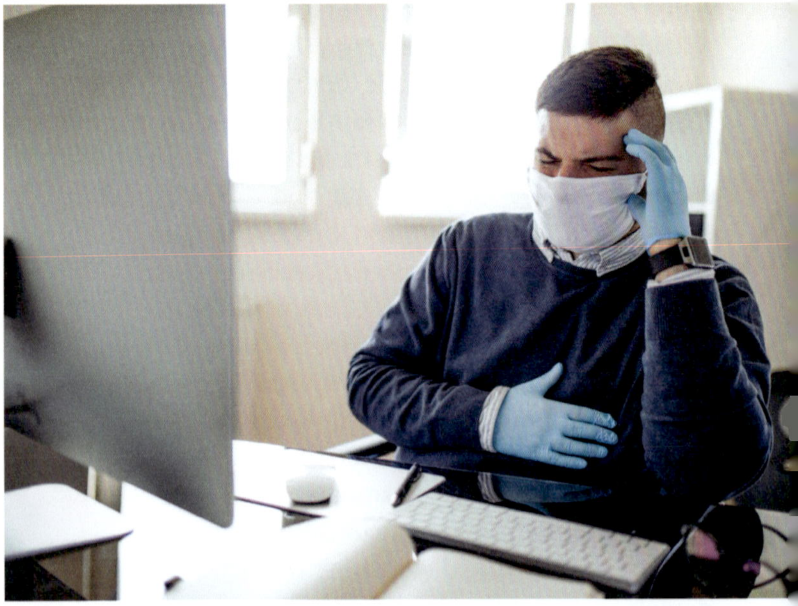

Laut aktuellen Studien sind Herzerkrankungen unter Covid-19 möglich, aber eher selten und heilen meist wieder aus.

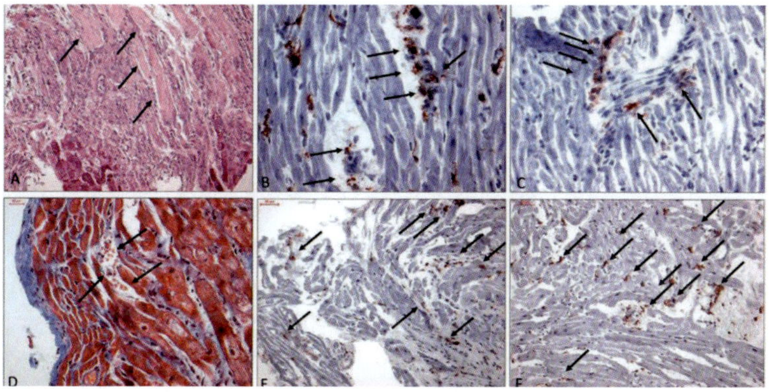

Coronaviren können den ganzen Körper besiedeln. So sind sie auch im Herzmuskel nachweisbar, die Pfeile verweisen darauf.

37 Athleten per MRT die Diagnose einer Herzmuskelentzündung gestellt. Nur neun hatten leichte Symptome: Abgeschlagenheit, Herzrasen oder -stolpern, Atemnot bei Anstrengung oder auch Brustenge zählen zwar zu den charakteristischen Merkmalen, werden jedoch anfänglich nur selten beachtet. Dabei kann diese Erkrankung einen „plötzlichen" Herztod herbeiführen, wenn die Zellen des Reizleitungssystems betroffen sind.

Unbekannte Wirkungsweise. Wie der Schädigungsprozess durch SARS-Cov-2 indes konkret abläuft, ist „noch nicht abschließend geklärt", wie es in einem Bericht der Deutschen Herzstiftung (DHS) vom August 2021 zu lesen stand. Nach Aussagen von Prof. Karin Klinge, die derzeit am Universitätsklinikum Tübingen in einem von der DHS geförderten Projekt das Myokarditispotenzial des Erregers erforscht, „lässt sich bisher kein SARS-CoV-2 spezifisches Schadensmuster erkennen". Daraus folge aber auch, dass das Risiko für bleibende kardiale Schäden durch Covid-19 noch nicht absehbar sei.

In die gleiche Kerbe schlägt Prof. Dirk Westermann vom Universitätsklinikum Eppendorf in Hamburg, der in einer Autopsiestudie feststellte, dass das Virus zwar bei 40 % der Verstorbenen im Herzgewebe vorlag, aber dennoch keine Herzmuskelentzündung auslöste. Trotzdem starben diese Patienten schneller als Patienten ohne Infektion des Herzens.

Fazit. Seiner Aussage „Trotz dieser Erkenntnisse gibt es derzeit immer noch mehr Lücken als Wissen über die Auswirkungen einer Covid-19-Erkrankung auf das Herz", ist auch nach aktuellem Stand nichts hinzuzufügen. ■

ASS – genetisch betrachtet

Um drohenden Gefäßverschlüssen vorzubeugen, wird oft nieder dosiert Acetylsalicylsäure, besser bekannt als Aspirin oder ASS, verordnet. Deshalb wurde schon sehr oft überlegt, ob man es nicht vorbeugend allen Menschen im höheren Alter verordnen sollte, da sich Alter weitestgehend über den Zustand der Gefäße definiert. Zahlreiche Übersichtsstudien – die letzte im Mai 2020 – sahen darin keinen Vorteil. Das könnte sich jetzt ändern. Ein Münchner Wissenschaftler entdeckte eine von zahlreichen Genvarianten, die das Risiko für Atherosklerose, Herzinfarkte und Schlaganfälle erhöhen kann. Gibt man Trägern dieser rs7692387-Variante – das sind immerhin 63 % der Westeuropäer – prophylaktisch das Aspirin, sinkt deren Risiko auf eine Herz-Kreislauf-Erkrankung um 21 %, wie die Auswertung ergab. Andererseits steigt das Risiko für Nichtrisikovariantenträger um 39 % an. Für diese wäre eine solche Prophylaxe sogar sehr schädlich. Thorsten Keßler vom Deutschen Herzzentrum München erhielt für seine Entdeckung 2020 den Präventionspreis der Deutschen Gesellschaft für Innere Medizin (DGIM).

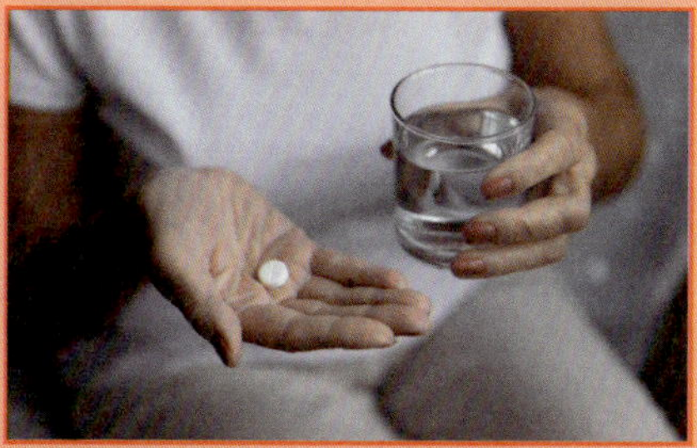

Niedrig dosiertes ASS kann bei bestimmten genetischen Voraussetzungen einer Herz-Kreislauf-Erkrankung vorbeugen.

Herzgesundheit

Körperliche Arbeit stresst Herz

Bewegung und körperliche Betätigung tun Herz und Kreislauf gut! Aber nicht, wenn sie berufsbedingt ausgeführt werden müssen. Demnach verschleißen Bauarbeiter, Handwerker oder Landwirte nicht nur Muskeln, Knochen und Gelenke, sondern auch das Herz-Kreislauf-System. Das Paradoxon erläutert der dänische Arbeitsmediziner Prof. Andreas Holterman vom National Research Centre for the Working Environment. Er hat die Daten von etwas mehr als 104 000 Männern und Frauen über zehn Jahre lang im Rahmen der Kopenhagener Bevölkerungsstudie ausgewertet.

Vier Gründe. Das Verhältnis Intensität zu Bewegungsdauer ist falsch, da bei Sport die Intensität hoch und kurz, bei der Arbeit weniger intensiv, dafür lang ist. Stereotype und unnatürliche körperliche Bewegungsabläufe und Anstrengungen heben Ruhepuls und Blutdruck. Individuelle Befindlichkeiten können nicht durch Pausen berücksichtigt werden – und: Durch körperliche Arbeit steigen Entzündungsparameter, die jedoch in Ruhephasen wieder abgebaut werden können. Sammeln die sich aber an, setzen sie Entzündungsprozesse in Gang, die wiederum eine Arteriosklerose begünstigen.

Fazit. Bei hoher oder sehr hoher körperlicher Belastung während der Arbeit steigt das Risiko auf eine Herz-Kreislauf-Erkrankung um 15 % bis 35 %, die Sterberate um 13 % bis etwa 27 %. Bewegung in der Freizeit dagegen ist durchweg positiv für die Gesundheit, sehr zu empfehlen und durch nichts zu ersetzen. Die Studie wurde im European Heart Journal veröffentlicht. ■

Schwere körperliche Arbeit belastet auch das Herz-Kreislauf-System.

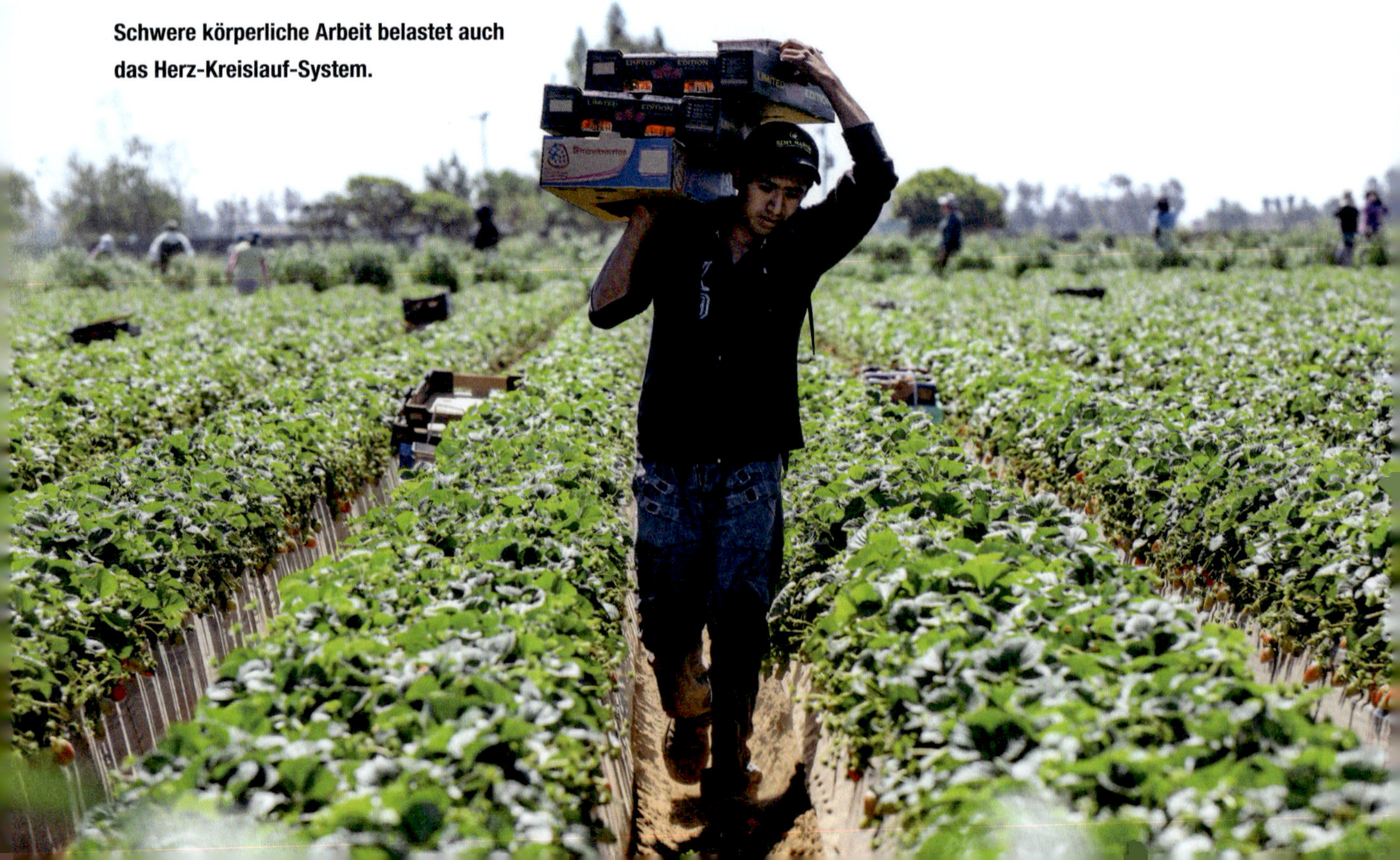

Gefäße

Kein Alterslimit für Statine

Eine Megastudie über knapp 327 000 höher- und hochbetagte Kriegsveteranen ergab, dass eine vorbeugende erstmalige Gabe von Statinen selbst bei über 90-Jährigen mit und ohne erhöhten Cholesterinwerten die Lebenserwartung im Vergleich zu unbehandelten Probanden deutlich steigerte. Im Schnitt waren die Probanden zu Beginn der Studie, die Ariela Orkaby vom Brigham and Women's Hospital in Boston durchführte, 81 Jahre alt. Das entsprach auch ungefähr dem Alter der 57 179 Studienteilnehmer, die erstmalig ein Statin erhielten. Die Beobachtungszeit betrug sieben Jahre.

Ergebnisse. In diesem Zeitraum starben insgesamt 63 % der Studienteilnehmer, 16 % an Herz-Kreislauf-Problemen. In jeder Altersgruppe lag die Todesrate derer mit einer Herz-Kreislauf-Todesursache bei der Statingruppe um etwa 19 % niedriger. Im direkten Vergleich – zwei Patienten im gleichen Alter und mit den gleichen Begleiterkrankungen – lag die Sterberate unter Statineinnahme sogar um 25 % niedriger.

Keine Gefahr. Indes wurde die Argumentation, dass die Belastung und die Gefahr durch Nebenwirkungen von Statinen zu groß sind, durch eine kleine englische Expositionsstudie widerlegt. Forscher des Imperial College Londons unter Leitung von Prof. James Howard enttarnten nämlich die Nebenwirkungen als Nocebo-Effekt.

Durchführung. Dazu wurden 60 Probanden, die ihre Statintherapie vorwiegend wegen Muskelschmerzen abgebrochen hatten, zu einer erneuten „Therapie" überredet. Ihrer Jahresration waren jedoch auch Scheinmedikamente untergemischt. Die regelmäßigen Abfragen per Smartphone ergaben, dass 90 % der statinassoziierten Nebenwirkungen in nahezu gleicher Schwere unter Placebobehandlung auftraten. Obgleich die Nebenwirkungen sehr real empfunden werden, so seien sie doch mehr ein Akt der Tabletteneinnahme als eine Folge des Wirkstoffs, fasst Howard das Ergebnis zusammen. ■

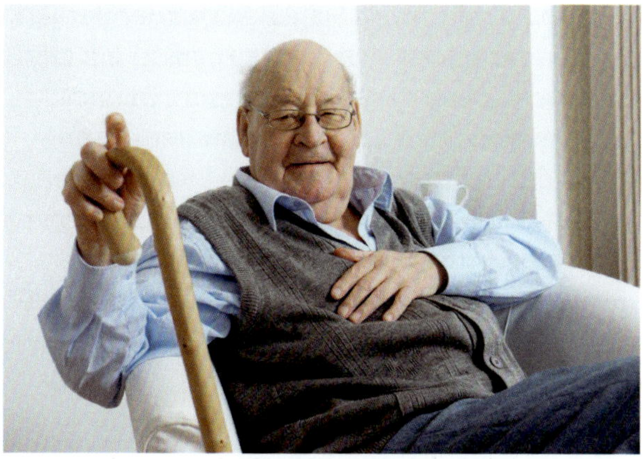

Auch ältere Menschen profitieren von Statinen.

STAND DER FORSCHUNG

Bypässe aus dem Biodrucker

Um Blut streckenweise an verengten Herzkranzgefäßen vorbeizuleiten, braucht man Ersatzgefäße. Üblicherweise werden dazu körpereigene Beinvenen oder Kunststoffprothesen verwendet. Beide drohen aber nach einigen Jahren zu verstopfen. Gegen den Verschleiß und für den großen Bedarf hat der Gefäßchirurg Rouven Berndt vom Universitätsklinikum Schleswig-Holstein mit einem Forscherteam einen speziellen 3D-Biodrucker entwickelt, der solche Bypässe aus körpereigenem Material produziert und die – unter Laborbedingungen – tatsächlich funktionieren.

Gefäße

Darmflora senkt Cholesterin

Der Kardiologie Arash Haghikia von der Berliner Charité befasst sich gleichermaßen mit Herz und Darm. Denn das Verdauungsorgan und seine mikrobiobiologische Zusammensetzung haben durch ihren individuellen Stoffwechsel großen Einfluss unter anderem auf das Cholesterin und somit auf Herz und Gefäße. Ob gezielte diätetische Maßnahmen oder die medikamentöse Simulation eines cholesterinsenkenden Stoffwechsels den Cholisterinwert sinken lassen, testeten der Wissenschaftler und sein Team in einer kleinen Doppelblindstudie.

Hintergrund. Man weiß, dass Darmbakterien in Fermentierungsprozessen aus Ballaststoffen sogenanntes Propionat und andere kurzkettige Fettsäuren freisetzen. In Tierversuchen hatte sich gezeigt, dass Propionat die Cholesterinaufnahme im Darm hemmt. Für Menschen mit zu hohem Cholesterinspiegel wäre es somit gut, dass mehr kurze Fettsäuren vom Darmmikrobiom erzeugt werden und im Darm vorliegen.

Durchführung. Zur Bestätigung dieser Theorie wurden 79 Probanden mit leicht erhöhten Cholesterinwerten, aber ohne gesundheitliche Beeinträchtigung und ohne bisherige Therapie ausgesucht. Allen wurde über acht Wochen lang zweimal pro Tag eine Kapsel gegeben. Die eine Hälfte erhielt Propionsäure, die andere ein Scheinmedikament. Weder Proband noch Forscher wussten, wer was bekam.

Ergebnisse. Nach diesen zwei Monaten sank der Anteil des gefäßschädigenden LDL-Spiegels mit 8,1 % in der Verumgruppe im Gegensatz zu nur 0,5 % in der Placebogruppe. Auch der Gesamtcholesterinspiegel sank unter Propionatgabe merklich. Keinen Effekt hatte die Behandlung indes auf das gefäßschützende HDL-Cholesterin, Triglyzeride oder Körpergewicht. Nebenwirkungen gab es keine. Die Ergebnisse stellte der Wissenschaftler 2021 auf der Jahrestagung der Deutschen Gesellschaft für Kardiologie (DGK) vor.

Bedeutung. Den Beweis für das neue Wirkprinzip sieht Haghikia durch diese Pilotstudie für erbracht. Auf relativ natürlichem Weg ließe sich eine diätetische Senkung mit Propionaten – allein schon durch die vermehrte Nahrungsaufnahme von Vollkornbrot, Brokkoli & Co – zumindest unterstützen, auch wenn derzeit „die Einnahme von Propionsäure kein Ersatz für Statine“ ist, insbesondere wenn es sich um stark erhöhte Cholesterinwerte handelt. ■

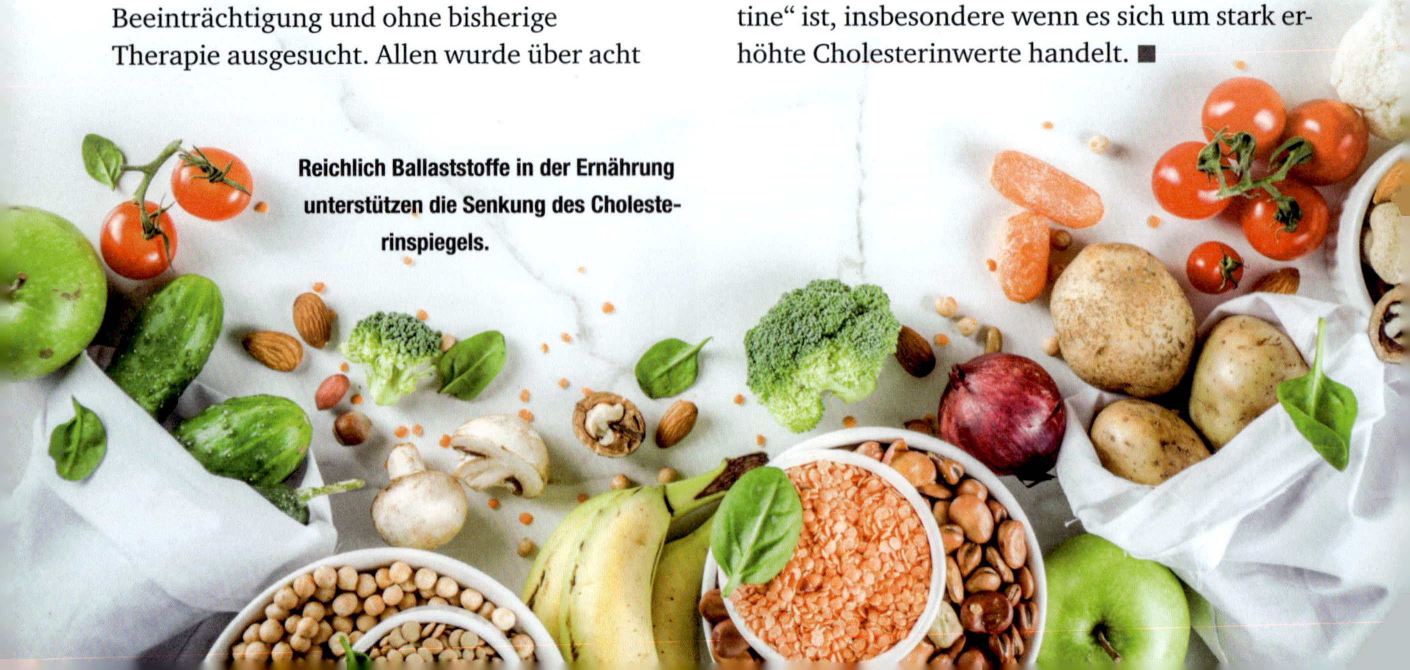

Reichlich Ballaststoffe in der Ernährung unterstützen die Senkung des Cholesterinspiegels.

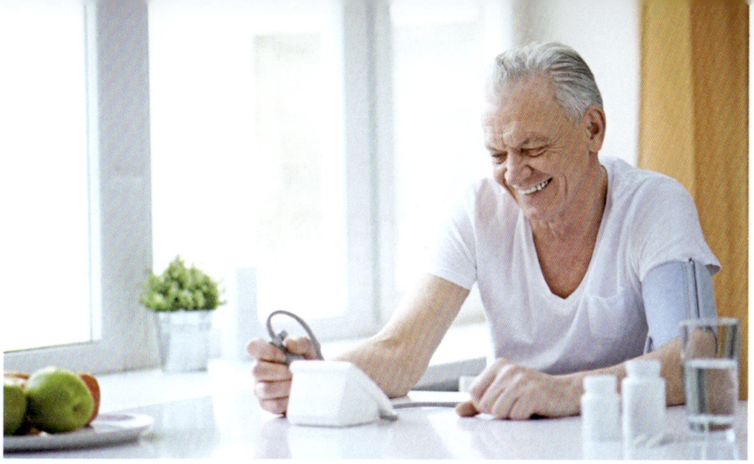

Der Zusammenhang zwischen Zahnfleischentzündung und Bluthochdruck ist erwiesen.

Bluthochdruck

… ab zum Zahnarzt

Wer Bluthochdruck hat, sollte sein Zahnfleisch beobachten. Oder umgekehrt: Bei wem der Zahnarzt eine Zahnfleischentzündung diagnostiziert, der sollte unbedingt seine Blutdruckwerte kontrollieren. Zu dem Schluss kommen Eva Munoz Aguilera und Studienleiter Prof. Dr. Francesco D'Aiuto vom University College London aufgrund ihrer Studie mit rund 500 Patienten.

Ergebnisse. Von den 250 Probanden, die eine Parodontitis hatten, überstieg der Wert in 14 % der Fälle die kritische Marke von 140 mmHg, in der gesunden Kontrollgruppe nur in 7 %. Durchschnittlich hatten Patienten mit Zahnfleischentzündung grundsätzlich einen um 3,4 mmHg erhöhten systolischen Blutdruck. Dabei waren die Studienteilnehmer im Mittel mit 35 Jahren noch recht jung.

Wirkungsweise. Ausgelöst wird der Druckanstieg durch Bakterien, die übers Zahnfleisch eindringen und systemische Entzündungsprozesse auslösen. Erkennbar ist dies am Anstieg von weißen Blutkörperchen und C-reaktivem Protein (CRP) im Blut. Durch eine möglichst schnelle Behandlung des Zahnfleischs „könnten generelle Entzündungen im Körper gedämpft und so die Funktion geschädigter Blutgefäße wieder normalisiert werden".

Fazit. Damit wurden zahlreiche ältere Studien bestätigt, die ebenfalls einen unmittelbaren Zusammenhang beobachteten, jedoch keinen gezielten Nachweis liefern konnten. ■

Ein Löffelchen Reis

Zum Frühstück ein Teelöffel Reis und der Blutdruck sinkt – genauso, als ob die Wirkung durch einen ACE-Hemmer ausgelöst worden wäre. Das ist keine Zukunftsmusik, da ein chinesisches Team vom Botanischen Institut in Peking Reis so manipuliert hat, dass er den Wirkstoff vom sogenannten Angiotensin-Converting-Enzym in Form von Peptiden herstellt. Das weit verbreitete, aber synthetisch produzierte Bluthochdruckmittel hat oft unangenehme Nebenwirklungen wie Reizhusten, Kopfschmerzen oder Hautausschläge und schädigt die Niere. Durch die Gewinnung aus natürlichen Produkten könnten diese zwar vermieden werden, die Extraktion aus Naturstoffen ist aber zu teuer. Deshalb überlegten sich Le Quing Qu und seine Mitarbeiter den Schritt mit dem transgenen Reis und testeten dessen Endprodukt an Ratten. Mit Erfolg: Zwei Stunden nach Einnahme sank der Blutdruck bei den Nagetieren merklich und ohne sichtbare Nebenwirkungen im Durchschnitt um 20 mmHg. Ginge man von gleicher Wirkstärke am Menschen aus, würde für einen etwa 75 kg schweren Erwachsenen täglich ein halber Esslöffel des speziellen Reises genügen, um den Bluthochdruck zu verhindern oder zu behandeln.

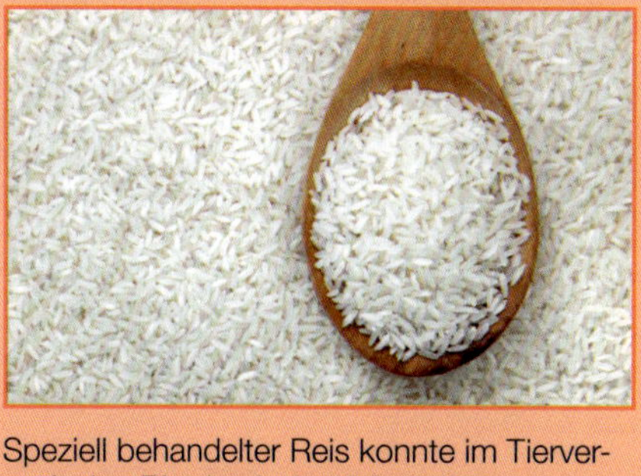

Speziell behandelter Reis konnte im Tierversuch den Blutdruck deutlich senken.

Fettes Risiko bleibt trotz Sport

Der Mythos vom stoffwechselgesunden Dicken, der trotz seiner Pfunde das Risiko auf eine koronare Herzerkrankung reduzieren kann, wenn er nur genügend Freizeitsport betreibt, scheint zu bröckeln. Wie eine umfangreiche spanische Querschnittsstudie anhand der Daten von 527 662 Personen ermittelte, trugen stark Übergewichtige in den Bereichen Bluthochdruck oder Diabetes – den zwei größten Gefahren für einen Herzinfarkt – ein um den Faktor 5, also ein rund

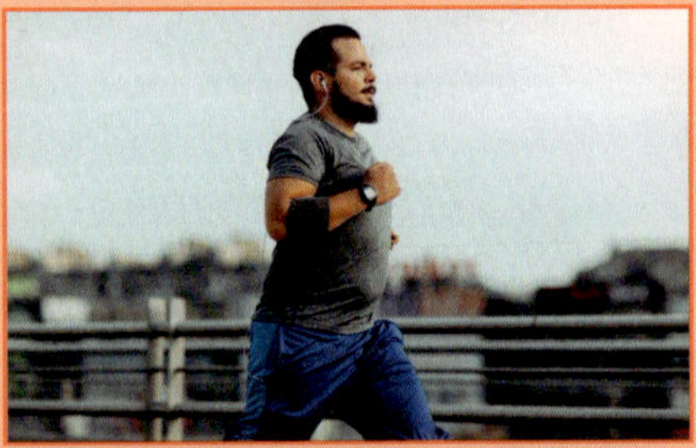

Wer übergewichtig ist, sollte unbedingt abnehmen. Sport hilft zwar dabei, verringert aber kaum das Herzinfarktrisiko.

500-prozentig höheres Risiko. Dies galt selbst, wenn sie körperlich aktiv waren, während bei normalgewichtigen Inaktiven das Risiko „nur“ um 25 %–30 % höher war. Wenn adipöse Männer allerdings keinerlei Sport betrieben, stieg das Risiko auf den Faktor 6, bei Frauen sogar über 7. Sport ist also in jedem Fall besser. Dennoch: „Man kann nicht ‚fett, aber gesund‘ sein“, fasst es Studienautor Alejandro Lucia von der European University in Madrid zusammen. Somit kann Sport den Nachteil von zu viel Körpergewicht nicht ausgleichen.

Herzinfarkt

Eigentherapie im Ernstfall

Ein neuer Thrombozytenaggregationshemmer – ein Mittel gegen Gerinnselbildung – ist der neue Hoffnungsträger für die Akutmedikation bei drohendem Herzinfarkt, wenn das Herzkranzgefäß sich durch ein Gerinnsel verschließt.

Wirkungsweise. Selatogrel heißt die neue Wunderwaffe und zeichnet sich durch einen extrem schnellen Wirkeintritt aus: Einfach unter die Haut gespritzt, entfaltet es seine Wirkung bereits 15 Minuten später und erreicht seinen Höhepunkt nach etwa 60 Minuten. Genau die Zeit, die es in der Regel zwischen Infarktereignis und umfassender Behandlung in einer Klinik zu überbrücken gilt. Deshalb empfiehlt Professor Peter Sinnaeve von der Universitätsklinik Leuven, dass Hochrisikopatienten stets eine Ampulle für den Ernstfall bei sich tragen und sich selber spritzen sollen.

Ergebnisse. Er und sein Team leiteten die Phase 2 der klinischen Studie. Dabei verhinderte der sogenannte P2Y12-Inhibitor bei mehr als 90 % der Probanden zu 80 % eine Gerinnselbildung. Obwohl die Selbstmedikation bei einigen Kollegen Skepsis auslöst, brächte die Option einen entscheidenden Vorteil bei der Therapie des Herzinfarkts, bei der Zeit eine entscheidende Rolle spielt. ■

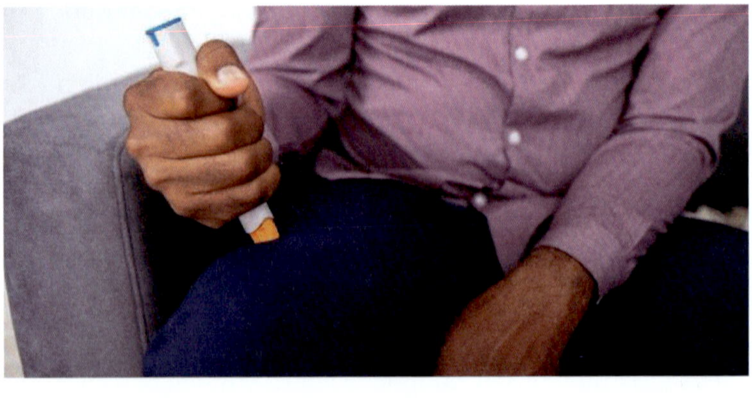

Bei einem drohenden Herzinfarkt ist rasches Handeln notwendig. Ein neues Mittel könnte vom Patienten selbst gespritzt werden und rasch wirken.

Herzinfarkt

Frauen haben schlechtere Karten

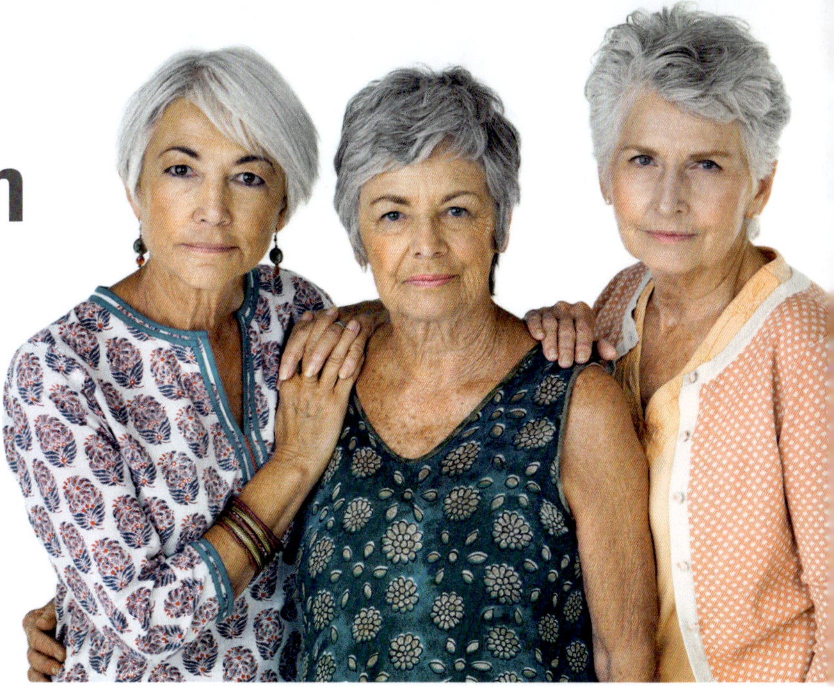

Nach wie vor haben Frauen bei einem Herzinfarkt schlechtere Chancen zu überleben. Auch Spätfolgen wie eine Herzinsuffizienz sind weit verbreitet.

Frauen erkranken zwar – nicht nur in den deutschsprachigen Ländern – seltener an einem Herzinfarkt als Männer, aber sie werden weniger intensiv behandelt und sterben deshalb häufiger an den Folgen. Das lässt sich als Fazit aus mehreren aktuellen Studien – vor allem einer aus Deutschland und Kanada – ziehen. Auch entwickeln sie häufiger eine Herzinsuffizienz nach einem Infarkt, was ebenfalls ein Gradmesser für die Effektivität der entscheidenden Primärversorgung ist.

Ergebnisse. Während in die kanadische Studie die Daten von rund 45 000 Patienten einflossen, umfasst die Analyse der Daten des statistischen Bundesamtes in Deutschland rund 280 000 Patienten mit einem schweren und etwa 560 000 Patienten mit einem leichteren Herzinfarkt. Beide Studien kommen jedoch zu sehr ähnlichen Ergebnissen:

So liegt das Geschlechterverhältnis Mann zu Frau bei 70 % zu 30 %. Nach wie vor erleiden demnach deutlich mehr Männer als Frauen einen Herzinfarkt. Im Durchschnitt sind die Männer rund zehn Jahre jünger. Die Sterblichkeit bei Frauen in Deutschland liegt bei 15 % und in Kanada bei 9,4 %. Dem gegenüber stehen die niedrigeren Sterblichkeitsraten der Männer mit 9,6 % und 4,5 %.

Mögliche Ursachen. Sowohl hier wie jenseits des Atlantiks wurde bei über 80 % der Männer eine sofortige Katheterbehandlung eingeleitet, um die Gefäße wieder zu eröffnen, aber nur bei etwa 70 % der Frauen. Auch die Rate der Bypassoperationen war halb so hoch. In der kanadischen Auswertung sahen rund 10 % weniger Frauen einen Herz-Kreislauf-Spezialisten oder erhielten Medikamente wie Betablocker oder Cholesterinsenker, die die langfristige Prognose verbessern. Möglicherweise trägt jedoch auch das durchschnittlich höhere Alter der Patientinnen mit entsprechenden Begleiterkrankungen dazu bei.

Bedeutung. Wenngleich frühere Studien bereits zu ähnlichen Ergebnissen gekommen waren, weist Studienleiter Prof. Justin Ezekowitz von der Universität Alberta nun vor allem auf die um 20 % höhere Rate an Herzinsuffizienz als Spätfolge hin. Dagegen und gegen die grundsätzlich schlechtere Prognose für Frauen sehen auch die Autorinnen der deutschen Studie Eva Freisinger und Leonie Kühnemund dringend weiteren Forschungs- und Handlungsbedarf, um die Therapie bedarfsgerechter zu gestalten. ■

Herzschwäche

Herzpflaster gibt Kraft zurück

Forscher nehmen erneut Anlauf, einen schwachen Herzmuskel mit einem aufgenähten Herzpflaster zu stärken. Aus induzierten pluripotenten Stammzellen im Labor gezüchtet, werden 40 Millionen Herzmuskel- und Bindegewebszellen zu einem Pflaster angeordnet und als Grunddosis eingesetzt. Durch Stapelung mehrerer dieser Pflaster aufeinander soll die Menge am individuellen Bedarf ausgerichtet werden.

Studie BioVAT-HF-DZHK20. Nach mehr als 25 Jahren Forschung hat das Paul-Ehrlich-Institut der Universitätsmedizin Göttingen (UMG) grünes Licht erteilt, die Wirkweise der Herzpflaster an 53 Schwerkranken zu prüfen. Miterfinder und Studienleiter ist Wolfram-Hubertus Zimmermann von der Pharmakologie und Toxikologie der UMG. In der klinischen Studie unter dem Namen BioVAT-HF-DZHK20 will man mit einem Herzpad beginnen, das aus fünf aufeinander geschichteten Einzelpräparaten besteht.

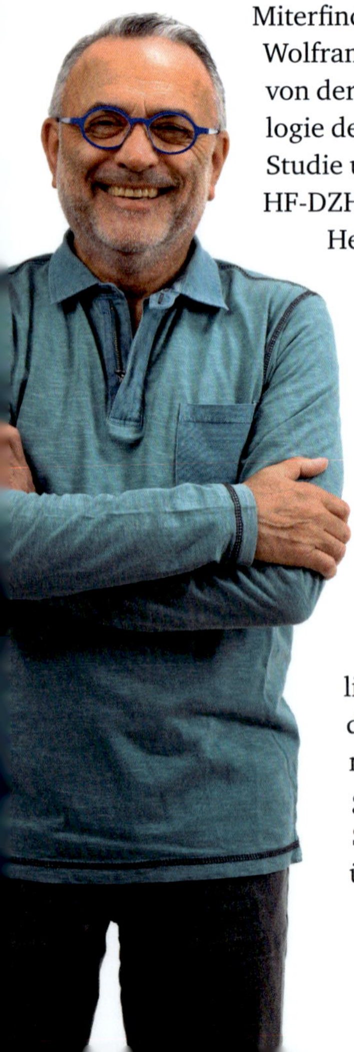

Vorgehensweise. Die Implantation selbst erfolgt über einen minimalinvasiven Zugang und dauert etwa 90 Minuten. Das Pflaster wird über einen fünf Zentimeter großen Schnitt auf der linken Brustseite direkt auf das schlagende Herz aufgenäht. In Folgeuntersuchungen wird dann die erhoffte Steigerung der Herzleistung überprüft. ■

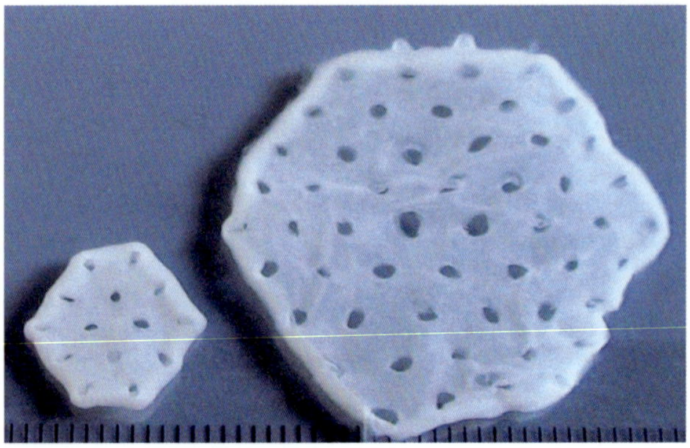

Das neu entwickelte Herzpflaster besteht aus fünf Lagen von Stammzellen und wird auf das schlagene Herz genäht.

STAND DER FORSCHUNG

Nachweis liegt auf der Zunge

„Normale Zungen sind hellrot mit einem hellweißen Belag. Patienten mit Herzinsuffizienz (HI) haben dagegen eine rötlichere Zunge mit gelbem Belag, deren Aussehen sich bei Fortschreiten der Erkrankung verändert!“ Diese Aussage stammt von Tianhui Yuan von der Universität für chinesische Medizin in Guangzhou und wurde anlässlich der virtuellen Jahrestagung der Heart Failure Association 2020 abgegeben. Durch die Wechselwirkung zwischen Entzündungsmarker und Immunantwort der systemischen Erkrankung Herzinsuffizienz verändere sich das Mikrobiom auf der Zungenschleimhaut und führe zu Veränderungen. In einer Studie konnte das Forscherteam auch die krankmachenden Bakterienstämme identifizieren, die bei allen HI-Patienten dominierten. Die Ergebnisse könnten zum Screening, zur Diagnose und Verlaufskontrolle genutzt werden.

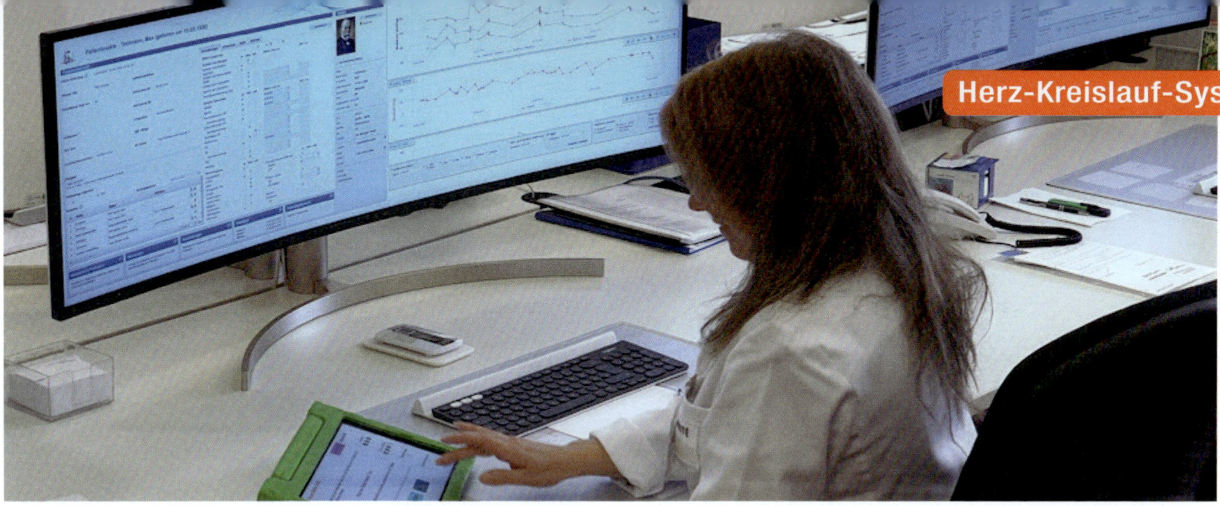

In telemedizinischen Zentren können in Zukunft Patienten mit schwerer Herzinsuffizienz regelmäßig überwacht werden.

Herzschwäche

Telemedizin wird Regelversorgung

Es ist amtlich. Telemonitoring hat die letzten Hürden von Gemeinsamem Bundesausschuss (GBA) sowie Bundesgesundheitsministerium im März 2021 genommen und wird ab Herbst zur Regelversorgung bei schwerer Herzinsuffizienz und damit zur normalen Kassenleistung in Deutschland.

Vorgehensweise. Beim Telemonitoring werden entweder die Daten zu Herzfrequenz, Sauerstoffsättigung, Blutdruck und Körpergewicht von den Patienten selbst erhoben oder durch einen implantierten Sensor erfasst und regelmäßig – z. B. einmal pro Tag – an eine zentrale Stelle gesendet. Zusammen mit der Einschätzung des Patienten ergibt sich durch eine algorithmische Auswertung ein aktueller Zustandsbericht. Sollte sich eine Verschlechterung anbahnen, wird entweder sofort therapeutisch gegengesteuert, eine ambulante Terminvereinbarung getroffen oder eine Klinikeinweisung veranlasst.

Telemedizinzentren. Dem Kardiologen Professor Friedrich Köhler vom Zentrum für kardiovaskuläre Telemedizin an der Berliner Charité zufolge – er hat maßgeblich als einer der zahlreichen Studienleiter zu dieser Entscheidung beigetragen – wird es künftig etwa 25 Telemedizinzentren in Deutschland geben. Mithilfe intelligenter Software würden von hier aus Patienten flächendeckend und individuell in einer sogenannten 24/7-Versorgung – 24 Stunden an sieben Tagen der Woche – betreut. Die Zentren sind mit Fachpersonal besetzt und entsprechen einer modernen kardiologischen Praxis.

Berechtigte. Die Entscheidung, welche Patienten einer kontinuierlichen telemedizinischen Betreuung zugeführt werden sollten, trifft grundsätzlich der niedergelassene Arzt. Vorgesehen sind Patienten ab einer mittelschweren Herzinsuffizienz der Stadien NYHA II oder III, die entweder schon einen Herzschrittmacher haben oder im letzten Jahr wegen eines Lungenödems im Krankenhaus behandelt worden sind.

Bedeutung. Mit der Entscheidung zum Telemonitoring für Herzinsuffiziente wurde erstmals eine digitale Methode in die Regelversorgung überführt. ■

Herzschwäche

Heilung mit RNA?

Im April 2021 wurde das Forschungsteam um Professor Thomas Thum von der Medizinischen Hochschule Hannover (MHH) mit dem Paul-Martini-Preis für eine neue experimentelle Therapie der Herzinsuffizienz geehrt. Vor allem ist mit diesem neuen Therapieansatz die Hoffnung verbunden, dass die bisher nicht heilbare chronische Herzinsuffizienz heilbar wird. Im Mittelpunkt stehen dabei zwei Ribonukleinsäuren (RNA):

RNA H19. Dies ist eine sogenannte „nicht kodierende Ribonukleinsäure“ (lncRNA) namens H19. Statt Eiweiße nach dem Bauplan der DNA zu synthetisieren, regulieren solche lncRNAs Stoffwechselprozesse in der Zelle. H19 reguliert beispielsweise die Stoffwechselprozesse in der Herzzelle und wirkt einer krankhaften Veränderung der Herzmuskelzelle, die für Herzschwäche typisch ist, entgegen.

Das Forscherteam beobachtete, dass bei Herzinsuffizienz die RNA H19 herunterreguliert wird und damit vermutlich die schützende Funktion immer mehr abnimmt. Also versuchten sie bei herzinsuffizienten Mäusen, das Defizit von H19 auszugleichen. Mithilfe einer Genfähre schleusten sie die Erbinformation für H19 g ezielt in die Herzmuskelzelle ein und bewirkten eine „Nachproduktion“. Tatsächlich ließ sich der Verlauf der Herzinsuffizienz positiv beeinflussen, der Krankheitsprozess sogar umkehren – zumindest bei den Versuchstieren, was einer kleinen Sensation gleichkam.

Anti-MiR-132. Aus diesem Forschungsfeld generierte sich dann noch ein weiterer Therapieansatz, nämlich die Ausschaltung von MiR-132. Diese Mikro-RNA ist quasi ein Gegenspieler zu H19 und aktiviert bei einer Herzinsuffizienz die Gene, welche für die krankhaften Veränderungen maßgeblich sind. MiR-132 ist in kranken Herzzellen deutlich häufiger vertreten als in gesunden. Im Versuch, dieses schädliche MiR-132 auszuschalten, haben Thum und sein Team quasi einen Abwehrjäger gebaut, ein spiegelbildlich identisches Anti-MiR-132, das MiR-132 abfängt und neutralisiert. CDR132 L heißt die künstlich hergestellte RNA, sie durchläuft gerade bei 28 Patienten die Phase 2 der klinischen Studie. In Tierversuchen konnte auch dieser Ansatz den Krankheitsprozess umkehren.

Verfügbarkeit. „In fünf Jahren, so hofft Thum, könnte die Next-Generation-Therapie eine Marktzulassung erhalten. Ständiges Tablettenschlucken würde dann der Vergangenheit angehören. „Eine Infusion pro Monat wird vermutlich für eine effektive Behandlung genügen“, stellt der Mediziner in Aussicht. ■

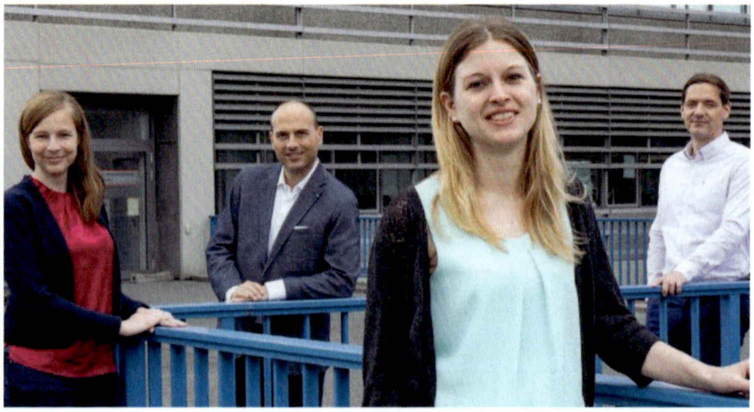

Die Preisträger Dr. Janika Viereck, Professor Dr. Dr. Thomas Thum, Anne Bührke und Dr. Christian Bär (von links)

Rhythmus

Man sieht nur je nach Herzschlag gut

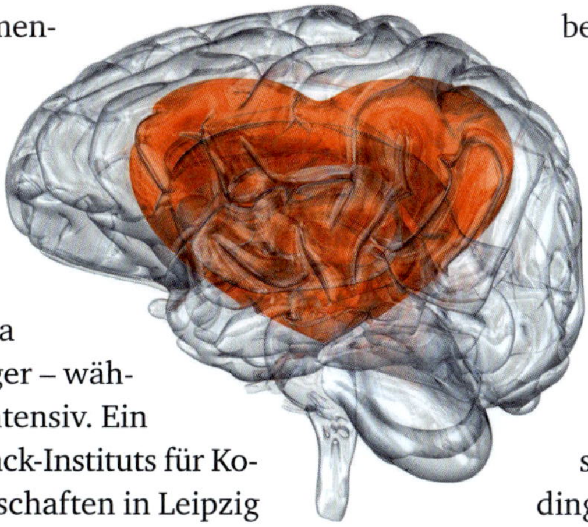

Wenn sich das Herz zusammenzieht, um Blut in den Organismus auszutreiben (Systole), werden von außen kommende Reize vom Gehirn weniger stark wahrgenommen. Man sieht, hört oder spürt – etwa leichte Stromstöße am Finger – während der Systole weniger intensiv. Ein Forscherteam des Max-Planck-Instituts für Kognitions- und Neurowissenschaften in Leipzig sowie der Humboldt-Universität Berlin setzte Probanden diesen Reizen aus und dokumentierte die verminderte Wahrnehmung per EEG.

Wirkungsweise. Im Mittelpunkt steht die sogenannte P300-Komponente der Hirnaktivität. Durch sie wird nach 300 Millisekunden ein Reiz ins Bewusstsein überführt. Wird sie unterbunden, wird die eintreffende Information nicht bewusst wahrgenommen. Das scheint während der Systole der Fall zu sein. Als Grund nehmen die Wissenschaftler an, dass damit der regelrechte normale Pulsschlag ausgeblendet wird, den wir sonst ständig wahrnehmen würden.

Bedeutung. Umgekehrt schränkt sich dadurch allerdings die bewusste Wahrnehmung von äußeren Reizen ein, wenn das Gehirn sich auf einen ungewöhnlichen Herzschlag fokussiert, etwa bei Rhythmusstörungen oder zu schwachem Puls. „Das könnte auch erklären, weshalb Menschen mit Herzerkrankungen gleichzeitig in ihren kognitiven Fähigkeiten eingeschränkt sind", vermutet Studienleiter Prof. Arno Villringer. ■

STAND DER FORSCHUNG

Durchlöchern statt veröden

Pulsed Field Ablation (PFA) heißt die neue Ablationsmethode, die nicht thermische Energie einsetzt, um die Reizzentren bei Vorhofflimmern auszuschalten. Mit wärmeneutralen Stromstößen werden dabei Löcher – Poren – in die Zellmembran gesetzt. Der Vorteil solch einer Elektroporation liegt in der punktgenaueren Treffsicherheit sowie einer kürzeren Prozedurdauer. Kollateralschäden umliegender Zellen werden dadurch weitestgehend ausgeschaltet. Erste positive Ergebnisse dieser neuen Alternative zur Verödung mit Hitze oder Kälte wurden vom Studienleiter Atul Verma aus Kanada anlässlich der Jahrestagung 2020 der Heart Rhythm Society vorgestellt: Bei allen 56 Personen, bei denen PFA angewandt worden ist, erfüllte das Verfahren zu 100 % sein therapeutisches Ziel ohne eine Komplikation. Mittlerweile wurde im März 2021 diese Methode erstmalig auch in Deutschland, am Cardioangiologischen Centrum Bethanien (CCB) in Frankfurt durchgeführt.

Rhythmus

Promille triggern Herztod

Alkohol ist der wichtigste Auslöser (Trigger) für einen plötzlichen Herztod (SCD). Etwa 14 % aller Fälle gehen auf sein Konto.

Kroatische Studie. Dies geht aus einer kroatischen Auswertung mehrerer Studien hervor. Es gibt eine Rangliste der auslösenden Trigger innerhalb der Bevölkerung, welche als sogenannte „population attributabe fraction" (PAF) angegeben werden und einer Art Risikofaktor entsprechen. In dieser Liste führt mit 14,5 % Alkohol die Tabelle an, gefolgt von außerordentlicher körperlicher Belastung 9,4 %, Kokainmissbrauch 6,9 % und Kaffeetrinken 6,0 %. Relevant ist auch psychischer Stress 3,0 %, Amphetaminkonsum 1,7 % sowie eine Grippeerkrankung mit 0,3 %.

Wie Studienleiter Professor Viktor Čulić von der Universität Split ausführte, werden bis zu 40 % aller SCD durch Handlungen und Situationen im Alltag – allen voran Alkohol – ausgelöst.

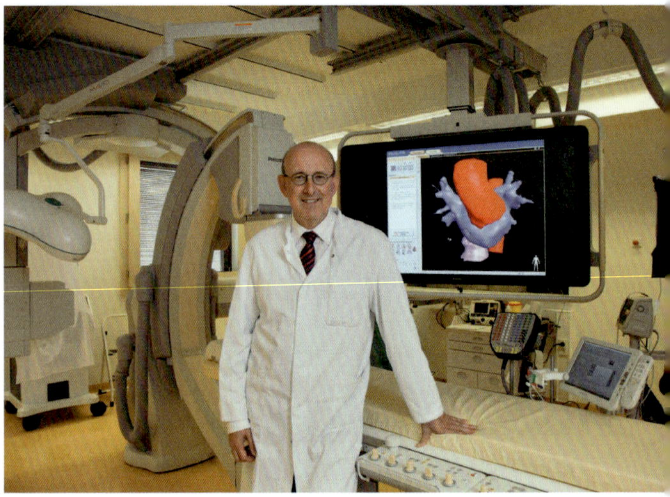

Prof. Dr. Andreas Götte im Labor der Medizinischen Klinik II des St. Vincenz-Krankenhauses Paderborn. Alkohol, so sagt er, kann das Herz leicht aus dem Takt bringen.

Deutsche Studie. In die gleiche Kerbe schlägt eine Studie des Herz- und Gefäßzentrums am Universitätsklinikum Hamburg-Eppendorf (UKE), die von der Deutschen Herzstiftung gefördert und im April 2021 veröffentlicht wurde. Diese ergab, dass schon kleine Mengen für Menschen, die bereits Vorhofflimmern haben, besonders riskant sind. „Sie sollten unbedingt Alkohol meiden oder den Konsum stark reduzieren", rät deshalb Studienleiterin Dora Csengeri. Aber selbst für Gesunde sind kleine Mengen ein Risiko: Mit 12 Gramm Alkohol am Tag – etwa einem Glas Wein oder Bier – steigt das Risiko auf Vorhofflimmern bereits auf 16 %.

In die Studie flossen die Daten von mehr als 100 000 Menschen ein, die über 14 Jahre lang beobachtet wurden.

US-Studie. Warum das so ist, wollten wiederum US-Wissenschaftler herausfinden. Das Team um Gregory Marcus von der University of California verabreichte per Infusion narkotisierten Probanden Alkohol, bis sie etwa 0,8 Promille intus hatten. Per EKG ermittelte es, dass die Erholungszeit des Herzmuskels merklich – um durchschnittlich 12 Millisekunden – abnahm. Das Herz hatte also zwischen den Schlägen weniger Zeit sich zu erholen, geriet unter Stress und Druck.

Fazit. Auch wenn die Auffassung weit verbreitet ist, dass regelmäßiger Konsum kleiner Mengen Alkohol das Herz sogar schützt, so gilt das bestenfalls für Herzinfarkt oder Herzinsuffizienz, nicht aber für Rhythmusstörungen. Die Ergebnisse zeigten, „dass das Organ schon bei einem kleinen Glas Wein oder Bier am Tag aus dem Takt kommen könne", fasst es der Kardiologe Professor Andreas Götte von der Deutschen Herzstiftung zusammen. ■

Blut

Roboter bittet zur Blutabnahme

Sensibler und treffsicherer als Fachpersonal erweist sich bei einer Blutabnahme der frisch entwickelte Drei-Kilo-Roboter der Rutgers University in New Jersey.

Vorgehensweise. Es genügt, den Arm in eine Halterung einzulegen, schon sticht er zu: Mit einer Nahinfrarot-Kamera hat er vorher das Gefäß geortet und mit einer Duplex-Ultraschallsonde dessen Durchmesser ermittelt. Dadurch wird erkannt, ob es sich um eine Arterie oder Vene handelt. Mit einem Algorithmus werden schließlich Winkel und Tiefe der vorzunehmenden Punktion festgelegt, dabei auch potenzielle Bewegungen mit berücksichtigt.

Eine Mechanik lässt es zu, dass der Apparat eine Kanüle auf die Spritze setzen, die Punktion durchführen und später die Nadel entsorgen kann. Eine kleine eingebaute Zentrifuge ermöglicht zudem noch eine sofortige Blutbildanalyse.

Klinische Studie. Nach ersten Versuchen an Rattenschwänzen hat der Apparat nun seine klinische Phase I an Menschen mit Bravour gemeistert: Unschlagbar lag seine Erfolgsrate bei den ersten 31 Probanden bei 87 %, bei leichten Venenverläufen sogar bei 97 %. Zum Vergleich: Bei Blutentnahmen durch Menschen liegt die Erfolgsrate selbst bei sichtbaren Venen nur bei 75 % und unter 60 % bei nur tastbaren Gefäßen. ■

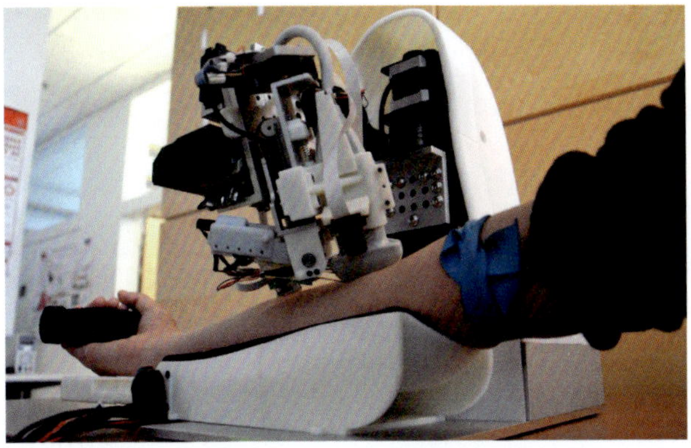

Dieser Tischroboter kann Nadeln und Katheter mit minimaler Überwachung präzise in winzige Blutgefäße steuern.

IN KÜRZE

➔ Junge Männer schwächeln vermehrt

Die gute Nachricht: Herzinfarkte bei Männern unter 40 Jahren gehen zurück! Die schlechte: Deutlich mehr junge Männer entwickeln eine Herzinsuffizienz oder erleiden einen Schlaganfall! Schwedische Forscher um Professor David Aberg von der Sahlgrenska Universitätsklinik vermuten, dass die Gründe eine starke Zunahme von Übergewicht bei gleichzeitig nachlassender körperlicher Fitness sind: Bei Eintritt in den Militärdienst stieg der Anteil der 18-Jährigen mit einem BMI über 30 von 1971 bis 1995 kontinuierlich von 6,6 auf 11,2 % an und mit diesen Werten auch die Zahl der Herzinsuffizienten um 84 %.

➔ Cholesterinverschiebung West-Ost

Während im Nordwesten Europas das gefäßschädigende LDL-Cholesterin pro Dekade in den letzten 40 Jahren durchschnittlich um 0,3 mmol/l in der Bevölkerung gesunken ist, stieg es im gleichen Zeitraum in Ost- und Südostasien und Teilen Afrikas um etwa 0,2 mmol/l an. Die Daten lieferte eine Metastudie des Imperial College London, das 102,6 Millionen Menschen aus 1127 bevölkerungsbasierten Studien erfasste. Nach den Berechnungen des Teamleiters Professor Majid Ezzati waren rund 3,9 Millionen Todesfällte weltweit letztendlich Folgen eines erhöhten Cholesterinspiegels.

Muskeln, Knochen und Gelenke

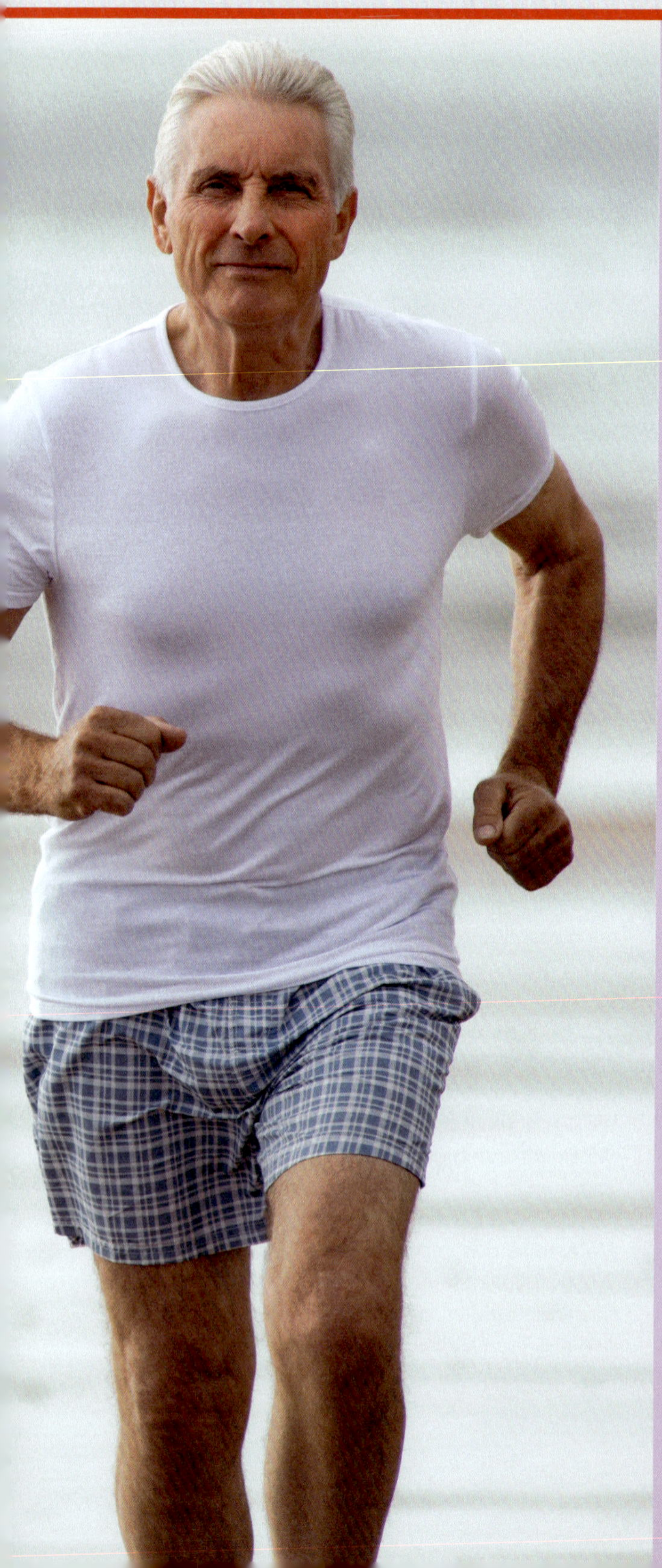

In diesem Kapitel

Bei älteren Menschen regelmäßig eine Knochendichtemessung durchzuführen, hat für die mögliche Vorbeugung von Osteoporose und Knochenbrüchen keinen erkennbaren Nutzen.

Ein Oberschenkelhalsbruch ist für viele ältere Patienten mit einer extremen Einschränkung der Lebensqualität verbunden. Vorbeugende Maßnahmen sind einfach: Nicht rauchen und wenig Alkohol trinken, so die Forscher aus den USA nach Auswertung einer Langzeitstudie.

Bei Arthrose gilt, dass Physiotherapie und ein aktiver Lebensstil eine Operation des entsprechenden Gelenks deutlich hinauszögern können, was auch bedeutet, dass vielleicht zu rasch und zu häufig operiert wird.

Die Coronaepidemie wirkt sich negativ auf die Knie aus. Weniger Bewegung und langes Sitzen schädigen Gelenke ebenso wie deutliche Überanspruchung. Dagegen hat es in dieser Zeit auch weniger Rückenoperationen gegeben, was auf einen Wegfall nicht unbedingt notwendiger Eingriffe hindeutet.

Diabetiker können auch unter dem Symptom der „frozen shoulder", einer wie eingefrorenen Schulter, leiden. Auch wenn sich das Schultergelenk im Lauf der Zeit regeneriert, so ist doch der Verlauf schmerzhaft. In jedem Fall helfen die richtige Einstellung der Blutzuckerwerte sowie Kortisoninjektionen in das Gelenk.

Eine neuartige Sportbandage, die sehr leicht und sehr stabil ist, soll helfen, Verletzungen zu vermeiden.

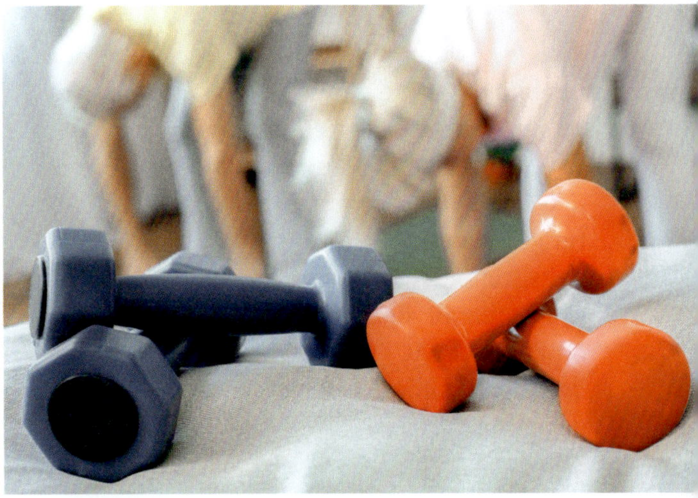

Ein aktiver und gesunder Lebensstil trägt zum Erhalt der Beweglichkeit und Gelenkigkeit bei.

TOP-Trend

Kreuzbandriss führt zu Veränderungen im Gehirn

Eine falsche Bewegung und das Kreuzband im Kniegelenk ist gerissen. Eine folgenschwere Verletzung, da das Knie durch die Verletzung instabil wird. Auch nach einer Operation haben viele Patienten Schwierigkeiten, die gewohnte Stabilität im Knie wiederzuerlangen, und das Risiko ist hoch, erneut einen Kreuzbandriss zu erleiden. Aktuelle Studien zeigen, dass ein Kreuzbandriss die Verarbeitungsprozesse im Gehirn verändert. Durch die Verletzung ist die Bewegungssteuerung für das gesunde und das verletzte Bein unterschiedlich. Somit sollte in der Rehaklinik das motorische Lernen möglichst stark trainiert werden, um die Bewegungssteuerung im Gehirn zu verbessern.

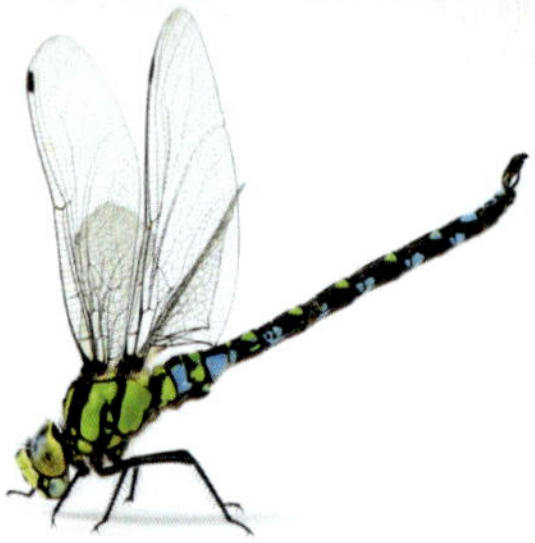

Sportverletzungen

Bandage nach dem Vorbild von Libellenflügeln

Libellen sind für ihre beeindruckenden Flugkünste bekannt. Ihre Flügelpaare können sie unabhängig voneinander bewegen, sodass schnelle Richtungswechsel möglich sind. Die hauchdünnen Flügel müssen dafür sehr beweglich sein und gleichzeitig großen äußeren Belastungen standhalten können. Forscher der Arbeitsgruppe „ Funktionelle Morphologie und Biomechanik“ der Christian-Albrechts-Universität zu Kiel (CAU) nutzen ihre Kenntnisse über den Libellenflügel, um eine neuartige Sportbandage zu entwickeln.

Erfindung. „Die Erkenntnisse aus der Biologie liefern uns spannende Ideen für technische Lösungen“, so der Forscher Stanislav Gorb. Er erklärt, dass die Libellenflügel auf der Oberseite Stränge eines elastischen Proteins besitzen. Dieses erlaubt eine große Bewegungsfreiheit. Ab einem bestimmten Streckungswinkel blockieren stachelförmige „Stopper“ auf dem Flügel eine weitere Bewegung, was für Stabilität sorgt. Die Forscher kopierten diesen Aufbau und entwickelten eine Bandage aus leichtem, dehnbarem Kunststoff und einem Scharnier aus Polymilchsäure (PLA). Damit ist die Bandage ebenso wie der Libellenflügel sehr leicht und beweglich. Ab einem Winkel von 70 Grad blockiert ein Stopper, der gleichzeitig die Bandage bei Belastungen unterstützt. So hält die Sportbandage trotz ihres geringen Gewichtes 32 kg stand.

Ergebnis. Die neue Bandage eines Kieler Forschungsteams erlaubt maximale Beweglichkeit bei optimaler Stabilität und geringem Gewicht. Noch ist die Bandage nicht erhältlich. ■

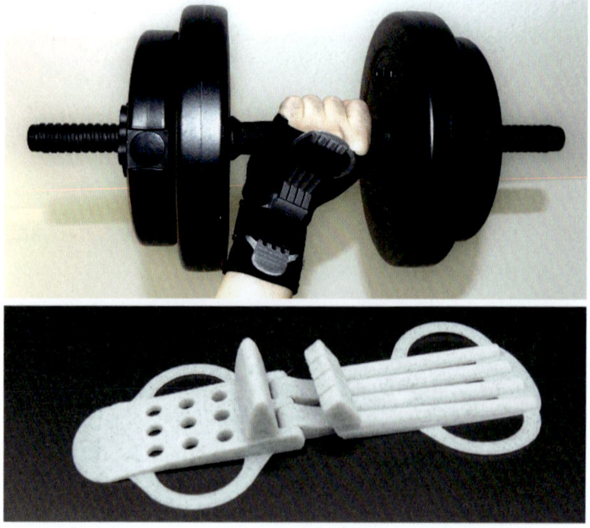

Das Foto zeigt die neue Bandage. Mit hoher Beweglichkeit und geringem Gewicht sind starke Belastungen möglich.

STAND DER FORSCHUNG

Operationen meist unnötig bei Bruch des Handgelenks

Bei einem Bruch der Handwurzel ist eine Ruhestellung mit einem Gips- oder Kunststoffverband ebenso wirksam für die Heilung wie eine Osteosynthese (die operative Verbindung von Knochen). Dies zeigte eine Studie des National Institue for Health Research in England. Die Patienten wurden entweder konservativ mit einem Kunststoffverband oder operativ mit einer Osteosynthese behandelt. Die Handwurzelfrakturen heilten mit einer konservativen Behandlung ebenso gut wie nach einem operativen Eingriff.

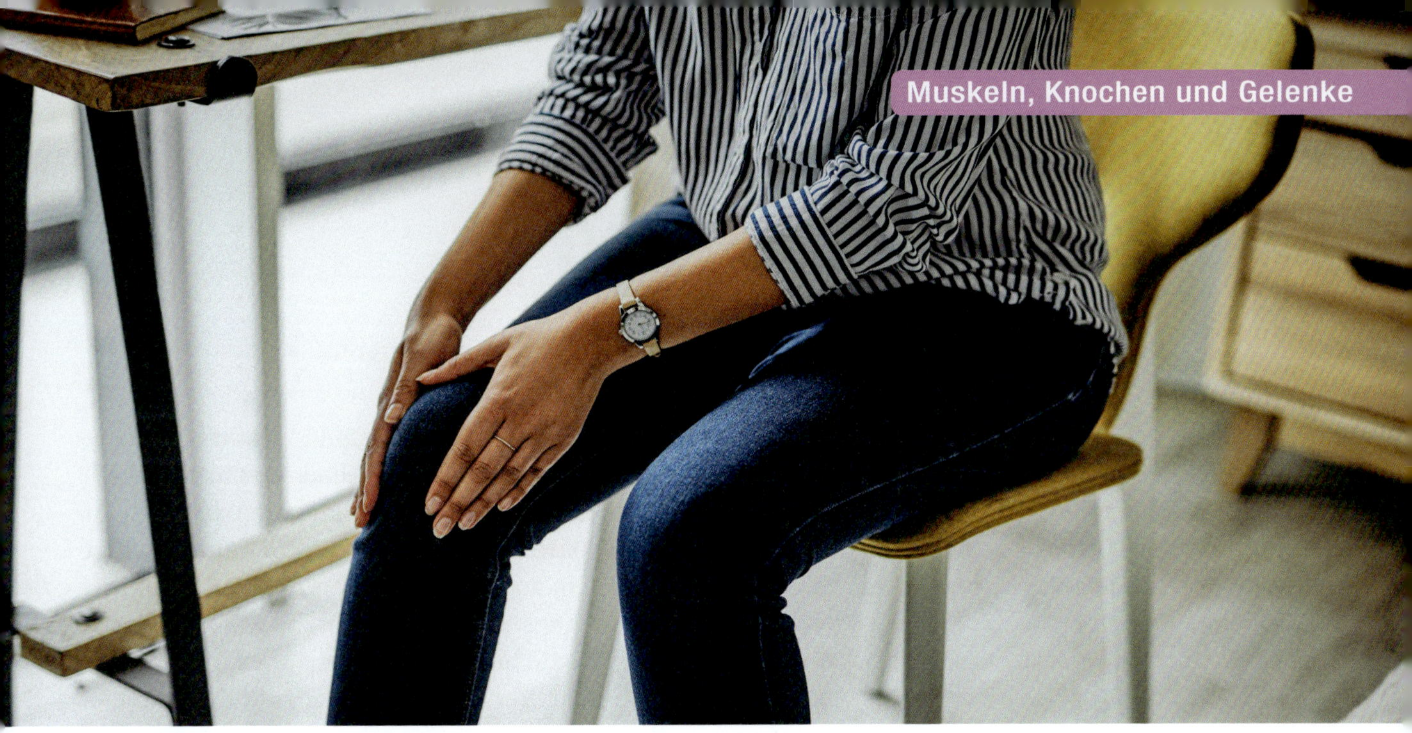

Langes Sitzen ist schlecht für die Kniegelenke – tägliches Trainieren der Muskeln hilft gegen Schäden.

Kniearthrose

Coronalockdown und die Knie

Extreme körperliche Beanspruchung – wie sie etwa bei Profisportlern auftritt – kann zu starker Abnutzung der Gelenke und anderen körperlichen Schäden führen. Was viele jedoch nicht wissen, ist, dass umgekehrt zu wenig Bewegung ebenso zu körperlichen Problemen führt und z. B. den Gelenkverschleiß fördern kann. So warnt die Deutsche Gesellschaft für Endoprothetik (AE) vor den schädlichen Auswirkungen des Coronalockdowns, in dem viele Menschen sich häufig viel zu wenig bewegen konnten.

Hintergrund. „Muskulatur baut sich ab, wenn sie nicht laufend trainiert wird", sagt Prof. Karl-Dieter Heller, Präsident der AE und Chefarzt der Orthopädischen Klinik in Braunschweig. Bereits nach zwei Wochen ohne jegliche Bewegung bildet sich die Muskelmasse um bis zu einem Drittel zurück. Der Coronalockdown, die Arbeit im Homeoffice und die geschlossenen Fitnessstudios führten zu weniger täglicher Bewegung der Menschen. Doch vor allem Muskeln unterschützen das Kniegelenk bei seiner schweren Arbeit: „Beim Treppenabsteigen etwa wird das Kniegelenk mit dem Vielfachen des Körpergewichts belastet", erläutert Heller und fügt hinzu „ein durch schwache Muskeln instabil gewordenes Knie hat ein vergleichbares Risiko, eine Arthrose zu bekommen, wie ein Knie, das einen Meniskusschaden oder Kapsel-Band-Riss erlitt". Auch sorgt Bewegung dafür, dass der Gelenkknorpel mit Nährstoffen versorgt wird. Da es keine Therapie gibt, einen Verschleiß des Kniegelenks wieder rückgängig zu machen, ist Prävention an dieser Stelle besonders wichtig.

Empfehlung. Die AE rät deshalb, sich tägliche, moderate Trainingseinheiten von Ausdauer, Kraft und Beweglichkeit anzugewöhnen. ■

Schulterschmerzen

Schulterschmerzen bei Diabetes

Immer mehr Menschen erkranken an Diabetes Typ 2, wobei ungesunde Ernährung, Übergewicht und Bewegungsmangel das Entstehen fördern. Unter Diabetes werden Stoffwechselkrankheiten verstanden, die zu einem chronisch erhöhten Blutzuckerspiegel führen.

Schulterschmerzen. Leiden Diabetiker unter Schulterschmerzen, so sehen sie meist keinen Zusammenhang zwischen ihren Schmerzen und ihrer Erkrankung. Das Gegenteil ist jedoch der Fall: Laut der Gesellschaft für Orthopädie und Unfallchirurgie (DKOU) leidet jeder fünfte Diabetiker an Schulterschmerzen. Besonders gehäuft trete bei Diabetespatienten eine sogenannte Schultersteife („Frozen Shoulder“) auf. Vor allem diabetische Frauen im Alter zwischen 40 und 60 Jahren sind von dieser Erkrankung betroffen.

Warum Diabetiker so häufig an Schulterschmerzen leiden, ist bislang noch nicht geklärt. „Möglicherweise liegen der pathologischen Entwicklung Entzündungsprozesse, Durchblutungsstörungen und Zuckeranhaftungen an Bindegewebsfasern zugrunde, erläutert Casper Grim, Orthopäde an der Klinik für Orthopädie und Sportmedizin im Klinikum Osnabrück.

Diagnose. Die Diagnose einer Schultersteife ist vor allem zu Beginn der Erkrankung schwierig. Die Magnetresonanztomografie (MRT) ist die geeignetste bildgebende Methode zur Diagnose einer Schultersteife. Meist wird die Krankheit jedoch nicht rechtzeitig erkannt und erst diagnostiziert, wenn die Schulter unbeweglich ist.

Krankheitsverlauf. Das Schulterhauptgelenk (Glenohumeralgelenk) ist ein Kugelgelenk, das aus dem kugeligen Ende des Oberarmknochens und der Schulterpfanne des Schulterblatts besteht. Es wird von einer Gelenkkapsel umschlossen. Bei einer Schultersteife schrumpft diese Gelenkkapsel so stark, dass jede Bewegung der Schulter zu Schmerzen führt. Die Erkrankung verläuft typischerweise in drei Phasen:

Phase 1. Die Kapsel des Schultergelenks entzündet sich. Starke Schulterschmerzen setzen aus heiterem Himmel ein, oft mitten in der Nacht. Sie machen das Liegen auf der betroffenen Seite unmöglich. Diese Phase kann einige Wochen bis Monate dauern.

Phase 2. In dieser Phase geht die Entzündung zurück. Die Schmerzen lassen nach. Die Gelenkkapsel verhärtet und das Schultergelenk wird immer steifer, bis die Versteifung voll ausgeprägt ist. Die Schulter „friert“ ein.

Phase 3. Die Schmerzen sind so gut wie verschwunden und die Schulter wird zunehmend

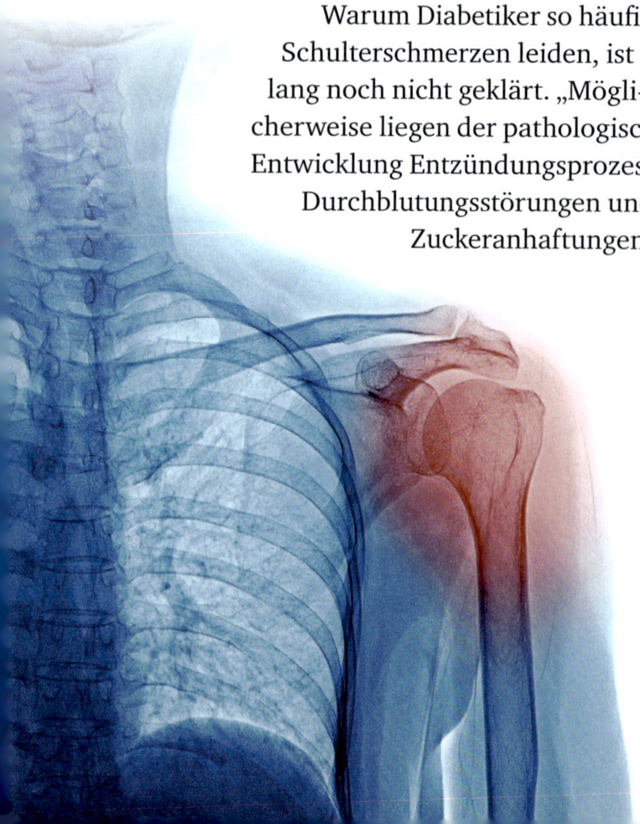

Bei Diabetes kann es auch zu Problemen in der Schulter, etwa Entzündungen, kommen.

wieder beweglich. Meist regeneriert das Schultergelenk, bis es wieder völlig beweglich und schmerzfrei ist.

Leider variiert die Heilungsdauer der Schultersteife stark und daher ist eine Abschätzung der Gesamtdauer der Erkrankung für einen einzelnen Patienten kaum möglich. Im Durchschnitt verläuft die Erkrankung über einen Zeitraum von ein bis zwei Jahren. In Einzelfällen gibt es jedoch auch schnellere Heilungen sowie deutlich längere Krankheitsverläufe. Positiv ist, dass sich die Schultersteife in den meisten Fällen zurückbildet, sodass die Schulter wieder schmerzfrei und beweglich ist.

Behandlung. Eine Schultersteife heilt zumeist auch ohne Therapie, aber langsamer. Außerdem spricht sie sehr unterschiedlich auf verschiedene therapeutische Behandlungen an. Es gibt unzählige Therapiemöglichkeiten für eine Schultersteife. Zu den Maßnahmen gehören schmerz- und entzündungshemmende Medikamente sowie eine mobilisierende Physiotherapie. Ein Forscherteam der Medizinischen Universität von Glasgow in Schottland untersuchte, welche Behandlungen bei Schultersteife am wirksamsten sind.

„Kortison ist der beste Weg zur schnellen Schmerzlinderung bei einer Schultersteife und damit die Basis für mehr Beweglichkeit", so Prof. Lorbach, Chefarzt der Klinik in Lorsch.

Studie. Die Forscher analysierten 65 Einzelstudien mit insgesamt 4097 Patienten, die an einer Schultersteife litten. Die Patienten erhielten verschiedenste Behandlungen zur Linderung der Symptome und Heilung der Erkrankung. Zu den Behandlungen gehörten unter anderem verschiedene Physiotherapien wie z. B. Mobilitätstraining, Anwendungen von Eis oder Wärme, Strom-Impuls-Therapie sowie selbstständige Übungen zuhause, Kortisoninjektionen in das Gelenk, Ultraschall, beobachtendes Abwarten, Kortisonbehandlung mit Tabletten oder die Gabe von Hyaluronsäure.

Ergebnis. Nur bei Kortisoninjektionen in das betroffene Gelenk konnte eine merklich Senkung der Schmerzen gemessen werden. Alle anderen Behandlungsarten zeigten keine klinisch relevante Wirkung, um Schmerzen in der Schulter zu lindern. Mittelfristig erreichten ergänzende Maßnahmen wie einfache Dehnungsübungen für zuhause und Physiotherapie zur vorsichtigen Mobilisierung eine Verbesserung des Krankheitsbilds. ■

Ursachen und Behandlungsmöglichkeiten bei Schulterschmerzen

Schulterschmerzen können zahlreiche Ursachen haben. Rheuma, Arthrosen, einseitige Belastung oder ein Unfall können zu Schmerzen in der Schulter führen.

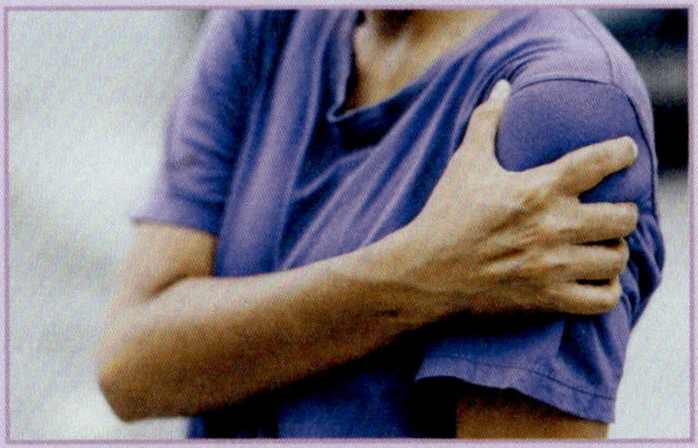

Schulterschmerzen können auch durch Erkrankungen der inneren Organe, Diabetes oder hormonelle Störungen entstehen.

Wenden Sie sich bei Schmerzen in der Schulter möglichst schnell an Ihren Arzt. Eine rechtzeitige Diagnose und gezielte Behandlung lindert die Schmerzen und erhält die Beweglichkeit des Gelenks. Vor allem lässt sich so oftmals verhindern, dass der Schmerz und die eingeschränkte Beweglichkeit chronisch werden. Generell werden schmerz- und entzündungshemmende Medikamente sowie Maßnahmen zu einer Mobilisierung des Gelenks angewendet. Die wirksamste Methode zur Schmerzlinderung ist in vielen Fällen die Injektion von Kortison direkt in das Gelenk. Bei der Physiotherapie ist zu beachten, das Schultergelenk nicht zu strapazieren und dadurch eine Überreizung auszulösen. Übungen sollten daher im schmerzfreien bis schmerzarmen Bereich stattfinden. Ist die konservative Therapie nicht erfolgreich, so bietet sich als letzte Möglichkeit noch die arthroskopische „Kapsel-release"-Operation an.

Osteoporose

Osteoporosescreenings ohne Nutzen

Vor allem ältere Frauen leiden unter Osteoporose. Sobald in den Wechseljahren die Östrogenproduktion sinkt, nimmt die Knochendichte ab und die Knochen brechen leichter. Mithilfe einer Knochendichtemessung lässt sich das Risiko für Knochenbrüche abschätzen.

Hintergrund. Erst bei einem erhöhten Osteoporose- oder Frakturrisiko ab einem Alter von 50 Jahren wird eine Messung der Knochendichte angeboten und dann ist sie eine Leistung der gesetzlichen Krankenkassen. Ohne ein besonderes Risiko wird eine Vorsorgeuntersuchung bei Frauen und Männern erst ab dem 70. Lebensjahr empfohlen (Leitlinie Osteoporose). Doch wie nützlich ist ein generelles Osteoporosescreening?

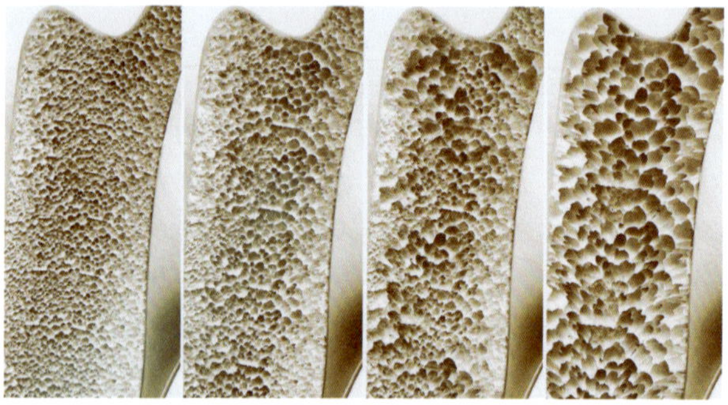

Mithilfe einer Knochendichtemessung kann das individuelle Risiko eines Bruchs bestimmt werden.

Studie. Das European Network for Health Technology Assessment (EUnetHTA) hat erstmals einen Bericht über den Nutzen eines Screenings auf Osteoporose anhand einer Zusammenfassung aller Studien in Europa herausgegeben. Die Forscher stellten fest, dass die Datenlage für jüngere Bevölkerungsgruppen oder bei Männern zu lückenhaft ist, um eine Aussage treffen zu können. Bei älteren Frauen zeigte die Analyse, dass ein allgemeines Screening von Frauen nach ihren Wechseljahren „wahrscheinlich wenig oder gar keinen Nutzen hat“. Die Analyse zeigte weder einen konsistenten Effekt des Screenings auf die Häufigkeit von Brüchen noch einen klaren Unterschied in der Sterbewahrscheinlichkeit oder der Lebensqualität in der Gruppe mit und ohne Osteoporosescreening. ■

STAND DER FORSCHUNG

Antidepressiva nicht hilfreich bei Rückenschmerzen

Die Wirksamkeit von Antidepressiva bei Rücken- und Arthroseschmerzen wurde in einer Übersichtsstudie untersucht, die 33 Studien mit insgesamt 5318 Erwachsenen einschloss. Antidepressiva werden weit verbreitet genutzt, um Patienten zu helfen, besser mit ihren Schmerzen umgehen zu können. Bislang ist die Wirksamkeit dieser Medikamente zur Behandlung bei Schmerzen nicht sicher. Die Ergebnisse der Übersichtsstudie zeigen, dass die Effekte von Antidepressiva für Menschen mit Rückenschmerzen zu gering waren, als dass der Einsatz von Antidepressiva sinnvoll erscheint. Bei Arthroseschmerzen beobachteten die Mediziner einen kleinen positiven Effekt.

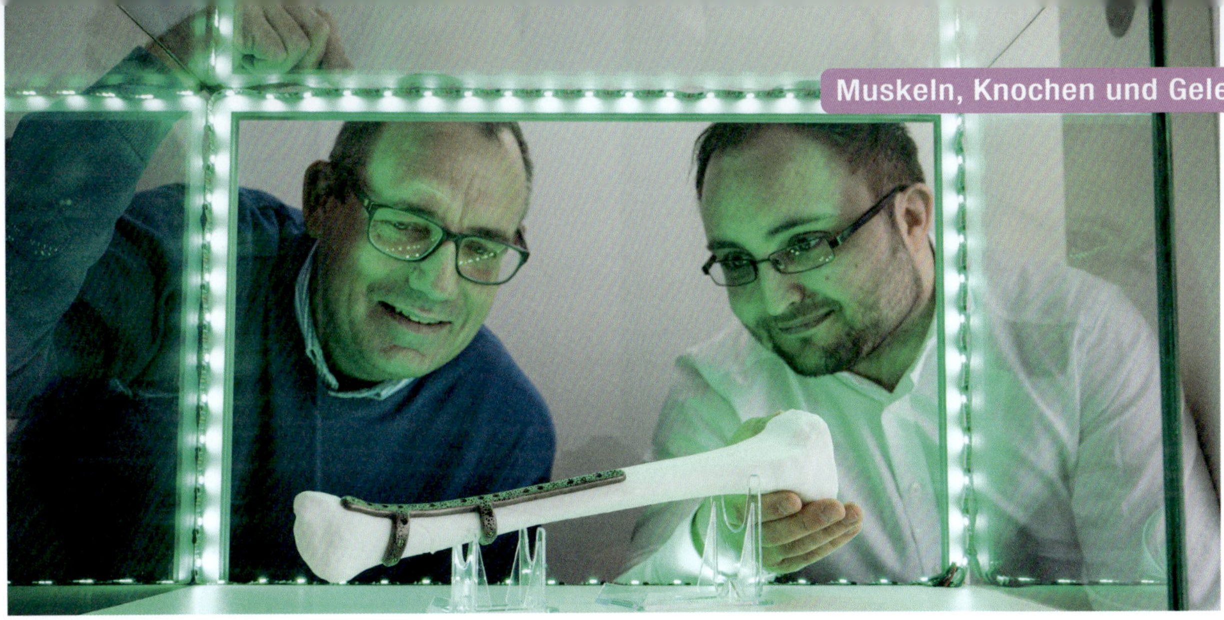

Prof. Stefan Diebels (l.) und DFKI-Forscher Christian Wolff (r.) mit einem maßgefertigten Implantat für einen Unterschenkelbruch.

Brüche

Individuelle Implantate bei Knochenbrüchen

Knochenbruch ist nicht gleich Knochenbruch; so werden etwa Abrissbrüche, Ermüdungsbrüche, schräge Brüche, Spiralbrüche oder Trümmerbrüche unterschieden. Nicht selten ist bei diesen Brüchen die Heilung schwierig und langwierig.

Hintergrund. Bislang nutzen Chirurgen bei der Therapie komplizierter Brüche Standardimplantate für jeden Bruch. Eine Schiene in Standardgrößen wird mit den Knochenstücken verschraubt. Doch jetzt hat ein Team von Forschern der Medizin, der Informatik und der Werkstofftechnik von der Universität des Saarlandes und des Deutschen Forschungszentrums für Künstliche Intelligenz (DFKI) ein Verfahren entwickelt, um individuelle Implantate für den Einsatz bei Knochenbrüchen zu berechnen und herzustellen.

Vorgehensweise. Zunächst erforschten die Wissenschaftler, welche Kräfte im Alltag wirken, wie z. B. beim Gehen, Hinsetzen oder Springen. Zusätzlich werteten sie zahlreiche Computertomografie-Datensätze echter Brüche aus und führten Versuche zur Belastung von Knochen durch. Anhand dieser Daten sind sie in der Lage, einen Bruch exakt zu vermessen und mit Simulationen das genaue Belastungsmuster anschaulich abzubilden. Mithilfe von Künstlicher Intelligenz berechnen sie, welche Kräfte auf ein Implantat einwirken, um so ein ideales Implantat zu entwerfen und mit einem 3D-Drucker herzustellen. „Daraus, welche Kräfte im spezifischen Bruch wirken, können wir Rückschlüsse ziehen, wie das Implantat für die individuelle Frakturgeometrie aussehen muss, um die Heilung optimal zu unterstützen“, erläutern die Forscher.

Fazit. Dank des neuen Verfahrens können Brüche mit ideal geformten Implantaten verschraubt werden, was die Heilungschancen deutlich verbessert. ■

Kniegelenksarthrose: Welche Schuhe sind geeignet?

Ein Faktor für die Entstehung von Kniegelenksarthrose (Gonarthrose) ist die Fehlbelastung des Knies. Daher ist optimales Schuhwerk von besonderer Bedeutung für Personen, die unter einer Kniegelenksarthrose leiden.

Doch fehlen bislang Studien darüber, wie optimale Schuhe aufgebaut sein sollten. Kade L. Paterson und Kollegen von der Universität in Melbourne in Australien untersuchten diese Frage an 164 Patienten mit einer schmerzenden Kniegelenksarthrose. Die Hälfte der Patienten bekam stabile, stützende Schuhe, während die anderen Patienten flache, flexible Schuhe erhielten. Die Patienten wurden gebeten, mindestens sechs Stunden täglich die Schuhe zu tragen.

Nach sechs Monaten zeigte sich, dass in der Gruppe mit den stabilen Stützschuhen die Knieschmerzen deutlich stärker abnahmen als in der Gruppe mit den flexiblen, flachen Schuhen. Auch die Leitlinie zur Gonarthrose schlägt stabile Schuhe mit Schuhaußen- bzw. Schuhinnenranderhöhung bei der Behandlung dieser schmerzhaften Erkrankung vor.

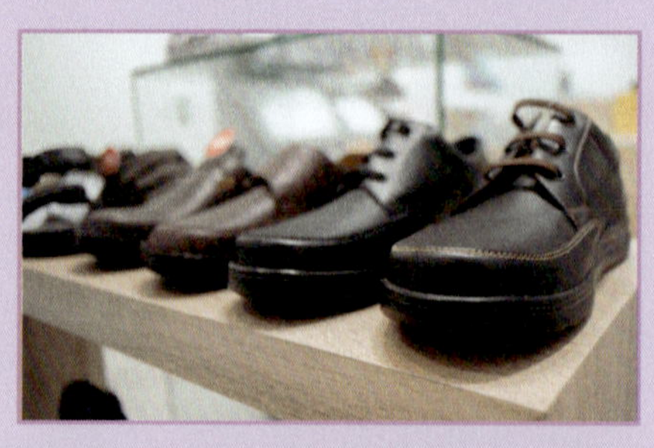

Stabile, stützende Schuhe eignen sich, das Kniegelenk zu schonen und bei einer Kniegelenksarthrose die Schmerzen zu mildern.

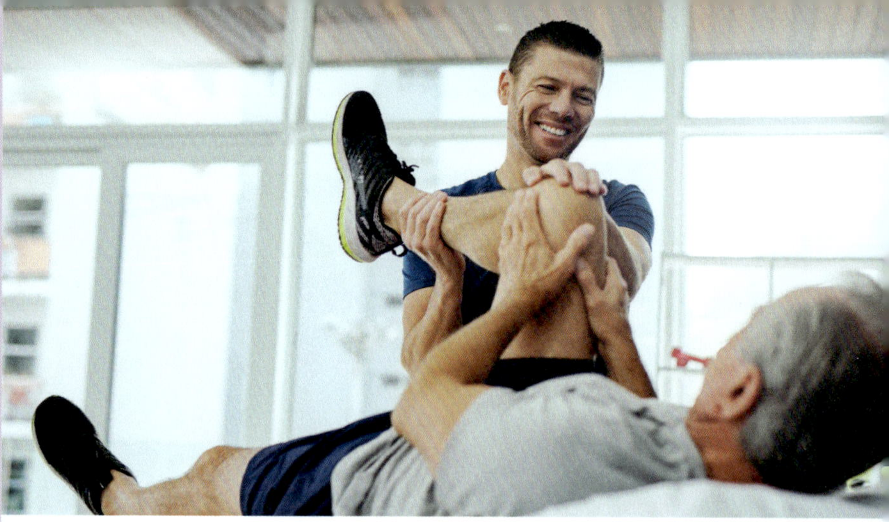

Brüche

Physiotherapie kann Gelenkersatz hinauszögern

Eine Arthrose ist eine chronische und schmerzhafte Gelenkerkrankung, die sowohl Gelenkknorpel als auch das angrenzende Gewebe schädigt. Tritt die Erkrankung im Hüft- oder Kniegelenk auf, so wird das Gehen für den Betroffenen immer beschwerlicher. Irgendwann erhalten Patienten mit einer Arthrose ein künstliches Hüft- oder Kniegelenk, um wieder schmerzfrei gehen zu können. Oft sei dieser Gelenkersatz jedoch zu schnell verschrieben worden, berichten norwegische Forscher des Diakonhjemmet Krankenhaus in Oslo.

Studie. Das Forscherteam um Tuva Moseng hat die Wirkung eines speziellen Bewegungsprogramms an 393 Patienten mit einer Hüft- oder Kniearthrose getestet. 284 Patienten erhielten das Bewegungsprogramm, 109 die Standardbehandlung. 12 Monate nach Beginn der Studie wurden alle Teilnehmer erneut untersucht. Insgesamt zeigten sich die Patienten mit dem Bewegungsprogramm zufriedener mit der Behandlung und sie erhielten deutlich seltener doch ein Kunstgelenk als die Patienten mit der Standardbehandlung.

Ergebnis. Mithilfe von Physiotherapie kann die Lebensqualität der an Arthrose Erkrankten deutlich verbessert und der Gelenkersatz häufig hinausgezögert werden. ■

Brüche

Gesunder Lebensstil senkt Hüftfrakturen

Ab einem Alter von 80 Jahren steigt die Häufigkeit von Hüftfrakturen stark an. In über 68 % aller Fälle sind Frauen von einem Oberschenkelhalsbruch (Hüftfraktur) betroffen. Eine Hüftfraktur bedeutet für viele ältere Patienten das Ende des selbstbestimmten Alltags. Somit sind Präventionsmaßnahmen besonders wichtig.

Studie. In der „Framingham Studie" wurden seit 1948 kontinuierlich über einen Zeitraum von 40 Jahren drei Generationen und mehr als 10 000 Menschen regelmäßig medizinisch untersucht. Diese Langzeitstudie wird dazu genutzt, Zivilisationskrankheiten zu erforschen. Jetzt zeigte eine neue Auswertung amerikanischer Wissenschaftler, dass auch ein gesunder Lebensstil das Risiko einer Hüftfraktur deutlich verringern kann.

Ergebnis. In der Studie ist die Anzahl von Hüftfrakturen seit den 1970er-Jahren deutlich gesunken. Dieses lässt sich nur zum Teil auf eine bessere Diagnose und Therapie der Osteoporose zurückführen. So konnten die Forscher die Gabe von Bisphosphonaten – eine moderne, gängige Therapie bei Osteoporose – als Ursache für den deutlichen Rückgang ausschließen. Die Forscher vermuten, dass vor allem ein gesünderer Lebensstil den größten Einfluss auf die geringere Anzahl von Hüftfrakturen hatte. Insbesondere das Nichtrauchen und ein moderater Alkoholkonsum scheinen sich dabei positiv auszuwirken. Rauchen erhöht das Risiko für Hüftfrakturen, da es sich nachteilig auf die Knochendichte auswirkt. ■

IN KÜRZE

➔ Marathon festigt Knochen

Marathonläufe werden immer populärer. Was einerseits gut für die Herzfitness ist, könnte andererseits den Gelenken schaden. Britische Forscher untersuchten an 82 Marathonläufern, wie die Gelenke auf die Belastungen des Marathons reagieren. Es zeigte sich, dass das Laufen offenbar die Knochenstruktur festigt. Jedoch zeigte jeder zweite Läufer bereits Schäden am Gelenkknorpel oder Meniskus. Dieses hielt aber keinen von der Teilnahme am Marathon ab.

➔ Rückenoperationen vermieden

Nach Angaben der Techniker Krankenkasse (TK) halbierte sich im Frühjahr 2021 die Zahl der Rückenoperationen im Vergleich zum Vorjahreszeitraum. Auch sechs Monate später hätten die Rückenoperationen nicht mehr das Niveau der ersten sechs Monate des Vorjahres erreicht. Da medizinisch wirklich notwendige Rückenoperationen sich nicht auf Dauer verschieben lassen, könne der Rückgang der Operationen mit dem Wegfall von unnötigen Eingriffen erklärt werden, so die TK.

➔ Romosozumab gegen Osteoporose

Das Institut für Qualität und Wirtschaftlichkeit im Gesundheitswesen (IQWiG) bescheinigt dem Wirkstoff Romosozumab (Evenity®) in seiner Neubewertung einen Zusatznutzen für Frauen mit Osteoporose nach der Menopause. Der monoklonale Antikörper Romosozumab aktiviert einen gesteigerten Knochenaufbau durch die Osteoblasten und weiterer Zellen. Zusätzlich bindet der Wirkstoff Sklerostin, was im Knochen die Bildung und Aktivität von Osteoblasten hemmt und damit den Knochenabbau fördert. Durch den zweifach verstärkten Knochenaufbau soll es zu einem Anstieg der Knochenmasse und -festigkeit kommen. Im Vergleich zur Behandlung mit Alendronsäure reduziere Romosozumab leicht das Risiko von Frakturen der Hüfte, des Beckens oder der Unterarme von Patientinnen mit ausgeprägter Osteoporose.

Fortpflanzung und Sexualität

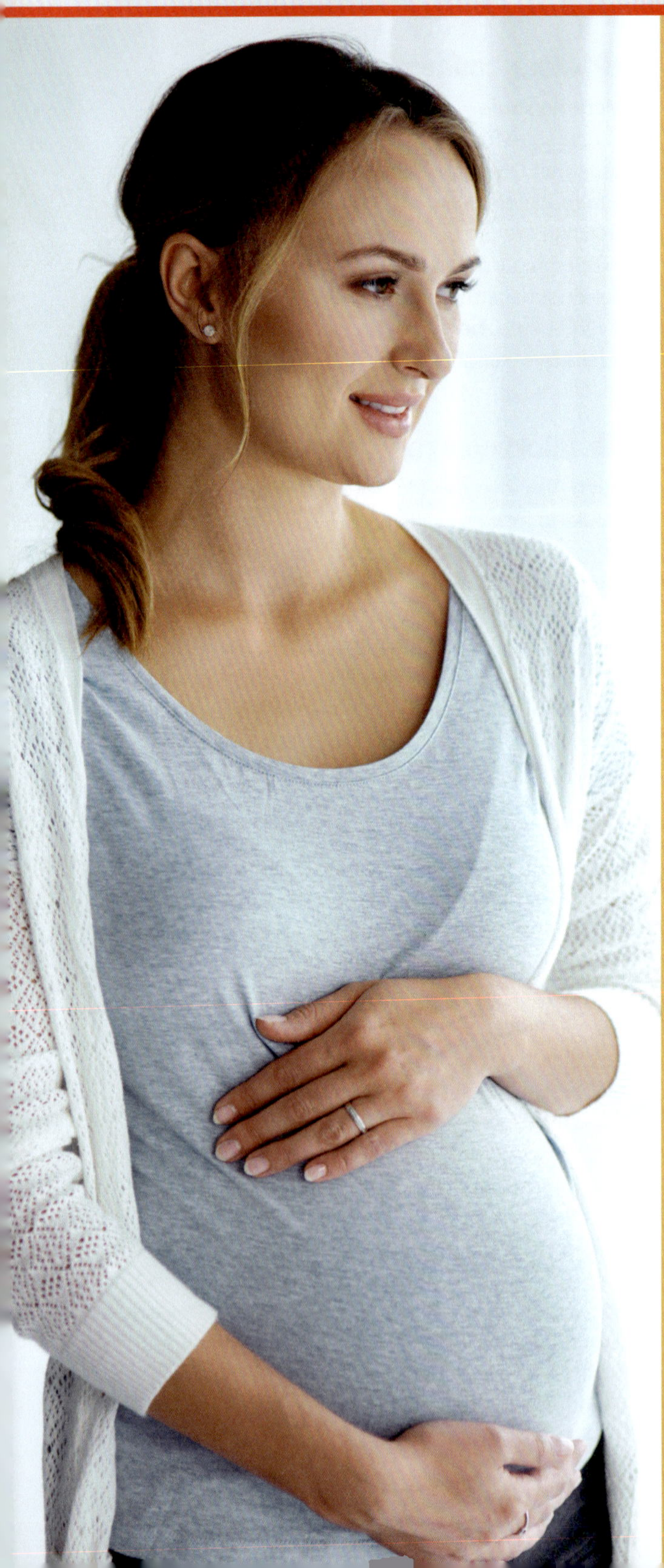

In diesem Kapitel

Ob Antibiotika oder Ibuprofen: Medikamente können sowohl die Verhütung als auch eine Schwangerschaft beeinflussen und daher sind hier Regeln zu beachten.

Werden etwa neben der „Pille“ Antibiotika eingenommen, sind weitere Verhütungsmaßnahmen notwendig. Die Verwendung von sogenannten nicht steroidalen Schmerzmitteln (NSAR) wie beispielsweise Ibuprofen darf während einer Schwangerschaft nur noch in Notfällen erfolgen.

Die „Pille“ kann möglicherweise auch gegen bestimmte Krebsarten vorbeugen, das jedenfalls fanden Forscher der Universität Uppsala. Die Studie ist aufgrund ihrer Datenlage relevant und die Wirkung des Medikaments blieb auch noch Jahre nach dem Absetzen erhalten.

In Deutschland, Österreich und der Schweiz kommen etwa 30 % der Kinder durch einen Kaiserschnitt zur Welt. Diese Rate ist laut Medizinern zu hoch und so gibt es eine neue Leitlinie, die evidenzbasiert Empfehlungen für bzw. gegen eine solche Indikation ausspricht und so mehr medizinische Sicherheit bei diesem Eingriff gibt.

Die Erhaltung der Fruchtbarkeit, die sogenannte Kryokonservierung, ist etwa vor einer Krebsbehandlung ungemein wichtig. Bislang war dies eine von den Patienten privat zu erbringende Leistung, die nun die Krankenkassen übernehmen, wozu auch eine ausführliche Beratung gehört.

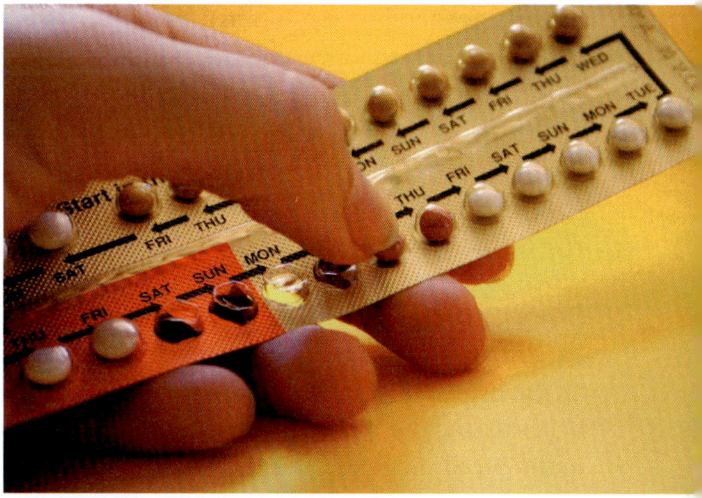

Auch nach 60 Jahren ist die „Pille“ immer noch Gegenstand zahlreicher neuer Studien.

TOP-Trend

Grippeimpfung in der Schwangerschaft ist sinnvoll

Schwangere Frauen haben einen erhöhten Sauerstoffverbrauch, das Lungenvolumen nimmt jedoch ab. Dies kann dazu führen, dass akute Atemwegserkrankungen komplizierter verlaufen. Erkranken Schwangere z. B. an einer Grippe (Influenza), liegt ihre Hospitalisierungsrate bei 27 %, im Vergleich zu 4 % bei Nichtschwangeren. Auch die Gefahr von Früh- und Fehlgeburten sowie schweren Erkrankungen des Neugeborenen steigt. Vor jeder Schwangerschaft sollte der allgemeine Impfschutz vervollständigt werden. Die Ständige Impfkommission am Robert Koch-Institut empfiehlt gesunden Schwangeren eine Influenzaimpfung noch ab dem zweiten Schwangerschaftsdrittel.

Verhütung

Pille und Antibiotika

Bereits in den 1970er-Jahren wurde vermutet, dass Antibiotika die Wirkung hormoneller Verhütungsmittel herabsetzen könnten. Seitdem wurden hierzu Einzelfallberichte veröffentlicht, ohne dass daraus eindeutige Empfehlungen resultierten. Forscher der Universität Birmingham nahmen nun eine gezielte Datenbankanalyse vor.

Studie. Sie beruht auf Berichten zu unerwünschten Arzneimittelwirkungen des britischen Meldesystems, den sogenannten „Yellow Cards". Mit diesen können sowohl Ärzte als auch Patienten Nebenwirkungen von Medikamenten an die britische Arzneimittelbehörde leiten. Dabei erfassten die Wissenschaftler, wie häufig es unter der Einnahme von Antibiotika zu unerwünschten Schwangerschaften kam. Die gefundenen 46 Fälle entsprachen einer Inzidenz von 62 pro 100 000 Anwenderinnen.

Im Vergleich zu anderen Medikamenten bedeutet dies eine siebenfach höhere Rate ungewollter Schwangerschaften. Bei Antibiotika wie z. B. Rifampicin, die die Aktivität von Cytochrom-P-450-Enzymen in der Leber stimulieren, lag die Rate sogar 13-mal höher. Bei Letzteren war auch die Rate der Geburtsfehler siebenfach erhöht.

Bedeutung. Auch wenn sich nach Einschätzung der britischen Forscher keine Absolutzahlen für die Risiken benennen lassen, sprechen ihre Befunde dafür, dass manche Typen von Antibiotika zu einem Wirkverlust der Pille führen können.

Als mögliche Ursachen für die Wechselwirkung wird die Schädigung der Darmflora durch die Antibiotika diskutiert, die die Aufnahme der Pillenhormone hemmt, sowie deren verstärkter Abbau durch Leberenzyme. ■

Wer neben der Pille Antibiotika einnimmt, sollte zusätzlich nichthormonelle Verhütungsmittel wie Kondome anwenden.

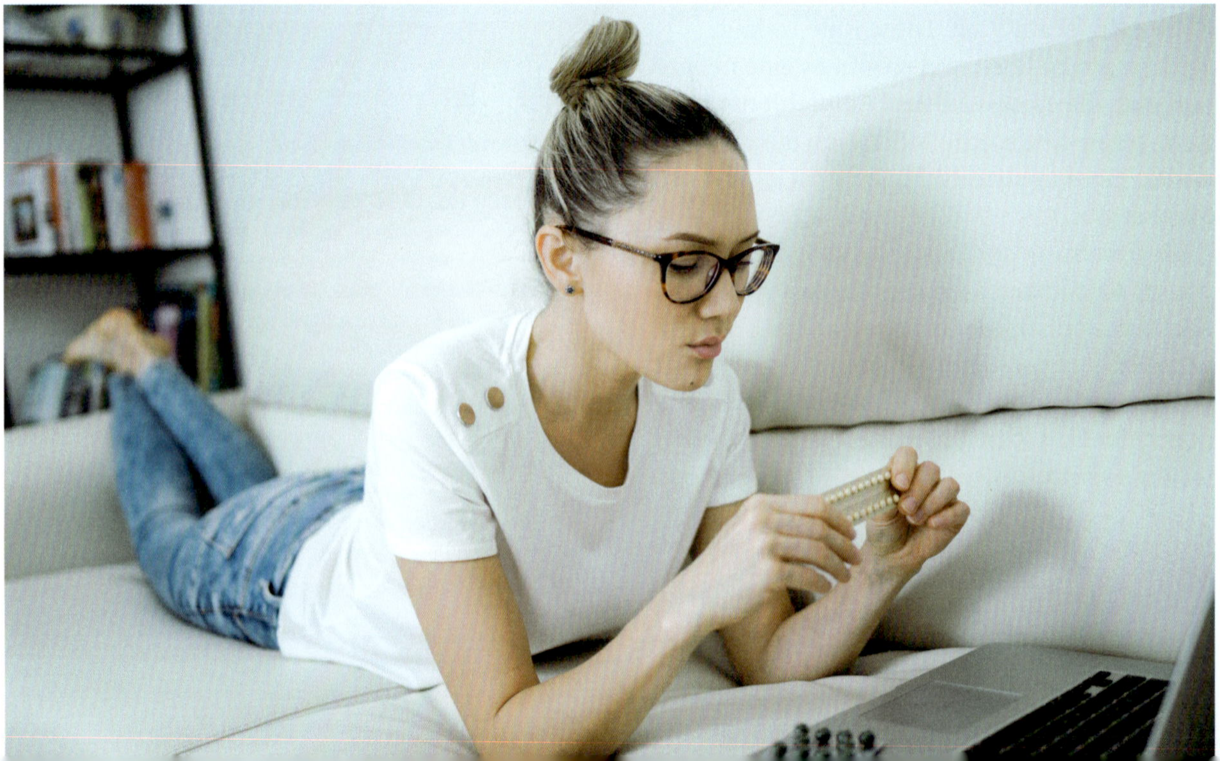

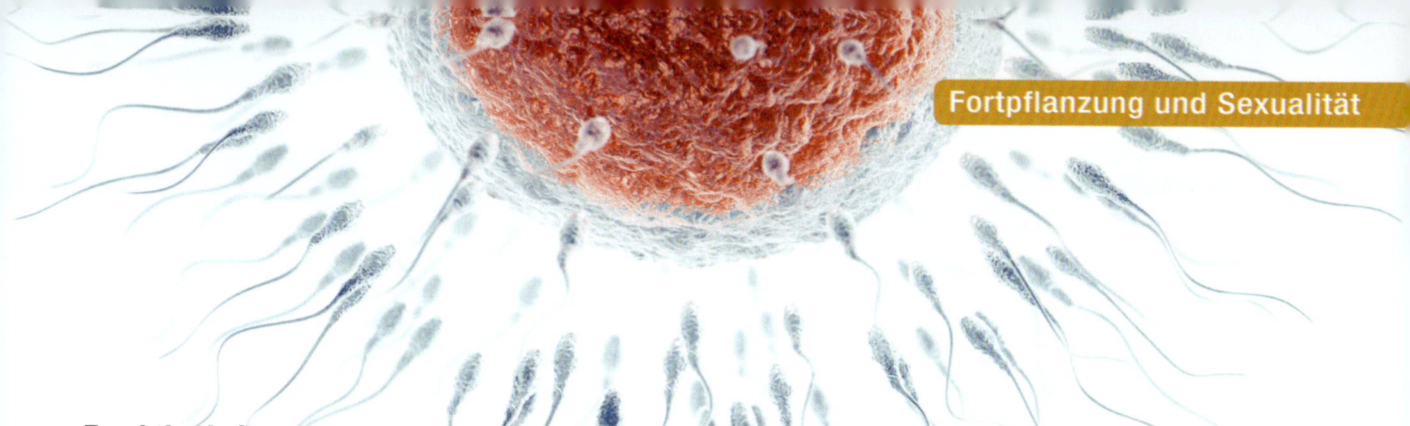

Fruchtbarkeit

Damenwahl auch bei Eizellen

Manche Paare bleiben ohne erkennbaren Grund trotz langer Bemühungen kinderlos. In etwa einem Drittel der Fälle liegt dies nicht an Mann oder Frau allein, sondern an der „Kombination" der beiden. Schwedische Forscher könnten hierfür einen Grund entdeckt haben.

Studie. Die Wissenschaftler an der Universität Stockholm untersuchten die Eizellen und Spermien von etwa 30 Paaren mit Kinderwunsch, indem sie im Laborversuch die Reaktion der Spermien auf die Follikelflüssigkeit verschiedener Frauen protokollierten. Diese umgibt die Eizelle und enthält Hormone und Botenstoffe, die Spermien anlocken und die Wahrscheinlichkeit auf eine erfolgreiche Befruchtung erhöhen.

Dabei zeigte sich in mehrfacher Wiederholung: Manche Eizellen, die in räumliche Nähe zu Spermien verschiedener Männer gebracht wurden, lockten gezielt nicht die Spermien des Partners, sondern fremde Spermien an. Nur diese fanden sich schließlich in der Follikelflüssigkeit wieder und konnten von den Forschern zugeordnet und gezählt werden.

Bedeutung. Bei der Befruchtung erreicht nur ein Spermium von vielen Millionen das Ziel, die Eizelle. Dabei scheint nicht nur, so die neuen Studienergebnisse, die Schnelligkeit und der Schwimmstil der Spermien eine Rolle zu spielen, wie es frühere Studien beschreiben. Vielmehr entscheiden von der Eizelle ausgesandte individuelle Signale, ob und welche Spermien ihr Ziel finden.

Im Tierreich ist eine solche sexuelle Selektion ein weit verbreitetes Phänomen und soll dazu führen, genetisch kompatible Spermien anzulocken. Bei Menschen war dies auf Keimzellebene bisher nicht beschrieben worden. So war zwar bekannt, dass die Eizelle grundsätzlich Substanzen zur Spermienorientierung produziert, nicht jedoch, dass die Lockmuster einen stark individuellen Charakter haben können. ■

STAND DER FORSCHUNG

Pille und Migräne

Hormonelle Verhütungsmittel können für Frauen mit Migräne ein besonderes Risiko darstellen. Bei Verordnung der Pille sollten Ärzte deshalb immer nach einer Migräne fragen. Dies ist jedoch häufig nicht der Fall, fanden portugiesische Mediziner in einer Studie mit 162 Migränepatientinnen zwischen 15 und 49 Jahren heraus. Von ihnen nahm über ein Drittel eine gänzlich ungeeignete Verhütungspille. Insbesondere eine Migräne mit Aura, also neurologischen Symptomen wie Seh- oder Geschmacksstörungen vor der eigentlichen Kopfschmerzattacke, geht mit einem erhöhten Schlaganfallrisiko einher, was durch eine falsche Pille verstärkt wird.

Fruchtbarkeit

Kryokonservierung wird Kassenleistung

Schwere Erkrankungen, wie z. B. verschiedene Krebsformen sowie damit einhergehende aggressive Behandlungen, wie Strahlen- oder Chemotherapie, können die Keimzellen bei Frauen wie Männern schädigen. Um einen späteren Kinderwunsch durch künstliche Befruchtung zu ermöglichen, können die Betroffenen ihre Ei- oder Samenzellen entnehmen und in flüssigem Stickstoff einlagern lassen.

Verfahren. Die Kosten für diese Gefrierkonservierung werden nun von den gesetzlichen Krankenkassen übernommen. Dazu zählt auch eine umfassende, zweistufige Beratung, die sowohl zur Grunderkrankung der Betroffenen als auch zur Keimzellentnahme und Kryokonservierung aufklärt. Dabei kann auch eingeschätzt werden, wie hoch das individuelle Risiko der Unfruchtbarkeit ist, denn längst nicht jeder Krebspatient muss diese befürchten. Bei Frauen erfolgt dies durch einen Facharzt für Frauenheilkunde und Geburtshilfe mit Schwerpunkt Gynäkologische Endokrinologie und Reproduktionsmedizin, bei Männern durch einen Facharzt mit der Zusatzweiterbildung Andrologie, wenn dieser sämtliche in der Richtlinie für Männer genannten Maßnahmen anbietet. Neben der eigentlichen Keimzellentnahme und -lagerung umfasst die Leistung auch Laboruntersuchungen, Hormonstimulationen oder Ultraschalluntersuchungen.

Bedeutung. Bislang mussten Betroffene die Kosten für die Fruchtbarkeitserhaltung – bei Frauen etwa 4500 Euro, bei Männern 500 bis 1500 Euro – selbst tragen. Der Anspruch darauf besteht nun für Frauen bis zur Vollendung des 40. Lebensjahres, bei Männern bis zum 50. Lebensjahr. Eine untere Altersgrenze gibt es nicht, sodass auch Kinder und Jugendliche einbezogen sind. ■

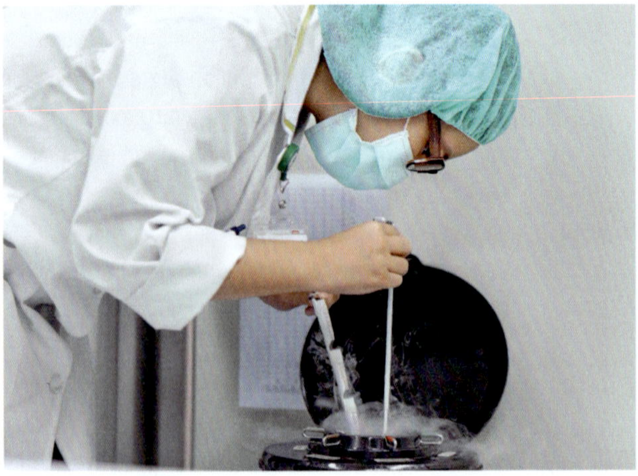

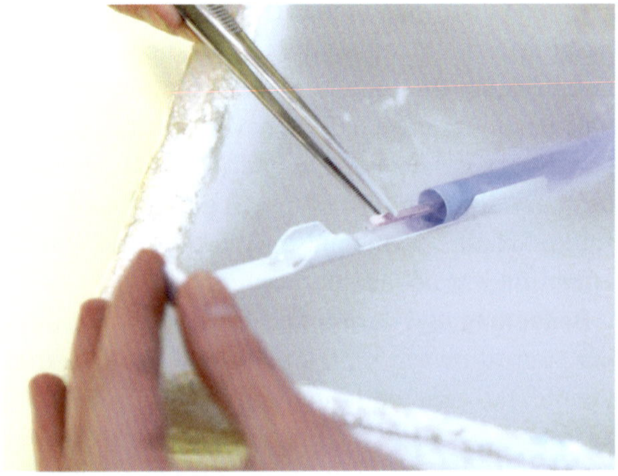

Bei Vorliegen bestimmter medizinischer Gründe übernehmen die Kassen die Kosten für eine Gefrierkonservierung von Keimzellen. Ein reines „social freezing“ wird dagegen nicht finanziert.

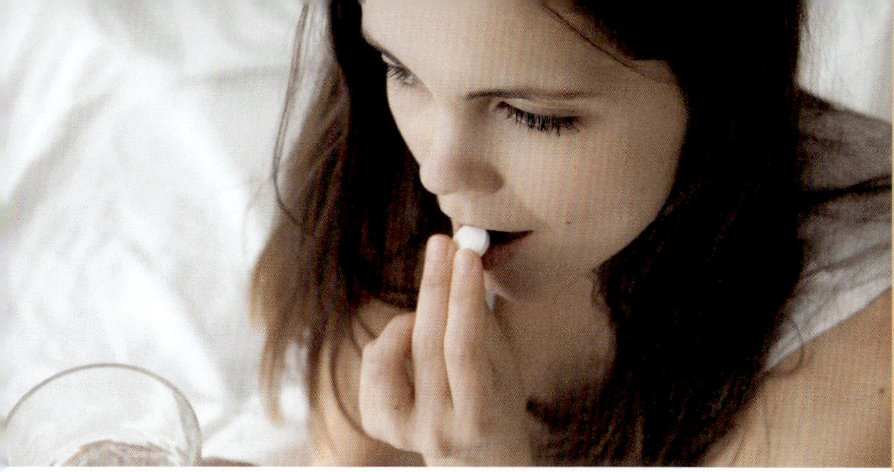

Schmerzmittel in der Schwangerschaft sind mit Risiken verbunden.

Schwangerschaft

Vorsicht bei Ibuprofen und Co.

Nach Auswertung von Fachliteratur und Spontanmeldungen kommt die amerikanische Arzneimittelbehörde FDA zu der Einschätzung, dass nichtsteroidale Schmerzmittel (NSAR) wie Ibuprofen, Naproxen oder Diclofenac bereits ab der 20. Schwangerschaftswoche nicht mehr bzw. nur in Notfällen eingenommen werden sollten.

Begründung. NSAR beeinträchtigen die Nierenfunktion des Fötus und können deshalb zu niedrige Fruchtwasserspiegel verursachen. Damit verringert sich die stoßabfedernde Pufferwirkung, was zu Fehlbildungen führen kann. Zu geringe Fruchtwassermengen können schon nach kurzer Einnahme der Schmerzmittel auftreten. Dies war zum Teil innerhalb von drei bis sechs Tagen nach Einnahmestopp rückgängig, trat jedoch bei erneuter Einnahme auch wieder auf. Zu den beschriebenen Nachwirkungen gehörten schwere Nierenfunktionsstörungen bei Neugeborenen bis hin zu Todesfällen aufgrund von Nierenversagen.

Bedeutung. Aktuell empfehlen die Fach- und Gebrauchsinformationen NSAR erst ab der 30. Schwangerschaftswoche zu meiden, da sie dann zu Herz-Lungen-Problemen beim Ungeborenen führen können. Die FDA will die Warnhinweise nach den neuen Befunden jedoch aktualisieren lassen. Bei starken Schmerzen werden Schwangeren eher niedrig dosiertes ASS bzw. Paracetamol empfohlen. ■

Fortpflanzung und Sexualität

Gesundheit des Vaters entscheidet mit

Nicht nur der Gesundheitszustand der Frau, sondern auch der des werdenden Vaters kann den Verlauf der Schwangerschaft beeinflussen.

Mediziner der Stanford Universität in Palo Alto beobachteten in ihrer Studie, dass es häufiger zu Eileiterschwangerschaften, Fehl- und Totgeburten kam, wenn beim Mann ein metabolisches Syndrom – erhöhte Werte bei Blutzucker, Blutdruck und Blutfetten, häufig verbunden mit Übergewicht und fehlender Fitness – nachgewiesen wurde. Je mehr diesbezügliche Faktoren vorlagen, so die Studienautoren, desto stärker sank die Wahrscheinlichkeit auf eine erfolgreich verlaufende Schwangerschaft. Bei stoffwechselgesunden Vätern kam es nur bei 17 % der Schwangerschaften zu Eileiterschwangerschaft, Fehl- oder Totgeburt. Bei einer Komponente des metabolischen Syndroms stieg das Risiko auf 21 %, bei zwei Komponenten auf 23 % und bei drei oder mehr Komponenten auf 27 %.

Ähnliche Konsequenzen waren bereits beschrieben worden, wenn ein höheres Alter des Mannes vorlag. Als mögliche Gründe werden Schäden der Spermien-DNA diskutiert.

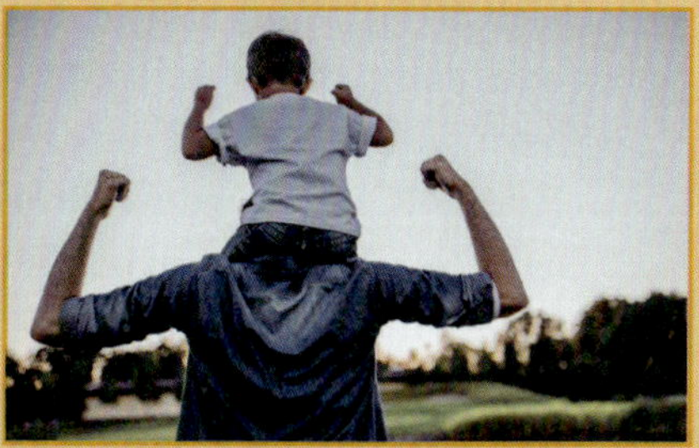

Je gesünder der Mann, desto höher ist die Wahrscheinlichkeit auf eine erfolgreich verlaufende Schwangerschaft der Partnerin.

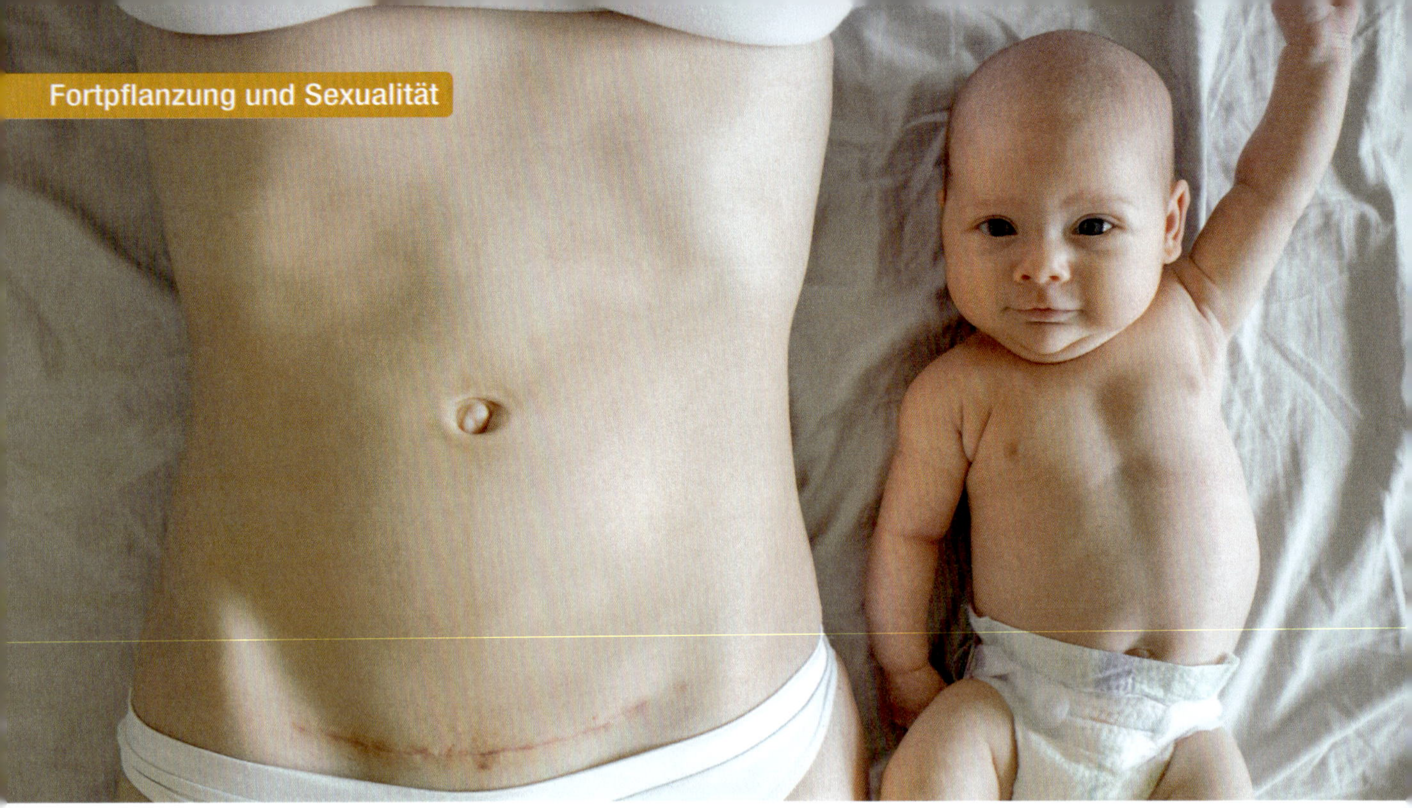

Der Trend zu einem geplanten Kaiserschnitt setzt sich fort. Etwa jedes dritte Kind kommt auf diesem Weg zur Welt.

Schwangerschaft

Erste Leitlinie zu Kaiserschnittentbindungen erschienen

Die Rate der Kaiserschnittgeburten in Deutschland, Österreich und der Schweiz hat sich in den letzten Jahren auf etwa 30 % eingepegelt. Dies ist nach Einschätzung der meisten Experten deutlich zu hoch, da ein solcher Eingriff medizinisch oft unbegründet ist. Gültige Standards dazu, wann ein Kaiserschnitt erfolgen sollte und wann nicht, fehlten bisher jedoch.

Leitlinie. Unter Federführung der Deutschen Gesellschaft für Gynäkologie und Geburtshilfe wurde nun eine erste Leitlinie zu dieser Thematik erstellt. Sie beschreibt die Vor- und Nachteile von vaginalen bzw. Kaiserschnittgeburten und soll auf Basis evidenzbasierter Erkenntnisse einheitliche Beratungs- und Handlungsempfehlungen bereitstellen. Dazu setzt sich die Leitlinie auch mit den häufigsten Gründen für einen geplanten Kaiserschnitt auseinander.

Gründe. Nur etwa 10 % der Kaiserschnittentbindungen, so Geburtsmediziner, sind medizinisch notwendig. Absolute medizinische Anzeigen sind demnach eine Querlage des Kindes, ein (drohender) Gebärmutterriss oder eine Unterversorgung des Kindes mit Sauerstoff. Die Notwendigkeit eines ungeplanten Kaiserschnitts ergibt sich auch aus dem Geburtsverlauf heraus, wenn unerwartete Komplikationen auftreten.

Die häufigsten medizinischen Gründe für einen Kaiserschnitt in Deutschland sind jedoch relativer, d. h. medizinisch nicht zwingend notwendig: ein vorheriger Kaiserschnitt, auffällige Herztöne des Kindes oder ein zu langer Geburtsvorgang.

Schwangere Frauen wiederum bevorzugen einen geplanten „Wunschkaiserschnitt", weil sie z. B. Angst vor den Wehenschmerzen haben, mögliche Beckenbodenschäden befürchten und zudem die (Fehl)einschätzung haben, ein Kaiserschnitt sei sicherer.

Nicht zuletzt bedeuten geplante Kaiserschnitte auch für die Geburtsabteilungen der Krankenhäuser Vorteile: Sie sind besser zu organisieren, binden weniger Personal und werden deutlich besser vergütet. Hinzu kommt die Angst vor Fehlern und Schäden, die eher bei einem natürlichen Geburtsvorgang auftreten und rechtliche Konsequenzen haben können.

Risiken. Ein Kaiserschnitt ist ein chirurgischer Eingriff unter Narkose, mit allen damit verbundenen Risiken: Infektionen, Gewebeverletzungen und Wundheilungsstörungen bei den Müttern, die häufig eine längere Erholungszeit brauchen, bevor sie das Krankenhaus verlassen können. Beim Kind werden erhöhte Risiken auf Autoimmunerkrankungen und Allergien diskutiert, die durch den fehlenden Kontakt mit der mütterlichen Scheidenflora begünstigt werden. Nur bei einer eindeutigen medizinischen Notwendigkeit ist der Nutzen größer als das Risiko.

Bedeutung. „Die neue Leitlinie zum Kaiserschnitt gibt mehr Sicherheit bei der medizinischen Beurteilung, wie notwendig oder angemessen ein Kaiserschnitt ist", beurteilt Eike Eymers, Ärztin im AOK Bundesverband. Ärzte und Hebammen könnten so die Frauen besser über die Vor- und Nachteile einer Entbindung per Kaiserschnitt aufklären und beraten.

> Es gibt deutlich mehr Kaiserschnitte als medizinisch notwendig sind. Frauen sollen über die Vor- und Nachteile eines operativen Eingriffs aufgeklärt und beraten werden.

Einen Grenzwert will die neue Leitlinie auch aufgrund fehlender Daten nicht vorgeben. Es gelte aber als gesichert, dass eine Kaiserschnittrate über 15 % weder für die Mutter noch für das Kind einen Gesundheitsgewinn bringe. Da die Gründe für die hohe Kaiserschnittrate jedoch längst nicht nur im medizinischen Bereich liegen, so Patricia van de Vondel, Chefärztin am Kölner Krankenhaus Porz am Rhein, bleibe jedoch fraglich, ob es „in den bestehenden Strukturen gelingen wird, die Kaiserschnittrate zu senken". ■

Antibiotika besser nach dem Kaiserschnitt

Bei einer Kaiserschnittgeburt sorgt eine vorbeugende Antibiotikagabe dafür, postoperative Wundinfektionen zu vermeiden. Bisher wurde empfohlen, diese vor dem Eingriff zu verabreichen. Eine Studie am Universitätsspital Bern kommt nun jedoch

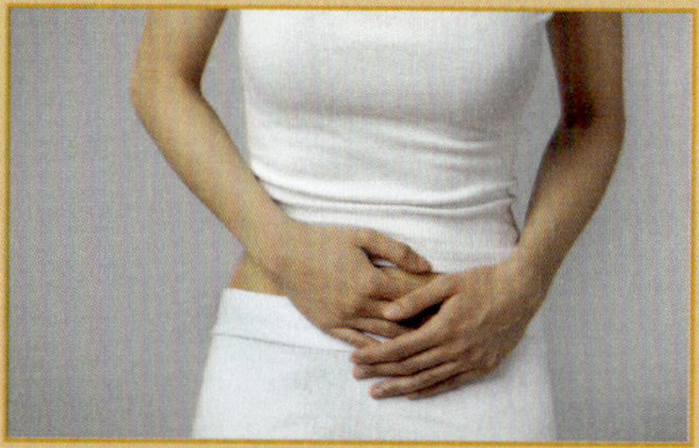

Antibiotika werden bei einem Kaiserschnitt zur Vorbeugung gegen Infektionen und Wundheilungsstörungen verabreicht.

zu dem Schluss, dass eine spätere Gabe, erst nach der Abnabelung, nicht mit einem höheren Infektionsrisiko einhergeht. Das internationale Wissenschaftlerteam hatte dazu die Daten von annähernd 56 000 Frauen mit Kaiserschnittgeburten untersucht. 47 % erhielten eine Antibiotikaprophylaxe vor, 52 % unmittelbar nach dem Eingriff. Beim Auftreten von postoperativen Wundinfektionen konnten die Mediziner zwischen den beiden Gruppen keinen Unterschied beobachten.

Nach Einschätzung der Studienautoren könnte die spätere Antibiotikagabe dagegen deutliche Vorzüge haben, da sie die Entwicklung des kindlichen Mikrobioms nicht mehr beeinträchtigt. Es ist für den Aufbau des Immunsystems und weitere Entwicklungsprozesse von großer Bedeutung. Die Studienautoren empfehlen deshalb eine Anpassung der gängigen Praxis weltweit.

Bei Krebs besser nicht minimalinvasiv

Viele Frauen, und auch viele Ärzte, sehen in einer minimalinvasiven Entfernung der Gebärmutter eine schonendere Methode im Vergleich zu einem offenen Eingriff über einen Bauchschnitt. Eine Forschergruppe am Anderson Cancer Center in Houston kommt jedoch zu einer anderen Einschätzung. Ihre Studie mit 631 Patientinnen mit Gebärmutterhalskrebs in frühen Stadien ergab: Nach dem offenen Eingriff war das Gesamtüberleben höher sowie die Rückfallquote geringer im Vergleich zum minimalinvasiven Verfahren.

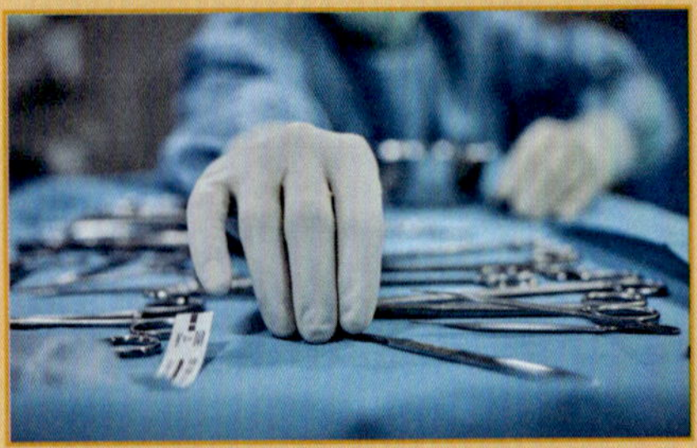

Minimalinvasive Gebärmutterentfernungen haben bei Krebspatientinnen eindeutige Nachteile gegenüber dem offenen Eingriff.

Die US-Wissenschaftler führten des Weiteren eine Befragung bei etwa 500 Studienteilnehmerinnen durch, bei der diese Angaben zu ihrer Lebensqualität machten, vor und zu verschiedenen Zeitpunkten nach dem jeweiligen Eingriff. Die Angaben der Frauen unterschieden sich hierbei nicht.

Demnach, so die Studienautoren, hängt auch die Lebensqualität nach der Operation von Frauen mit einem frühen Gebärmutterkrebs nicht von der Methode ab. Sie empfehlen deshalb, in diesen Fällen das minimalinvasive Verfahren nicht mehr anzubieten.

Gebärmutter

Mit Tabletten gegen Myombeschwerden

Wissenschaftler der Universität Chicago entwickelten eine neue orale Therapie bei Menstruationsbeschwerden durch Gebärmuttermyome. Der Gonadotropin-Releasing-Hormon (GnRH)-Rezeptor-Antagonist Relugolix unterbindet die Produktion von Östrogen, Progesteron und anderen Hormonen, die das Wachstum der Muskelgeschwülste fördern. Da Relugolix allein starke Wechseljahressymptome hervorruft, kombinierten die US-Forscher die Therapie mit kleinen Dosen Östrogen und Gestagen. Zwei placebokontrollierte Studien ergaben deutliche Verbesserungen bei Symptomen wie menstrueller Blutungsstärke und -dauer, Anämien und Schmerzen. Die „Add-back"-Therapie mit Hormonen verminderte die durch GnRH-Antagonisten verursachte Abnahme der Knochendichte, auch Hitzewallungen und nächtliche Schweißausbrüche traten seltener auf, jedoch häufiger als unter Placebo. Als Nebenwirkungen waren gelegentliche azyklische Blutungen zu beobachten.

Bedeutung. Die Behandlung mit täglich 40 mg Relugolix könnte vor allem für jüngere Frauen eine Alternative zur chirurgischen Entfernung von Myomen sein, zumal diese nach einer Operation häufig wieder auftreten. ■

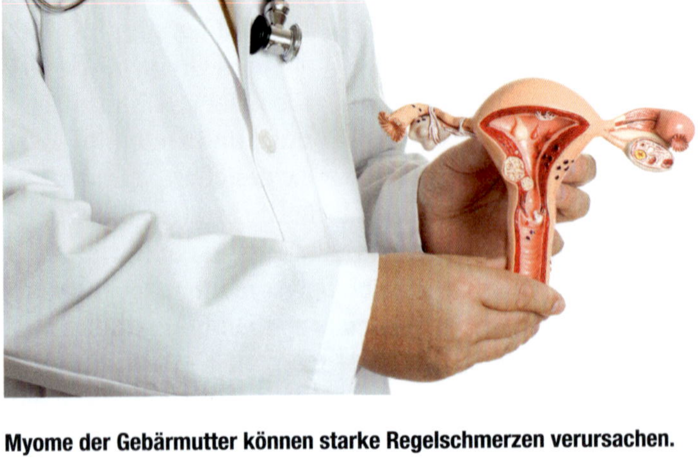

Myome der Gebärmutter können starke Regelschmerzen verursachen.

Krebs

Schutz durch die Pille?

Eine Studie der Universität Uppsala beschreibt eine deutliche Reduktion von Gebärmutter- und Eierstockkrebs in Zusammenhang mit der Einnahme der Pille. Diese Wirkung bleibt auch noch Jahrzehnte nach Absetzen erhalten.

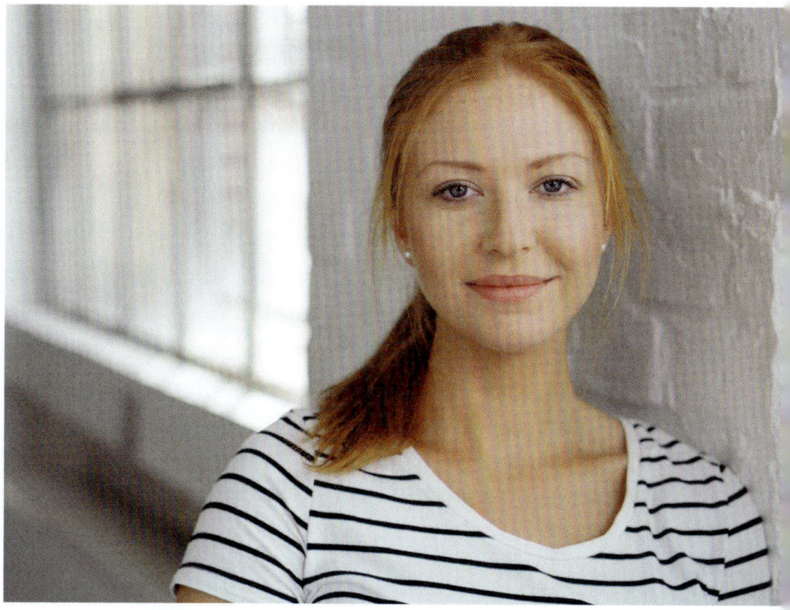

Über 80 % der westeuropäischen Frauen haben im Lauf ihres Lebens schon einmal mit der Pille verhütet.

Vorgehensweise. Für die Studie analysierten die Forscher die Daten der britischen UK Biobank von mehr als 256 000 Frauen, geboren zwischen 1939 und 1970, die entweder die Antibabypille eingenommen oder nie hormonell verhütet hatten. Zwischen diesen beiden Gruppen verglichen sie die Fälle von Brust-, Gebärmutter- und Eierstockkrebs.

Ergebnisse. Dabei zeigte sich, dass die Einnahme der Pille ein deutlich geringeres Risiko mit sich brachte, an Eierstock- oder Gebärmutterkrebs zu erkranken. Noch fünfzehn Jahre nach Absetzen der Pille war das Risiko um etwa die Hälfte reduziert, und es hielt bis zu 35 Jahre an, so die schwedischen Studienautoren. Auch das in früheren Studien mit der Einnahme der Pille in Verbindung gebrachte höhere Risiko für Brustkrebs war geringer als bisher eingeschätzt: „Überraschenderweise haben wir nur ein geringfügig erhöhtes Brustkrebsrisiko festgestellt, und das erhöhte Risiko verschwand innerhalb weniger Jahre nach dem Absetzen der Pille. Das lässt vermuten, dass sich das lebenslange Risiko für Brustkrebs zwischen Anwenderinnen und Niemals-Anwenderinnen möglicherweise nicht unterscheidet, selbst wenn ein erhöhtes kurzfristiges Risiko besteht.“

Bedeutung. Etwa vier von fünf Frauen in Westeuropa verhüten per Pille. Damit verbunden ist bekanntermaßen ein erhöhtes Risiko für Thrombosen und Lungenembolien. Auf der anderen Seite aber könnten hormonelle Verhütungsmittel auch Schutzeffekte gegen manche Krebsformen bieten, so das Fazit der Wissenschaftler. Gemäß Einschätzung von Krebsexperten ist die neue Studie aufgrund der großen Datenmenge und der langen Nachbeobachtungszeit von hoher Relevanz. Hinzu kommt, dass sich die Teilnehmerinnen zur Auswertungszeit in einem Alter befanden, in dem das Auftreten von Krebserkrankungen wahrscheinlich ist. ■

Eine neue Langzeitstudie schreibt der Antibabypille eine krebsschützende Wirkung zu.

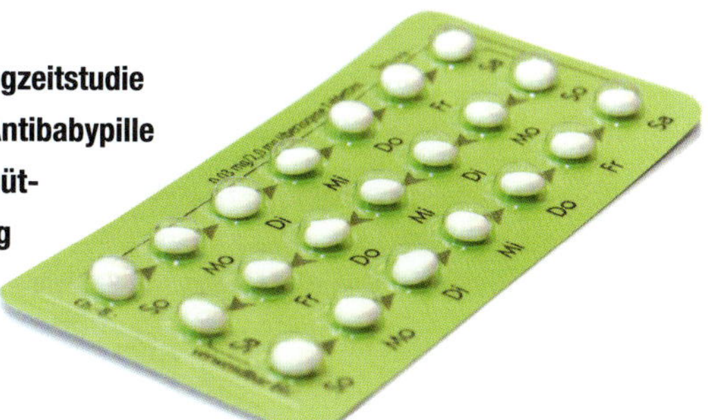

Vaginose

Hilfe durch „gute“ Bakterien

Eine Vaginose beschreibt ein Ungleichgewicht in der Zusammensetzung der Scheidenflora und tritt häufig nach der Einnahme von Antibiotika auf. Günstige Besiedler wie die Milchsäurebakterien (Laktobazillen) verschwinden, wogegen Krankheitserreger überhand nehmen. In schweren Fällen können zwar wiederum Antibiotika eingesetzt werden, die jedoch auch die Laktobazillen zerstören. Es kommt in der Folge zu häufigen Rückfällen. Eine prophylaktische Anwendung mit bestimmten Laktobazillen könnte sich als hilfreich erweisen.

Hintergrund. Mit einer Vaginose verbunden sind typische Symptome wie verstärkter Ausfluss, Brennen und Juckreiz. Des Weiteren vergrößert sie das Risiko auf gynäkologische Erkrankungen wie Entzündungen der Gebärmutterschleimhaut, der Eileiter oder des äußeren Intimbereichs. Bei schwangeren Frauen erhöht sich das Frühgeburtsrisiko.

Vorgehensweise. US-Wissenschaftler der Universität von Kalifornien in San Francisco untersuchten in einer placebokontrollierten Studie die Eignung lebender Milchsäurebakterien vom Stamm *L.crispatus CTV-05* zur Verhinderung von Rückfallvaginosen. An der Studie nahmen 228 Frauen im Alter zwischen 18 und 45 Jahren teil, die mehrfach an einer bakteriellen Vaginose litten und zuvor fünf Tage mit einem lokalen Metronidazol-Antibiotikum behandelt worden waren. Sie erhielten dann elf Wochen lang zufallsverteilt ein Placebopräparat (76 Frauen) oder das Mittel Lactin-V (152 Frauen), ein Vaginalprodukt mit Lebendkulturen von *L.crispatus CTV-05*.

Nach insgesamt 24 Wochen zeigte sich: Es war bei 39 % der Frauen in der Lactingruppe gegenüber 54 % in der Placebogruppe zu einer erneuten Vaginose gekommen.

Bedeutung. *L.crispatus CTV-05* ist Teil des natürlichen vaginalen Mikrobioms bei gesunden Frauen und zeichnet sich dadurch aus, dass er das Gleichgewicht der Scheidenflora wieder herstellt und urogenitale Infektionen verhindert. Die Autoren empfehlen, weitere Langzeitstudien durchzuführen, um die Dauerhaftigkeit der Besiedlung und die langfristige Prävention einschätzen zu können. ■

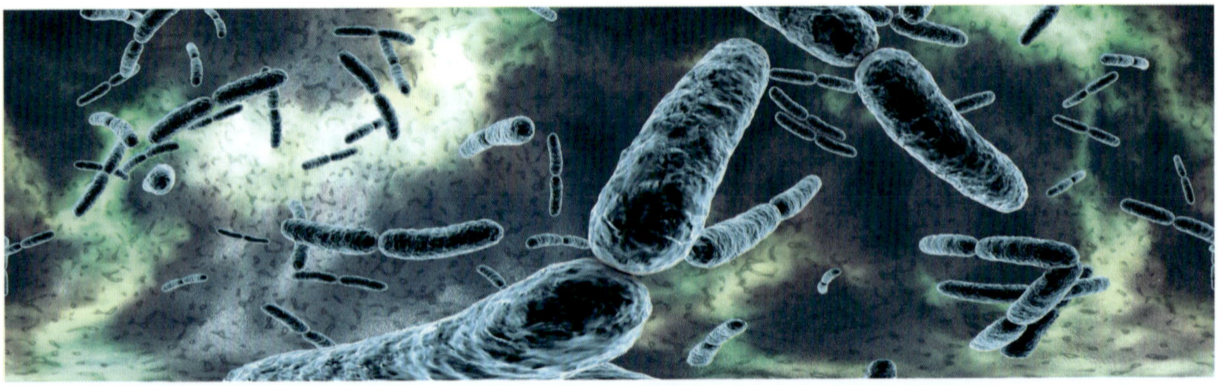

Eine gesunde Scheidenflora setzt sich hauptsächlich aus verschiedenen Stämmen von Milchsäurebakterien zusammen.

Sexualleben

Gesunde Ernährung, weniger Potenzprobleme

Änderungen des Lebensstils wie Gewichtsabnahme, Rauchstopp, Alkoholverzicht und regelmäßige Bewegung können männliche Potenzprobleme bessern. US-Forscher fanden nun heraus, dass auch die Ernährung eine Rolle spielt.

Studie. Das Team an der Universität von Kalifornien in San Francisco analysierte die Daten einer Studie, bei der seit 1986 fast 22 000 männliche Angehörige aus Gesundheitsberufen ausführliche Angaben zu ihrem Ernährungsverhalten gemacht hatten. Innerhalb der Nachbeobachtungszeit von etwa elf Jahren entwickelten ca. 950 Männer eine erektile Dysfunktion. Je gesünder sie sich jedoch ernährt hatten, desto seltener erkrankten sie. Als gesunde Ernährung wurde ein hoher Verzehr an Gemüse, Hülsenfrüchten, Früchten, Nüssen, Vollkorngetreide und Fisch definiert. Punktabzüge gab es für einen hohen Konsum von Milchprodukten, Zucker, rotem Fleisch, Wurstwaren und Alkohol.

Bedeutung. Der beobachtete Zusammenhang erwies sich, so die Forscher, als unabhängig von anderen Risikofaktoren wie z. B. Body-Mass-Index, Rauchen oder Bluthochdruck und könnte deshalb einen weiteren Nutzen für Männer mit Potenzproblemen bieten. ■

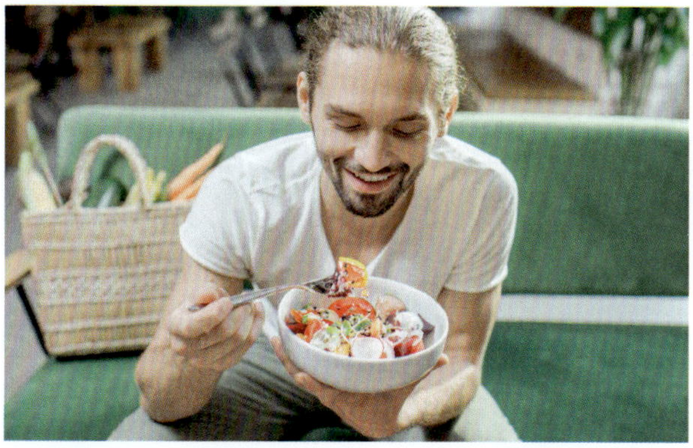

Gesunde Ernährung lohnt sich für Männer mehrfach.

IN KÜRZE

➔ Achtung Sonne bei Endometriose

Frauen, die sich in jungen Jahren häufig der Sonne ausgesetzt, Solarien aufgesucht oder oft Sonnenbrände erlitten hatten, erkrankten im späteren Leben ca. 20 % häufiger an einer Endometriose. Zu diesem Fazit kommt eine US-Studie der Universität von Tucson, die die Daten von 115 000 Teilnehmerinnen der Nurses' Health Study II auswertete. Die Gründe für diesen Zusammenhang, der sich als dosisabhängig erwies, sind unbekannt. Es hatte sich jedoch bereits in früheren Studien gezeigt, dass Endometriosepatientinnen auch häufiger an Hautkrebs erkrankten.

➔ Übertragung im Mutterleib

Nachdem eine Coronaansteckung im Mutterleib lange strittig war, konnten Forscher am Universitätsklinikum Paris Saclay dies bei einer 23-jährigen Frau eindeutig nachweisen. Sie hatte in der 35. Schwangerschaftswoche mit Fieber und Husten ein Krankenhaus aufgesucht. Sowohl die werdende Mutter als auch Plazenta, Fruchtwasser und der Fötus wurden positiv auf SARS-CoV-2 getestet. Das Kind musste aufgrund von Herzproblemen per Kaiserschnitt auf die Welt geholt und nach der Geburt künstlich beatmet werden. Kurz darauf zeigte sich auch eine Entzündung im zentralen Nervensystem, die jedoch vorübergehend war.

Atmungssystem

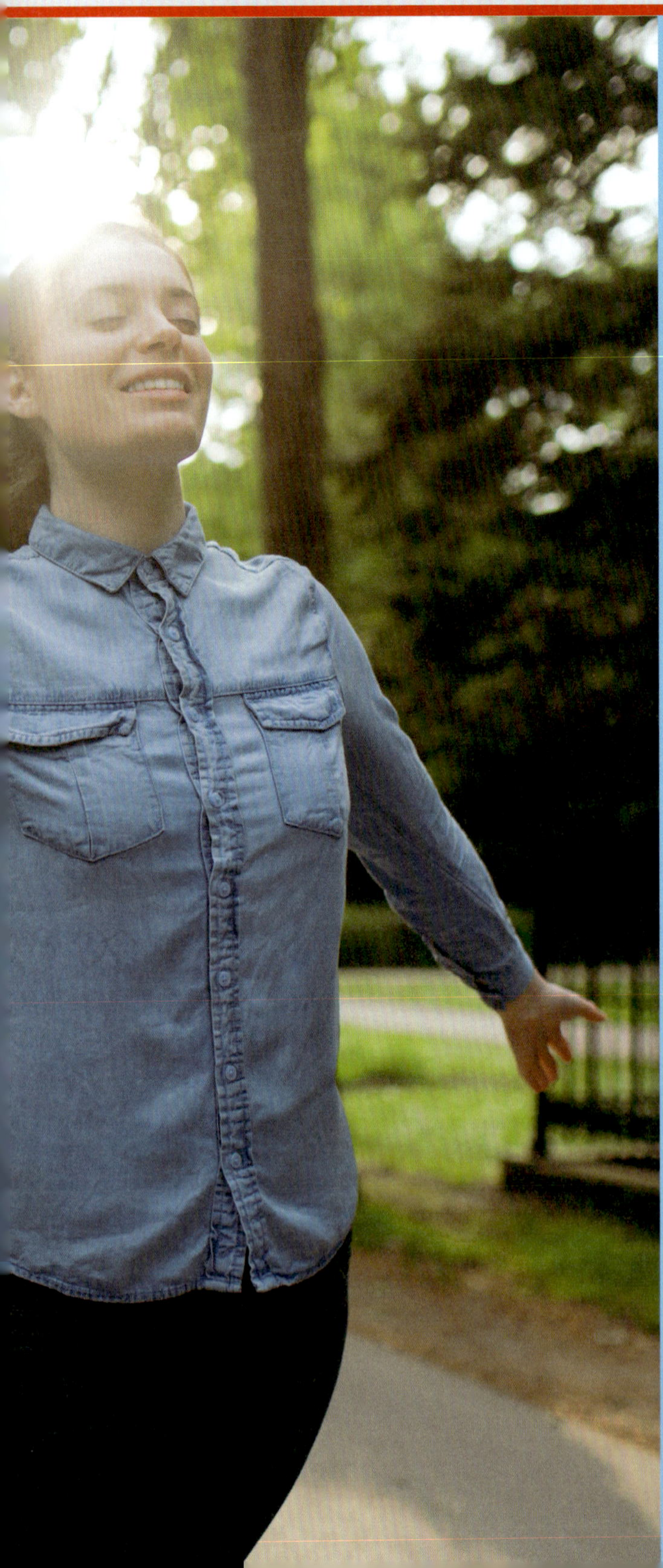

In diesem Kapitel

„Corona", so viel steht fest, ist für einen Großteil der Infizierten eine ernsthafte Erkrankung. Sie hinterlässt lang anhaltende Schäden, die als Long Covid ein eigenes Krankheitsbild sind.

Die betroffenen Patienten litten unter Müdigkeit und Abschlagenheit, Schlafstörungen und brauchten deutlich mehr Schmerzmittel und Bronchiodilatatoren.

Patienten mit Asthma können laut einer neuen Studie in fünf Gruppen mit verschiedenen Verläufen und unterschiedlich guter Prognose eingeteilt werden. Eine besonders intensive Betreuung sollten jene bekommen, deren Asthma erst spät beginnt, sowie diejenigen mit frühem Beginn und ständig aktiver Krankheit.

Auch wenn bei Lungenkrebs die Heilungschancen nach wie vor schlecht stehen, so haben sie sich doch mit der Einführung sogenanter Checkpoint-Inhibitoren verbessert und manche Patienten profitieren von einer individuell für sie ausgewählten Kombination aus verschiedenen Verfahren.

Klinische Leitlinien zur Raucherentwöhnung werden mittlerweile auch in kostenfreie Apps umgesetzt und diese zeigen in Studien gute Erfolge. Ein Grund mehr, jetzt einfach mit dem Rauchen aufzuhören.

Zunehmende Luftverschmutzung, so eine dänische Studie, erhöht eigentlich nur bei Männern die Sterblichkeit, offensichtlich reagieren sie empfindlicher auf die Schadstoffe in der Luft.

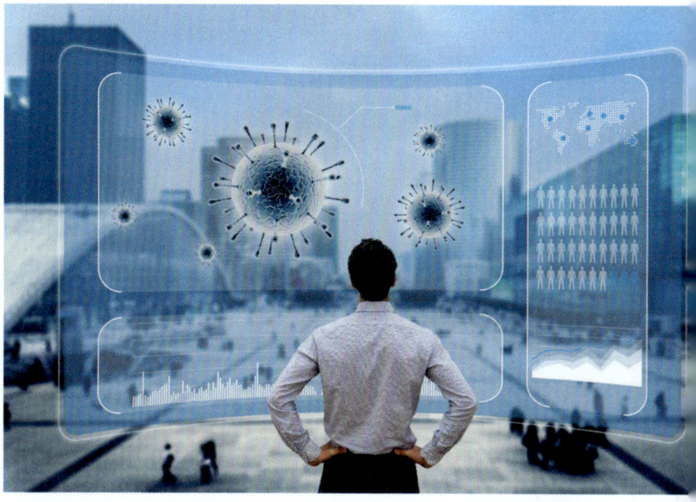

Das Coronavirus wird uns noch lange begleiten. Viele Infizierte leiden an lang anhaltenden Folgen.

TOP-Trend

Corona auf der Intensivstation

Unter allen Patienten, die in Deutschland wegen einer Infektion mit dem neuartigen Coronavirus SARS-CoV-2 auf der Intensivstation behandelt werden müssen, ist der Anteil der Geimpften seit Anfang 2020 ständig gesunken. Kurz vor Weihnachten 2021 mussten über 3000 Covid-19-Patienten auf Intensivstationen behandelt werden – mindestens vier Fünftel davon waren nicht geimpft. Die Zahl der Infizierten stieg zwar in der vierten Welle auf mehr als 10 000 Personen täglich, wodurch das öffentliche Leben erneut massiv eingeschränkt werden musste. Der Anteil Infizierter, die auf die Intensivstation mussten, sank aber dank Impfung von anfänglich sechs Prozent auf unter ein Prozent.

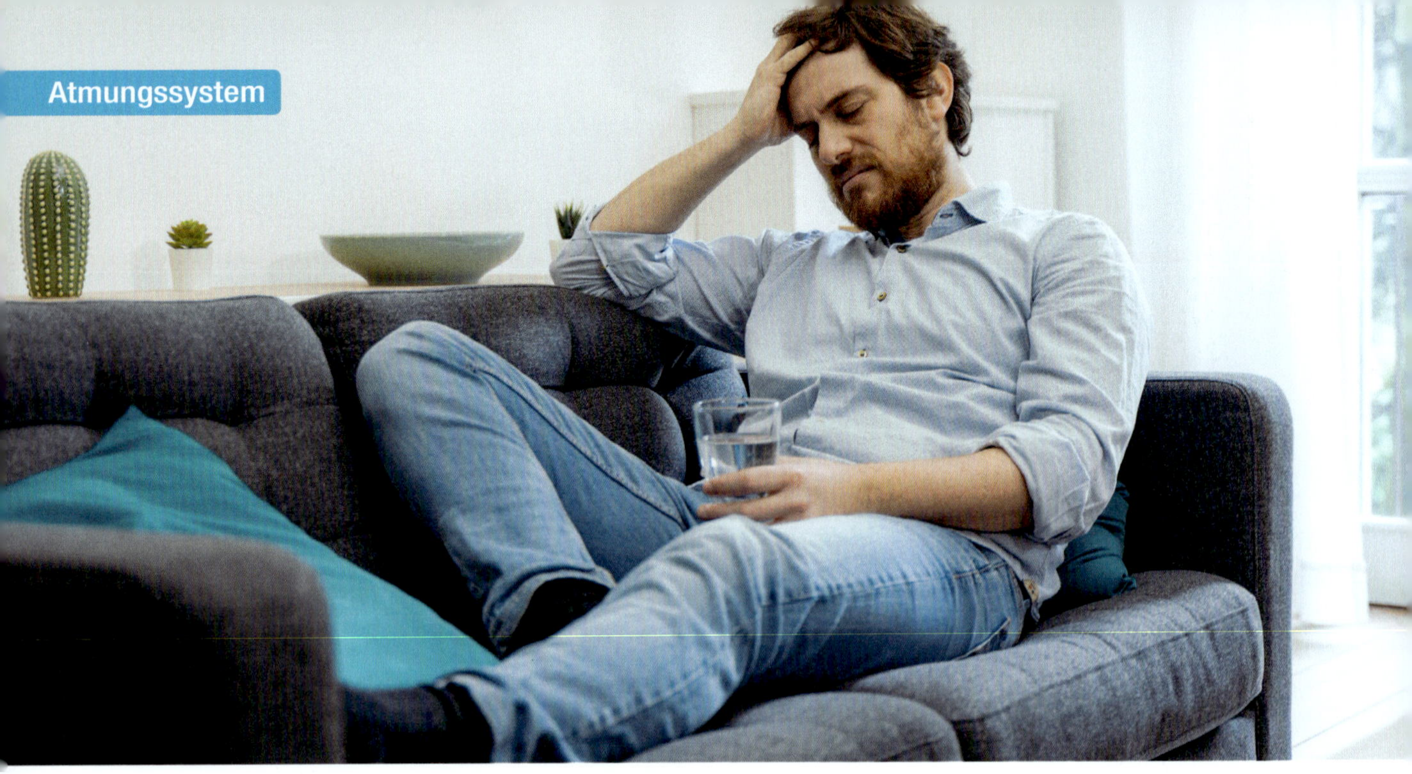

Obwohl sich das Coronavirus SARS-CoV-2 nur wenige Tage im Körper vermehrt, erleiden viele Patienten bleibende Schäden.

Covid-19

Infektion mit Langzeitfolgen

Annähernd 100 000 Menschen sind bis zum Herbst des Jahres 2021 in Deutschland nach einer Infektion mit dem Coronavirus (SARS-CoV-2) gestorben. Sehr viel mehr – nämlich über vier Millionen – haben mehr oder weniger lange mit einer Infektion gekämpft und ein erheblicher Teil davon leidet noch nach langer Zeit an den Folgen.

Hintergrund. Infektionen mit Mikroorganismen können nach der Genesung Schäden hinterlassen, die mitunter viele Jahre andauern. Im Fall eines neuen Erregers, wie dem im Herbst 2019 erstmals isolierten Coronavirus SARS-CoV-2 und der daraus resultierenden Krankheit Covid-19, konzentrieren sich Ärzte zunächst auf lebensbedrohliche Folgen – in diesem Fall hauptsächlich das Versagen der Atmung sowie Schäden an Herz und Nieren. Inzwischen gibt es jedoch zahlreiche Untersuchungen an Genesenen, bei denen die Art und die Dauer von Langzeitfolgen erfasst wurden.

Vorgehensweise. Im chinesischen Wuhan, wo die weltweite Epidemie höchstwahrscheinlich ihren Ausgang nahm, haben Forscher 1733 Patienten zunächst während ihres Klinikaufenthaltes zwischen Januar und Mai 2020 im Detail erfasst. Sie erhielten eine gründliche körperliche Untersuchung, beantworteten Fragebögen zu ihrem Befinden, bekamen eine Blutuntersuchung, machten Geh- und Atemtests, und bei vielen wurde auch die Lunge mit Röntgenbildern und Ultraschall angeschaut. Ausgeschlossen wurden jene, die wegen psychiatrischen Erkrankungen, erneuter Klinikaufenthalte, Unbeweglichkeit und ähnlichen Gründen nicht erfasst werden konnten. Männer und Frauen waren in dieser

Studie etwa gleich häufig vertreten, das mittlere Alter betrug 57 Jahre.

Eine ähnliche Studie wurde in den USA durchgeführt. Sie umfasste 73 435 Armeeveteranen, die ebenfalls eine Infektion mit SARS-CoV-2 durchgemacht hatten, aber nicht in die Klinik mussten. Bei ihnen hat man anhand der Versicherungsdaten ebenfalls über sechs Monate hinweg den Gesundheitszustand und den Medikamentenverbrauch mit fünf Millionen nicht infizierten Veteranen verglichen.

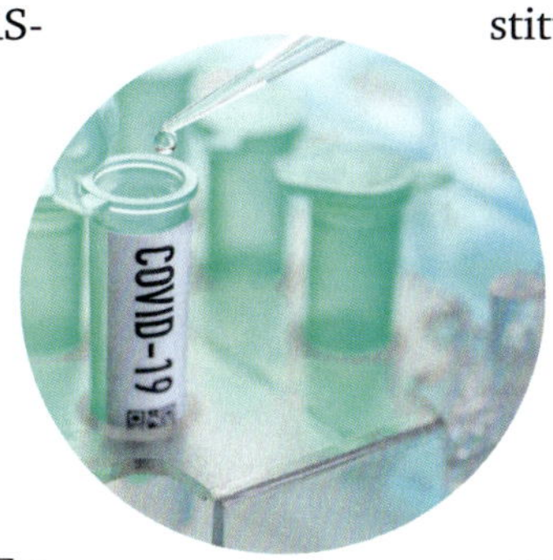

Ergebnisse. Bei den chinesischen Ex-Patienten wurde am häufigsten ein krankhafter Erschöpfungszustand (Fatigue) festgestellt, über den etwa zwei Drittel klagten. Jeder Vierte litt zudem an Schlafstörungen. Bei fast der Hälfte der Studienteilnehmer war überdies noch in der Klinik eine eingeschränkte Nierenfunktion festgestellt worden, und unter diesen blieb der Schaden bei jedem Achten auch über die gesamte Beobachtungszeit erhalten.

Obwohl die Teilnehmer der US-Studie nicht schwer genug erkrankt waren, um in die Klinik zu müssen, fanden sich bei ihnen ganz ähnliche Beeinträchtigungen wie bei den chinesischen Patienten. So war das Risiko für Unwohlsein und Fatigue gegenüber der Vergleichsgruppe annähernd 13-mal so hoch. Schlafstörungen und Anzeichen für eine Erkrankung des Nervensystems waren jeweils mehr als 14-mal so häufig. Die vormals Infizierten brauchten zudem fast 20-mal so viele Schmerzmittel und sogenannte Bronchodilatatoren, die das Atmen erleichtern. Die Wahrscheinlichkeit, in den fünf Monaten nach der Infektion zu sterben, war um 60 % erhöht – dies entspricht umgerechnet etwa 8 zusätzlichen Todesfällen pro 1000 Personen in dem halben Jahr der Nachbeobachtung.

Bedeutung. Eine wachsende Zahl von Studien belegt, dass „Corona" eine ernsthafte Krankheit ist, die bei einem großen Teil der Infizierten lang anhaltende Schäden hinterlässt. Betroffen sind davon nicht nur alte und schwache Menschen, sondern auch viele, die bis zu der Infektion als kerngesund galten. Das Robert-Koch-Institut in Berlin fasst die häufig berichteten Beschwerden zusammen mit „Müdigkeit, Erschöpfung und eingeschränkte Belastbarkeit, Kurzatmigkeit, Konzentrations- und Gedächtnisprobleme, Schlafstörungen, Muskelschwäche und -schmerzen sowie psychische Probleme wie depressive Symptome und Ängstlichkeit." Unter dem Namen „Long Covid" wurde das Phänomen inzwischen von der Weltgesundheitsorganisation als eigenständige Krankheit definiert. Allerdings ist Covid-19 bei Weitem nicht die einzige Krankheit, bei der mit lang anhaltenden Folgeschäden gerechnet werden muss. Diese können z. B. auch bei der Zuckerkrankheit, nach einer erfolgreichen Krebsbehandlung oder infolge einer Grippe (Influenza) auftreten. ■

STAND DER FORSCHUNG

Eingriff mit langer Wirksamkeit

Für manche Patienten mit schwerem Asthma gilt die bronchiale Thermoplastie als letzter Ausweg. Das Verfahren, bei dem die Atemwege in einem endoskopischen Eingriff mit Radiofrequenzen erhitzt werden, ist in den USA die einzige zugelassene nicht medikamentöse Behandlung. Eine Studie, bei der Patienten nach dem Eingriff durchschnittlich zwölf Jahre lang nachverfolgt wurden, belegt nun, dass die Häufigkeit schwerer Asthmaanfälle damit auf Dauer auf ein Viertel reduziert werden konnte. Unter 97 Teilnehmern war kein einziger gestorben – weder an der Thermoplastie noch an dem lebensbedrohlichen Asthma.

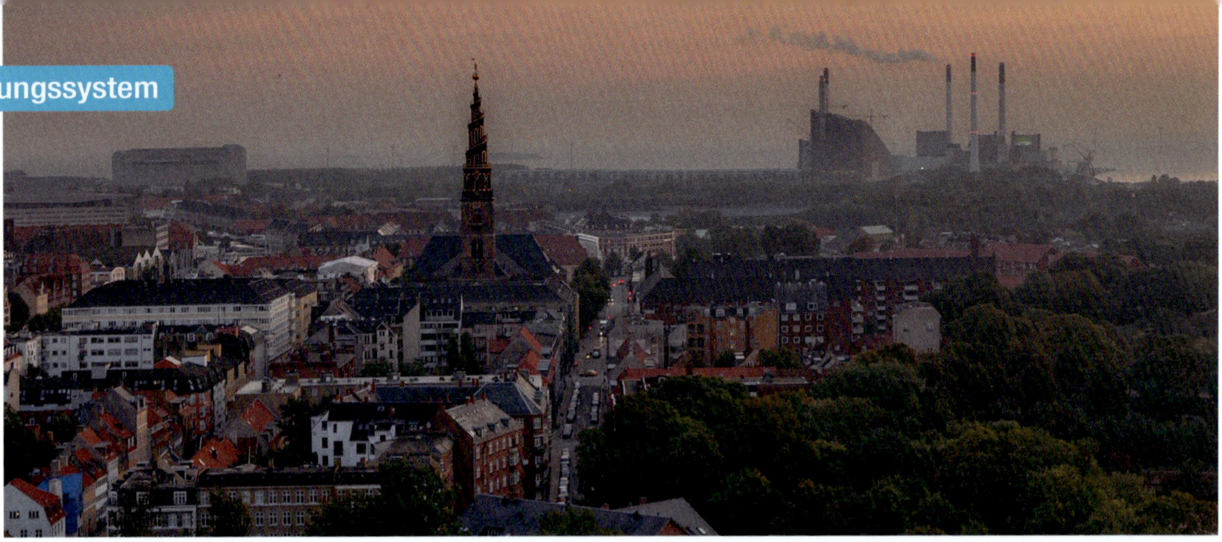

Trotz strenger Gesetze: Auch in Dänemark beeinträchtigt Luftverschmutzung die Gesundheit, wie hier in Kopenhagen.

Luftverschmutzung

Empfindliche Männer

Das Sterberisiko von Menschen wird von vielen Faktoren beeinflusst, darunter auch vom sozialen Status (arm/reich) oder von der Wohnumgebung (grün und ruhig/schmutzig und laut). Um den Einfluss dieser Faktoren von dem bestimmter Luftschadstoffe abzugrenzen, braucht man genaue Aufzeichnungen, die für Forscher zugänglich sind. Dänemark hat dafür ideale Voraussetzungen, denn es erfasst seit Jahrzehnten die Gesundheit aller Einwohner und verfügt außerdem über ein engmaschiges Netz von Messstationen zur Luftbelastung.

Studie. Ausgewertet wurden die Daten von 4,4 Millionen Dänen aus den Geburtsjahrgängen 1921 bis 1985. Jenen, die zwischen 1991 und 2015 gestorben waren, wurden jeweils fünf nicht Verstorbene mit gleichem Alter, Geschlecht und sozialem Status gegenübergestellt. Dann wurde anhand der Luftmesswerte geprüft, ob die Menschen in den beiden Gruppen unterschiedlich hohen Konzentrationen an Schadstoffen ausgesetzt waren.

Ergebnis. Erstaunlicherweise fand man ein erhöhtes Sterberisiko im Wesentlichen nur für die Männer. Mit jeder Zunahme der Feinstaubkonzentration von zehn Mikrogramm pro Kubikmeter Luft stieg es um 8 %, und für Stickstoffdioxid (NO_2), wie auch bei Zunahme der Rußkonzentration um ein Mikrogramm, um 5 %. ■

STAND DER FORSCHUNG

Parkinsonrisiko erhöht?

Luftverschmutzung könnte zu Schäden am Nervensystem führen, wie eine Studie aus Südkorea zeigt. Dort hat man fast 80 000 Menschen über vier Jahre beobachtet und dabei 338 identifiziert, die neu mit der Parkinson-Krankheit diagnostiziert wurden. Anhand von Daten zur Luftverschmutzung konnte man zeigen, dass die Erkrankten durchschnittlich höhere Konzentrationen von Stickstoffdioxid (NO_2) eingeatmet hatten als nicht Erkrankte. Das Gas, welches hauptsächlich im Straßenverkehr freigesetzt wird, erhöhte demnach das Risiko für eine Parkinsonerkrankung um annähernd 40 %.

Asthma

Aus Eins mach Fünf

Asthma ist eine entzündliche Erkrankung der Atemwege mit variablem Verlauf, deren Häufigkeit seit den 1970er-Jahren ständig zunimmt. Gelänge es, die weitere Entwicklung schon früh vorherzusagen, so wären schwere Verläufe womöglich leichter zu verhindern, die Gabe von Medikamenten könnte besser angepasst und Nebenwirkungen verhindert werden.

Vorgehensweise. Wissenschaftler haben in der australischen Provinz Tasmanien 3609 Asthmapatienten im Alter zwischen sieben und 53 Jahren im Rahmen einer Langzeitstudie viermal untersucht. Zu Beginn und zum Ende der Studie wurde die Funktion der Lungen gemessen, dazwischen mussten die Teilnehmer zweimal per Fragebogen Auskunft über ihren Gesundheitszustand geben. Mithilfe von Computermodellen suchten die Forscher dann nach unterschiedlichen Mustern im Verlauf der Krankheit.

Ergebnis. Es gab fünf unterschiedliche charakteristische Verläufe. Am häufigsten war mit 49 % „minimal und geringfügigstes Asthma und Allergien“, gefolgt von einem spät einsetzenden Heuschnupfen ohne Asthma bei 30 %. Diese beiden Gruppen hatten also die besten Chancen, dass sich die Krankheit „verwächst“ oder zumindest auf Dauer keine größeren Probleme mehr bereitet. Eine Zwischenstellung nimmt das früh beginnende Asthma mit Rückfällen ein, das bei sieben Prozent der Teilnehmer diagnostiziert wurde. Problematisch sind die verbleibenden zwei Gruppen: Jene, bei denen das Asthma erst spät – also nach der Kindheit – beginnt (9 %), und jene 6 %, bei denen es früh beginnt und ständig aktiv ist.

Die Untersuchung zeigt auch, ob die Patienten mit Begleiterkrankungen rechnen müssen, die nicht die Lunge betreffen. Mehr als 60 % bleiben davon zwar weitgehend verschont, fast ein Viertel aller Asthmapatienten in dieser Studie erlitt aber auch noch eine oder mehrere psychische Erkrankungen – ein klarer Hinweis auf die belastende Natur des Asthmas. Gruppe vier hatte ein dreifach erhöhtes Risiko für mehrere Begleiterkrankungen und – zusammen mit Gruppe fünf – ein etwa vierfach höheres Risiko für eine chronisch-obstruktive Lungenerkrankung (COPD).

Fazit. Patienten mit Asthma können in fünf Gruppen mit verschiedenen Verläufen und unterschiedlich guter Prognose eingeteilt werden. Eine besonders intensive Betreuung sollten jene bekommen, deren Asthma erst spät beginnt, sowie diejenigen mit frühem Beginn und ständig aktiver Krankheit. ■

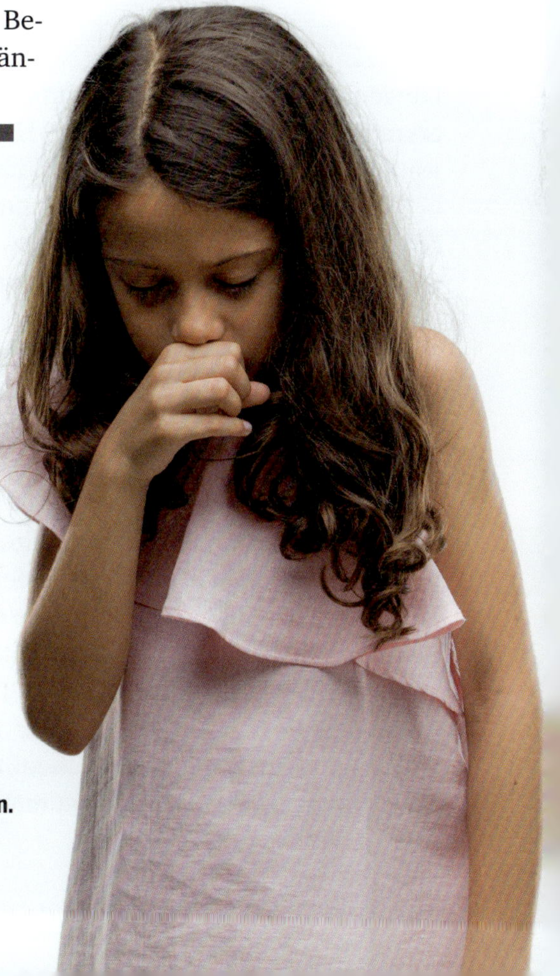

Atemnot plagt Asthmapatienten oft von Kindheit an.

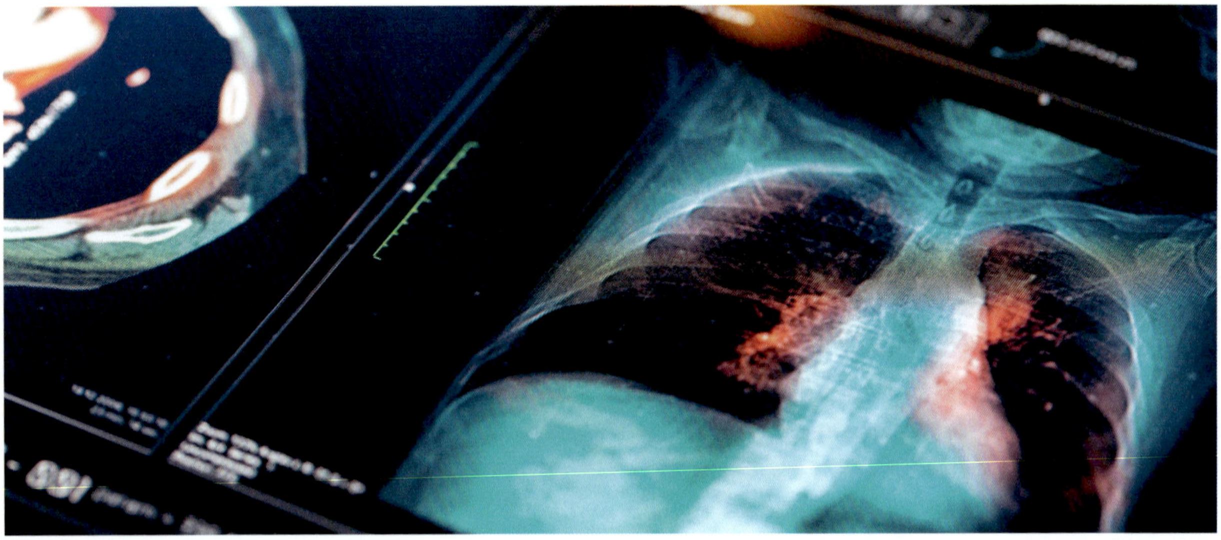

Röntgenaufnahme einer Lunge. Ein Großteil der Patienten, die hier Tumoren entwickeln, sind Raucher.

Lungenkrebs

Fortschritte in der Therapie

Lungenkrebs ist weltweit die häufigste Tumorerkrankung, und die Chancen auf Heilung sind weiterhin sehr schlecht. Allerdings sind in den vergangenen Jahren zu den herkömmlichen Methoden wie Operationen, Chemo- und Strahlentherapie neue Formen der Behandlung hinzugekommen, die Krebszellen gezielt angreifen oder das Immunsystem der Patienten aktivieren können. Immer häufiger gelingt es dadurch, die durchschnittliche Lebenserwartung der Betroffenen bei akzeptablen Nebenwirkungen zu verbessern.

Hintergrund. Das Immunsystem des Menschen wird durch eine Vielzahl von Signalen reguliert und gesteuert. Einige dieser Signale werden jedoch von Krebszellen quasi ausgenutzt, um den Angriffen der T-Zellen zu entgehen. In Forschungen, die bereits in den 1990er-Jahren begannen und die 2018 mit dem Medizinnobelpreis ausgezeichnet wurden, hat man mehrere der „Bremsklötze“ identifiziert. Mit diesem Wissen wurde eine Reihe von Wirkstoffen entwickeln, die hier angreifen, die unterdrückenden Signale abschalten und das Immunsystem entfesseln: Die Immuncheckpoint-Inhibitoren

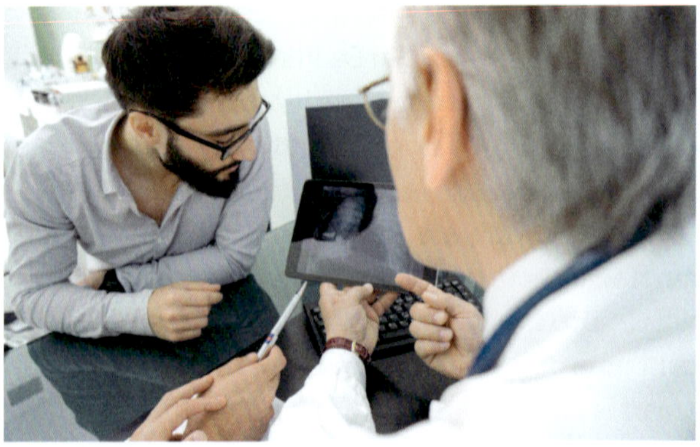

Neue Wirkstoffe können den Lungenkrebs oft länger in Schach halten als eine alleinige Chemotherapie.

(CPI). Mehrere von ihnen (Pembrolizumab, Atezolizumab, Cemiplimab, Nivolumab und Ipilimumab) sind mittlerweile Standard für die Behandlung ausgewählter Patienten mit nicht kleinzelligem Lungenkrebs, der etwa 80 % aller Lungenkarzinome ausmacht. Aussichtsreich ist solch eine Behandlung besonders dann, wenn in den Tumoren auch tatsächlich die Blockade eines Immuncheckpunktes vorliegt. Deshalb werden heute die molekularbiologischen Eigenschaften der Geschwüre bei den individuellen Patienten bestimmt und mit der Behandlung abgeglichen.

Studien. Annähernd 25 000 wissenschaftliche Veröffentlichungen zu Checkpoint-Inhibitoren sind in den vergangenen fünf Jahren erschienen. Für eine der maßgeblichen Studien (CheckMate-9LA) wurden kürzlich die Überlebensraten nach zwei Jahren bekannt gemacht. Sie betrugen mit einer Chemotherapie und den beiden CPI Ipilimumab und Nivolumab 38 % – eine klare Verbesserung gegenüber den 26 % mit einer Chemotherapie, aber ohne CPI. Im Schnitt überlebten die Patienten mit den neuen Wirkstoffen 15,8 Monate, auch dies ein deutlicher Fortschritt gegenüber den elf Monaten ohne CPI. „Selbst bei fortgeschrittenem Lungenkrebs ist es immer häufiger möglich, das Leben bei guter Lebensqualität deutlich zu verlängern“, kommentiert der Leiter der onkologischen Tagesklinik Floridsdorf, Maximilian Hochmair, die Fortschritte auf seinem Fachgebiet.

„Selbst bei fortgeschrittenem Lungenkrebs ist es immer häufiger möglich, das Leben bei guter Lebensqualität deutlich zu verlängern“ – Maximilian Hochmair, Onkologe.

Erprobt werden auch andere Kombinationen, etwa Pembrolizumab zeitgleich oder nach einer Strahlentherapie. In den beiden Studien PEMBRO-RT und MDACC verdoppelte sich dadurch die Chance, die Tumoren zum Schrumpfen zu bringen von 20 auf 42 %, und die durchschnittliche Überlebenszeit wuchs von neun auf 19 Monate.

Patienten, deren Lungenkrebs früh genug festgestellt wird, um noch zu operieren, könnten ebenfalls von den CPI profitieren. Dies hat man in einer kleinen Studie mit 48 Patienten in Spanien gezeigt, die vor der Operation eine Chemotherapie plus Nivolumab bekamen und anschließend ein Jahr mit Nivolumab weiterbehandelt wurden. Mit dieser Kombination gelang es bei 77 %, das Fortschreiten der Krankheit um mindestens zwei Jahre zu verhindern. ■

Therapie nach Maß

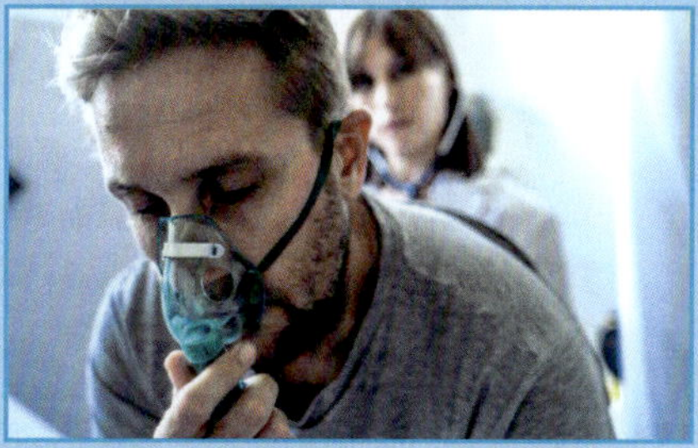

Die Zufuhr von Sauerstoff mit einer Maske kann Patienten mit Lungenkrebs helfen, die häufig unter Atemnot leiden.

Das Wissen darüber, wie Genmutationen zu Lungenkrebs führen, hat sich in den vergangenen Jahren explosionsartig vergrößert. Auch wurden zahlreiche Wirkstoffe entwickelt, die an den unterschiedlichen Signalwegen angreifen, die bei den individuellen Patienten beschädigt sind. Ein Problem besteht nun darin, diejenigen Medikamente zu finden, die am besten zu den jeweiligen Patienten passen.

In Großbritannien hat man deshalb mit dem National Lung Matrix Trial eine sogenannte Schirmstudie gestartet, bei der gleich 22 verschiedene Wirkstoffe erprobt wurden. Grundlage für die Entscheidung, welcher Patient welches Medikament bekam, war eine vorherige Analyse des Erbguts, bei der geprüft wurde, ob eines von 28 verschiedenen „Krebsgenen“ beschädigt ist. Diese Voraussetzung erfüllten zwar nur 288 von 5467 Patienten, unter denen aber gab es gleich drei Gruppen, die von ihren maßgeschneiderten Medikamenten einen „dauerhaften klinischen Nutzen“ hatten: Mit Selumetinib, Crizotinib oder Osimertinib konnte die Krankheit jeweils bei 50 %, 70 % oder gar 85 % der Betroffenen für mindestens ein halbes Jahr in Schach gehalten werden.

Rauchen

Entwöhnung per App

Fast jeder Raucher hat schon ein- oder mehrmals versucht, aufzuhören. Allerdings sind die Erfolgsraten dabei im Allgemeinen gering, egal, ob die Entwöhnung anhand von Ratgebern, mit Medikamenten oder mit einer Psychotherapie versucht wird. Ein neuer Trend sind Apps, die auf dem Handy laufen und die auf der Grundlage wissenschaftlicher Erkenntnisse helfen sollen, die schlechte Angewohnheit zu „entlernen".

Hintergrund. Noch im Jahr 2019 hatte die Cochrane Collaboration, ein globales, unabhängiges Netzwerk aus Wissenschaftlern und Ärzten, sich fünf Apps zur Raucherentwöhnung angeschaut. Sie urteilten, dass damit nur 4 % bis maximal 18 % der nikotinsüchtigen Benutzer auf Dauer gelernt hatten, ohne Zigaretten auszukommen.

Vorgehensweise. Finanziert vom US-amerikanischen Krebsinstitut (National Cancer Institute) haben Forscher der Universität Seattle die Wirksamkeit zweier besonders vielversprechender Apps bei 2415 erwachsenen Rauchern miteinander verglichen. Die eine App – QuitGuide – war vom National Cancer Institute selbst in Auftrag gegeben worden und orientierte sich an den klinischen Leitlinien zur Raucherentwöhnung. Raucher werden dabei instruiert, den Auslösern ihres Verhaltens aus dem Weg zu gehen. Die andere App – ich kann aufhören – sollte den Rauchern helfen, sich selbst zum Ausstieg zu verpflichten, dabei aber die Auslöser ihrer Sucht zu akzeptieren.

Ergebnis. Nach zwölf Monaten waren mit „ich kann aufhören" 28 % der Teilnehmer mindestens 30 Tage rauchfrei gewesen, gegenüber nur 21 % mit QuitGuide. Beides sind vergleichsweise gute Ergebnisse, und die kostenlosen Ausstiegshilfen sollen noch weiter verbessert werden. ■

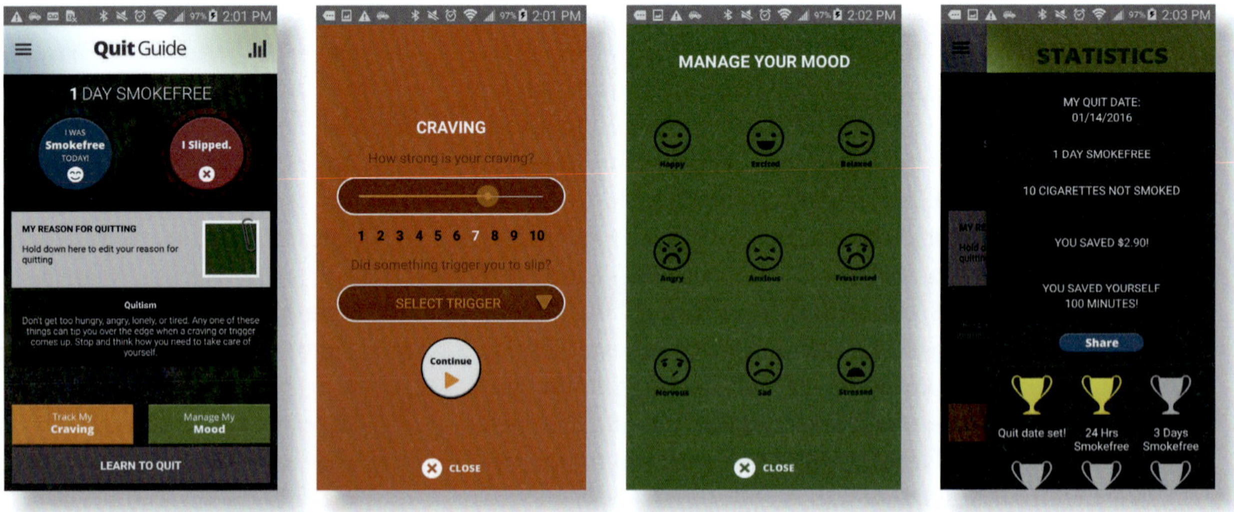

Als stetiger Begleiter eignet sich das Handy gut als Plattform für Ratgeber zur Raucherentwöhnung. Sie sollen – wie hier die App QuitGuide – die Motivation stärken und die Stimmung verbessern. Gleichzeitig sammelt das vom US-Krebsinstitut finanzierte Programm Daten, um dem Benutzer Rückmeldungen zu geben und die Erfolgsrate zu messen.

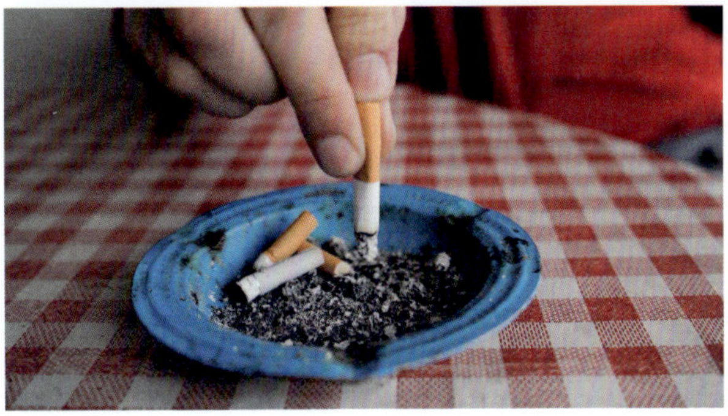

COPD

Sanfte Dreifachtherapie

Bei der chronisch-obstruktiven Lungenerkrankung (COPD) fällt es Patienten schwer, die Luft aus der Lunge zu drücken. Langfristig besteht ein hohes Risiko, an Herz- oder Lungenproblemen zu sterben. Um die Symptome zu lindern und den Verlauf zu bremsen, gibt es eine ganze Reihe von Medikamenten. Allerdings ist unklar, welche Kombination die beste ist. In einer großen Studie mit 8509 Patienten hat man deshalb vier verschiedene Kombinationen und Dosierungen mit Wirkstoffen aus drei Medikamentenklassen (Glucocorticoide, LAMA und LABA) miteinander verglichen. Gemessen wurde die durchschnittliche Rate an Anfällen mit schwerer Atemnot (Exazerbationen) binnen eines Jahres. Sie war am geringsten mit der Kombination aus dem Glukokortikoid Budesonid, dem LAMA Glycopyrrolat und dem LABA Formoterol. Außerdem konnten die Forscher zeigen, dass in dieser Kombination eine niedrige Dosierung des Glukokortikoides von 160 Mikrogramm ebenso wirksam ist wie 320 Mikrogramm. Das Risiko von Nebenwirkungen durch den Langzeitgebrauch von Budesonid ließe sich daher in der ersten Kombination verringern. ■

IN KÜRZE

➔ Pneumothorax: ambulante Behandlung ist möglich

Beim Pneumothorax gelangt Luft zwischen die zweischichtige Membran, die die Lunge überzieht, was zum Kollaps des Organs führen kann. Erstmals wurde jetzt in einer großen Studie geprüft, wie gut sich die Patienten nach einem kleinen gegenüber einem großen Eingriff erholen. Ergebnis: Mit der kleinen und ambulant durchgeführten Variante (Heimlichventil) mussten die Patienten durchschnittlich zwei Tage weniger im Krankenhaus verbringen als mit der Standardversorgung gemäß den Leitlinien. Weder bei Rückfällen noch bei Schmerzen oder Kurzatmigkeit gab es einen Unterschied.

➔ Mikroben bei Bronchiektasie

Unumkehrbare Ausweitungen der Bronchien – sogenannte Bronchiektasen – werden meist durch schwere, wiederholte Atemwegsinfektionen ausgelöst. Nun hat man bei schottischen Patienten nachgeschaut, welche Mikroben in der Speichelflüssigkeit vorkommen. Die Zusammensetzung nach Arten (das Mikrobiom) erwies sich im Vergleich zu gesunden Kontrollpersonen als deutlich anders. Es dominierten bei den Patienten Proteobakterien und die Gruppe der Firmicutes; bei schweren Erkrankungen auch Pseudomonas. Insgesamt war die Bakterienvielfalt vermindert.

➔ Heparinspray gegen Atemwegssyndrom

Das Atemwegssyndrom des Erwachsenen (ARDS) ist eine lebensbedrohliche Komplikation, wenn Patienten auf der Intensivstation mehr als 48 Stunden mechanisch beatmet werden müssen. In einer Studie mit 256 Patienten hat man untersucht, ob die Verletzungen der Lunge mit Heparin verhindert werden können, das durch einen Inhalator eingeatmet wurde. Zwar ging es diesen Patienten nicht spürbar besser als einer Kontrollgruppe ohne Heparin. Sie konnten aber früher aus der Klinik entlassen werden, und Untersuchungen zeigten, dass die Lungenschäden langsamer fortschritten.

Haut, Haare und Nägel

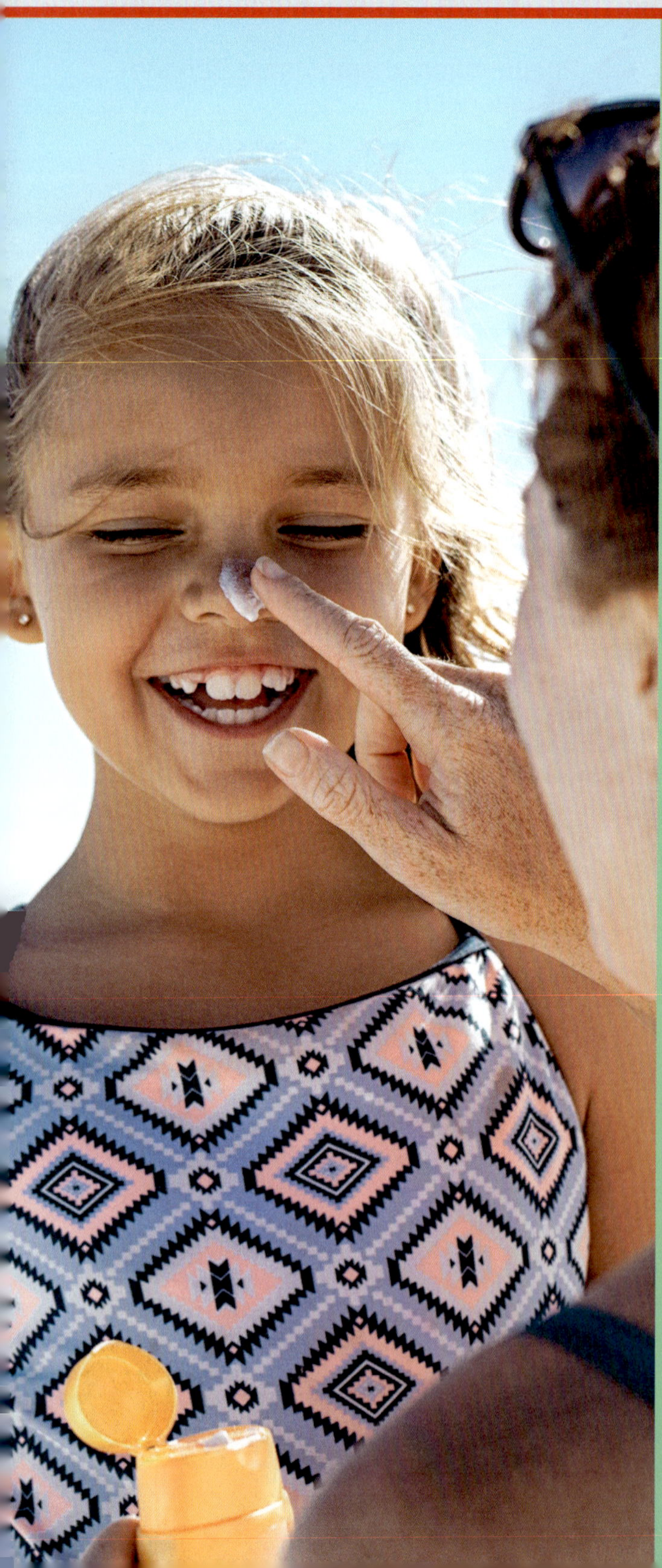

In diesem Kapitel

Welch ein Trugschluss, dass gebräunte Haut als gesund und schön gilt. Der Bräunungsprozess ist ein Hilfeschrei der Haut, so ein Dermatologe.

Daher fordert eine Vielzahl an ärztlichen Verbänden eine Schließung aller Sonnenstudios, denn deren Nutzung soll neben vorzeitiger Hautalterung auch für Hautkrebs verantwortlich sein. Dagegen wehren sich die Studios und zudem ist es ein Grundrecht der Menschen, die Persönlichkeit frei zu entfalten, auch wenn dies zu Schäden führen kann.

In der Therapie des schwarzen Hautkrebses hat es mit zwei neuen Medikamenten Fortschritte gegeben, die nicht nur die Überlebensraten, sondern auch das Wiederauftreten betreffen.

Patienten können sich mithilfe einer App auf einem Smartphone in vielen Fällen kontaktlos eine Erstdiagnose von Hautproblemen geben lassen, ohne lange Wartezeiten auf Termine in Hautarztpraxen. Erste Krankenkassen bezahlen diesen guten und zuverlässigen Service bereits und es gibt eine Leitline für den Einsatz dieses Verfahrens.

Eine Allergie gegen Katzenhaare ist äußerst unangenehm. Gut, dass es nun eine Impfung dagegen gibt, allerdings nicht für den Menschen, sondern für die Katze.

Gegen Akne, unter der ein großer Teil der Bevölkerung leidet, kann nun erfolgreich eine Creme mit einem neuen Wirkstoff eingesetzt werden.

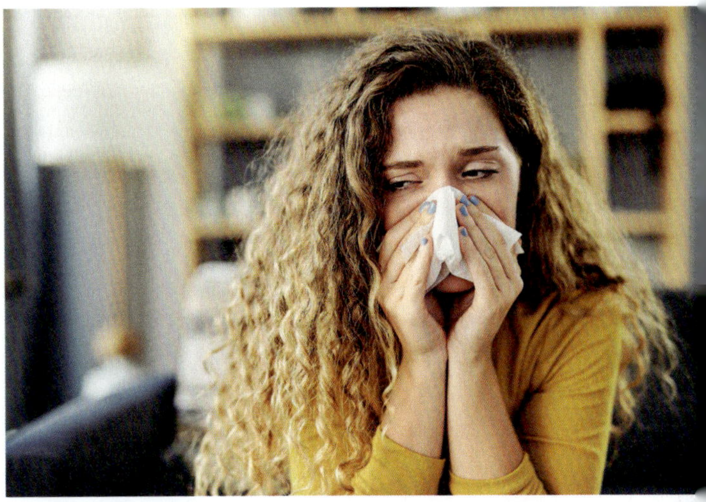

Der Stubentiger streicht um die Beine – und schon läuft bei Allergikern die Nase und sie bekommen Hautausschläge.

TOP-Trend

Kompressionsstrümpfe statt Antibiotikaprophylaxe bei entzündetem Gewebe

Patienten mit chronischen Ödemen an den Beinen haben ein erhöhtes Risiko, ein Erysipel zu entwickeln. Ein Erysipel ist eine schmerzhafte Infektion der Haut, ausgelöst durch Bakterien, die über kleine Verletzungen in die Haut eindringen und sich dort vermehren. Meist wird die Erkrankung mit einem Antibiotikum behandelt. Doch ist dies besonders bei Patienten problematisch, die zu chronischen Erysipelen neigen. Australische Mediziner konnten erstmals in einer Studie belegen, dass durch tägliches Tragen von Kompressionsstrümpfen die Beine sehr wirksam vor wiederkehrenden Ödemen und Erysipelen geschützt sind und dies ganz ohne Nebenwirkungen.

Allergien

Impfung gegen Katzenhaarallergie

Die Betroffenen kennen es nur zu gut: Kaum streicht ihnen so ein Stubentiger um die Beine, bekommen sie rote, stark juckende Pusteln auf der Haut, tränende Augen und eine geschwollene Nase. Millionen von Menschen leiden an einer Katzenhaarallergie. Besonders stark treten die Symptome auf, wenn man die Katze streichelt und anschließend sich über das Gesicht und die Augen fährt. Auch das Schmusen mit der Katze, bei dem die Haut des Gesichts direkten Kontakt mit der Katze bekommt, führt bei betroffenen Menschen häufig zu starken Symptomen.

Hintergrund. Nicht die Haare einer Katze reizen den Menschen, verantwortlich ist das Protein Fel-d-1, das in der Haut und den Körperflüssigkeiten der Katzen produziert wird. Immer, wenn sich die Katze putzt, verteilt sie dabei das Protein in ihrem Fell. Da das Fel-d-1-Protein sehr klebrig ist, bleibt es leicht an der Haut und Kleidung sowie an Oberflächen im Haus haften. So ist es schwer, es wieder loszuwerden.

Neue Therapie. Einem internationalen Forscherteam aus der Schweiz, Lettland und England gelang es, eine Impfung gegen die Katzenhaarallergie zu entwickeln. Doch die Impfung ist nicht etwa für den von der Allergie geplagten Menschen gedacht, sondern für die Katze. Dank ihr sinkt die Produktion des Proteins Fel-d-1 so sehr, dass sich deutlich weniger allergische Symptome beim Menschen zeigen. Auch konnten die Forscher eine gute Verträglichkeit der Impfung für die Katze belegen. Bevor die Impfung nun für die Haustiere zugelassen werden kann, sind jedoch noch weitere Studien nötig. ■

STAND DER FORSCHUNG

Hautausschlag nicht selten bei Covid-19-Erkrankungen

Jeder fünfte Patient mit Covid-19 wies ebenfalls eine Hauterkrankung auf. Dies zeigte eine Studie von Dermatologen des Krankenhauses in Lecco, Norditalien. Die Patienen zeigten rote Flecken oder ausgedehnte Quaddeln, wie sie durch eine Nesselsucht hervorgerufen werden oder windpockenähnliche Bläschen. Glücklicherweise litten die Patienten meist nur unter leichtem Juckreiz und gewöhnlich heilten die Läsionen innerhalb weniger Tage wieder ab.

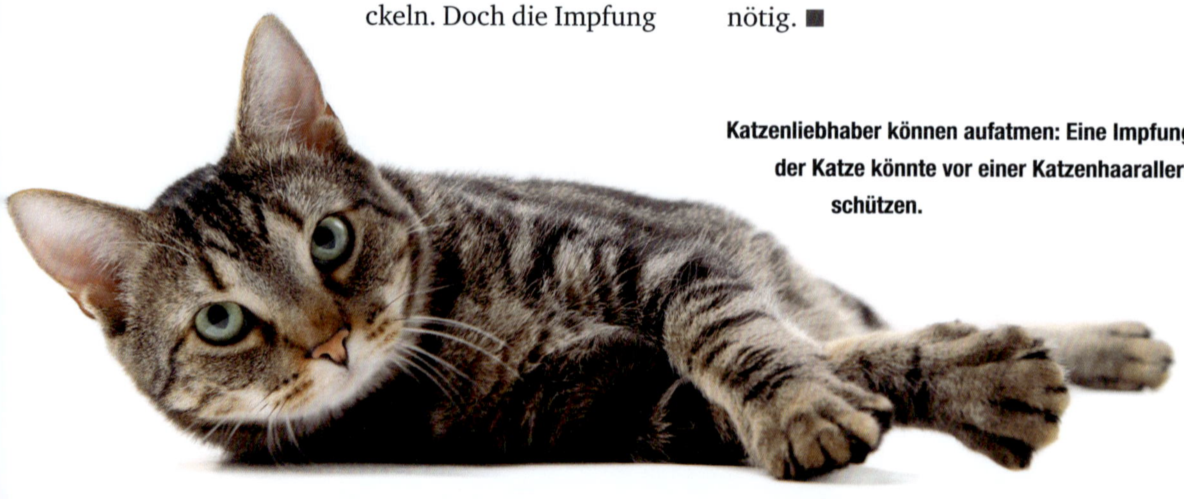

Katzenliebhaber können aufatmen: Eine Impfung der Katze könnte vor einer Katzenhaarallergie schützen.

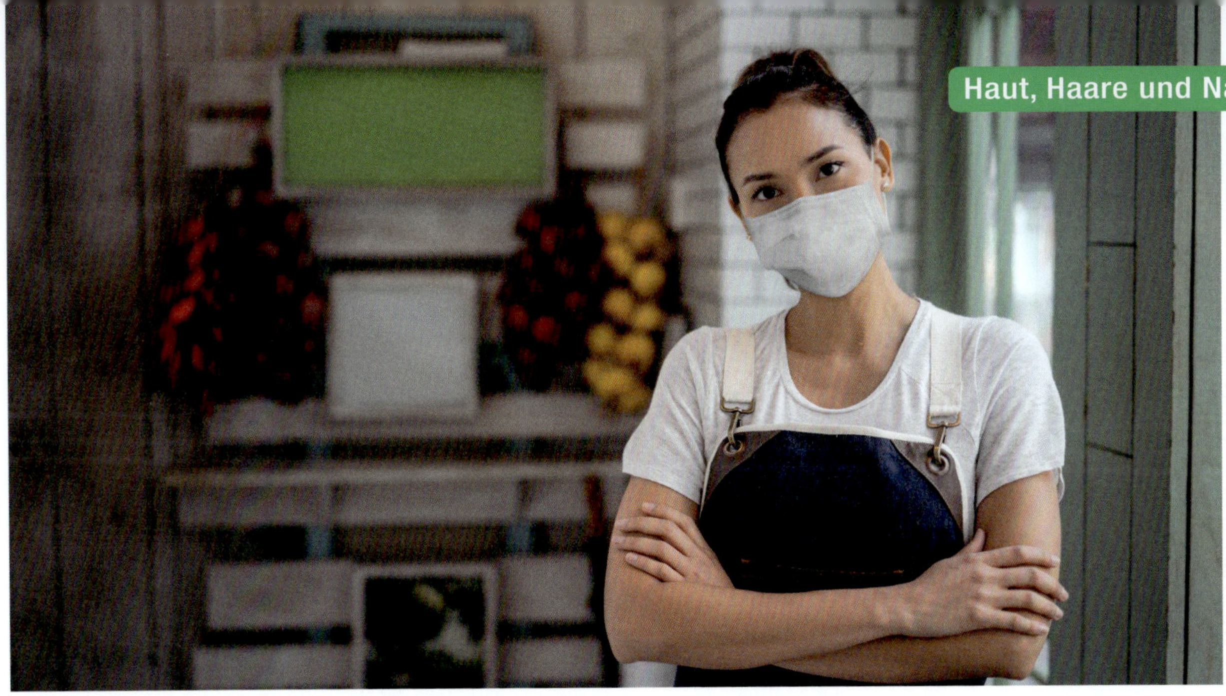

Hautprobleme zu lindern, die durch das Tragen von Masken entstehen, ist recht einfach.

Coronafolgen

Hautprobleme durch Masken

Es juckt, spannt und wird rot – das Tragen einer Mund-Nasen-Maske, um sich in der Coronapandemie zu schützen, kann leider ungewollte Nebeneffekte haben.

Hintergrund. Ekzeme, Pusteln, Juckreiz – eine Vielzahl von Hautproblemen kann durch das stundenlange Tragen von FFP2- und chirurgischen Masken entstehen. Vor allem Menschen, die im Einzelhandel oder in pflegenden Berufen arbeiten, sind besonders häufig von den Folgen des langen Tragens der Masken betroffen. Aber auch bei Personen, die bereits vorher unter Akne oder Neurodermitis litten, verschärft das Tragen von Masken die Hautprobleme. So können bestehende Rosacea- oder Aknehauterkrankungen durch Reibung oder Druck auf der Haut verstärkt werden. Zusätzlich kommt es unter der Maske zu einem feuchten, sehr warmen Mikroklima, welches das Wachstum von Bakterien und Pilzen fördert. Durch die Vermehrung dieser Mikroorganismen kann es zu Entzündungen, Juckreiz oder Schuppenbildung kommen.

Empfehlung. Meist helfen ein paar Maßnahmen, um Hautreizungen durch das Tragen von Masken zu lindern. Es empfiehlt sich, das Gesicht mit lauwarmen Wasser und sanften, alkoholfreien Reinigungsprodukten zu waschen. Pflegeprodukte sollten keine Duftstoffe enthalten, zudem sind möglichst milde, feuchtigkeitsspendende Cremes den fettenden Produkten vorzuziehen. Sind fettende Pflegeprodukte nötig, sollten diese vor dem Schlafengehen aufgetragen werden. Alles Überflüssige sollte weggelassen werden, einschließlich Make-up.

Auch bei der Maske kann man einiges beachten: alle vier Stunden die Maske für eine Pause abnehmen. Die Maske sollte regelmäßig ausgetauscht werden, sodass sie trocken und sauber ist. Sie sollte möglichst eng, aber bequem anliegen, ohne auf der Haut zu reiben. ■

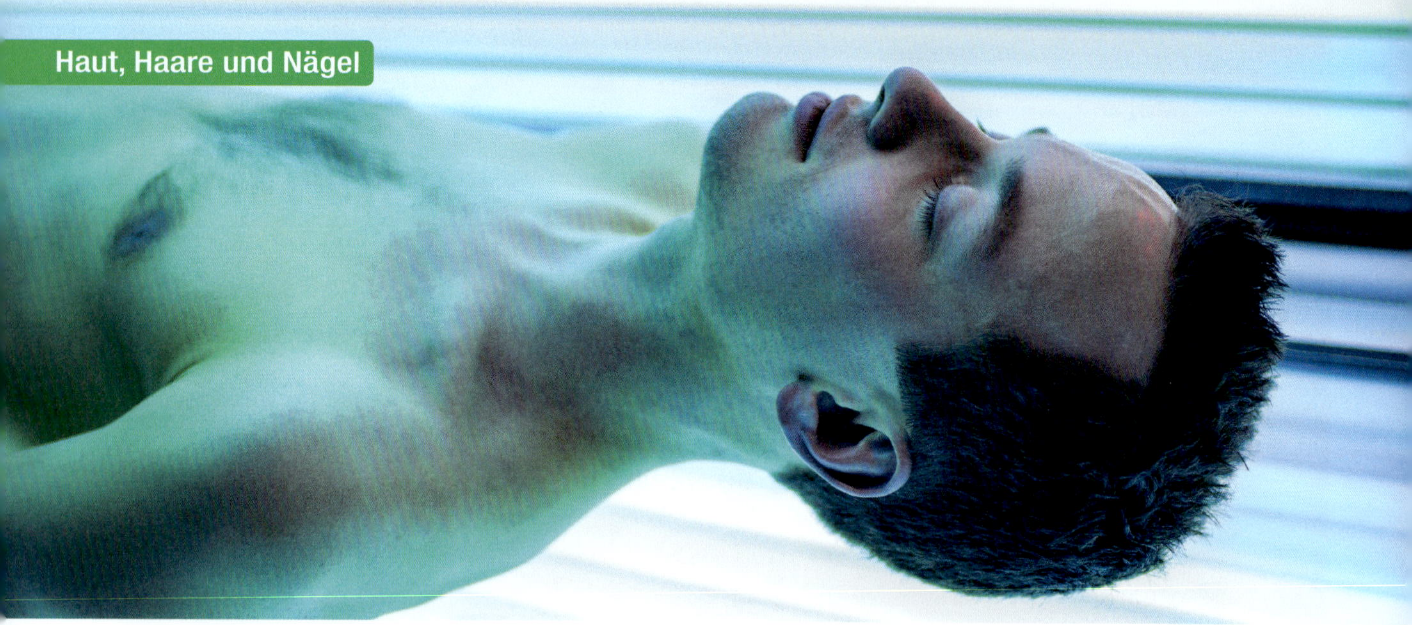

Ein Besuch im Sonnenstudio führt trotz der sanfteren Strahlung zu einer Schädigung der Haut und erhöht das Risiko, einen gefährlichen Hautkrebs zu bekommen. Die Hautärzte sind sich einig: Sonnenstudios sollte man meiden, es fördert Hautalterung und gefährlichen Hautkrebs!

Hautkrebs

Sonnenstudio-Verbot wegen Krebsgefahr?

Laut einer Studie europäischer Wissenschaftler sterben durch den Besuch von Sonnenstudios ca. 800 Menschen pro Jahr in Europa. Deshalb forderte die Deutsche Krebshilfe (DKH) zusammen mit der Arbeitsgemeinschaft Dermatologische Prävention (ADP) ein bundesweites Verbot von Sonnenstudios in Deutschland.

Der Bundesfachverband Besonnung – ein Zusammenschluss von 1200 Sonnenstudios in Deutschland – zweifelt die Angaben über die Gefährlichkeit von Sonnenstudios an und will sich juristisch gegen die Aussagen der Deutschen Krebshilfe wehren: „Es gibt keine wissenschaftliche Grundlage für diese Behauptungen der Krebshilfe“, so Holger Ziegert, Sprecher des Fachverbands Besonnung. Weshalb der Fachverband Besonnung eine Unterlassungsklage gegen die Deutsche Krebshilfe und die ADP einreichen will. Wie schädlich sind Sonnenstudios wirklich?

Hintergrund. Die Internationale Agentur für Krebsforschung (IARC) der Weltgesundheitsbehörde (WHO) stuft Sonnenstudios in die höchste Kategorie krebserregender Faktoren ein. Die UV-Strahlung von Sonnenstudios führt nicht nur zur gewünschten Bräunung der Haut, sondern kann zu Schäden im Erbgut der Zelle führen, aus denen sich auch Jahrzehnte später noch Hautkrebs entwickeln kann.

Doch was ist dran an dem Slogan „Verantwortungsvoll bräunen“, mit dem häufig Betreiber von Sonnenstudios werben? Durch die Nutzung der „weniger aggressiven“, längerwelligen UV-A-Strahlung soll die Haut schonend gebräunt werden, ohne das Risiko eines Sonnenbrands. Es stimmt, dass heutzutage in deutschen Sonnenstudios die aggressivere UV-B-Strahlung herausgefiltert wird, welche vor allem einen Sonnenbrand verursacht. Jedoch muss die schonendere UV-A-Strahlung in hohen Dosen eingesetzt werden, damit es zu einer Bräunung der Haut kommt.

Neben einer vorzeitigen Hautalterung steigert diese Dosiserhöhung die Wahrscheinlichkeit, an schwarzem Hautkrebs (malignes Melanom) zu erkranken. So zeigte eine Analyse der IARC von 19 Studien, dass sich das Risiko, ein Melanom zu bekommen, bei jungen Menschen bereits bei 12 Sonnenstudiobesuchen im Jahr um knapp 60 % erhöht. Allerdings wird, wer gerne ein Sonnenstudio besucht, sich vermutlich auch gerne direkt in die Sonne legen und somit ist es schwierig, Schäden durch die künstliche UV-Bestrahlung in Sonnenstudios isoliert zu ermitteln. Als sicher gilt, dass besonders die Haut von Kindern und Jugendlichen empfindlich ist gegenüber UV-Strahlung. Deshalb ist es seit 2009 Personen unter 18 Jahren verboten, ein Sonnenstudio zu nutzen.

Die Position der Arbeitsgemeinschaft Dermatologische Prävention erläutert ihr Vorsitzender Prof. Eckhard Breitbart: „Welch ein wahnwitziger Trugschluss, dass gebräunte Haut immer noch als gesund und schön gilt. Der Bräunungsprozess ist immer ein Hilfeschrei der Haut. Jede Nutzung eines Sonnenstudios führt zu gesundheitlichen Schäden." Das von der Deutschen Krebshilfe geforderte Sonnenstudioverbot wird sich in Deutschland wohl nicht durchsetzen lassen. Ein Verbot verstieße gegen das grundgesetzlich geschützte Recht auf freie Entfaltung der Persönlichkeit, welches auch das Recht auf Selbstschädigung einschließt.

Schätzungen zeigen, dass Sonnenstudios bei ca. 3400 Personen in Europa den gefährlichen schwarzen Hautkrebs verursachen und dies bei ca. 800 Menschen zum Tode führt.

Fazit. Allerdings sind sich der IARC, die Deutsche Krebshilfe (DKH), die Arbeitsgemeinschaft Dermatologische Prävention (ADP), das Bundesamt für Strahlenschutz (BfS), der Berufsverband der Deutschen Dermatologen (BVDD) und die Deutsche Dermatologische Gesellschaft (DDG) einig, dass je weniger Solarien genutzt werden, desto weniger Strahlungsschäden in der Haut entstehen. Daher sollte man keine Solarien besuchen. ■

Bessere Überlebenschancen beim bösartigen Hautkrebs

Laut der Versicherung AOK hat sich die Zahl der Erkrankungen an schwarzem Hautkrebs zwischen 2003 und 2020 verdoppelt. Die Krankenkasse führt den Anstieg vor allem auf den Trend zu einer von der Sonne gebräunten Haut. Der schwarze Hautkrebs ist ein hochgradig bösartiger Tumor der Pigmentzellen.

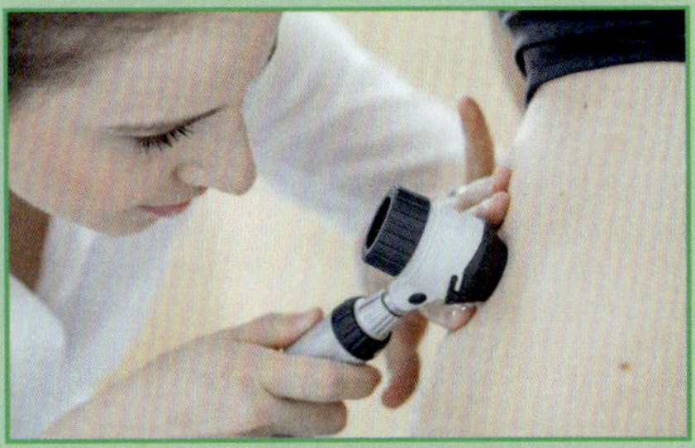

Um ein Melanom rechtzeitig zu erkennen, sollte unbedingt ein Hautcheck beim Arzt gemacht werden. Dieser wird alle zwei Jahre von den gesetzlichen Krankenkassen übernommen.

Es ist die am häufigsten tödlich verlaufende Hautkrankheit. Bis vor wenigen Jahren waren im fortgeschrittenen Stadium kaum Therapiemöglichkeiten vorhanden. Jetzt bescheinigte das Institut für Qualität und Wirtschaftlichkeit im Gesundheitswesen (IQWiG), dass Patienten mit einem fortgeschrittenen Melanom, deren Tumor vollständig operativ entfernt wurde, von einer Therapie mit Dabrafenib plus Trametinib profitieren. Klinische Studien zeigten, dass diese Therapie die Überlebensrate der Patienten verbesserte. Nach zweieinhalb Jahren waren 21 % der Kontrollgruppe, aber nur 14 % der Gruppe mit der Wirkstoffkombination verstorben. Auch das Wiederkehren von Tumoren konnte durch die Therapie gesenkt werden.

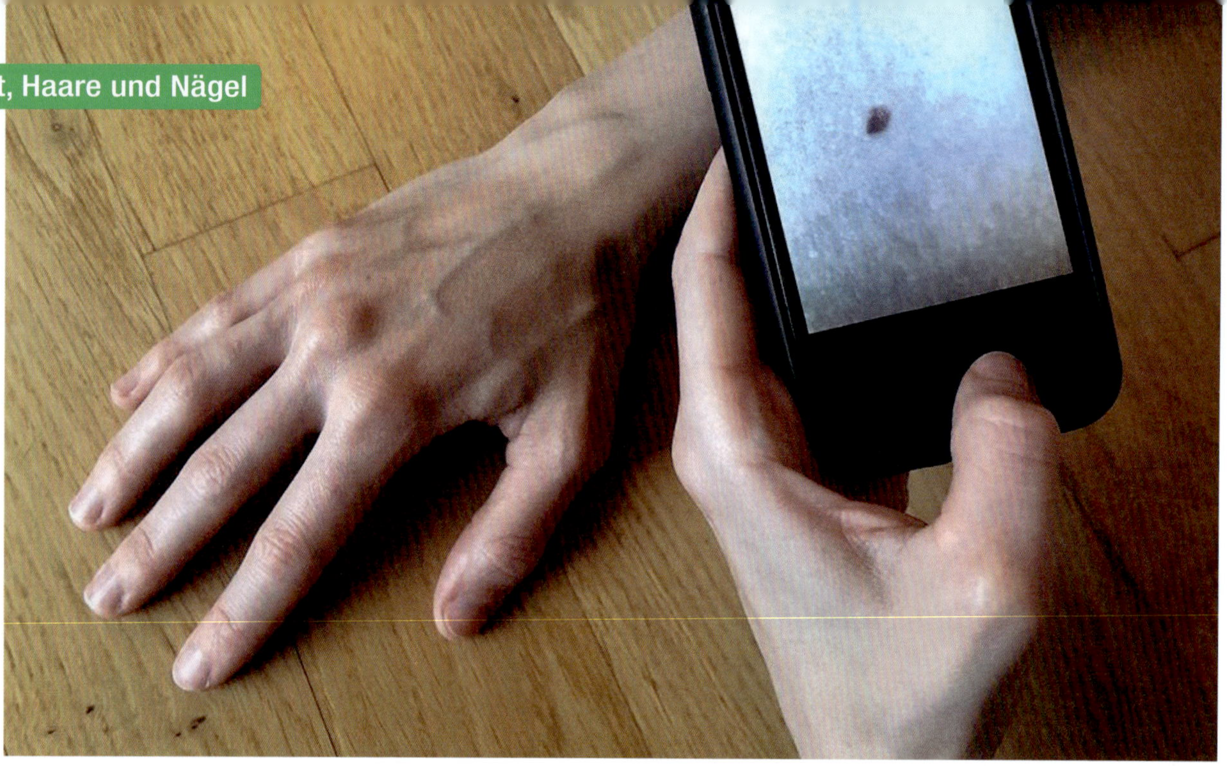

Das Modellprojekt „Online Hautarzt" wurde bereits mehrfach ausgezeichnet und ist beliebt bei Patienten.

Digitale Medizin

Teledermatologie

Ohne lange Wartezeiten und vollkommen „kontaktlos" – ein großer Vorteil in Coronazeiten – kann man jetzt eine kompetente Ersteinschätzung beim Hautarzt erhalten.

Hintergrund. Vielerorts sind die dermatologischen Praxen überbelastet und haben sehr lange Wartezeiten. Jetzt gibt es eine Alternative. Dank der Entwicklung der „Online Hautarzt"-App ist es jetzt deutschlandweit möglich, schnell kompetente Hilfe von qualifizierten Hautärzten online zu erhalten. Hautärztin Julia Maerker-Stroemer dazu: „Gerade unser Fach ist ein sehr visuelles – anhand der Analyse von Fotos können wir sehr gut erste Einschätzungen abgeben."

Methode. Einfach drei Fotos und eine Beschreibung des Hautproblems in der App angeben und schon kann die Anfrage abgeschickt werden. Auch ist es möglich, die Anfrage bei intimen Hautproblemen anonym zu versenden. Innerhalb von wenigen Stunden schätzt ein qualifizierter Hautarzt die Symptome ein und empfiehlt eine Therapie. „In über 90 % der Fälle war anhand der eingesandten Bilder eine Diagnose möglich." Etwa 70 % der Patienten konnten so beraten werden, sodass diese nicht mehr in eine Hautarztpraxis mussten, berichtet Wiebke Sondermann, Oberärztin an der Universitäts-Hautklinik Essen.

Somit stellt die „Online Hautarzt"-App eine sehr sichere und komfortable Lösung dar. Als erste Krankenkasse bietet die Techniker Krankenkasse (TKK) jetzt ihren Mitgliedern den digitalen Hautcheck umsonst an.

Fazit. Dank der „Online Hautarzt"-App lassen sich viele Hautprobleme schnell, einfach und sicher lösen. ■

Akne

Neue Aknebehandlung

Akne ist eine der häufigsten Hauterkrankungen. Schätzungen ergaben, dass bis zu 85 % der Erwachsenen und ebenso viele Jugendliche von Akne betroffen sind.

Hintergrund. Bei der Akneerkrankung spielen mehrere Faktoren eine Rolle, wobei vor allem hormonelle Prozesse wichtig sind. Sie regulieren die Talgproduktion der Haut. Eine verstärkte Talgproduktion führt zu verstopften Talgdrüsen und damit zu Pickeln und Entzündungen, den typischen Anzeichen von Akne. Bislang gab es keine spezifisch auf den hormonellen Ursachen der Erkrankung basierende Therapie. Genau hier setzt eine neue Creme mit dem Wirkstoff Clascoteron an. Er hemmt die Talgproduktion der Haut und somit die Entstehung von Pickeln und Entzündungen. Bevor die Creme auch in Deutschland zugelassen werden kann, müssen noch weitere Untersuchungen zu möglichen Nebenwirkungen durchgeführt werden.

Fazit. Clascoteronhaltige Cremes könnten sich künftig als eine wirksame Therapie gegen Akne herausstellen. ■

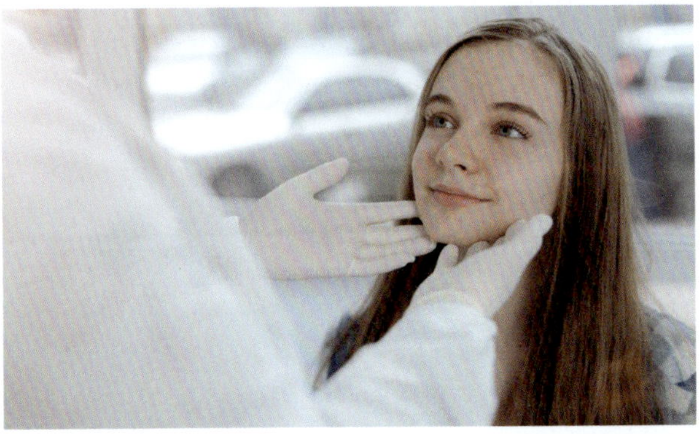

Akne könnte mit einem neuen Wirkstoff behandelt werden.

IN KÜRZE

➔ Neue Leitlinie zur Teledermatologie

Der Berufsverband der Deutschen Dermatologen und die Deutsche Dermatologische Gesellschaft haben erstmals eine Leitlinie zur telemedizinischen Versorgung von Patienten herausgegeben. Die Leitlinie legt fest, bei welchen Hauterkrankungen telemedizinische Verfahren sicher sind und welche Bereiche nicht von der Telemedizin abgedeckt werden sollen. So empfiehlt die Leitlinie z. B., die Erstdiagnostik akuter und chronischer Wunden oder infektiöser Hauterkrankungen mit telemedizinischen Mitteln durchzuführen, bei Schuppenflechte und Neurodermitis soll hingegen zunächst ein Hautarzt aufgesucht werden.

➔ Therapie Nagelpilz

Eine Pilzinfektion der Fußnägel (Onychomykose) ist sehr weit verbreitet. Wichtig ist, bei einem Nagelpilz einen Arzt aufzusuchen, da die Behandlung kompliziert und sehr langwierig ist. Ist der Nagel nur weniger als zur Hälfte von der Pilzinfektion betroffen und das Nagelbett gesund, kann ein spezieller Nagellack mit Antimykotika verschrieben werden. Sind die Pilze jedoch tiefer in den Nagel eingedrungen, muss ein Breitspektrum-Antimykotikum eingenommen werden.

➔ Neurodermitis erhöht Risiko für Autoimmunerkrankungen

Neurodermitis gehört zu den häufigsten Hauterkrankungen. Sie beruht auf einer Störung der Barrierefunktion der obersten Hautschicht. Bekannt ist, dass Neurodermitis die Anfälligkeit für Allergien erhöht. Jetzt belegte eine schwedische Studie, dass Patienten mit einer Neurodermitis auch ein doppelt so hohes Risiko besitzen, eine Autoimmunerkrankung der Haut zu entwickeln. Auch an Autoimmunerkrankungen des Magen-Darm-Trakts oder des Bindegewebes, wie z. B. Zöliakie, Morbus Crohn oder Morbus Bechterew erkrankten Menschen, die unter Neurodermitis leiden, häufiger.

Harnwege

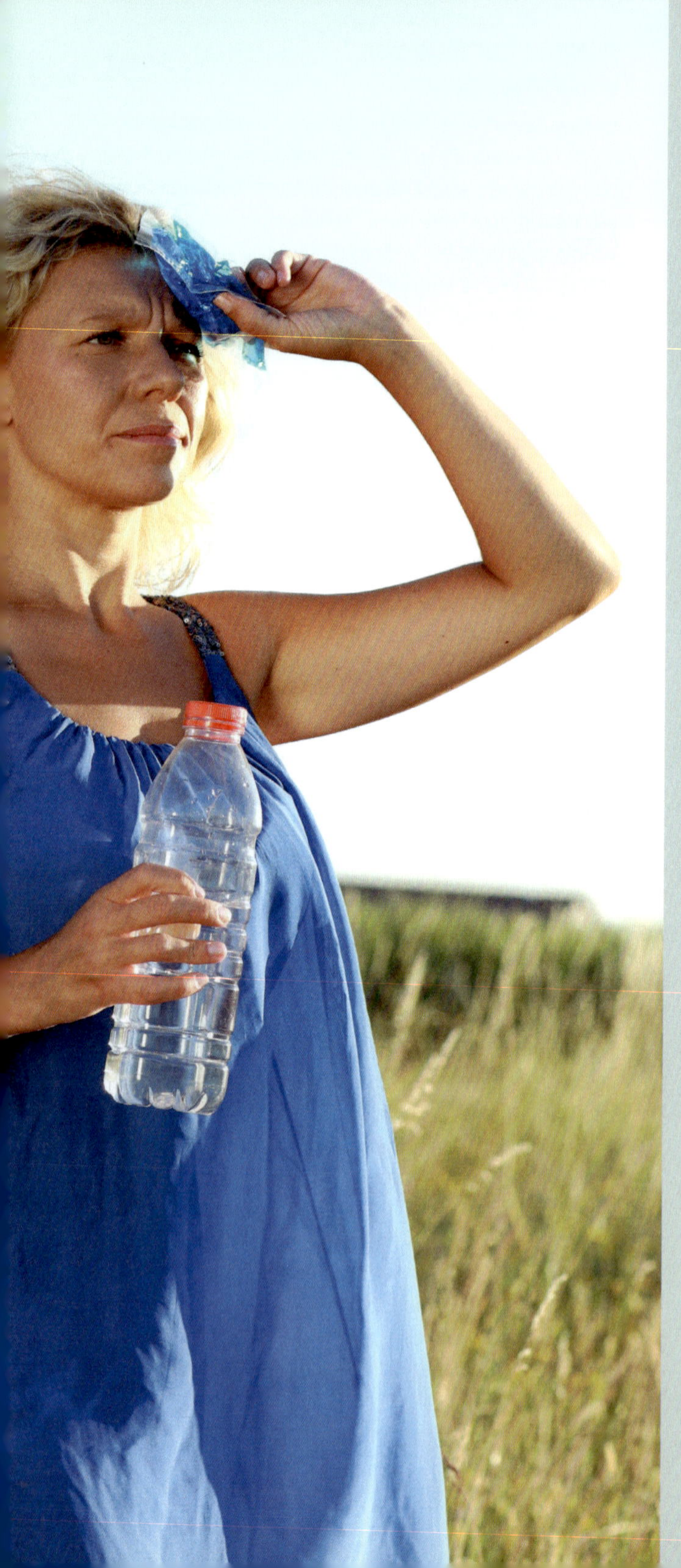

In diesem Kapitel

Der Klimawandel bedingt auch in unseren Breiten zunehmende Hitzeereignisse. Die Nieren spielen hier eine zentrale Rolle und vor allem ältere und vorerkrankte Personen sollten aufgeklärt werden.

Fast 40 % aller Diabetiker entwickeln im Verlauf ihrer Krankheit eine fortscheitende Nierenerkrankung. Ein neuer Wirkstoff verlangsamt deren Fortschritt und verringert die Risiken wie Herz-Kreislauf-Versagen.

Blasenschwäche und damit Harninkontinenz treten bei Frauen nicht nur bei Übergewicht auf, der Anteil am Körperfett spielt dabei ebenfalls eine Rolle.

In und nach den Wechseljahren steigt die Anfälligkeit für Blasenentzündungen, bedingt durch hormonelle Umstellungen. Regelmäßig lokal aufgetragene Östrogenpräparate verringern die Anfälligkeit dafür und sind, richtig angewendet, zudem frei von Nebenwirkungen.

Zu den wesentlichen Sterblichkeitsfaktoren bei einer Infektion mit Covid-19-Viren zählt Nierenversagen. Ärzte sollten daher im Infektionsfall eine nierenbelastende Medikation möglichst vermeiden.

Blasenkrebs ist eine äußerst aggressive und wiederkehrende Erkrankung und eine neue Leitlinie soll für Patienten nicht nur eine bessere Diagnose bringen, sondern auch die Behandlung genauer ausrichten.

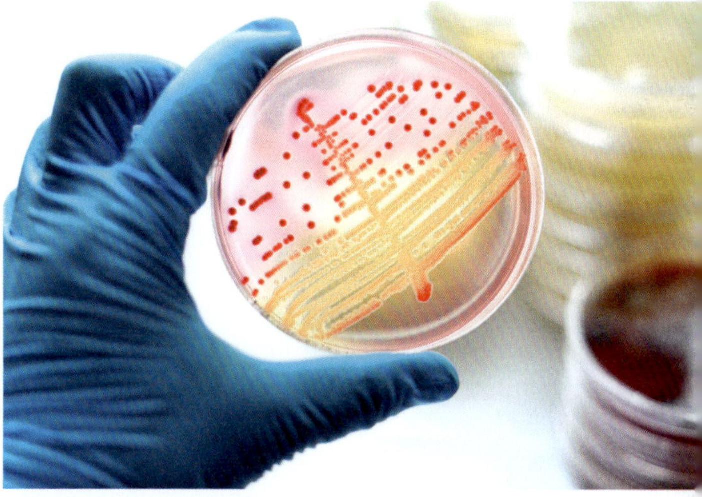

Auslöser von Blasenentzündungen sind E.coli-Bakterien, die hier auf einem Nährmedium gezüchtet werden.

TOP-Trend

Kein Nierenschutz durch Harnsäuresenker

Patienten, die unter einer chronischen Nierenschwäche leiden, haben ein erhöhtes Risiko auf ein Fortschreiten der Erkrankung, wenn ihr Harnsäurespiegel im Blut erhöht ist. Forscher am Australischen George Institute for Global Health in Newtown untersuchten deshalb, ob und wie sich eine medikamentöse Absenkung der Blutharnsäure auswirkte. Zum Einsatz kam dazu das Gichtmittel Allopurinol. Die placebokontrollierte Studie mit fortgeschrittener Niereninsuffizienz ergab jedoch einen ernüchternden Befund: Trotz abgesenkter Harnsäurewerte im Blut konnte Allopurinol die Abnahme der glomerulären Filtrationsrate als Maß für die Nierenleistung nicht aufhalten.

Harnwege

Hitze begünstigt urologische Erkrankungen

Extreme Hitze und allgemein höhere Durchschnittstemperaturen begünstigen nicht nur das Auftreten von Schlaganfällen oder Herzinfarkten. Auch die Risiken für urologische Erkrankungen sind erhöht. Angesichts der zunehmenden Wahrscheinlichkeit von Extremwettern in der Zukunft empfiehlt die Deutsche Gesellschaft für Urologie (DGU) dazu eine verstärkte Forschung und Aufklärung.

Hintergrund. Unter extremen Hitzebedingungen müssen die Nieren Schwerstarbeit leisten, um im Körper ein gesundes Gleichgewicht zwischen Blutsalzen (Elektrolyten) und Wasser zu halten. Ein wichtiger Regulationsvorgang ist dabei die Stimulation des antidiuretischen Hormons (ADH). Seine Funktion ist, Wasser im Körper zu halten und so einer Austrocknung entgegenzuwirken. Wird ein Wasserverlust, z. B. durch starkes Schwitzen oder mangelnde Flüssigkeitszufuhr, nicht ausgeglichen, resultieren eine Abnahme der Nierenfunktion, gehäufte Harnwegsinfekte bis hin zu einer akuten Nierenschädigung. Ebenso kann es zu einer verstärkten Bildung von Harnsteinen kommen.

Einschätzung. „Die Nieren spielen eine zentrale Rolle beim Schutz des Menschen vor hitzebedingten Folgen, sind zugleich aber auch selbst Zielorgan hitzeassoziierter Schäden“, beschreibt der Nierenspezialist Prof. Ralph Kettritz von der Berliner Charité. Bislang, so die DGU, fehlen aber systematische Studien, die sich mit den Einflüssen der Erderwärmung auf Erkrankungen des Harntraktes befassen.

Die Fachgesellschaft plädiert deshalb für die Durchführung entsprechender Forschungsprojekte. Auch sollten auf Landes- und kommunaler Ebene Hitzeschutzaktionspläne umgesetzt werden, die vor allem schutzbedürftige Bevölkerungsgruppen wie Ältere und Vorerkrankte im Auge haben. ■

STAND DER FORSCHUNG

Spermienqualität gefährdet

Neben Herz-Kreislauf-Gefahren und urologischen Erkrankungen warnt die Deutsche Gesellschaft für Urologie vor einer weiteren möglichen Auswirkung extremer Umgebungstemperaturen: die Beeinträchtigung der männlichen Zeugungsfähigkeit. Weisen die Hoden eine zu hohe Temperatur auf, wirkt sich dies auf die Produktion der Spermien, die Spermatogenese, aus. So konnten chinesische Studien aufzeigen, dass bei andauernder starker Hitze (Tageshöchstwerte über 30 °C) sowohl das Ejakulatvolumen als auch die Konzentration und die Beweglichkeit der Spermien nachließ. Hinzu kam ein höherer Anteil an defekten Samenzellen.

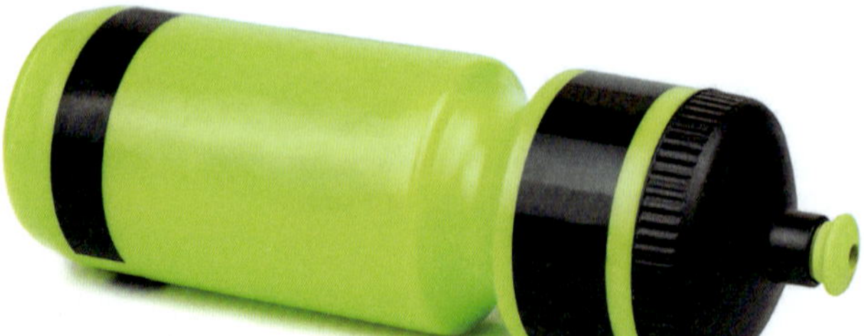

Unter Extremhitze ist die Versorgung des Körpers mit genügend Wasser und Elektrolyten von besonderer Bedeutung. Auch die Nieren können sonst geschädigt werden.

Harninkontinenz

Gewichtsabnahme contra Blasenschwäche

Übergewicht und Fettleibigkeit sind anerkannte Risikofaktoren für eine Harninkontinenz. Neue Studien weisen nun auf die gesonderte Bedeutung des Körperfettanteils hin.

Hintergrund. Die Ursache für diesen Zusammenhang ist zum einen mechanisch bedingt: Der innere Bauchdruck beträgt gemäß Studien bei übergewichtigen Frauen um die 10–20 mm Hg, bei normalgewichtigen dagegen 0–3 mm Hg. Diesem Druck wirkt die Muskelkraft des Beckenbodens entgegen. Ist der Druck jedoch zu hoch oder verstärkt sich beim Husten oder schwerem Tragen, können die Muskeln nicht ausreichend gegenhalten und der Harnblasenmuskel wird instabiler.

Studien. Frühere Studien konnten bereits aufzeigen, dass Frauen im mittleren Alter mit zunehmendem Body-Mass-Index stärker unter Harninkontinenz leiden. So war das Risiko bei einem BMI von 30 kg/m^2 im Vergleich zu Frauen mit einem BMI von unter 25 kg/m^2 um das Dreifache, bei einem BMI von 40 kg/m^2 sogar um das Fünffache erhöht.

Neben dem Körpergewicht spielt jedoch auch das Fettverteilungsmuster am Körper eine wichtige Rolle: Eine aktuelle Studie slowakischer Wissenschaftler an der Universität Bratislava untersuchte dazu 206 jüngere Frauen mit einem Durchschnitts-BMI von 26 kg/m^2 und einem Durchschnittsalter von 31 Jahren. Bei ihnen wurde die Körperzusammensetzung bezüglich prozentualem Fettanteil, Bauchfettmenge und weiteren Stoffwechselfaktoren analysiert. Zudem erfragten die Wissenschaftler mögliche Blasenfunktionsprobleme sowie damit verbundene Auswirkungen auf die Lebensqualität.

Die Ergebnisse: Die Teilnehmerinnen mit einem Körperfettanteil von über 32 % hatten ein fast doppelt so hohes Risiko, eine Blasenschwäche verbunden mit einer Druckinkontinenz zu entwickeln und berichteten auch über ausgeprägtere Einschränkungen ihrer Lebensqualität.

Bedeutung. Nicht nur das Körpergewicht, so die Studienautoren, begünstigt Probleme mit der Blasenfunktion. Selbst bei jüngeren Frauen wirkt sich ein erhöhter Körperfettanteil negativ aus. Zurückzuführen sei dies möglicherweise auf chronisch-entzündliche Prozesse, die durch Botenstoffe aus dem Bauchfett im ganzen Körper ausgelöst werden. ■

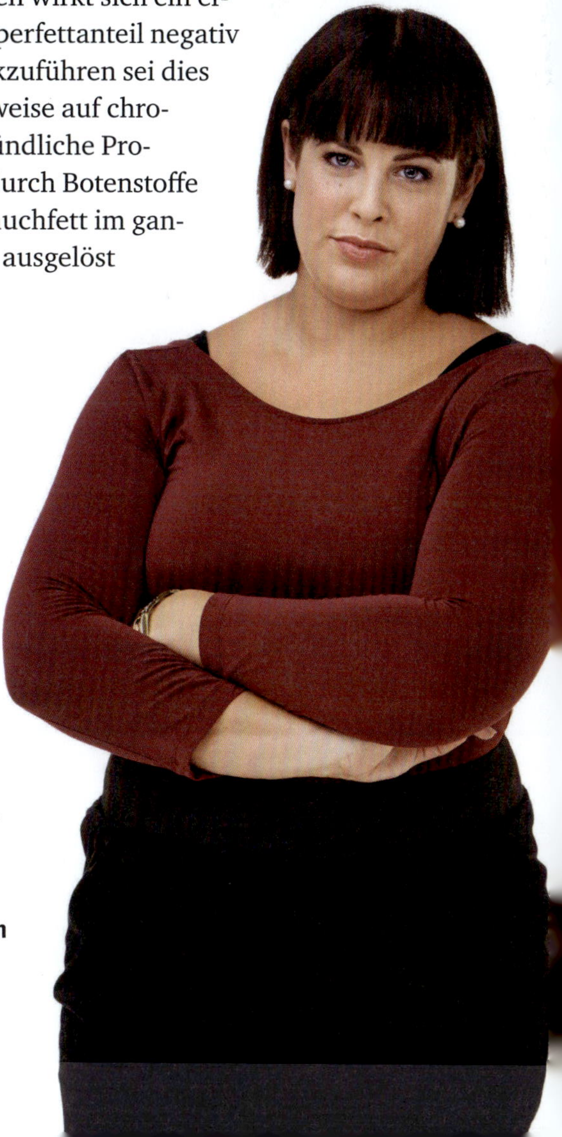

Zu viel Bauchfett wirkt sich auch auf die Blasenfunktion negativ aus.

Fluorchinolone können Herzklappen schädigen

Eine Behandlung mit Fluorchinolon-Antibiotika wie Ciprofloxacin oder Norfloxacin, die häufig auch bei Harnwegsinfekten verschrieben werden, kann zu schweren Schäden an den Herzklappen führen. Zu diesem Ergebnis kamen kanadische Forscher der Universität von British Columbia in Vancouver mittels einer Datenbankanalyse. Danach ist die Verordnung von Fluorchinolonen mit einem etwa 2,4-fach erhöhten Risiko auf eine Schwächung der Aorten- und Mitralklappe verbunden, im Vergleich zu einer Behandlung mit anderen Antibiotikaklassen.

Dies veranlasste die Europäische Arzneimittel-Agentur (EMA) zu einer Warnung, die die Herstellerfirmen weitergeben müssen. Bereits seit 2008 ist bekannt, dass Fluorchinolone das kollagene Bindegewebe beschädigen können, und dies schon nach nur kurzer Einnahmezeit. In der Folge besteht ein erhöhtes Risiko zu Sehnenrissen und Sehnenscheidenentzündungen, wie z. B. an der Achillessehne. Vor zwei Jahren wurden erstmals Fallberichte veröffentlicht, nach denen die Behandlung insbesondere bei älteren Menschen auch zu Aortenschäden führen kann.

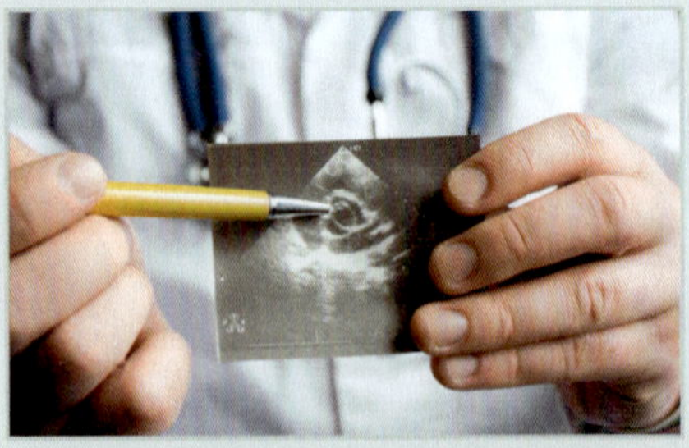

Die häufig bei Harnwegsinfekten verschriebenen Fluorchinolon-Antibiotika können Herz- und Gefäßstrukturen schädigen.

Harnwegsinfekte

Wie der Körper sich selbst schützt

Viele Frauen haben mehrmals im Jahr eine Blasenentzündung. Andere wiederum kennen diese nur aus Erzählungen. Schweizer Forscher haben nun einen Eigenschutz-Mechanismus des Körpers aufgedeckt, der manche Menschen anscheinend mehr schützt als andere.

Hintergrund. Auslöser der Harnwegsinfektionen sind zumeist E.-coli-Bakterien. Sie wandern aus dem Darm ein und haften sich mit fadenförmigen Fortsätzen, den Pili, an die Zellen von Blase, Harnleiter oder Harnröhre an. Aus früheren Studien ist bekannt, dass das von den Nieren produzierte Protein Uromodulin vor Harnwegsinfektionen schützen kann.

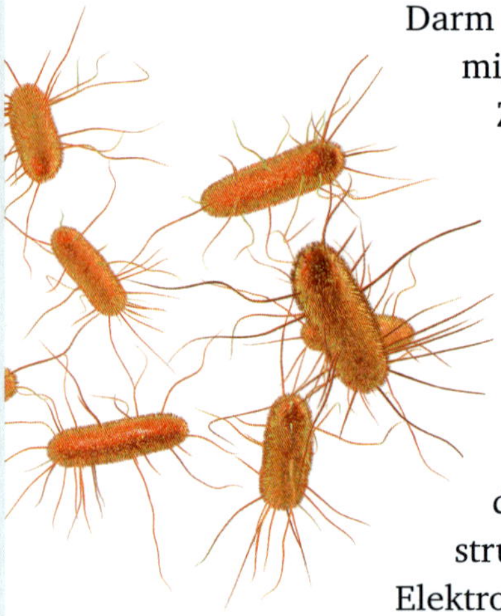

Studie. Einem Team aus Züricher Forschern gelang es nun, die dreidimensionale Molekularstruktur von Uromodulin per Kryo-Elektronentomografie aufzuschlüsseln. Jedes Uromodulinmolekül bildet danach Hunderte langer fadenförmiger Gebilde aus. Diese umhüllen die Bakterien und verhindern ihre Anhaftung. Basis dieser Wechselwirkung, so ergaben biochemische Tests, ist das spezifische Andocken der Bakterienpili an Zuckerketten auf der Uromodulinoberfläche, was zu einer sehr starken Bindung führt. So bilden sich lichtmikroskopisch erkennbare Klumpen aus mit Uromodulin umhüllten Bakterien, die über den Urin ausgeschieden werden.

Bedeutung. Rund 70 % aller Menschen haben eine Uromodulingenvariante, die dazu führt, dass das Protein in großen Mengen produziert wird. Ihr Risiko für Harnwegsinfekte ist kleiner als dasjenige von Personen ohne diese Genvariante. Aus den Erkenntnissen der Schweizer Forscher könnten sich neue Ansätze zu einer Vorbeugung wie auch einer antibiotikafreien Bekämpfung von Harnwegsinfekten ergeben. ■

Harnwegsinfekte

Vaginales Östrogen gegen häufige Blasenentzündungen

In und nach den Wechseljahren gehören nicht nur Hitzewallungen zu den Beschwerden, sondern häufig auch urologische Störungen. Dazu zählen unter anderem Probleme beim Wasserlassen, ein häufiger Harndrang sowie auch immer wieder auftretende Harnwegsinfekte.

Hintergrund. Der abfallende Hormonspiegel in den Wechseljahren wirkt sich auf den Zustand der Schleimhäute aus, und dies nicht nur im Vaginalbereich. Eine verminderte Durchblutung führt zur Abnahme von Festigkeit und Elastizität und damit einer erhöhten Empfindlichkeit gegenüber kleinen Verletzungen ebenso wie bakteriellen Angriffen. Hinzu kommt eine veränderte Vaginalflora, die ebenfalls eine Besiedlung mit Krankheitserregern begünstigt.

Studie. Ein US-Wissenschaftlerteam am Duke University Hospital in Durham hat vorhandene Studiendaten gesammelt, die sich mit der Vorbeugung häufig wiederkehrender Harnwegsinfekte durch Anwendung lokal aufgetragener Östrogenpräparate beschäftigen. Dabei handelte es sich um Estradiolcremes, -ringe und -einlagen sowie auch Einlagen mit dem Hormonvorläufer DHEA (Dehydroepiandrosteron).

Nach der Auswertung kommen die Autoren zu dem Fazit, dass regelmäßig lokal aufgetragene Östrogenpräparate die Anfälligkeit für Blasenentzündungen verringern. Diese Einschätzung wird durch Tierversuche bestätigt: Labormäuse wiesen nach einer Eierstockentfernung deutlich höhere Keimzahlen im Urin auf, ebenso eine erhöhte Konzentration an Entzündungsfaktoren in der Harnblase. Erhielten diese Versuchstiere dann Östrogenpräparate, nahmen sowohl Keimzahl als auch Entzündungsaktivität ab.

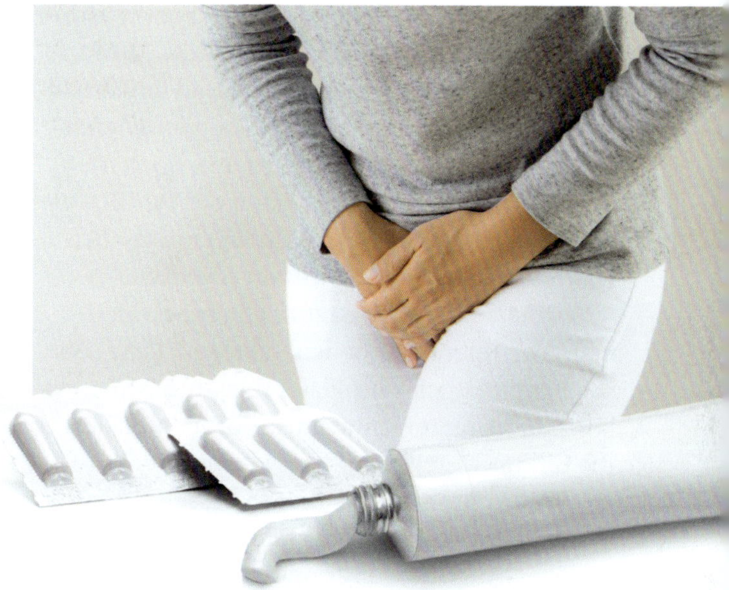

Lokal aufgetragene Vaginalöstrogene können wiederkehrenden Blasenentzündungen nach der Menopause vorbeugen.

Bedeutung. Die enge anatomische Nähe von Vagina und Harnwegen erlaubt gewissermaßen eine „Mitbehandlung" Letzterer durch Vaginalöstrogene. In Deutschland kommen dabei zumeist Cremes oder Zäpfchen mit dem schwach wirksamen Estriol zur Anwendung. Sie entfalten ihre Wirkung, wenn sie in der vorgeschriebenen Dauer und Dosis eingesetzt werden, nur im Genital- und Harnwegsbereich, regen dann das Wachstum der Gebärmutterschleimhaut nicht an und haben auch keine unerwünschte systemische Wirkung. Dazu sollten sie jedoch in die Vagina eingeführt werden; eine rein äußerliche Anwendung bedingt eine zu niedrige Hormondosis im Vaginalgewebe und führt zu keiner Verbesserung von Harnwegsproblemen. ■

Nieren

Neuer Wirkstoff bei diabetischer Nierenerkrankung

Fast 40 % aller Diabetiker entwickeln eine chronische Nierenerkrankung (diabetische Nephropathie). Sie verläuft schleichend und lange symptomfrei, sodass die Gefahr bleibender Nierenschäden und eines Nierenversagens hoch ist. Nun hat sich ein neuer Wirkstoff bei Typ-2-Diabetikern mit fortgeschrittener chronischer Nierenerkrankung als wirksam erwiesen.

Medikament. Der Wirkstoff Finerenon ist der erste Vertreter einer neuen Substanzklasse. Als sogenannter nichtsteroidaler selektiver Mineralokortikoidrezeptor-Antagonist (MRA) blockiert er die Bindungsstellen für das Nebennierenhormon Aldosteron und hemmt so dessen Wirkung in der Niere. In der Folge kommt es zu einer vermehrten Ausscheidung von Natrium, einer verminderten Kaliumsekretion und zu einer erhöhten Wasserausscheidung (Diurese). Dies dient z. B. der Ausschwemmung von Ödemen bei einer Herzschwäche.

Im Gegensatz zu bereits eingesetzten Mineralokortikoiden auf Steroidbasis, wie z. B. Spironolacton oder Eplerenon, sollen Nebenwirkungen wie Brustwachstum bei Männern, Libidoverlust und Impotenz geringer sein. Dies gilt auch für das Risiko eines Kaliumüberschusses (Hyperkaliämie).

Studie. Untersucht wurden die Sicherheit und Wirksamkeit von Finerenon zusätzlich zu einer blutzuckersenkenden Standardtherapie bisher in der FIDELIO-DKD-Studie. An ihr nahmen insgesamt 5734 Typ-2-Diabetiker mit einer chronischen Nierenerkrankung unterschiedlichen Schweregrades teil und wurden zufallsmäßig auf zwei Gruppen verteilt. Eine Hälfte erhielt die höchsttolerierte Dosis an Finerenon (10–20 mg) einmal pro Tag, die andere ein Placebo. Nach 48 Monaten hatte sich das Fortschreiten der Nierenerkrankung deutlich verlangsamt, die Herz-Kreislauf-Risiken waren verringert. Fast jeder fünfte Fall von Nierenversagen, eine Abnahme der Nierenfunktion um mehr als 40 % oder der Tod durch Nierenversagen konnten durch Finerenon verhindert werden, so die Studienautoren.

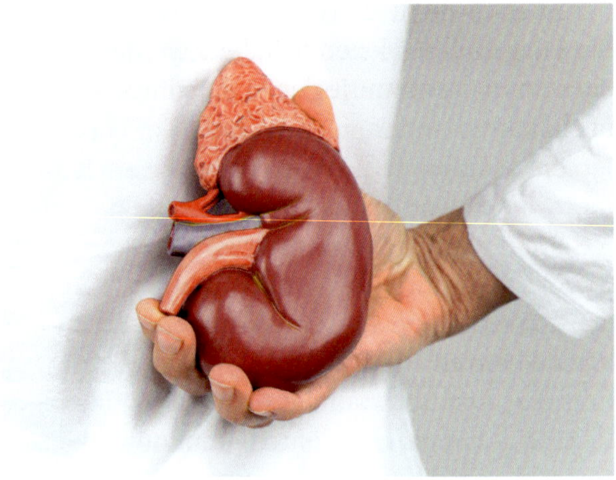

Typ-2-Diabetiker haben ein hohes Risiko einer fortschreitenden Nierenschädigung, die im Endstadium eine Dialyse oder Nierentransplantation erfordern kann.

Bedeutung. Mit Finerenon könnte eine neue Therapieoption für Typ-2-Diabetiker zur Verfügung stehen, die die chronische Abnahme ihrer Nierenfunktion verlangsamt. Basierend auf den aktuellen Studiendaten hat die Herstellerfirma Bayer die Zulassung in der EU und anderen Ländern weltweit beantragt.

Zurzeit wird die Zulassung des Mittels von der amerikanischen Arzneimittelbehörde FDA vorrangig behandelt. ■

Covid-19

Corona geht auch an die Nieren

Bei einer Covid-19-Erkrankung scheint die Niere das nach der Lunge am stärksten befallene Organ zu sein. Dies ergab eine Obduktionsstudie des Universitätsklinikums Eppendorf in Hamburg.

Studie. Die Mediziner untersuchten dazu die Nieren von 63 an Covid-19 verstorbenen Patienten. Bei 60 % konnten sie das SARS-CoV-2-Virus im Nierengewebe nachweisen. „Dies ist ein Erklärungsansatz für das häufige Nierenversagen bei einer Covid-19-Infektion, das zu den wesentlichen Sterblichkeitsfaktoren zählt", so die Aussage des Studienleiters Prof. Tobias Huber. Die Viren, so fanden die Forscher ebenfalls heraus, können sich in den Nierenzellen auch rasch vermehren, dort zu einer hohen Virenlast führen und so das Sterblichkeitsrisiko deutlich erhöhen.

Bedeutung. Die Forscher regen an, bei der Behandlung von Covid-19-Patienten frühzeitig auf andere Organbeteiligungen zu achten, was im Fall der Niere durch einfache Urintests möglich sei. Der Einsatz nierenschädigender Medikamente sollte bei einem Nierenbefall vermieden werden. ■

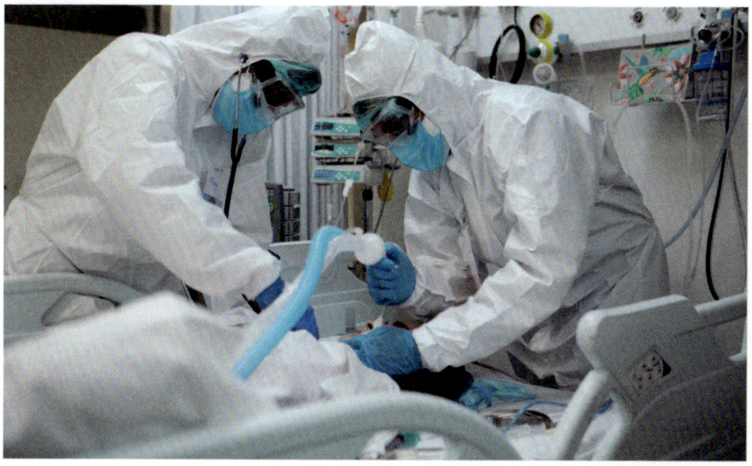

Covid-19-Patienten mit akutem Nierenversagen haben ein hohes Risiko, chronisch nierenkrank und dialysepflichtig zu werden.

Keine Coronaviren in Ejakulat

Eine frühe chinesische Studie hatte bei Männern mit Covid-19-Erkrankung SARS-CoV-2-Viren im Ejakulat nachgewiesen,

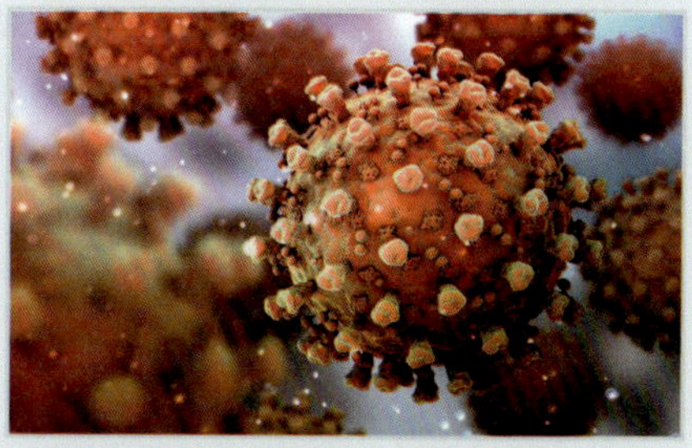

Nach bisherigen Studienbefunden lassen sich SARS-CoV-2-Viren nicht zweifelsfrei im Ejakulat nachweisen.

war jedoch wegen methodischer Mängel zurückgezogen worden. US-Forscher der Universitäten von Louisiana und Miami überprüften die Annahme nun in einer Übersichtsarbeit. Die Analyse aus acht relevanten Einzelstudien ergab dabei: Außer der oben genannten chinesischen Einzelstudie zeigten sich bisher keine Hinweise darauf, dass Coronaviren in Ejakulatproben vorkommen. Dennoch sollten, so die Studienautoren, weitere Studien durchgeführt werden, um die Möglichkeit einer sexuellen Übertragbarkeit ganz auszuschließen.

Eine Covid-19-Erkrankung kann sich jedoch, so andere Studien, auf die Qualität der Spermien auswirken, entweder durch die eingeschränkte Allgemeinbefindlichkeit oder möglicherweise auch das Virus selbst. Fertilitätsmediziner raten deshalb Paaren mit Kinderwunsch, nach einer Covid-19-Erkrankung mindestens 90 Tage mit der Zeugung eines Kindes zu warten und eventuell eine Spermienanalyse vornehmen zu lassen.

Blasenkrebs

Leitlinie zu Harnblasen-karzinomen aktualisiert

In Deutschland erkranken gemäß Robert Koch-Institut jährlich etwa 22 000 Männer und 7000 Frauen an einem Harnblasentumor. Trotz neu entwickelter Therapieformen bleibt Blasenkrebs eine äußerst aggressive und sehr häufig wiederkehrende Krebsform, sofern er nicht in einem frühen Stadium erkannt und behandelt wird.

Leitlinie. Unter Federführung der Deutschen Gesellschaft für Urologie sowie der Deutschen Krebsgesellschaft wurden die Blasenkrebs-Leitlinien überarbeitet und dabei vor allem die Empfehlungen zur Chemo- und Immuntherapie für Patienten aktualisiert, bei denen sich bereits Metastasen gebildet haben.

Diagnose. Hat eine Ultraschalluntersuchung einen ersten Krebsverdacht ergeben, erfolgt die weitere Abklärung über eine Blasenspiegelung. Hierbei können verdächtige Gewebeproben entnommen und feingeweblich untersucht werden. Zeigen sich dabei kleine und nur oberflächlich in der Blasenschleimhaut gewachsene Tumoren, lassen sich diese über eine so genannte transurethrale Resektion von Blasengewebe (TUR-B) vollständig entfernen, sodass keine weitere Therapie erforderlich ist.

In bestimmten Fällen kann jedoch nach einer TUR-B versucht werden, über eine Blasenspülung mit Chemotherapeutika (Instillationstherapie) das Rückfallrisiko zu verringern.

Therapie. Ist der Krebs schon in die Muskelschicht der Blase eingewachsen oder hat sogar in andere Körperregionen gestreut, müssen

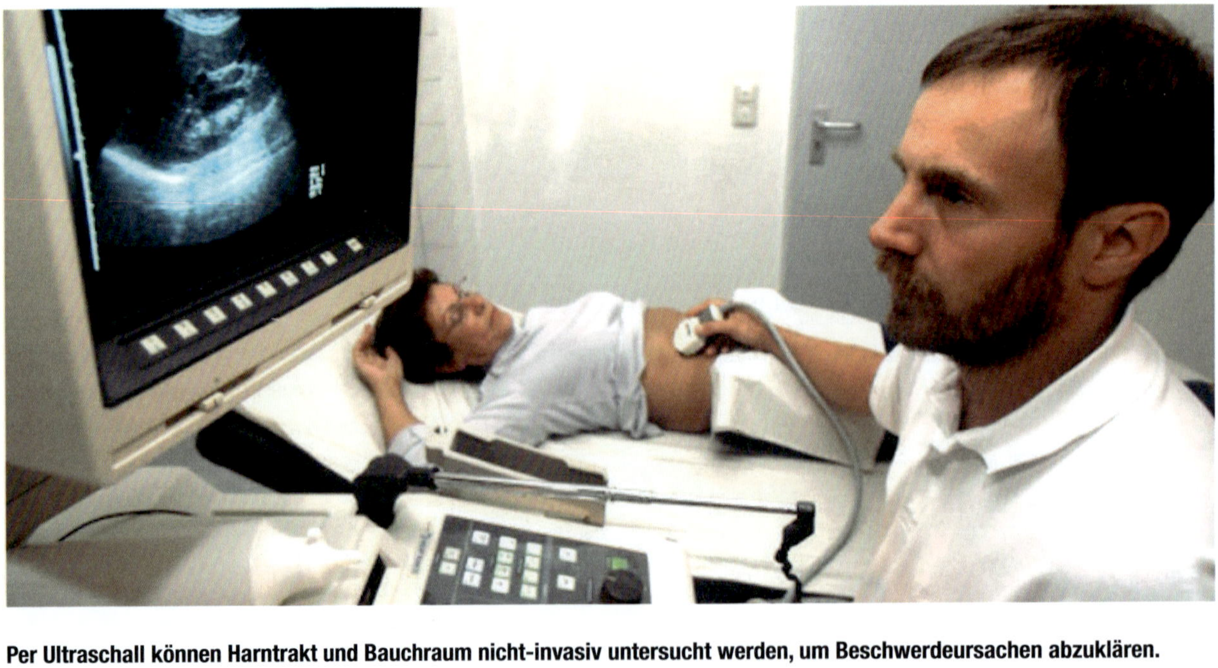

Per Ultraschall können Harntrakt und Bauchraum nicht-invasiv untersucht werden, um Beschwerdeursachen abzuklären.

die gesamte Harnblase und eventuell umliegende Organe wie Prostata bzw. Gebärmutter, Eierstöcke sowie ein Teil der Scheidenwand entfernt werden. Danach wird eine künstliche Harnblase geschaffen, z. B. aus Darmmaterial.

Ist dies nicht möglich oder unerwünscht, kann alternativ eine kombinierte Strahlen-Chemotherapie versucht werden. Bei Patienten mit geschwächten Nieren oder Herzschwäche ist dieses Vorgehen jedoch ungeeignet. Für sie kommt eine neue Therapieform in Betracht, die Krebsimmuntherapie mit Checkpointhemmern. „Durch die neuen Checkpoint-Inhibitoren wird das körpereigene Immunsystem wieder aktiviert, zugleich kann das Wachstum der Tumorzellen verhindert werden“, erklärt Prof. Margitta Retz, Koordinatorin der Leitlinie. ■

➔ AKTIV UND GESUND

Warnsignale

Ein bösartiger Blasentumor wächst nicht selten jahrelang, ohne Beschwerden zu verursachen. Frühe Anzeichen, die oftmals eher einer Blasenentzündung oder Prostatabeschwerden zugeordnet werden:

- **Blut im Urin**
- **häufiger Harndrang,** wobei aber nur kleine Harnmengen abgehen
- **Blasenkrämpfe**
- **Druckgefühl im Unterbauch**

Beschwerden in einem fortgeschrittenen Stadium:

- **Schmerzen in den Flanken**
- **vergrößerte Lymphknoten** im Leistenbereich
- **Knochenschmerzen**

Da diese Symptome auch auf andere Harnwegserkrankungen hinweisen, sollten sie frühzeitig mit einem Arzt abgeklärt werden, vor allem wenn sie länger anhalten und auf eine Behandlung nicht ansprechen.

IN KÜRZE

➔ Tamsulosin geht auf die Augen

Das bei einer gutartigen Prostatavergrößerung häufig verschriebene Tamsulosin beeinflusst auch das Auge. Findet bei einer Einnahme von Tamsulosin eine Kataraktoperation zur Behebung eines grauen Stars statt, besteht die Gefahr eines Floppy-Iris-Syndroms, bei dem die Beweglichkeit von Iris und Pupille gestört ist.

Bei der Operation wird die getrübte Linse per Ultraschall zerkleinert und abgesaugt, bevor eine Kunstlinse eingesetzt wird. Auftretende Komplikationen des eigentlich sehr sicheren Eingriffs sind überwiegend durch das Floppy-Iris-Syndrom während der Operation bedingt. Dies begünstigt Komplikationen wie z. B. Irisverletzungen, unrunde Pupillen, Kapselrupturen oder Netzhautablösungen. Dies verschlechtert das Operationsergebnis und kann das Sehvermögen beeinträchtigen. Um dies zu vermeiden, sollte der Augenchirurg über die Einnahme von Tamsulosin informiert und das Medikament vor einer Katarakt-Operation so früh wie möglich abgesetzt werden.

➔ Fortacin jetzt auch ohne Rezept

Das bisher rezeptpflichtige Fortacinspray zur Anwendung bei vorzeitigem Samenerguss ist nun auch rezeptfrei erhältlich. Bei den wirksamen Bestandteilen handelt es sich um die beiden Lokalanästhetika Lidocain und Prilocain, die die Übertragung von Nervenimpulsen hemmen und so die Überempfindlichkeit hemmen. Das Spray wird vor dem Geschlechtsverkehr lokal auf die Peniseichel gesprüht und wirkt bereits nach fünf Minuten. Gemäß Studien soll die Anwendung die Zeit bis zur Ejakulation auf das Sechsfache verlängern. Da es sich um ein Lifestyle-Produkt handelt, wurden die Kosten auch bisher nicht von den Krankenkassen übernommen, es musste dennoch vom Arzt verschrieben werden. Die Europäische Arzneimittel-Agentur sieht in der Fortacinverwendung einen positiven psychologischen Nutzen für die Patienten und stuft auch das Nebenwirkungspotenzial als vertretbar ein.

Register

Bildnachweis

iSt = iStockphoto.com
SPL = Science Photo Library
U l.iSt/standret. U M. iSt/Dr_Microbe. U.r. iSt/CasarsaGuru. U Klappe vorn iSt/ipopba. U Klappe hinten iSt/Moyo Studio.

2 M iSt/Dr_Microbe. 4 o.M. iSt/yalax. 6 u.l. iSt/MarianVejcik. 6 u.M. iSt/MoustacheGirl. 6 u.r. iSt/Bertrand Blay. 7 u.l. iSt/RossHelen. 9 o.l. iSt/Morsa Images. 11 o.l. iSt/amriphoto. 11 o.r. iSt/NiseriN. 11 o.r. iSt/Victor_69. 11 o.r. iSt/alvarez. 11 o.r. iSt/alvarez. 11 o.r. iSt/Gonzophoto. 11 o.r. iSt/SensorSpot. 11 o.r. iSt/pixelfusion3d. 11 o.r. iSt/alvarez. 11 o.r. iSt/energyy. 11 o.r. iSt/alvarez. 11 o.r. iSt/drbimages. 11 o.r. iSt/Image Source. 11 o.r. iSt/:alvarez. 11 o.r. iSt/valentinrussanov. 11 M.l. iSt/alvarez. 11 M.r. BIH/David Ausserhofer. 11 u.l. iSt/deliormanli. 11 u.r. iSt/KatarzynaBialasiewicz. 13 iSt/amriphoto. 14 u.l. iSt/1006081224. 15 o. iSt/Chinnapong. 16/17 iSt/TT 16 M. iSt/GordZam. 17 u.r. iSt/CristiNistor. 18 o. iSt/Thomas_EyeDesign. 18 u.r. iSt/scyther5. 19 o.r. iSt/borchee. 21 iSt/NiseriN. 21 iSt/Victor_69. 21 iSt/alvarez. 21 iSt/alvarez 21. iSt/Gonzophoto. 21 iSt/SensorSpot. 21 iSt/pixelfusion3d. 21 iSt/alvarez. 21 iSt/energyy. 21 iSt/alvarez. 21 iSt/drbimages. 21 iSt/Image Source. 21 iSt/alvarez. 21 iSt/valentinrussanov. 22 o. IDF. 23 o. iSt/Sasha_Suzi. 23 o.r. Illu A.Sohn. 24 o.l. iSt/YelenaYemchuk. 24 u.r. Abbott Diabetes Care. 25 o.l. pendig. 25 o.r. pendig. 26 M.M. iSt/narvikk. 27 u.l. 2002 Science Photo Library/Gschmeissner, Steve. 29 iSt/alvarez. 30 o.l. iSt/SARINYAPINNGAM. 31 iSt/AnnaSumska. 32 o.l. iSt/CreVis2. 32 u. iSt/Dr_Microbe. 33 o.M. iSt/Ridofranz. 34 u.M. iSt/zilli. 34 o.r. iSt/PeopleImages. 35 u.l. iSt/samsonovs. 37 BIH/David Ausserhofer. 38 u.l. Illu A.Sohn. 39 o. iSt/loops7. 40/41 H. iSt/Peshkova. 40 u.l. Illu A.Sohn. 41 u.l. Illu A.Sohn. 42 o.l. BIH/David Ausserhofer. 42 o.r. BIH/David Ausserhofer. 43 u.l. iSt/sanjeri. 45 iSt/deliormanli. 46 o.r. iSt/scanrail. 47 u.r. iSt/regoluis. 48 czarny_bez. 48 u. Illu A.Sohn. 49 o.M. iSt/Milena Khosroshvili. 49 u. Illu A.Sohn. 50 o. iSt/JackF. 53 iSt/KatarzynaBialasiewicz. 54/55 iSt/bestbrk. 54 o.l. iSt/Vladimir Borovic. 55 iSt/filo. 56 u.l. iSt/Goodboy Picture Company. 57 o.M. iSt/Creative-Family. 57 u.r. iSt/NicolasMcComber. 58 o.l. iSt/Dean Mitchell. 59 o. iSt/Morsa Images. 61 o. iSt/asiandelight. 61 u.l. iSt/AgFang. 61 u.r. iSt/urbazon. 62 l. iSt/pixelfit. 63 o.r. iSt/peakSTOCK. 64 u.l. iSt/asiandelight. 64 u.r. iSt/SilviaJansen. 65 o.r. iSt/peakSTOCK. 66 o. iSt/Antonio_Diaz. 67 u.r. iSt/fizkes. 68 u.l. iSt/Jovanmandic. 69 o.M. iSt/YakobchukOlena. 69 o.r. iSt/selvanegra. 70 o. iSt/PeopleImages. 72 l. iSt/Image Source. 73 o.r. iSt/LeoPatrizi. 74/75 o. iSt/AgFang und iSt/u.r. iSt/FatCamera. 76 o.r. iSt/FatCamera. 77 u.l. iSt/leadenpork. 77 r.M. iSt/iSidhe. 78 u.r. iSt/laflor. 79 u.r. iSt/Zinkevych. 80 o. iSt/Imgorthand. 81 r.M. iSt/pinkomelet. 82 u. iSt/Rainer Puster. 83 o.M. iSt/piyaset. 83 u.r. iSt/Sigarru. 84 o. iSt/s:Vladimir Vladimirov. 85 u.l. iSt/AlexLMX. 86 l. iSt/Dr_Microbe. 87 o.r. iSt/ipopba. 88 o. iSt/yalax. 88 u.r. picture alliance/M.i.S.-Sportpressefoto. 89 iSt/1550539. 90 l.M. iSt/mantaphoto. 90 u.r. iSt/MediaProduction. 91 o.r. Swedish National Heritage Board. 92 o. iSt/tatianazaets. 92 u. iSt/LightFieldStudios. 93 o.M. iSt/wir0man. 93 o.r. Karolinska Institutet/Stefan Zimmerman. 94 l.M. iSt/urbazon. 94 o.M. iSt/K_Thalhofer. 94 u.r. iSt/yokaew. 95 o.r. Universitt Leipzig/Prof. Peter Kovacs. 96 u.l. iSt/VladimirFLoyd. 96 o.M. Larry Luxner. 97 o. iSt/JoyTasa. 97 u. iSt/karelnoppe. 98 o.r. iSt/al_ter. 98 u.l. iSt/Svetlana Popova. 99 o.r. Princeton University. 100 l.M. iSt/digicomphoto. 101 o.l. iSt/:CIPhotos. 101 o.M. iSt/Manuta. 101 o.r. iSt/standret. 101 M.l. iSt/vgajic. 101 M.M. iSt/Victoria Gnatiuk. 101 M.r. iSt/hidesy. 101 u.l. iSt/da-kuk. 101 u.M. iSt/Ridofranz. 101 u.r. iSt/Ben-Schonewille. 102 l. iSt/:CIPhotos. 103 o.r. iSt/KatarzynaBialasiewicz. 104 u.l. iSt/Rawf8. 105 o. iSt/master1305. 106 u.l. iSt/ozgurdonmaz. 106 o.M. iSt/RapidEye. 107 u. iSt/harmpeti. 107 o.r. iSt/digicomphoto. 108 l. iSt/warrengoldswain. 108 l.u. iSt/viennetta. 109 o. iSt/ljubaphoto. 110 u.l. iSt/LightFieldStudios. 110 o.M. iSt/PixelsEffect. 111 u.r. iSt/KatarzynaBialasiewicz. 112 l.M. iSt/agrobacter. 112 u.M. iSt/agcuesta. 113 o. iSt/eggeeggjiew. 114 u.l. iSt/GrapeImages. 115 o. iSt/MarianVejcik. 116 l. iSt/CIPhotos. 117 o.r. iSt/mabe123. 118 o. iSt/Morsa Images. 119 u.r. iSt/Hugnoi. 120 u. iSt/Mizina. 121 o.M. iSt/gorodenkoff. 121 u.r. iSt/Kwangmoozaa. 122 u.l. iSt/CasarsaGuru. 123 o.r. iSt/sanjeri. 124 o. iSt/Tharakorn. 125 u. iSt/MarianVejcik. 126 r.o. iSt/stockdevil. 127 u.M. Wikipedia. 127 r.o. iSt/AlexRaths. 128 o. iSt/Povareshka. 129 o. iSt/warrengoldswain. 129 u.l. iSt/evgenyatamanenko. 130 l. iSt/Manuta. 131 o.r. iSt/simpson33. 132 o. iSt/FatCamera. 133 o.r. iSt/baona. 134 M.l. iSt/Chinarius. 134 u.M. iSt/AnnaBreit. 135 o. iSt/RossHelen. 136 o. iSt/michellegibson. 137 u. iSt/fcafotodigital. 137 o.r. iSt/ljubaphoto. 138 u.r. iSt/yacobchuk. 139 o. iSt/borchee. 140 o. iSt/bymuratdeniz. 141 u.M. iSt/dvoevnore. 141 o.r. iSt/MoustacheGirl. 142 o.r. iSt/skynesher. 143 u.l. iSt/omersukrugoksu. 144 l. iSt/Halfpoint. 145 o.r. iSt/standret. 146 o. iSt/Geber86. 147 iSt/bestbrk. 147 u.M. Jos-Alain Sahel. 147 o.r. iSt/Natali_Mis. 148 l. iSt/Ljupco. 149 o. iSt/mixetto. 150 u. iSt/Aleksej Sarifulin. 151 u.l. Vibrosonic GmbH. 151 o.r. Vibrosonic GmbH. 152 l. iSt/nd3000. 153 r.o. iSt/clubfoto. 154 r.u. iSt/DjordjeDjurdjevic. 155 o.l. Escher F, Pietsch H, Aleshcheva G, et al. 155 u.r. iSt/fizkes. 156 u. iSt/Photo Beto. 157 o.r. iSt/Dean Mitchell. 158 u. iSt/Rimma_Bondarenko. 159 o.M. iSt/mediaphotos. 159 u.r. iSt/Barcin. 160 l.M. iSt/vgajic. 160 u.M. iSt/ittipon2002. 161 o.r. iSt/Cecilie_Arcurs. 162 u.l. iSt/curtoicurto. 162 o.r. newsimage, umg/pharmakologie. 163 o. medgate. 164 o. iSt/sefa ozel. 164 u.r. Karin Kaiser/MHH. 165 o.M. iSt/iLexx. 166 o.r. newsimage. 167 l.u. Martin Yarmush and Alvin Chen. 168 l. iSt/SolStock. 169 o.r. iSt/Victoria Gnatiuk. 170 l.o. Universitt Kiel. 170 l.u. Universitt Kiel. 170 o.r. iSt/Antagain. 171 o. iSt/Charday Penn. 172 u.l. iSt/ChooChin. 173 o.r. iSt/Anut21ng. 174 l.M. iSt/CreVis2. 175 o. Universität des Saarlandes/Oliver Dietze. 176 u.l. iSt/HappyNati. 176 o.M. iSt/Moyo Studio. 178 l. iSt/gpointstudio. 179 o.r. iSt/hidesy. 180 u. iSt/Vertigo3d. 181 o. iSt/BlackJack3D. 182 u.l. iSt/Morsa Ima-

ges. 182 u.r. iSt/Neznam. 183 o.M. iSt/fizkes. 183 u.r. iSt/Vasyl Dolmatov. 184 o. iSt/Tatiana Dyuvbanova. 185 o.r. iSt/MarsBars. 186 l.M. iSt/Morsa Images. 186 u.r. iSt/ericsphotography 187 o.r. iSt/stockfour. 187 u.r. iSt/wakila. 188 u. iSt/Dr_Microbe. 189 u.l. iSt/RossHelen. 190 l. iSt/SrdjanPav. 191 o.r. iSt/NicoElNino. 192 o. iSt/tommaso79. 193 o.M. iSt/Bill Oxford. 194 o. iSt/Darwel. 195 u.r. iSt/:AaronAmat. 196 o. iSt/da-kuk. 196 u.r. iSt/Rossella De Berti. 197 o.r. iSt/SB Arts Media. 198 u.l. Auen smokefreeteam/icfi. 198 u.l. smokefreeteam/icfi. 198 u.r. smokefreeteam/icfi. 196 u.r. Auen. 199 o.l. iSt/Miljan Živković. 200 l. iSt/Ridofranz. 201 o.r. iSt/Charday Penn. 202 u.l. iSt/nico_blue. 203 o. iSt/andresr. 204 o. iSt/ViktorCap. 205 r.M. iSt/CasarsaGuru. 206 o. online Dermatologist. 207 u.l. iSt/Zinkevych. 208 l. iSt/absolutimages. 209 o.r. iSt/jarun011. 210 o. iSt/Viorika. 210 u.l. iSt/Andregric. 211 u.r. iSt/Yuri_Arcurs. 212 u.l. iSt/Shidlovski. 212 M.M. iSt/Dr_Microbe. 213 o.r. iSt/spukkato 213 M.l. iSt/Fototocam. 213 M.r. iSt/jallfree. 214 o.r. iSt/Ben-Schonewille. 215 u.l. iSt/Tempura. 215 o.r. iSt/Bertrand Blay. 216 u. AOK Mediendienst.

Beiträge und wissenschaftliche Redaktion:
Dr. Gudrun Hoffmann, Thomas Kopal, Dr. med. Susanne Meinrenken, Dr. Britta Munkes, Tamara Rose, Michael Simm
Producing:
bering*kopal Büro für Kommunikation, Stuttgart
Layout und Satz:
Ariane Sohn, Stuttgart
Projektleitung:
Anne Diener-Steinherr

Reader's Digest
Grafik: Susanne Hauser
Bildredaktion: Sabine Schlumberger

Redaktionsdirektor: Michael Kallinger
Redaktionsleiterin Buch:
Almuth Stiefvater
Art Director: Susanne Hauser

Produktion
Arvato Supply Chain Solutions SE:
Thomas Kurz

Druck und Binden
Neografia, Martin

Besuchen Sie uns im Internet:
readersdigest-verlag.de
readersdigest-verlag.ch
readersdigest-verlag.at

Die in diesem Buch enthaltenen medizinischen Informationen sind kein Ersatz für eine ärztliche Diagnose und Behandlung. Der Verlag empfiehlt allen Patienten mit Krankheits- bzw. Schmerzsymptomen, sich an einen Arzt zu wenden. Das vorliegende Buch ist sorgfältig erarbeitet worden. Dennoch erfolgen alle Angaben ohne Gewähr. Weder Autoren noch Verlag übernehmen eine Haftung für eventuelle Nachteile oder Schäden, die aus den im Buch enthaltenen praktischen Hinweisen resultieren.

Geschützte Warennamen (Warenzeichen) werden nicht besonders kenntlich gemacht. Aus dem Fehlen eines solchen Hinweises kann also nicht geschlossen werden, dass es sich um einen freien Warennamen handelt.

Printed in Slovakia
Redaktionsschluss: November 2021

ISBN 978-3-95619-470-2